老年看護学

● 概論と看護の実践 ●

[第 6 版]

長野県看護大学名誉教授	奥 野 茂 代	
鈴鹿医療科学大学看護学部教授 三重大学名誉教授	大 西 和 子	監　修

愛知県立大学副学長・看護学部教授　　百 瀬 由美子　編　集

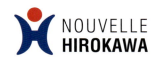

執筆者一覧 （50音順）

天木伸子	愛知県立大学看護学部講師
池俣志帆	椙山女学園大学看護学部講師
井上佳代	鈴鹿医療科学大学看護学部助教
牛田貴子	湘南医療大学保健医療学部看護学科教授
大島浩子	元国立長寿医療研究センター在宅医療開発研究部　長寿看護・介護研究室長
大西和子	鈴鹿医療科学大学看護学部教授・三重大学名誉教授
大畑茂子	京都第一赤十字病院看護師長・老人看護専門看護師
大林実菜	人間環境大学看護学部講師
奥野茂代	長野県看護大学名誉教授
小野塚元子	長野県看護大学看護学部講師
梶井文子	東京慈恵会医科大学医学部看護学科教授
片山陽子	香川県立保健医療大学保健医療学部看護学科教授
北　素子	東京慈恵会医科大学医学部看護学科教授
佐藤晶子	聖隷三方原病院看護部課長・老人看護専門看護師
田中和奈	鈴鹿医療科学大学看護学部教授
千葉真弓	長野県看護大学看護学部准教授
寺田美和子	岐阜聖徳学園大学看護学部専任講師
戸田由美子	愛知県立大学看護学部教授
南部登志江	森ノ宮医療大学保健医療学部看護学科教授
長谷部七重	セコム医療システム㈱セコム名古屋北訪問看護ステーション訪問看護師
原　祥子	島根大学医学部看護学科教授
藤野あゆみ	愛知県立大学看護学部准教授
細田江美	長野県看護大学看護学部講師
松岡千代	佛教大学保健医療技術学部看護学科教授
深山つかさ	京都橘大学看護学部非常勤講師
百瀬由美子	愛知県立大学副学長・看護学部教授
森下利子	関西福祉大学大学院看護学研究科教授・高知県立大学名誉教授
山崎尚美	畿央大学健康科学部看護医療学科教授
山根友絵	豊橋創造大学保健医療学部看護学科准教授
山本さやか	日本福祉大学看護学部助教
脇坂浩	三重県立看護大学看護学部准教授

第6版まえがき

　わが国はすでに超高齢社会となり高齢者や家族のニーズは多種・多様で，新たな課題も加わり，老年看護学のへの期待は益々高まり，変化に対応した学びの在り方を探求する必要に迫られている．特に団塊の世代の人々が後期高齢者となり，医療・介護ニーズが増大すると懸念されている「2025年問題」への対応としての地域包括ケアシステムの構築の推進，人生100年時代における健康長寿への支援，"治す医療"から"癒し支える医療"への転換，人生の最終段階における尊厳ある質の高い看護ケア方法の開発の必要性など，社会的要因に大きく影響を受け老年看護の果たすべき役割は拡大している．

　これらの状況を踏まえ，第6版では旧版の内容を大幅に見直し，今後の老年看護の実践に必要と思われる新たな制度や概念などを追加した．第1章「老年看護学序説」では，老年看護学を学ぶ導入として，学習者が老年看護学を学ぶための課題を明確にできるよう高齢化現象の変遷と高齢者を取り巻く社会の現状について概説した．またその理解をもとに，初版から重視してきた老年看護の哲学的視点，および高齢者のQOL向上をめざす老年看護についての理解が深まるように構成した．第2章は，老年看護の対象となる「老年期を生きる人の理解」とし，地域包括ケアシステムの構築や認知症高齢者施策，高齢者を取り巻く家族形態の変化に関連した社会問題等，喫緊の課題を理解し考察できるよう構成した．第3章は「超高齢社会を支える高齢者ケアシステム」を簡潔にまとめ，第4章「高齢者と家族への看護」においては，家族支援のための諸理論を新たに追加したので，家族支援の課題解決の分析に役立てていただきたい．また，高齢者の尊厳を重視し倫理的視点を踏まえた看護支援の方法について学習が深まるよう第5章を「老年看護学領域における倫理的課題と対応」とし，倫理的課題を分析する事例も掲載した点が本書の特徴の一つである．第6章「老年看護の対象とのかかわり」では，高齢者の特徴を踏まえたアセスメントツールとして，新たに高齢者総合的機能評価（CGA），国際生活機能分類（ICF）などを加ええるとともに，近年，関心が高まっているフレイルやアドバンスケアプランニングについても加筆した．さらに，高齢者にとっては途切れることなくケアが継続されることが重要であるとの観点から，急性期病院から介護老人保健施設，および在宅への移行を同一事例で検討できるように配慮した．第7章「老年期に特有な健康障害と看護」では，急増している認知症高齢者への対応力の向上を意図して紙面を割いたことと，近年増加している災害への対応の必要性から被災した高齢者の看護を追加したことも特徴といえる．第8章「老年看護に活用できる理論と事例」では，第1章から第7章までの学習で得た知識を統合し，代表的な看護理論を老年看護のさまざまな場面，対象に活用できるよう事例も提示した．実習や看護実践の場において対象となる高齢者の看護課題への解決に役立てていただきたい．

　本書が，読者の高齢者への関心を深め，学修や看護実践に活用され，高齢者やかかわる人々の幸せにつながり，さらに老年看護の発展に寄与する一助となれば幸いである．

　最後に，本書の企画にご賛同いただき執筆にご協力くださいました方々，改訂にご尽力いただいたヌーヴェルヒロカワの皆様に感謝申し上げます．

2018年11月

編者　百瀬由美子

目　次

第1章　老年看護学序説 ････････････････････････････････ *1*

Ⅰ　高齢者を取り巻く社会 ･･････････････････････（百瀬由美子）*2*

① 人口の急速な高齢化現象 ････････ *2*
　1）平均寿命の延伸と後期高齢者の増加 ････ *2*
　2）世界からみた日本の高齢化の推移の特徴 ･ *2*
　3）高齢化の要因 ･･････････････ *4*
② 高齢者の生活と家族との関係 ･･････ *5*
　1）高齢者のいる世帯の増加 ････････ *5*

　2）一人暮らし高齢者の増加 ････････ *5*
　3）家族との関係 ･･････････････ *5*
③ 高齢者の就労と経済生活 ･･････････ *7*
④ 高齢者の疾病構造の変化と多死社会 ･･･ *7*
　1）主な傷病別にみた受療率と死因順位 ･ *7*
　2）多死社会における死亡場所の変化 ･･･ *10*

Ⅱ　老年看護の概念 ･･･････････････････････････（大西和子）*12*

① 老年看護の哲学的視点 ･･････････ *12*
　1）衰退現象とは ･････････････ *12*
　2）成熟現象とは ･････････････ *13*
　3）老年看護の基本的姿勢 ･･･････ *14*
② 老年看護に求められるもの ･･････ *14*
　1）広い視野にもとづく理念 ･･････ *14*
　2）社会構造の変革 ･･･････････ *15*
　3）生理的・精神的・社会的なサポート ･･･ *15*
　4）全人的理解 ･･････････････ *16*
　5）信頼関係の構築 ･･･････････ *16*
　6）ケアの専門性 ････････････ *16*
　7）個別性の重視 ････････････ *17*

　8）コーディネーターとしての役割 ･･･ *17*
　9）変化への柔軟性 ･･･････････ *18*
③ 老年看護活動の特性 ･･･････････ *18*
　1）日常生活能力の維持・改善 ････ *18*
　2）予防への教育活動 ･･･････････ *19*
　3）病気からの回復支援 ･･･････ *19*
　4）人生の終結へのケア ･･･････ *19*
　5）権利擁護（アドボカシー） ････ *19*
　6）在宅生活における家族との協働 ･･･ *20*
　7）独居高齢者，認知症高齢者への支援の
　　　必要性 ･･･････････････ *20*
　8）老年看護活動の場 ･･･････････ *20*

Ⅲ　高齢者のQOLと老年看護 ････････････････････（奥野茂代）*22*

① QOLの概念の背景 ･･･････････ *22*
② QOLの概念と測定法 ･･･････････ *23*
③ 高齢者のQOL向上をめざす老年看護 ･･ *24*

④ 老年看護の発展と学際的アプローチ ･･ *24*
　1）老年看護学の誕生と発展 ･･････ *24*
　2）専門看護師・認定看護師 ･･････ *25*
　3）老年看護の学際的アプローチ ･･････ *25*

第2章　老年期を生きる人の理解 ……………………… 27

I　老化とは ……………………………… (奥野茂代) 28

① 加齢・老化の概念 ……………… 28　② 個体差, 個人差 ……………… 28

II　高齢者の健康 …………………………… (百瀬由美子) 30

① 平均余命と健康寿命 ……………… 30　③ 高齢者の健康のとらえ方 ……………… 32
② 健康指標と日常生活への影響 ……… 31　　1）幸福論モデルを基盤としたとらえ方… 32
　　　　　　　　　　　　　　　　　　　　2）ウェルネスの視点によるとらえ方… 33

III　身体的・生理的側面 ………………………… (百瀬由美子) 35

① 老化の学説 …………………… 35　　5）消化器系 ………………… 41
② 主な器官の老化による諸相 ………… 36　　6）泌尿・生殖器系 …………… 42
　1）呼吸器系 ………………… 36　　7）内分泌系 ………………… 42
　2）心・血管系 ……………… 37　　8）免疫系 …………………… 45
　3）神経系 …………………… 38　　9）外皮系 …………………… 46
　4）筋・骨格系 ……………… 39　　10）感覚器系 ………………… 48

IV　心理・精神・スピリチュアル的側面 ………………… (奥野茂代) 51

① 老性の自覚 …………………… 51　　2）疎隔理論／離脱理論（disengagement
② 老いの受容と適応 …………… 51　　　　theory）………………… 54
③ 老化に関する社会学的理論 ………… 53　　3）連続理論（continuity theory）…… 54
　1）活動理論（activity theory）……… 53

V　発達段階的側面（ライフステージ）………………… (奥野茂代) 56

① 知能の変化 …………………… 56　② 発達課題 …………………… 57
　1）諸知能テストにみる加齢変化…… 56　③ 生きがい …………………… 59
　2）知的能力を保持するための対策… 57

VI　長寿を生きる生活と社会的（環境的）側面 ………………… 61

① 老後の生活 ………… (細田江美) 61　　3）高齢者の生活の構造 …………… 62
　1）生活とは ………………… 61　　4）生活満足感・幸福感 …………… 63
　2）老後の生活のイメージと不安 …… 61　　5）死に対する意識・延命治療 ……… 63

②社会参加／生涯学習・・・・（細田江美）**65**
　１）社会参加・・・・・・・・・・・・・・・・・65
　２）生涯学習・・・・・・・・・・・・・・・・・68
③**性と結婚**・・・・・・・・・・・・・（千葉真弓）**70**
　１）性の概念・・・・・・・・・・・・・・・・・70
　２）高齢者の性・・・・・・・・・・・・・・・・70

　３）高齢者ケアの場における性の対応へ
　　の基本的な姿勢・・・・・・・・・・・・・72
　４）高齢者の結婚・・・・・・・・・・・・・・72
④**生活環境の工夫**・・・・・・・・（千葉真弓）**74**
　１）高齢者にとっての環境・・・・・・・・74
　２）住環境と生活用具の工夫・・・・・・・74

第3章　超高齢社会を支える高齢者ケアシステム……77

Ⅰ 日本の老人保健・福祉対策の変遷・・・・・・・・・・・・・・・・・・・・・・・（原　祥子）78

①概　要・・・・・・・・・・・・・・・・・・・・・78
②**老人保健対策**・・・・・・・・・・・・・・・79
　１）特定健康診査・特定保健指導・・・・・79
　２）老人医療費・・・・・・・・・・・・・・80

③**老人福祉対策**・・・・・・・・・・・・・・・80
　１）ゴールドプラン・新ゴールドプラン・
　　ゴールドプラン21・・・・・・・・・・・80
　２）介護保険制度・・・・・・・・・・・・・81

Ⅱ 高齢者のための保健・福祉活動の現状と今後の課題・・・・・（原　祥子）86

①高齢社会対策としての基本施策・・・・・・86
　１）高齢社会対策基本法・・・・・・・・・86
　２）高齢社会対策大綱・・・・・・・・・・86
②「保健医療2035」の策定・・・・・・・・・・87

③地域包括ケアシステムの構築・・・・・・・87
④**認知症高齢者施策**・・・・・・・・・・・・・89
　１）認知症対策の動向・・・・・・・・・・・89
　２）利用できるサービスと今後の課題・・・91

第4章　高齢者と家族への看護：家族形態と社会問題…93

（北　素子）

Ⅰ 高齢者を取り巻く家族形態の変化・・・・・・・・・・・・・・・・・・・・・・・94

①世帯構成の変遷・・・・・・・・・・・・・・94

②別居家族との交流・・・・・・・・・・・・・95

Ⅱ 高齢者を介護する家族への支援・・・・・・・・・・・・・・・・・・・・・・・97

①在宅介護を必要とする高齢者の増加・・97
②だれが介護を担っているか・・・・・・・・98
③介護家族の抱える問題・・・・・・・・・・・98
④家族支援のための諸理論・・・・・・・・・99
　１）システムとしての家族・・・・・・・・・99
　２）家族システムをとらえるための技法・・・100

　３）ファミリーライフサイクルと発達課題
　　　・・・・・・102
　４）介護による家族生活の混乱と家族員
　　間のニーズの競合・・・・・・・・・・・・103

viii 目次

Ⅲ 家族による高齢者虐待 ·· 108

① 虐待の把握と防止への取り組み····· 108
② 家族内虐待におけるわが国の特徴··· 108
③ 虐待の要因と対応··················· 110

第5章 老年看護学領域における倫理的課題と対応…113

(百瀬由美子)

Ⅰ 看護実践の基盤となる倫理的概念 ······························ 114

① アドボカシー ······················ 114
② 責務と責任 ························· 114
③ 協 力 ······························ 115
④ ケアリング ························· 115

Ⅱ 高齢者の尊厳を守る看護支援 ···································· 116

① 善行と無害の原則··················· 116
② 自律の原則 ························· 116
③ 正義・公正の原則··················· 117
④ 誠実の原則 ························· 117
⑤ 忠誠の原則 ························· 117

Ⅲ 老年看護学領域で遭遇する倫理的課題 ························ 118

① 身体拘束に伴う倫理的課題 ········ 118
② 高齢者の治療・ケアの選択における
　 倫理的課題 ······················· 119

Ⅳ 意思決定支援のための戦略 ······································ 122

① 倫理原則と倫理的意思決定モデル··· 122
② 生命倫理の4分割法················· 123
　 事例1　誤嚥性肺炎で絶食となった高齢
　　　　　者の栄養補給法の選択について 123
③ 看護実践における倫理的分析と意思
　 決定のためのモデル ··············· 126
　 事例2　在宅療養を希望する高齢者と
　　　　　難色を示す家族への支援····· 127

第6章 老年看護の対象とのかかわり ····················· 133

Ⅰ 高齢者のヘルスアセスメント ························· (小野塚元子) 134

① 高齢者のヘルスアセスメントの特徴· 134
　 1）生理的機能，予備能力の低下····· 134
　 2）長い生活歴····················· 135
　 3）徴候や症状は非定型的··········· 135
　 4）生活機能低下に結びつきやすい···· 136
② アセスメントツール················· 136
　 1）高齢者総合的機能評価（CGA）··· 136
　 2）国際生活機能分類（ICF）········· 138

③アセスメントの留意点 ・・・・・・・・・ **140**
　1）関係づくりへの準備・・・・・・・・・・・・ 140
　2）環境を整える ・・・・・・・・・・・・・・・ 140
　3）コミュニケーション手段の選択・・・・ 140
　4）高齢者のペースを考慮・・・・・・・・・・・ 140
　5）情報の確認（見落とし，見過ごしを防ぐ）
　　　・・・・・・ 141

6）多職種協働でのアプローチ・・・・・・・ **141**
7）全人的，多面的な見方・・・・・・・・・・・ **141**
④高齢者の特徴を踏まえた看護過程の展開
　　・・・・・・・・・・・・・ **142**

Ⅱ 健康段階に応じた看護 ・・・ **144**

①高齢者のヘルスプロモーション
　　・・・・・・・・・・・（百瀬由美子）**144**
　1）個人の価値観とQOLを重視した健康
　　　づくり・・・・・・・・・・・・・・・・・・・・・・・ 144
　2）高齢者へのヘルスプロモーション教育の
　　　実践・・・・・・・・・・・・・・・・・・・・・・・ 145
　3）フレイル・・・・・・・・・・・・・・・・・・・・・ 146
②急性期にある高齢者の看護
　　・・・・・・・・・・・・・（牛田貴子）**153**
　1）急性期看護の視点・・・・・・・・・・・・・・・ 153
　2）急性期の高齢者看護の実際・・・・・・・・ 154
　3）手術療法と看護・・・・・・・・・・・・・・・ 155
③回復期にある高齢者の看護
　　・・・・・・・・・・・・・（牛田貴子）**158**
　1）回復期の高齢者看護の特徴・・・・・・・・ 158

2）生活機能の維持と向上・・・・・・・・・・・ **158**
3）リハビリテーションを受ける高齢者
　の援助・・・・・・・・・・・・・・・・・・・・・・・ **159**
④慢性期にある高齢者の看護
　　・・・・・・・・・・・・（藤野あゆみ）**159**
　1）高齢者の慢性疾患の特徴 ・・・・・・・・・ **159**
　2）慢性期の高齢者看護の実際・・・・・・・・ **160**
⑤高齢者のエンドオブライフケア
　　・・・・・・・・・・・・・（片山陽子）**163**
　1）終末期看護のあり方・・・・・・・・・・・・ **163**
　2）看護の実際 ・・・・・・・・・・・・・・・・・・ **165**
　3）アドバンスケアプランニング ・・・・・・・ **169**

Ⅲ 検査を受ける高齢者の看護 ・・・・・・・・・・・・・・・・・・・・・・・・・・・・・（牛田貴子）**171**

①安全・安楽な検査の実施・・・・・・・・・・・ **171**

②加齢による検査結果への影響 ・・・・・・ **171**

Ⅳ 薬物療法を受ける高齢者の看護 ・・・・・・・・・・・・・・・・・・・・・・・・（天木伸子）**173**

①高齢者の薬物療法の課題・・・・・・・・・・・ **173**
　1）加齢に伴う薬物動態と薬力学の変化 **173**
　2）高齢者の薬物有害事象・・・・・・・・・・・ **174**
　3）薬剤起因性の老年症候群・・・・・・・・・ **174**
　4）服薬アドヒアランスの変化・・・・・・・・ **175**

②高齢者の薬物療法の看護・・・・・・・・・・・ **175**
③薬物管理とリスクマネジメント ・・・・・・・ **176**

V 継続看護 ・・ 178

① 医療施設における看護・・（佐藤晶子）178
1）医療施設における適切なケア・・・・・・ 178
2）外来における看護・・・・・・・・・・・・・ 179
3）入院時の看護・・・・・・・・・・・・・・・ 179
4）退院に向けての支援・・・・・・・・・・・ 180
5）回復期リハビリテーション病院（病棟）
における看護・・・・・・・・・・・・・・・・ 181
事例1　急性期病院から老人保健施設へ
転院するFさんへの支援・・・・・・・・ 182
事例2　急性期病院から退院し在宅療養
となるMさんへの支援・・・・・・・・・ 183

② 保健・福祉施設における看護
・・・・・・・・・・・・・・（天木伸子）185
1）介護老人保健施設の概要と看護師の
役割・・・・・・・・・・・・・・・・・・・・・ 185
事例3　介護老人保健施設におけるFさん
へのケアプランと看護実践・・・・・・・ 187

2）特別養護老人ホーム（指定介護老人
福祉施設）の概要と看護師の役割・・・ 188

③ 在宅ケア ・・・・・・・・・・・・（山根友絵）190
1）在宅ケアとは・・・・・・・・・・・・・・・ 190
2）在宅での看護・・・・・・・・・・・・・・・ 194
3）高齢者に対する訪問看護の特徴・・・・ 196
事例4　急性期病院から退院し在宅療養
をするMさんへの訪問看護・・・・・・ 196
4）地域密着型居宅サービス・・・・・・・・ 197

④ 継続看護に望まれるケア （山根友絵）198
1）継続看護の重要性・・・・・・・・・・・・・ 198
2）自立・自律への支援・・・・・・・・・・・ 198
3）看護・介護の課題・・・・・・・・・・・・・ 199
4）看取りの問題・・・・・・・・・・・・・・・ 200
5）高齢者に対するイメージ変革・・・・・・ 200

VI 健康的で尊厳ある暮らしに向けて ・・・・・・・・・・・・・・・・・・・・・・・・・・・ 202

① コミュニケーションへの援助（梶井文子）202
1）看護におけるコミュニケーションとは
・・・・・・・・・・・・・・・・・・・・・・・・ 202
2）コミュニケーションの基本 ・・・・・・・ 202
3）高齢者の特徴 ・・・・・・・・・・・・・・・ 203
4）高齢者とのコミュニケーション・・・・・ 204
5）言語リハビリテーション ・・・・・・・・ 206

② 自立支援・介護予防への援助
・・・・・・・・・・・・・・（梶井文子）206
1）自立支援・介護予防とは・・・・・・ 206
2）自立支援・予防への国の取り組み・・・ 207
3）日常生活動作のアセスメント・・・・・ 207
4）サービス提供機関による支援・・・・・ 209
5）福祉用具の活用と住宅改修・・・・・・・ 209
6）リスクマネジメントとリスクの回避・ 210

③ 食事への援助 ・・・・・・・・・（天木伸子）210
1）高齢者にとっての食事・・・・・・・・・ 210
2）高齢者の食生活の状況 ・・・・・・・・ 211
3）高齢期の栄養・・・・・・・・・・・・・・・ 212
4）高齢者の特性に合わせた食生活の援助 215

④ 排泄への援助 ・・・・・・・（藤野あゆみ）216
1）高齢者にとって排泄とは・・・・・・・・ 216
2）排泄による生活への影響・・・・・・・・ 217
3）高齢者の強みを活かす排泄援助・・・・ 217
4）高齢者が自立して排泄できるようにする
援助・・・・・・・・・・・・・・・・・・・・・ 218
5）座位での排泄を目指した援助 ・・・・・ 219
6）個々の高齢者のアセスメントに基づいた
援助・・・・・・・・・・・・・・・・・・・・・ 219
7）家族への援助 ・・・・・・・・・・・・・・・ 220

⑤**高齢者の清潔と衣生活への援助**
・・・・・・・・・（長谷部七重）**221**
　１）身体の清潔への援助・・・・・・・・**221**
　２）衣生活への援助・・・・・・・・・・**224**
⑥**生活リズムを整える援助** （森下利子）**226**
　１）高齢者にとっての活動とは・・・・・・**226**

　２）活動に関する基本・・・・・・・・・・**227**
　３）高齢者に適した運動とは・・・・・・・**228**
　４）活動への援助・・・・・・・・・・・・**228**
　５）高齢者にとっての休息とは・・・・・・・**231**
　６）休息に関する基本・・・・・・・・・・**232**
　７）休息への援助・・・・・・・・・・・・**232**

第7章　老年期に特有な健康障害と看護・・・・・・・237

I 老年症候群 ・・・・・・・・・・・・・・・・・・・・・・・・（天木伸子）238

①**老年症候群とは**・・・・・・・・・・**238**
②**老年症候群の分類**・・・・・・・・・・**238**

③**老年症候群の要因**・・・・・・・・・・・・・**238**

II 高齢者に特徴的な症状・メカニズムと看護 ・・・・・・・・・・・・・240

①**摂食・嚥下障害**・・・・・・・・（天木伸子）**240**
　１）定義とメカニズム・・・・・・・・・・**240**
　２）高齢者の特徴・・・・・・・・・・・・**241**
　３）アセスメントのポイント・・・・・・・**242**
　４）予防と看護・・・・・・・・・・・・・**243**
②**排尿障害**・・・・・・・・・（藤野あゆみ）**245**
　１）定義とメカニズム・・・・・・・・・・**245**
　２）高齢者の特徴・・・・・・・・・・・・**247**
　３）アセスメントのポイント・・・・・・・**248**
　４）予防と看護・・・・・・・・・・・・・**250**
③**排便障害**・・・・・・・・・（山本さやか）**251**
　１）定義とメカニズム・・・・・・・・・・**251**
　２）高齢者の特徴・・・・・・・・・・・・**252**
　３）アセスメントのポイント・・・・・・・**252**
　４）予防と看護・・・・・・・・・・・・・**254**
④**低栄養**・・・・・・・・・・（梶井文子）**255**
　１）定義とメカニズム・・・・・・・・・・**255**
　２）高齢者の特徴・・・・・・・・・・・・**255**
　３）アセスメントのポイント・・・・・・・**256**
　４）予防と看護・・・・・・・・・・・・・**259**
⑤**脱水症**・・・・・・・・・・（藤野あゆみ）**263**
　１）定義とメカニズム・・・・・・・・・・**263**

　２）高齢者の特徴・・・・・・・・・・・・**264**
　３）アセスメントのポイント・・・・・・・**265**
　４）予防と看護・・・・・・・・・・・・・**265**
⑥**貧　血**・・・・・・・・・・・・（山崎尚美）**268**
　１）定義とメカニズム・・・・・・・・・・**268**
　２）高齢者の特徴・・・・・・・・・・・・**269**
　３）アセスメントのポイント・・・・・・・**269**
　４）予防と看護・・・・・・・・・・・・・**270**
⑦**瘙痒感**・・・・・・・・・・・・（山崎尚美）**272**
　１）定義とメカニズム・・・・・・・・・・**272**
　２）高齢者の特徴・・・・・・・・・・・・**273**
　３）アセスメントのポイント・・・・・・・**273**
　４）予防と看護・・・・・・・・・・・・・**274**
⑧**疼　痛**・・・・・・・・・・・・（田中和奈）**275**
　１）定義とメカニズム・・・・・・・・・・**275**
　２）高齢者の特徴・・・・・・・・・・・・**276**
　３）アセスメントのポイント・・・・・・・**277**
　４）予防と看護・・・・・・・・・・・・・**278**
⑨**睡眠障害**・・・・・・・・・・・（田中和奈）**280**
　１）定義とメカニズム・・・・・・・・・・**280**
　２）高齢者の特徴・・・・・・・・・・・・**282**
　３）アセスメントのポイント・・・・・・・**283**

4）予防と看護 ・・・・・・・・・・・・・・・ **284**

⑩せん妄 ・・・・・・・・・・・・・・・・・（佐藤晶子）**285**

　1）定義とメカニズム ・・・・・・・・・・・・ **285**

　2）高齢者の特徴 ・・・・・・・・・・・・・・・ **287**

　3）アセスメントのポイント ・・・・・・・・・ **287**

　4）予防と看護 ・・・・・・・・・・・・・・・ **288**

⑪褥　瘡 ・・・・・・・・・・・・（小野塚元子）**291**

　1）定義とメカニズム ・・・・・・・・・・・・ **291**

2）高齢者の特徴 ・・・・・・・・・・・・・・・ **292**

3）アセスメントのポイント ・・・・・・・・・ **293**

4）予防と看護 ・・・・・・・・・・・・・・・ **295**

⑫寝たきり・廃用症候群・・・（千葉真弓）**297**

　1）定義とメカニズム ・・・・・・・・・・・・ **297**

　2）高齢者の特徴 ・・・・・・・・・・・・・・・ **298**

　3）アセスメントのポイント ・・・・・・・・・ **298**

　4）予防と看護 ・・・・・・・・・・・・・・・ **300**

Ⅲ　高齢者の主な疾患と看護 ・・・・・・・・・・・・・・・・・・・・・・・・・**303**

①認知症 ・・・・・・・・・・・・・（山崎尚美）**303**

　1）定義とメカニズム ・・・・・・・・・・・・ **303**

　2）認知症の治療 ・・・・・・・・・・・・・・・ **307**

　3）認知機能評価尺度とアセスメント・・・ **308**

　4）看護のポイント ・・・・・・・・・・・・・ **310**

　5）認知症の予防 ・・・・・・・・・・・・・・・ **314**

②脳血管障害 ・・・・・・・・・・・（大島浩子）**317**

　1）定義とメカニズム ・・・・・・・・・・・・ **317**

　2）高齢者の特徴 ・・・・・・・・・・・・・・・ **320**

　3）アセスメントのポイント ・・・・・・・・・ **320**

　4）予防と看護 ・・・・・・・・・・・・・・・ **324**

③パーキンソン病・パーキンソン症候群

　　　　　・・・・・・・・・・・・（大島浩子）**327**

　1）定義とメカニズム ・・・・・・・・・・・・ **327**

　2）高齢者の特徴 ・・・・・・・・・・・・・・・ **328**

　3）アセスメントのポイント ・・・・・・・・ **328**

　4）予防と看護 ・・・・・・・・・・・・・・・ **330**

④心不全 ・・・・・・・・・・・・・（大林実菜）**332**

　1）定義とメカニズム ・・・・・・・・・・・・ **332**

　2）高齢者の特徴 ・・・・・・・・・・・・・・・ **333**

　3）アセスメントのポイント ・・・・・・・・・ **334**

　4）予防と看護 ・・・・・・・・・・・・・・・ **335**

⑤肺炎（誤嚥性肺炎，老人性肺炎）

　　　　　・・・・（池俣志帆）**338**

　1）定義とメカニズム ・・・・・・・・・・・・ **338**

　2）高齢者の特徴 ・・・・・・・・・・・・・・・ **339**

　3）アセスメントのポイント ・・・・・・・・・ **339**

　4）予防と看護 ・・・・・・・・・・・・・・・ **340**

⑥逆流性食道炎 ・・・・・・・（南部登志江）**342**

　1）定義とメカニズム ・・・・・・・・・・・・ **342**

　2）高齢者の特徴 ・・・・・・・・・・・・・・・ **344**

　3）アセスメントのポイント ・・・・・・・・・ **344**

　4）予防と看護 ・・・・・・・・・・・・・・・ **344**

⑦前立腺肥大症 ・・・・・・・・（寺田美和子）**345**

　1）定義とメカニズム ・・・・・・・・・・・・ **345**

　2）高齢者の特徴 ・・・・・・・・・・・・・・・ **346**

　3）アセスメントのポイント ・・・・・・・・・ **346**

　4）予防と看護 ・・・・・・・・・・・・・・・ **347**

⑧運動器疾患 ・・・・・・・・・・・（佐藤晶子）**349**

　1）骨粗鬆症 ・・・・・・・・・・・・・・・・・ **349**

　2）関節リウマチ ・・・・・・・・・・・・・・・ **351**

　3）変形性関節症 ・・・・・・・・・・・・・・・ **352**

　4）骨　折 ・・・・・・・・・・・・・・・・・・ **353**

⑨うつ病 ・・・・・・・・・・・・（戸田由美子）**355**

　1）定義とメカニズム ・・・・・・・・・・・・ **355**

　2）高齢者の特徴 ・・・・・・・・・・・・・・・ **357**

　3）アセスメントのポイント ・・・・・・・・・ **357**

　4）予防と看護 ・・・・・・・・・・・・・・・ **359**

⑩感染症 ・・・・・・・・・・・・・・（脇坂　浩）**360**

　1）インフルエンザ ・・・・・・・・・・・・・ **360**

　2）疥　癬 ・・・・・・・・・・・・・・・・・・ **363**

　3）ノロウイルス ・・・・・・・・・・・・・・・ **365**

目 次　xiii

　　4）結　核 …………………… *367*
⑪白内障 ……………（山崎尚美）*370*
　　1）定義とメカニズム …………… *370*
　　2）高齢者の特徴 ………………… *371*

　　3）アセスメントのポイント ……… *371*
　　4）予防と看護 …………………… *372*

Ⅳ 事故の予防と急変・救急時の対応 …………………………………… *373*

①転倒・転落 ………（天木伸子）*373*
　　1）背景・要因 …………………… *373*
　　2）予防のためのアセスメントとケア …… *374*
　　3）発生時のケア ………………… *376*
②誤嚥・窒息 ………（天木伸子）*377*
　　1）背景・要因 …………………… *377*
　　2）予防のためのアセスメントとケア …… *378*
　　3）発生時のケア ………………… *378*
③熱傷（やけど）……（藤野あゆみ）*379*
　　1）背景・要因 …………………… *379*
　　2）予防のためのアセスメントとケア …… *380*
　　3）発生時のケア ………………… *380*

④熱中症 ……………（藤野あゆみ）*383*
　　1）背景・要因 …………………… *383*
　　2）予防のためのアセスメントとケア …… *383*
　　3）発生時のケア ………………… *386*
⑤災害に被災した高齢者の看護
　　　　　　　　　……（松岡千代）*386*
　　1）災害急性期・亜急性期の被災高齢者
　　　　の健康課題と看護 …………… *387*
　　2）災害中長期における高齢者の健康課題
　　　　と看護 ………………………… *388*
　　3）指定避難所での被災高齢者への看護 · *390*

第8章　老年看護に活用できる理論と事例 ……………*395*

Ⅰ 老年看護に活用できる理論 …………………………（百瀬由美子）*396*

Ⅱ 事例編 …………………………………………………………………… *405*

事例1　慢性心不全急性増悪により再入院となった高齢者 …………（大林実菜）*405*
事例2　在宅酸素療法（HOT）を導入後，2カ月後に再入院となった高齢者
　　　　　　　　　　　　　　　　　　…………………………………（井上佳代）*416*
事例3　大腿骨頸部骨折で緊急入院した超高齢者：クリティカルパスの活用により
　　　　スムーズに回復期リハビリ病院へ転院 …………………………（大畑茂子）*426*
事例4　環境の変化により BPSD 症候がみられるアルツハイマー型認知症の高齢者
　　　　　　　　　　　　　　　　　　…………………………………（深山つかさ）*438*

索　引 ……………………………………………………………………………… *449*

第1章

老年看護学序説

[学習目標]

1. わが国の高齢化現象の特徴を理解できる.
2. 高齢化に伴う課題について理解できる.
3. 老年看護の概念について理解できる.
4. 高齢者の QOL を考えた看護展開を理解できる.

I 高齢者を取り巻く社会

　医療の進歩，衛生環境の整備および人々の健康に対する認識や望ましい保健行動の実践などにより，わが国では寿命が延伸し，**超高齢社会**となった．国連の定義によると，65歳以上が高齢者とされ，全人口に占める65歳以上人口の割合（高齢化率）が，7%を超えると高齢化社会，14%を超えると高齢社会，21%を超えると超高齢社会の3つに分類されている．日本は，高齢化社会からわずか37年で超高齢社会となり，世界でも類を見ない速さの変化に対応してきた．看護職が社会のニーズに応え，専門性を発揮して貢献するためには，この間の高齢者を取り巻く状況の変化と現状を理解し，将来起こりうるであろう課題を分析，予測し，適切なアプローチの方法を見いだすことが重要である．第1章-Ⅰでは，老年看護のあり方を学ぶうえで，まず人口高齢化のプロセスと要因，**将来推計**とその影響など高齢者を取り巻く社会的状況を理解することを学習のねらいとする．

人口の急速な高齢化現象

1 平均寿命の延伸と後期高齢者の増加

　2018年時点でのわが国の平均寿命*は，男性81.25年，女性87.32年であり，今後も延伸を続け2060年には，男性84.66年，女性91.06年になると推計され（図1-1），今後ますます高齢者が増加することが予想されている．現在の総人口は，1億2,644万人，65歳以上の高齢者人口は3,558万人であり，高齢化率は28.1%であるが，総人口が減少するなかで高齢者が増加する状況から高齢化率は上昇を続け，2060年には38.1%に達する見込みである（図1-2）．また，65歳以上人口のみでみた場合，2018年では65〜74歳（前期高齢者層）の割合が13.9%，75歳以上（後期高齢者層）の割合が14.2%となり，初めて後期高齢者層が前期高齢者層を上回った．その後もこの状況がつづき，2065年には75歳以上人口が25.5%を占め，約4人に1人が75歳以上となることが予測されている．

2 世界からみた日本の高齢化の推移の特徴

　図1-3に示すとおり諸外国の高齢化率の推移をみると，日本は2000年に高齢社会となり，欧米

---

*現在の年齢別死亡率が今後も変化しないと仮定したとき，ある年齢からの期待生存年数を計算した値を平均余命とよび，0歳の平均余命のことを平均寿命という．

I 高齢者を取り巻く社会　3

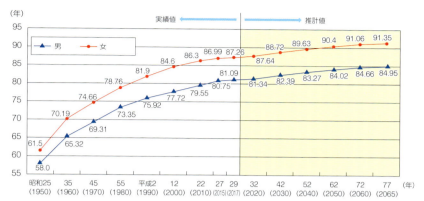

資料：1950年は厚生労働省「簡易生命表」，1960年から2015年までは厚生労働省「完全生命表」，2017年は厚生労働省「簡易生命表」，2020年以降は，国立社会保障・人口問題研究所「日本の将来推計人口（平成29年推計）」の出生中位・死亡中位仮定による推計結果．
（注）1970年以前は沖縄県を除く値である．0歳の平均余命が「平均寿命」である．

図1-1　平均寿命の推移と将来推計

（内閣府（2019）．令和元年版高齢社会白書．p.6より引用）

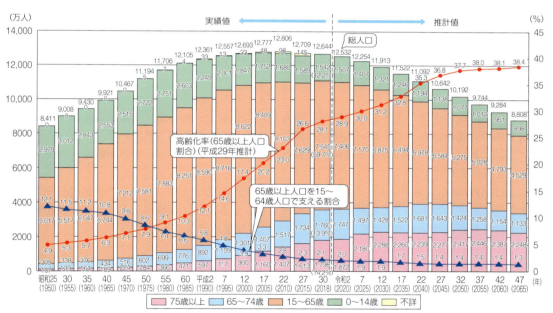

資料：棒グラフと実線の高齢化率については，2015年までは総務省「国勢調査」，2018年は総務省「人口推計」（平成30年10月1日確定値），2020年以降は国立社会保障・人口問題研究所「日本の将来推計人口（平成29年推計）」の出生中位・死亡中位仮定による推計結果．
（注1）2018年以降の年齢階級別人口は，総務省統計局「平成27年国勢調査　年齢・国籍不詳をあん分した人口（参考表）」による年齢不詳をあん分した人口に基づいて算出されていることから，年齢不詳は存在しない．なお，1950年～2015年の高齢化率の算出には分母から年齢不詳を除いている．
（注2）年齢別の結果からは，沖縄県の昭和25年70歳以上の外国人136人（男55人，女81人）および昭和30年70歳以上23,328人（男8,090人，女15,238人）を除いている．
（注3）将来人口推計とは，基準時点までに得られた人口学的データに基づき，それまでの傾向，趨勢を将来に向けて投影するものである．基準時点以降の構造的な変化等により，推計以降に得られる実績や新たな将来推計との間には乖離が生じうるものであり，将来推計人口はこのような実績等を踏まえて定期的に見直すこととしている．

図1-2　高齢化の推移と将来推計

（内閣府（2019）．令和元年版高齢社会白書．p.4より引用）

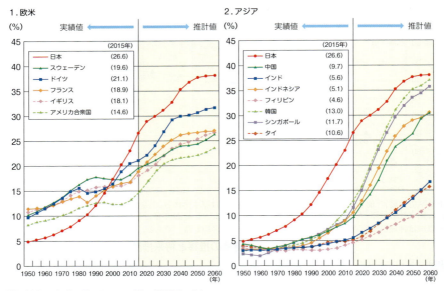

資料：UN, World Population Prospects：The 2017 Revision
ただし日本は，2015年までは総務省「国勢調査」，2020年以降は国立社会保障・人口問題研究所「日本の将来推計人口（平成29年推計）」の出生中位・死亡中位仮定による推計結果による．

図1-3　世界の高齢化率の推移
（内閣府（2019）．令和元年版高齢社会白書．p.7より引用）

先進地域と同様の水準で推移していたが，2005年には首位を占めるまでに急速な進展を遂げ，その後も他の先進地域を上回る高い水準で進展しつづけることが予測されている．一方，近隣のアジア諸国においても，特に医療と経済の発展とともに韓国，シンガポールの高齢化の進展速度が著しいと見込まれている．

日本は2000年からスタートした介護保険制度に代表されるように，これまで高齢社会先進国であるスウェーデンやドイツの高齢者対策をモデルにしてきたが，今後は日本独自の少子超高齢社会における新たなパラダイムに基づく高齢者対策に取り組んでいくことが求められる．

❸ 高齢化の要因

高齢化の要因は主に，①死亡率の低下による65歳以上人口の増加，②第1次ベビーブームいわゆる団塊世代が高齢者になったこと，③少子化の進行による若年人口の減少があげられる．公衆衛生の発達により感染症による死亡率が著しく低下したこと，人々の健康に対する認識の向上により健康診断の受診率が向上したこと，医療技術の進歩が著しいことなどがあげられるが，最も大きな要因は，団塊世代が2012〜14年の間に65歳に達し，毎年高齢者が100万人規模で増加し，さらに2025年にはこの世代が75歳以上の後期高齢者となることで，その後も2042年をピークに増え続けると予測されている．一方，合計特殊出生率の低下が深刻で，これらが相まって将来にわたって高齢化が進展していく要因となっている．

また，高齢化率は地域による格差も顕著で，総務省の「人口推計」によると，2018年時点において最も高いのは秋田県の36.4%であり，沖縄県が最も低く21.6%である．高齢化率の高い東北，

中国・四国，九州地域は都市化の影響により，総人口が減少しているにもかかわらず，生産年齢層の都市部への人口の流出が過疎，高齢化の問題を引き起こしている．一方，関東，中部，関西地域の都市部では生産年齢層の集中により高齢化率は平均を下回っているが，都市圏の中でも高度成長時代に都市部のベッドタウンとなった地域などでは高齢化の進展や要介護高齢者の増加が課題となっている．

② 高齢者の生活と家族との関係

❶ 高齢者のいる世帯の増加

65歳以上の高齢者がいる世帯は，2018年現在で2,492万世帯と，全世帯の48.9％を占めている．1980年では24.0％であったものが，急速に上昇し25年後の2005年には39.4％となり，その後も緩やかな上昇を続け，現在では約半数に至っている．その内訳をみると，「夫婦のみの世帯」が最も多く3割を占め，「単独世帯」を合わせると58.9％を占め増加傾向であるのに対して，三世代世帯の割合は大幅に減少している（図1-4，家族形態の変化は，第4章-Ⅰを参照）．

❷ 一人暮らし高齢者の増加

高齢者の単独世帯は，1980年に91万世帯，構成割合では10.7％であったが，2017年には約630万世帯，26.4％まで増えた．この単独世帯の増加は，全世帯に占める65歳以上の高齢者がいる世帯の割合の推移とほぼ同様の傾向を示している．

❸ 家族との関係

高齢者が健やかで充実した生活を営むことができる豊かな社会を構築していくため，内閣府は1980（昭和55）年度から5年ごとに定期的に日本と海外の高齢者の生活や意識に係る現状を調査し公表している．「平成27年度 第8回高齢者の生活と意識に関する国際比較調査結果」によると，日本も別居している子との連絡頻度は増加傾向にあり，「ほとんど毎日」と「週に1回以上」とを合わせた割合は第1回〜3回までの調査では30パーセント程度であったのに対し，第7回，8回調査では50％以上となった．他方，「年に数回」と「ほとんどない」とを合わせた割合は，第4回調査までは30％代から40％に漸増していたが，第5回調査より18％代に低下し，第8回調査では約20％となっている．家族が，別居しつつも「ときどき会って食事や会話をするのがよい」が，日本も含め，いずれの国でももっとも支持されている．しかし，日本では希望としては，「いつも一緒に生活できるのがよい」を支持する者が諸外国に比べて相対的に多かった．

その背景には，日本において2000年以降生じた，三世代世帯の減少，夫婦のみ世帯・単身世帯の増加という世帯構成の変化，そして高齢者自身の家族意識の変化の影響が推察できる．すなわち，高齢者にとって子どもや孫との関係は，今日でもなお重要であるものの，互いによい関係を保つために，一定の距離をおくことが望ましいという考え方が，しだいに浸透してきているといえる．

一方で三世代世帯の減少，夫婦のみ世帯，単独世帯の増加といった世帯構成の変化は家族システムの変容をもたらし，老親扶養，家族介護力の脆弱化につながる要因となっており，孤立死を

6 第1章 老年看護学序説

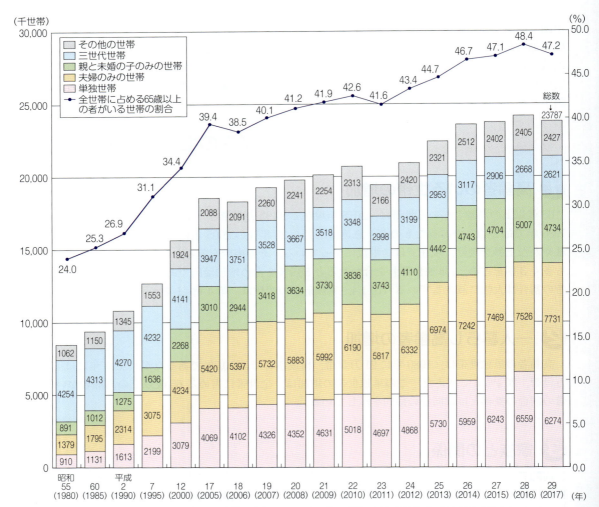

資料：昭和60年以前の数値は厚生省「厚生行政基礎調査」，昭和61年以降の数値は厚生労働省「国民生活基礎調査」による
(注1) 平成7年の数値は兵庫県を除いたもの，平成23年の数値は岩手県，宮城県及び福島県を除いたもの，平成24年の数値は福島県を除いたもの，平成28年の数値は熊本県を除いたものである．
(注2) 四捨五入のため合計は必ずしも一致しない．

図1-4　高齢者のいる世帯数と構成割合

(内閣府（2019）．令和元年版高齢社会白書．p.9より引用)

身近な問題と感じる人の割合も増えている．
　また，内閣府が行った「一人暮らし高齢者に関する意識調査」（平成26年度）において，65歳以上の一人暮らしの高齢者が，病気などの時に看護や世話を頼みたい相手について，子どものある人では，男性41.0％，女性58.2％が子どもと回答し，子どもを介護の担い手として頼りにしていることが報告されている．一方で子どものいない女性は，兄弟姉妹・親戚，友人，子の配偶者，近所の人と幅広い交友関係が伺えるものの，男性では，35％が頼る人がいないと回答していることから，性別による家族関係・交友関係の違いを考慮した支援方法が必要となる．

③ 高齢者の就労と経済生活

「高齢者の日常生活に関する意識調査」（内閣府，平成26年度）において，60歳以上の高齢者に何歳ごろまで収入を伴う仕事をしたいか聞いたところ，「働けるうちはいつまでも」が28.9％と最も多く，「65歳くらいまで」「70歳くらいまで」がともに16.6％で，就労を希望する高齢者の割合は約7割となっている．

このような状況を受け，高齢者の就労促進の一環として，①継続雇用制度の対象者を限定できる仕組みの廃止，②継続雇用制度の対象者を雇用する企業の範囲の拡大，③義務違反の企業に対する公表規定の導入，④高年齢者雇用確保措置の実施及び運用に関する指針の策定などを盛り込んだ「高年齢者等の雇用の安定等に関する法律の一部を改正する法律」が平成24年に成立した．これにより，定年後も就労を望む高齢者の継続雇用は拡大し，総務省「労働力調査」によると労働力人口総数に占める65歳以上の者の比率は上昇し続け，1980年には4.9％であったものが2018年現在では12.8％に達している（図1-5）．しかし，必ずしも希望通りの就労が保証されない場合もあり，さらに公的年金支給開始年齢の引き上げによる継続的収入との接続が課題となっている．内閣府が実施した「高齢者の経済生活に関する意識調査」においても，高齢者全般では，「家計にゆとりがあり，まったく心配なく暮らしている」と「家計にゆとりはないが，それほど心配なく暮らしている」を合わせると7割以上になるが，前期高齢者では，その割合が低く，「家計にゆとりはなく，多少心配である」と「家計が苦しく，非常に心配である」の合計が3割を超えている（図1-6）．生活の困窮は，健康の維持・増進を阻害し，社会的交流や生活の質を低める要因にもなりうる．高齢者のための国連原則の1つである「自立の原則」（第1章Ⅱ-①-❸を参照）が遵守されるために，就労の機会の拡大と経済的安定が守られる社会の実現を視野にいれた看護を実践することが老年看護の基本的姿勢としても重要である．

④ 高齢者の疾病構造の変化と多死社会

❶ 主な傷病別にみた受療率と死因順位

65歳以上高齢者の受療率が高い主な傷病は，入院では脳血管疾患，悪性新生物（がん）の順で，外来では高血圧性疾患，脊椎障害の順となっている（平成26年，厚生労働省「患者調査」）．また，高齢者は複数の疾患をあわせもつことが多いが，その中で近年では認知症有病者の急増に対する対策が課題となっている（詳細は第7章Ⅱ-1参照）．

死因については，厚生労働省の「人口動態統計」によると，高齢者の人口10万人当たりの死亡者数である死亡率は，悪性新生物が1位（921.5）で，2位は心疾患（542.2），3位は肺炎（289.6）の順である（図1-7）．2008年までは死因3位であった脳血管疾患が，診断・治療技術の進歩と健康教育の成果等により4位に低下したが，後遺障害による日常生活の自立に支障をきたす高齢者が増え，重度要介護者の増加，ひいては介護保険制度の健全な持続に影響を及ぼす要因の1つとなっている．

第1章 老年看護学序説

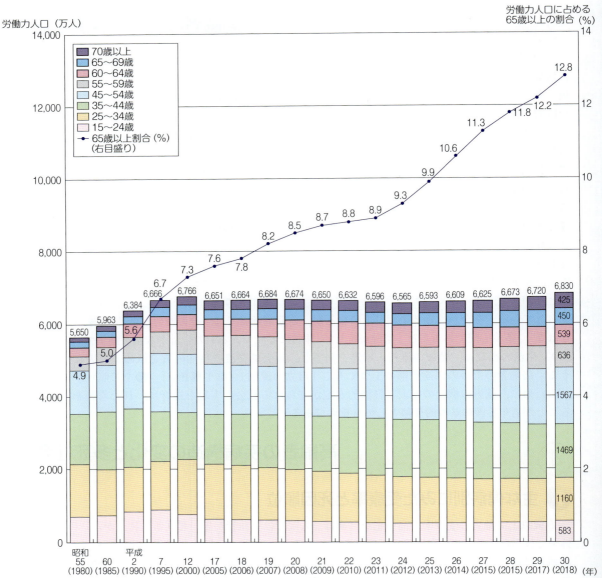

図1-5 労働力人口の推移

資料：総務省「労働力調査」（年齢階級別労働力人口及び労働力人口比率）より内閣府作成
(注1)「労働力人口」とは、15歳以上人口のうち、就業者と完全失業者を合わせたものをいう．
(注2) 平成23年は岩手県，宮城県及び福島県において調査実施が一時困難となったため，補完的に推計した値を用いている．

(内閣府（2019）．令和元年版高齢社会白書．p.21 より引用)

I 高齢者を取り巻く社会　9

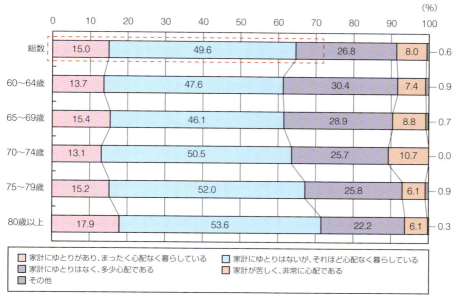

図 1-6　高齢者の暮らし向き

(内閣府 (2019). 令和元年版高齢社会白書. p.16 より引用)

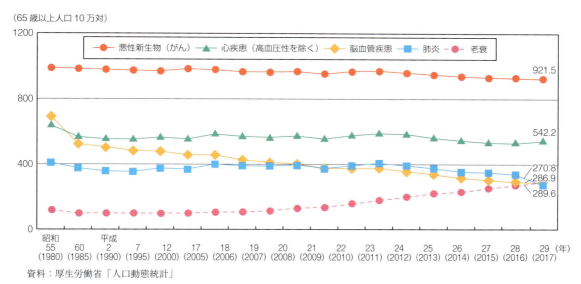

図 1-7　65歳以上の高齢者の主な死因別死亡率の推移

(内閣府 (2019). 令和元年版高齢社会白書. p.30 より引用)

❷ 多死社会における死亡場所の変化

　厚生労働省「人口動態調査」によれば，2017（平成29）年に亡くなった高齢者の死亡場所は，病院・診療所が74.8％を占め，それ以外は自宅が13.2％，少数ではあるが老人ホーム（特別養護老人ホーム，有料老人ホーム等）が7.5％，介護老人保健施設が2.5％などの順である（図1-8）．また，「高齢者の健康に関する意識調査」（平成24年）では，介護を受けたい場所は「自宅で介護してほしい」の回答が，さらに最期を迎えたい場所についても「自宅」が最も多かった（図1-9，図1-10）．これらの調査の結果をふまえ，増加する高年齢者層の看取りの受け皿として，厚生労働省は医療機関の病床を増やすのではなく，在宅や介護施設等での看取りを増やす方針を明確にし，2025年を目途に重度な要介護状態となっても住み慣れた地域で自分らしい暮らしを人生の最後まで続けることができるよう，住まい・医療・介護・予防・生活支援が一体的に提供される地域包括ケアシステムの構築を推進している．この地域包括ケアシステムを推進する中心的役割を担うことを期待されている看護職者には，ますます高い専門性が求められる．高齢者を取り巻く社会の変化に伴う多くの課題に対応するために，老年看護の哲学的視点を明確にもち，老年看護活動の特性を理解し，高齢者の尊厳が守られ，QOLの維持・向上を希求する看護活動を実践していく必要がある．

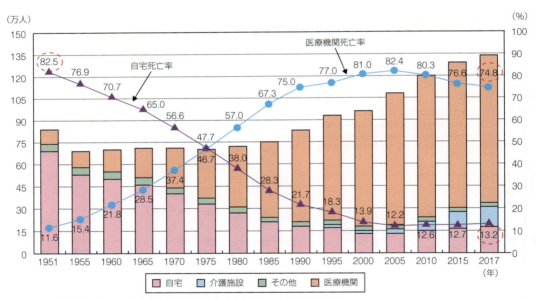

（注）1.「介護施設」は，「介護老人保健施設」と「老人ホーム」を合計したもの．
　　　2.「医療機関」は，「病院」と「診療所」を合計したもの．
　　　3. 1990年までは老人ホームでの死亡は，自宅又はその他に含まれる．

図1-8　死亡場所別にみた，死亡数・構成割合の推移

（厚生労働省（2018）．平成29年版人口動態統計より作成）

資料：内閣府「高齢者の健康に関する意識調査」（平成 24 年）
（注）調査対象は全国 55 歳以上の男女，数値は 60 歳以上の男女のうち，「将来，介護が必要な状態になるのではないかと不安になることがある」者の計

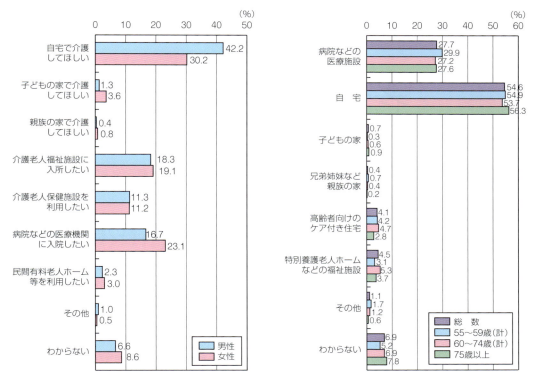

図 1-9　介護を受けたい場所

（内閣府（2017）．平成 29 年版高齢社会白書．p. 30 より引用）

資料：内閣府「高齢者の健康に関する意識調査」（平成 24 年）
（注）調査対象は，全国 55 歳以上の男女

図 1-10　最期を迎えたい場所

（内閣府（2017）．平成 29 年版高齢社会白書．p. 30 より引用）

老年看護の概念

老年看護とはいかに理解すべきものなのか——．本節では，老年看護の概念を「哲学的視点」「看護に求められるもの」「看護活動の特性」から明らかにしていく．

① 老年看護の哲学的視点

近年の高齢化の波は世界規模の問題となっており国連総会は 1999 年を国際高齢者年と定め，10月1日を「国際高齢者の日」とした．このように高齢者を取り巻く環境が急速に変化しているなかで，いろいろな側面から高齢者に焦点をあてた知識（学問）体系が求められている．老年看護学は歴史的には浅く，以前は成人看護学の領域に包含されていた．これまでは病気に主眼がおかれ，治療が最優先され，それに追随した看護がなされてきた．現在の日本では，高齢者人口の比率が高くなり 65 歳以上人口が全体の 28.1％（2018 年 9 月現在）を占め，医療費上昇や介護力不足などさまざまな問題が浮上している．このような状況下で，人々が老化をどのようにとらえるかという意識により，社会の進む方向性も変化するだろう．例えば，老化を衰退現象ととるか，人生の成熟現象ととるかで社会構造が違ってくる．言葉を代えると，客観的に評価しやすいものにだけ価値をおくか，目に見えにくいものにも価値をおくかということである．図 1-11 に衰退・成熟現象の一部を示しておく．

高齢化の問題は国民の考え方あるいは国の政策によって異なってくる．北欧のように社会福祉政策を重視し，国民の高い税負担により高齢者を公的に支援するか，あるいは米国のように個人の責任に帰するか，といった違いは生じる．日本においては，急速な高齢化，人口減少，経済成長の鈍化によって類をみない社会変化が起こっている．これをどのように舵取りしていくかが課題となる．

❶ 衰退現象とは

老化を衰退現象と考えると，加齢にしたがって起こる変化，例えば循環・呼吸機能の低下でみられるような変化は，若い時代より明らかに客観的データによる機能低下が起こっている．それゆえに減退としてとらえる．老化は望ましくないこと，つまりマイナス側面でみられる．もし，それがわれわれの社会での考え方の主流をなしているとしたら，そして，それが社会から支持されるなら，そのような社会は高齢者にとって耐えがたいものになるだろう．高齢者もまた自身をマイナス面だけでとらえているとしたら，なおさら問題である．

加齢について意識し始めるのは，案外 30 歳頃からといえるのではないだろうか．若者の間で，「30歳になり年をとった」という言葉が聞かれることがある．この若者たちは自分の過去の体力や記

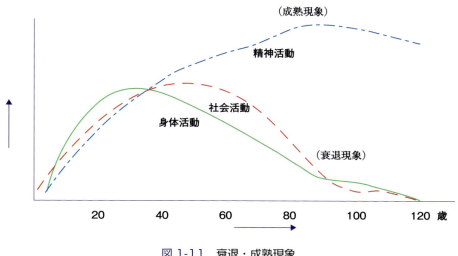

図 1-11　衰退・成熟現象

憶力などと比較して老化と言っている．このように人々は，各々の年代において，自分の過去と比べて加齢を感じながら生活している．しかし，高齢者は個人差が大きく，90歳代でも元気に活躍している人もいれば，60歳代で隠居生活をしている人もいる．これは各人の価値観や生活スタイルによって異なるものである．また一方で高齢者をケアする人のなかにも，老化を衰退の側面だけでとらえ，高齢者をケアすることに意味を見いだせず，マイナスイメージを助長してしまうことがある．高齢社会において衰退現象をどのようにとらえていくかといったことには，その国の文化背景や人々の考え方が反映されるものである．

2　成熟現象とは

　反対に，老化を成熟現象として考えることは，人間を身体・生理・物理的側面からのみみるのではなく，人間の一生を心理的，哲学的にみていくことである．この考え方は，人生の意味，つまり生きることの意味を探すことにあるのかもしれない．これは老化を**正常な発達・成長過程**にあるという概念でみていくことである．

　老化は避けられないものであり，また後戻りすることもできないのである．よく高齢者になると子どもに返るといわれるが，これはこの概念にあてはまらない．人間の発達や成長は，個人の人生を通して向上していくものであり，高齢者の死もまた治療やケアの失敗だけではなく発達段階の一部として考えることができる．死は生物の自然現象であり，老化の先には死が存在している．しかし死については，人間の生物的・生理的側面からみた生理的死と心理的側面からみた心理的死というとらえ方もある．心理的死は，人々のさまざまな欲求や喪失体験などに対してその人なりの英知で乗り越えられなくなり，適応できなくなった状態を意味している．したがって高齢者が，加齢によるさまざまな欲求の変化や喪失体験に対してもそれまでに積み上げた知識や体験を工夫・駆使し，おかれた状況，環境に適応していれば，死の直前まで発達・成長し続けるのであり，心理的死は訪れないということである．

　衰退現象での考え方では，高齢者は中枢神経細胞の減少で物忘れがひどくなるとされているが，

14　第1章　老年看護学序説

成熟現象での考え方では，高齢者は若者に比べ情報量が多く詰まっており新しい知識は忘れざるを得ないとされている．ある実際例として，米国の若者と高齢者の大学生の知的レベルを比較したところ，両者の差はなく，むしろ高齢者の方が時間をかけてもより正確に正しい解答を出すということである．つまり，知的レベルの差は，問題の出し方であったり，体力的な集中力をどれだけ求められるかによって違ってくる．

❸ 老年看護の基本的姿勢

　老年看護学の体系化を進めていくうえで，「多くのことを体験してきた高齢者の人生は，社会にとって貴重な財産である」と考えることから始めることが大切である．自然科学・合理主義的な考え方だけでは，心の充足感は得られず，いろいろな経験を重ねた人生の重みを，高齢者を通して学ぶことが大切である．特に，物質文化にどっぷり浸り精神文化的要素が不足している現在の社会において，生活者主体の心の行き交う社会をつくりだすために，高齢者の生活体験からの知恵を活用することは必要なことである．

　高齢者は個別性が強く，長年の生活体験や人生経験により，個々に身体的・精神的側面，価値観の違いが生じてくる．高齢者とかかわるとき，高齢者の生活史を十分に把握しアセスメントし，できるだけ生活史の延長で必要なケアが提供できるように支援することが重要である．さらに，その後の高齢者の生活史をつくりあげていけるような支援もまた高齢者のQOL（quality of life：人生の質）を高めることになる．そのためには高齢者の共通性や個別性を考慮した社会政策や組織づくりが重要となる．そこで，1991年に国連総会で決議された高齢者のための国連原則を高齢社会を考えるうえでの参考基準として以下に示しておく．

　① 年齢，障害，経済的貢献等にかかわらず尊重され，虐待を受けることなく，尊厳および保障をもって安心して暮らすことができる尊厳の原則．
　② 一人ひとりの可能性を最大限伸ばす機会を追求できる自己実現の原則．
　③ 自己に関係する政策の立案・実施に参加する参加の原則．
　④ できるだけ長く自宅に住み，所得を得る機会をもつ自立の原則．
　⑤ 老人ホームや病院で過ごすことになっても，プライバシー，信念，要求，自己決定，尊厳を最大限尊重されるケアの原則．

　これらの5原則からもいえるように，高齢社会では成熟現象を視点においた自己実現・尊厳保持，身体残存機能の拡大をはかった自立・社会参加，そして生活者としての権利を考えていくことが重要であり，このことは老年看護の基本的姿勢にもなる．

② 老年看護に求められるもの

❶ 広い視野にもとづく理念

　高齢者人口の増大に伴って，老年看護の必要性が社会的な緊急課題になっている．それに伴って，高齢者にとってのケアとはどのようなものかを分析・研究し，教育し，そして実践するための教育者，研究者，実践者を養成することが必要である．それには老化をどのようにとらえるかという哲学，それにもとづいた理念の設定，そして実践的データをもとにして教育や実践で使用しう

るカリキュラムをつくっていくことが重要であり，その積み重ねが大切である．

　高齢者は他の年齢層に比べ，個人差が非常に大きい．この個人差は，ライフスタイルの違い，住む環境・状況の違い，過去に経験してきたことの違いにより異なったものとなる．そのため，このような高齢者に対する看護は複雑であり，部分的で一方的な見方では偏りがあり，広い視野に立って個人や集団，そして地域社会にアプローチしていくことが大切である．そのために，次のようなことを考えておく必要があるだろう．

① 実践での看護を重要視する理念や概念を明確にする．
② 老年看護は実践において何を専門に行うべきかを考える．
③ 実践看護のための科学的・理論的な基盤を広げるための研究をどのようにしていくかを提言する．

　老年看護学は，学際的アプローチを実践し，また研究においてはその結果を示す必要がある．そのためには，看護実践を導く理論モデルが必要であり，それを構築していくことが求められている．同時に，実践場面においては政治的，経済的な政策面も考慮しなければ理想論だけに終わってしまい，実践で活用できないことが起こりうる．

❷ 社会構造の変革

　老年期の体は中年期に比較して，基礎代謝，呼吸・循環機能，視力などに機能低下が起こり，それに伴った危険因子も高くなるという変化はあるが，65歳という年齢をもって老年期であると考える根拠はない．しかし，これまで人口動態統計や社会保障などとの関連，またWHO（世界保健機関）の定義によりわが国では65歳以上を老年期としてとらえ，さらに65歳から74歳までを前期高齢者，75歳以上を後期高齢者と区分している．2017年1月，日本老年学会・日本老年医学会は，高齢者の定義と区分を変更することの提言を発表した．提言では，10～20年前と比較して身体的・精神的に健康で社会活動が可能な人が多くを占めている現状に即し，65～74歳を准高齢者，75～89歳を高齢者，90歳以上を超高齢者としている[1]．

　一般に，社会構造は概ね中年者や若年者の基準で整備されており，高齢者には物理的，身体機能的に不便なことが多い．戦後，急速な科学や医学の進歩により戦前には考えられなかった長寿者が増えているにもかかわらず（90歳以上人口の増加など），それに伴う社会構造変革への目は向けられてこなかった．急速に高齢社会に突入したいま，その対応策に苦慮しており，グローバルな視野に立った社会政策，経済政策，マンパワー政策，そして一人ひとりの生活をよりよくするための自立的・肯定的な考え方への意識変革などが求められている．しかし，高齢者人口が増えているとはいえ高齢者主体の社会を構築したとしたら，どのような社会ができるかはだれにもわからない．むしろ，50年，100年先を視野に入れてさまざまな年齢層や障害者などが共存できるバリアフリーの社会構造を考えていくときである．

❸ 生理的・精神的・社会的なサポート

　老年期の循環器や呼吸器における生理的変化，さらに強いストレスが加わるとホメオスタシス（恒常性）を維持することは難しくなる．骨格・筋肉組織や視聴覚器官の変化においては，活動や行動範囲を狭め，事故や骨折などが生じやすくなる．

16　第1章　老年看護学序説

　精神的側面では，他者からの支援といったソーシャルサポートを受け入れなければならない苦痛，記憶能力低下という一般的社会通念からの見方や対応に苦痛を感じ，それがいつの間にか認知や記憶の機能に変化をもたらし，高齢者を閉鎖的傾向に追いやる．それゆえに，高齢者に対して外的刺激のある生活環境を整備することは，高齢者が自分の中に閉じ込もり，うつ状態になるのを予防することができるだろう．

　また，社会的側面では，徐々に友人を亡くし，大切な人との人間関係が途絶え，自ら築いたインフォーマルなソーシャルネットワークの輪は小さくなり，高齢者を寂しさや孤独，孤立へと追いやる．

　したがってフォーマル（公的）なソーシャルサポートの必要性が生じてくる．それは，高齢者の生きがいを支援すること，つまり一時的でも寂しさや孤立を紛らわす状況をつくっていくことであろう．例えばデイケア（day care）における動物との触れ合い，音楽を楽しむなど，高齢者の好む方法で催しを企画することである．

❹ 全人的理解

　上記のような多くの複雑な問題を抱えている高齢者にかかわりをもつ看護職者は，他の年齢層に対するよりも生活歴を大切にした看護が大切である．一般的に弱者的立場におかれることが多いとされている高齢者の人生や生活に関連し，あらゆる側面から広い視野に立ってアセスメントを行うことが求められている．熟達した老年看護の専門家は，ケアのレベルや質の保証を決定する人として，サービス提供者のコーディネーターとして，高齢者個人の権利や尊厳の擁護者として，大切な役割を担っているのである．また，身体・生理と精神（スピリチュアル面も含む）を兼ね備えた一人の人間として高齢者を理解し，その高齢者の環境や属しているネットワークを通して，社会的な存在として高齢者を理解することが求められる．

❺ 信頼関係の構築

　治療や看護ケアを求めて来る高齢者のなかで，一人で外来診察に来たり入院する人はほとんどいない．多くの患者は，配偶者，息子，嫁，娘，孫息子，孫娘あるいは介護ヘルパーといった人とやって来る．高齢になればなるほど，介護をしてくれる人が必要になってくる．したがって，老年看護では高齢者や家族との信頼関係を築き，そのなかで求められるケアを最大限に活かせることが重要である．一方，看護の基本姿勢を誤れば，看護職者は高齢者の個人的レベルの部分に入り込む危険性がある．看護職者と高齢者がよい信頼関係をつくり，専門職としての自覚をもち，ケアにあたることが重要であり，それが高齢者の自己理解を広げ，自己成長にもつながっていく．また逆に，看護職者も対象となる高齢者から人生，老い，人間の弱さなどについて学び，またさまざまな立場を考慮した看護の必要性を学ぶことができ，看護職者自身も成長することになる．

❻ ケアの専門性

　具体的に老年看護を考えるとき，高齢者の見にくい，聞きにくいといった感覚器能力の変化を考慮した看護ケアを提供しなければならない．多くの高齢者は忘れっぽくなるという経験をして

いる．これは毎日の生活のなかで，何気なく行っていることを記憶にとどめていないのかもしれない．メガネを頭の上にかけたままメガネを探し回ったり，薬を服用したかどうかを忘れたり，人の名前を思い出せないといったことはよくあることである．このような現象に対して，記憶を思い出させる会話の仕方や行動療法などカウンセリング的要素を取り入れた看護援助が必要であろう．知的レベルは老化に影響されないが，高齢者が学んでいる方法は若者が学んでいる方法とは異なっているため，知的レベルの差があるようにみられる．高齢者は新しい知識を得るとき，過去に経験したことを考慮して知識を組み立てていくため時間がかかるが，より広い視点での知識獲得ができる．このことに配慮して，高齢者の教育や指導を若者と違った方法でアプローチしていくことが必要である．つまり，効果的な看護を行うために，老化現象に伴う多くの要素を考慮し，専門性を発揮することである．

❼ 個別性の重視

　一般に，老化の問題を扱うとき，あたかも同種の人々で，同じ経験をし，同じ問題に遭遇している人々であるかのように述べられることが多い．しかし，平均寿命一つを取りあげてみても，女性と男性の違い，また人種による違い，社会環境による違いがみられる．また，多くの人々は結婚や子育てをし，退職を経験しているが，それらを経験していない人もいる．結婚を一度もしなかった高齢者も増加しており，自分なりの生活スタイルをもって生きている高齢者たちがいる．高齢者の個別性は，遺伝子的要因，経験の幅や程度，社会環境，知的レベル，個人の健康管理などにより大きな影響を受けている．

　視力や聴力に問題をもっている高齢者は多いが，それらの問題をもっていてもメガネや補聴器を使用するなどして上手に対処している．このように身体機能の低下が生じても，自分に合ったやり方を身につけ，日常生活を過ごしている．近年，自分たちの住み慣れた家や地域で最後まで過ごすことを望み，老人ホームや遠く離れた子どもたちと一緒に住むことを望まない高齢者が多くなっている．一方，福祉政策の整った地域に移住する高齢者や価値観の合う者同士が一緒に住むグループホームといったことも起こっている．今後さらに個別性を重視した多様な生活スタイルが考えられる．しかし一方で，貧困層も多く出現する可能性があり，国の政策がどのような方向に向かうかが，その鍵を握っている．

❽ コーディネーターとしての役割

　老人ホーム（特別養護老人ホームを含む）や老人保健施設などの施設ケアにおいては，看護師は直接的ケアにそれほどかかわってはいない．そこではヘルパーや介護福祉士らが実際のケアを行っており，在宅ケアではほとんど家族が行っている．高齢者によいケアを提供するには，看護職者自身がケアの実践者でなければならないが，一方でケアを行う人に教育し，その人たちが適切に実行できるようにすることも重要である．看護の実践においてはマンパワーの獲得も必要であり，さまざまな人々の協力体制が大切である．近年は地域包括ケアシステムの拡充がなされるようになり地域住民参加型の老年看護が求められており，それらのコーディネーター的役割も看護職者の役割になるといえる．

18　第1章　老年看護学序説

⑨ 変化への柔軟性

　老年看護は看護実践の分野で，今後より重要視され，専門化されていくだろう．それには看護職者がいろいろな場面で自立して，実践，教育・指導，研究ができるようになることが重要である．実践や研究での成果，高齢者がおかれている社会・文化・経済的側面を考慮した広い見地からの定義の明確化，また高齢者の生理・精神機能と病態生理との相互関係を強調することから導きだす老年看護の学問体系が必要である．同時に学際的なアプローチも重要である．実践の場では，専門性を活かし，いろいろな側面を考慮したアセスメントを行い，そして，看護実践を行っていくことである．

　一方，より質の高いケアを提供するためにはチームアプローチが大切であり，ほかの職種の人々とうまくコミュニケーションをとることが必要である．それには，全人的視点で高齢者をみることができる看護職が，そのコーディネーターや看護管理の役割を担うことが重要となるであろう．これには看護職者が高齢者，家族，他の職種の人々と信頼関係を築くことが大切である．その結果，よい看護が提供でき，高齢者や家族，看護職者自身の自己成長にもつながり，看護職者としての充足感も得られるだろう．

　日本は21世紀の初頭に超高齢社会を迎え，今後はこれまでの高齢者への見方や定義を社会情勢を鑑みながら変更していくことになるだろう．例えば，高齢者は就労人口に組み込まれるといったようなことである．老年看護学は社会的要素を多分に含んでおり，時代とともに社会の変化に伴って柔軟に対応していくことが求められている．

③ 老年看護活動の特性

① 日常生活能力の維持・改善

　高齢者の生理的機能は若年者に比較すると低下しており，さらに高齢者の多くは何らかの疾患や症状をもちながら生活している．そのような高齢者の機能をできるだけ維持し，改善しながら，日常生活を優先した看護支援を進めていくことが重要である．そして，高齢者のウェルビーイング（well-being），つまりQOLを高めることを考えていくことが求められている．

　それには，一般市民のノーマライゼーションやナチュラリゼーションという考え方の普及が大切である．高齢者が住み慣れた地域のなかで生活することができ，不利を感じないで暮らせるようなバリアフリー化がなされることはだれにとっても暮らしやすい社会となる．

　高齢者のQOLを保障するためには，安全な生活への看護を提供することが重要である．高齢者は，身体的には機能低下や障害を起こしやすく，また起こしてしまうと回復が遅いことからも，日頃から安全な生活を心がけ予防対策を行うことが求められる．

　さらに，日常生活の能力を維持・改善するためには，高齢者自身の自分に対する自信と信頼感をもつこと，また自己効力感を高めることである．つまり，それは自立・自律であり，エンパワーメントである．看護職者は，高齢者の個別性を重視し，それが達成できるように支援することが重要である．

❷ 予防への教育活動

　高齢者の身体的，精神的な変化に敏感に気づき対処することが重要であり，非日常的な出来事には予防的対応を考慮し，危険防止や症状悪化防止を行うことが優先される．日常生活のなかでアンバランスが生じ病気になると，回復が遅く，身体面のみならず精神面も大きく影響を受け，介護を必要とする状態に進む可能性がある．そのためにできるだけ残存機能を活用し，普段の日常生活を大切にすることの教育支援活動も重要である．

❸ 病気からの回復支援

　高齢者の多くは慢性疾患をもちながら生活しているが，何らかの影響によって状態が悪化し，急性症状を呈することがある．この急性症状に対し早く処置をし，できるだけ普段の生活に戻れるように支援することが求められる．安静臥床を長く続けることにより，上下肢の筋力の低下，関節の硬直が起こり，最悪の場合は寝たきり状態に移行する．病気自体は回復しても，副次的な介護を必要とする状態に陥りやすい．高齢者の個別性を十分配慮した早期回復のためのアセスメント，看護計画が重要になってくる．

　高齢者は一般にほかの年齢層よりも病気回復の際のリスクが高いため，個々の高齢者に適したケアリスクマネジメントが重要である．

❹ 人生の終結へのケア

　高齢者の歩んできた背景，価値観，経験などを総合的にとらえ，個人としての人間性を尊重し，その人らしく死を迎えられるように，看護職者，家族，友人などの協力や支援が必要である．人生の終末には身体的な苦痛緩和のみでなく，高齢者が自分の存在してきた意味を見いだせるようなスピリチュアルケアも重要である．高齢者の終末を迎える場所は病院，老人保健施設，老人ホーム，自宅などさまざまであるが，どの場所にいようともその人が望む人生の終結を迎えられるように援助することが重要である．そのためには社会資源をうまく活用し，周りの人々の看護支援体制を整えることである．

❺ 権利擁護（アドボカシー）

　旧来の禁治産・準禁治産制度は，問題点が多く，柔軟な対応ができにくかったことから，民法改正により 2000（平成 12）年 4 月から成年後見制度が開始された．成年後見制度は高齢者が判断能力の低下をきたしたり認知症状態になったとき，本人の代理として家庭裁判所で選定された法定後見人が，本人の権利擁護のための代弁者として働くものである．これは財産管理や身上監護を法的に支援していく権利擁護システムである．

　成年後見制度は「ノーマライゼーション」「自己決定権の尊重」という理念にもとづいて制度化されたものであり，普通の生活を営む権利，本人の利益にそった意思決定がなされることが保障されている．また，法務省所管の成年後見制度とともに厚生労働省による地域福祉権利擁護事業が各都道府県社会福祉協議会が中心となり実施されている．認知症高齢者や知的障害・精神障害者などの自己決定能力が不十分である人を対象として行われており，相談受付，身体的調査・関係調

査などを経て契約が締結され，援助が開始される．サービスを提供する側のサービスの充実とともに，受ける側の権利が守られていかなければならないことを示している．看護職者はこの制度を理解し，上手に活用していけるように支援していくことが必要である．

❻ 在宅生活における家族との協働

　人間が生活するのは家が基本である．多くの人は，できることなら社会資源を活用しながらでも在宅で生活したいと願っているものである．在宅での生活を送るためには，家族の支援を切り離して考えることはできず，それは高齢者の健康問題に大きく関係してくる．そして，高齢者と生活を共にする家族は，多かれ少なかれ問題を抱えているものである．特に介護を必要とする高齢者の家族は，介護による身体的・精神的負担による疲労やストレス，価値観の違いによるストレスなどを抱いている．高齢者のケアをよりよくするためには，家族への支援が大切であるため，看護職者は患者の話を聴くと同時に，家族の言い分を十分に聴き，家族の協力を支援することである．それには，高齢者と家族の両者のおかれている状況を十分にアセスメントし，社会資源を活用した支援策を考え，それを実行できるように援助していくことが重要である．家族のストレスを少しでも軽減し，家族と協働して高齢者のケアをしていくことである．また家族への医療知識や技術の提供は家族が高齢者の介護をするために役立つものであるため，家族との協働においては不可欠なものである．

❼ 独居高齢者，認知症高齢者への支援の必要性

　急速な高齢化に伴って独居の高齢者や認知症の高齢者が増加している．2015（平成27）年では，世帯主が65歳以上の1,918万世帯のうち625万世帯（32.6%）が単独世帯であったが，2040年には40%を超えると予測されている[2)]．
　また，認知症の高齢者数において，日常生活自立度Ⅱ以上の者は推計値より大幅に上回り，2012年の462万人（65歳以上の約7人に1人）が，2025年には約700万人（約5人に1人）になると推定されている[3)]．
　このように超高齢社会となり独居高齢者や認知症高齢者がますます増加することが確実視されているなかで，家族介護力の低下，地域コミュニティーの弱体化などが指摘されている．老年看護に携わる者は今後の社会状況を見据えて，これらの高齢者を一個人および地域住民としてその介護や地域医療に包括的・継続的にかかわり，また地域におけるその体制づくりに参加することが求められている．

❽ 老年看護活動の場

　老年看護活動の場は，高齢者がいる場所であればどこにでも存在する．看護職者は，地域における健康維持・増進や病気予防対策などの保健活動，病院における疾患治療への支援活動，老人保健施設での医療・介護活動，介護老人福祉施設などの福祉施設でのケア活動，訪問看護などの在宅サービス活動だけでなく，広く高齢者の医療・保健・福祉政策にも携わっている．そのため，看護職者は専門職としての知識・技術を学際的に修得する必要がある．

以上，老年看護の概念を述べてきたが，看護は時代や政策により変化するものである．しかしそのなかでも，変化するものと変化しないものがあることを看護職者は忘れてはならない．それは目に見えるものと目に見えないもの，つまり客観的・合理的なものと，哲学的なものを区別することである．老年看護は個人へのヒューマンケアリングを忘れることなく，社会情勢や社会体制・組織を考慮してケアにあたることである．

［引用文献］

1）日本老年学会・日本老年医学会（2017）．高齢者の定義と区分に関する，日本老年学会・日本老年医学会　高齢者に関する定義検討ワーキンググループからの提言（概要）．日本老年医学会ホームページ．
2）国立社会保障・人口問題研究所．日本の世帯数の将来推計（全国推計）（2019 年推計）．国立社会保障・人口問題研究所ホームページ．
3）厚生労働省．認知症施策推進総合戦略（新オレンジプラン）．厚生労働省ホームページ．

［参考文献］

1. Matteson, M. A., McConnell, E. S. & Linton, A. D.（1997）．Gerontological Nursing; Concepts and Practice, 2nd ed. Saunders.
2. 日野原重明，柄澤昭秀編（1992）．老人医療への新しいアプローチ：全人的評価とケア．医学書院．

高齢者のQOLと老年看護

　QOL（quality of life）は，哲学や社会学，経済学，心理学，経営学，医療や福祉などの多様な分野で用いられており，「生活の質．人生の質．生命の質」などの意味で理解されている．医療や福祉の分野では，人々の健康や生活を生理的・物質的な面から量的にのみとらえるのではなく，精神的な豊かさや満足度も含めて質的にとらえる考え方として重視されている．老年看護のゴールは，前節1項の「老年看護の哲学的視点」でも述べているように高齢者のQOLを維持し高めることにある．例えばある後期高齢者が，持病の慢性疾患の受診時，医師から「検査結果はとても良好ですよ」と太鼓判を押されたとしても，看護職者の関心はそこにとどまらない．看護職者は，その高齢者の健康状態やコントロールしている日々の努力を称賛し，それを強み・資源として，さらに「どうすればその高齢者が自ら望んでいる悠々自適な生活を継続できるか」に関心をもち，必要に応じて関連する職種と協働しながら支援を展開する．

　本節では，高齢者のQOLを維持し高めることをめざしてQOLについての理解を深め，どのような側面からそれを把握し，測定できるのかを述べる．

① QOL の概念の背景

　QOLの概念は，土井[1]によれば1940年代末の米国におけるがん患者に対する化学療法の臨床評価で取り上げられた研究が端緒となり，1960年以降QOL研究が発展したとされる．また，日本の保健医療の現場では1980年代以降，慢性疾患をもつ患者を対象にQOL研究が行われてきたということである．わが国でQOLの概念が誕生した背景には，戦後の高度経済成長，その後のハイテク化による生産性の向上により「物の豊かさ」が実現された一方で，しだいに負の側面（公害や交通渋滞などによる生活や健康への悪影響，人々の労働時間の延長，働きがいや生きがいの喪失など）も抱えることになった点がある．

　人々は生活の豊かさを物や金銭のような量的な側面に求めている状況から，「はたして生活は豊かになったのか」という疑問をもち，個人生活の満足，幸福感，心のゆとりなど質的な側面に注目するようになっていった．特に医療の分野では，めざましい医療技術の革新・進歩によって疾病の治療が可能となり延命が実現，平均寿命も延長した．しかし，人々は延命の実現とともに完治不能なまま生命維持装置により人工的に生かされている実情や，心身の苦痛に耐えながら生きることにつながる現実などを体験し，疑問をもちはじめた．

　また人々のあいだには，医療費や医療資源の有限性も加わる情勢のなか，治療を医療者に任せるのではなく患者自身が治療に参加し，意思決定するインフォームドコンセントの実施，医師中心の医療から患者を中心とした医療への変化も重なり，当事者の自己決定がQOLの実現に重要であるという考え方へと浸透していった．人々の関心は，命の長さの追求から，生きることや命に

Ⅲ　高齢者のQOLと老年看護　**23**

ついての質的な追求へと変化していったといえる.

② QOLの概念と測定法

　前述のようにQOLの概念は一般に「生活の質，人生の質，生命の質」として知られているが，実際は多様に解釈されており，すべての分野において統一されていない状況にある．保健医療分野においては，WHOによる「一個人が生活する文化や価値観のなかで，目標や期待，基準，関心に関連した自分自身の人生の状況に対する認識」という定義が知られている．また，1986年にオタワ憲章で定義されたヘルスプロモーションの概念のなかにQOLと健康についての記述があるが，これによれば人々のQOLはヘルスプロモーションの最終目標であり，「健康は，生きることの目的ではなく，生きていくために必要不可欠な資源である」と位置づけられている．すなわちQOLは，健康という資源をよりよく活用することにより達成できるという考えである．

　日本では公の定義として2000（平成12）年に厚生省（当時）が作成した「障害者・児施設のサービス共通評価基準（解説と基本理念）」[2]のなかに「生活の質（QOL）の保障及び向上」についての用語解説がある．これによれば，障害者にとっての生活の質（QOL）とは日常生活や社会生活のあり方を自らの意思で決定し，生活の目標や生活様式を選択できることであり，本人が身体的，精神的，社会的，文化的に満足できる豊かな生活を営めることを意味する，と説明されている．

　また，祖父江[3]はQOLの構造を主観的なものを中核とし，主観的QOL（生活満足度，心理的良好感，社会的良好感）と客観的QOL（個人的背景要因，健康関連要因，環境，社会文化）に分けている．さらに主観的QOLは，客観的QOLに大きく影響を受けると述べている．

　このようにQOLとは，人々が生活の目標や生活様式を自ら選択し，身体的，精神的，社会的，文化的側面において主観的・質的に満足している豊かな生活，個人的・主観的に幸福感を感じることができる生活といえよう．この主観的なQOLは，客観的なQOLの多様な次元の条件により影響を受ける．

　QOLの言葉は身近に用いられていながら抽象的，多義的であり，人々の主観的・質的側面を定量的に測定することは容易ではない．従来QOLの主観的・質的な側面は，一般的にケーススタディーやインタビューによる記述的な方法で把握されていた．ところが最近では，QOLを定量的に測定することも行われている．

　QOL測定の尺度には，特定の疾患に対象を限定して使用する「疾患特異的QOL尺度」と，疾患に非特異的で健康と直接関連のある包活的な「健康関連QOL尺度」（Health-related QOL：HRQOL）に区別される．老年看護学領域では，身体的状態，心理的状態，社会的状態，霊的状態，役割機能，全体的ウェルビーイング などを包括的にとらえる尺度（「SF-36」や「WHO QOL」など）が多く活用されている．

　SF-36は1980年代に米国の医療評価研究（Medical Outcome Study：MOS）により作成された自己報告式の調査票で，国際的に広く使用されている．医療の目標は，病気を治療することのみでなく，患者が満足して日常生活を送ることができるようになることであるとの考えから，①身体機能，②日常役割機能（身体），③体の痛み，④全体的健康感，⑤活力，⑥社会生活機能，⑦日常役割機能（精神），⑧心の健康——という8つの概念から構成され，36の質問項目がある．日本では1992（平成4）年から福原らを中心に検討され，「SF-36® 日本語版 version 1」[4]の完成に至り，現在バージョン2.0が使用されている．この尺度の使用には，使用申請が必要である．

WHO QOL は，前述の QOL の定義から異文化間でも結果の比較が可能な QOL 調査票として作成されたものである．この調査票は，人々の主観的幸福感，生活の質を測定するために，①身体的領域，②心理的領域，③社会的関係，④環境領域の 4 領域について問う 24 項目と，QOL 全体を問う 2 項目の，全 26 項目から構成されている．日本語版は 1997 年に初版が刊行され，使用にあたって「WHO QOL26 手引 改訂版」[5] が必読である．

③ 高齢者の QOL 向上をめざす老年看護

WHO はオタワ憲章で，「ヘルスプロモーションとは，人々が自らの健康をコントロールし改善するためのプロセス」と定義し，「健康は，生きることの目的ではなく，生きていくために必要不可欠な資源」と位置づけている．老年看護はこのヘルスプロモーションがめざしている「人々のQOL を高める」という最終目標と一致する．すなわち老年看護は，高齢者が加齢や回復の見込みのない疾患や障がいを抱えたとしても，本人の潜在能力や価値観・望みなどを最大限に活かし，幸せや満足を感じられる生活の維持や向上の実現をめざして支援するのである．

④ 老年看護の発展と学際的アプローチ

❶ 老年看護学の誕生と発展

米国は日本に約 30 年先駆けて 1960 年代から看護基礎教育や卒後教育において老年看護の教育の充実に取り組んできた[6]．この背景には，高齢者人口の増加に伴う看護ニーズへの対応，メディケア（Medicare. 高齢者・障害者のための保険）の導入，プライマリーケアを支えていく人材育成の需要などがあった．1960 〜 1970 年代にかけては，大学院教育で上級実践看護師であるクリニカルナーススペシャリスト（clinical nurse specialist：CNS）やナースプラクティショナー（nurse practitioner：NP）の領域に老人看護コースが誕生した．

日本の看護基礎教育は，人に焦点を当てるのではなく，疾患をもつ患者の看護を中心に長いあいだ教育されてきた．その後，看護教育では包括医療や総合看護の理念にもとづき，成長・発達段階を軸とした小児看護学，母性看護学，成人看護学などが確立された（保健婦助産婦看護婦学校養成指定規則：以下，指定規則，1967）．この指定規則において老年期の人々への看護は，成人の概念を広義にとらえて成人看護学の範疇で教育される構成になっていた．老人看護学として設定されたのは 1990（平成 2）年の指定規則の改正による．

この背景には，世界に類をみない速度で高齢社会が進行し，高齢者人口の増加の実情から日本の保健医療福祉政策における高齢者対策が大きな課題となったことがあげられる．当時，老人看護の必要性は，鎌田らの老人看護文献集[7]や吉田ら[8]の調査にみられるように，老人看護を専門的に実践できる人材育成を望む臨床や看護教育の現場の時代的な要請として受け入れられていった．老人看護学は 1996（平成 8）年の指定規則の一部改正で老年看護学の名称に改められた．

このように老年看護学は，わが国の急速な高齢化の進展にあわせて，高齢者の健康上の課題に対応する人材育成，ケアの質の確保，ケア体制を強化するなどの必要性に迫られて誕生した．超高齢社会を迎えた今日では，高齢者の支援も健康長寿から終末期ケアまでと幅広く，また高齢者の家族や地域住民などへの支援を含め，求められる役割機能と支援の場が多様に広がり，老年看

Ⅲ　高齢者の QOL と老年看護　**25**

護への期待がますます高まっている．

　こうした看護基礎教育の流れは，より質の高い老年看護の実践をめざし研究活動や専門看護師の誕生などへと連動していった．学会としては，1990 年に日本看護協会の開催する日本看護学会の成人看護の分科会として「老人看護」が新設され，1993（平成 5）年に全国老人ケア研究会（現・全国高齢者ケア協会，代表：鎌田ケイ子）が発足，1995 年に日本老年看護学会が発足した．これらの学会は研究会誌や学会誌を発刊し，老年看護学の学問知識体系を積み，学問としての確立につながる活動を続けている．

❷　専門看護師・認定看護師

　日本看護協会は 2001（平成 13）年に老人看護領域（gerontological nursing）を専門看護師（certified nurse specialist：CNS）の資格制度に加えた．CNS 教育は，日本看護系大学協議会と連携して大学院教育が行われており，老人看護専門看護師（GCNS）の教育を提供する大学院の数も増加している．GCNS は複雑な健康問題をもつ高齢者の QOL を向上するよう水準の高い看護を提供，活躍の場を広げている．また最近では，看護職の役割拡大と機能強化の必要性が叫ばれ，認定看護師教育課程に特定行為の研修を含む教育機関が増えてきている．認定看護師の分野は，2019 年度から，がん緩和ケア，がん薬物療法看護，がん放射線療法看護，乳がん看護，こどもケア，クリティカルケア，手術看護，生殖看護，在宅ケア，呼吸器疾患看護，心不全看護，脳卒中看護，腎不全看護，認知症看護，摂食嚥下障害看護，糖尿病看護，皮膚・排泄ケア，感染管理の 18 分野となり，老年看護にかかわる分野が多く含まれている．

　このように老年看護は，多要因が絡む複雑な健康課題をもつ高齢者に対し，最善の健康状態と QOL をもたらす看護支援のために，他の専門職者と連携・協働し，チームアプローチを推進できる学際的な知識・技術が要求されている．老年看護はエビデンスに基づいた科学的な看護支援が要求されており，実践と研究の統合を通して学問知識体系の集積，学問としての確立につながるようますますの発展が期待されている．

❸　老年看護の学際的アプローチ

　老年看護は最善の健康状態と QOL をもたらす看護支援のためにチームアプローチを推進できる学際的な知識・技術が要求されていると前述した．このチームアプローチは，看護師・医師・社会福祉士・介護福祉士・臨床心理士・理学療法士・作業療法士など保健医療福祉の専門職にとどまらず，社会学・心理学・経営学・法律学など必要性に応じてそれぞれの専門分野に精通している者がチームを組み，高齢者と家族の特性を理解し，最終ゴール「QOL の維持・向上」をめざして多様な領域の垣根を越えて行われる支援活動であり，学際的なアプローチである．

　日本老年看護学会は 2010（平成 22）年から日本老年学会（The Japan Gerontological Society）の組織機構に参加し，学術集会を他の 6 学会と隔年に合同開催するようになった．このような動きは，各領域の学会の活動と発展に加え，国内的，国際的に老年期の人々に寄与する高度専門的な実践，老年看護学の発展につながるという願いや期待がある．

[引用文献]

1) 土井由利子（2004）．総論：QOL の概念と QOL 研究の重要性．保健医療科学，53（3），p. 176.
2) 厚生省大臣官房障害保健福祉部（2000）．障害者・児施設のサービス共通評価基準（解説と基本理念），p. 165.
3) 祖父江逸郎（2009）．長寿を科学する．pp. 52-54, 岩波書店.
4) 福原俊一，鈴鴨よしみ，尾藤誠司ほか（2001）．SF-36 日本語版マニュアル（ver1.2）．パブリックヘルスリサーチセンター．
5) 田崎美弥子，中根允文（2007）．WHO QOL26 手引 改訂版．金子書房.
6) 田島桂子，高崎絹子（1994）．米国における老人看護教育の実情．看護研究，27（6），pp. 60-63.
7) 鎌田ケイ子，巻田ふき（1981）．老人看護文献集（1957-1980）．東京都老人総合研究所看護学研究室.
8) 吉田時子，田島桂子ほか（1986）．看護基礎教育における老人看護の教育に関する調査．看護展望，11（3），pp. 16-23.

[参考文献]

1. 田崎美弥子，野地有子，中根允文（1995）．WHO の QOL，診断と治療，83（12），pp. 2183-2198.
2. World Health Organization, The Ottawa Charter for Health Promotion. http://www.who.int/healthpromotion/conferences/previous/ottawa/en/
3. 日本看護協会ホームページ.

第2章

老年期を生きる人の理解

[学習目標]

1. 平均余命と健康寿命，健康指標を理解できる.
2. 身体的・生理的な老化の意味について理解できる.
3. 主な器官の老化による諸相（構造的，機能的変化）について理解できる.
4. 心理・精神・スピリチュアル的側面として老化現象とその受容の個別性について理解できる.
5. 高齢期の発達段階的側面において，加齢変化と適応について理解できる.
6. 老化に伴う社会的（環境的）側面の変化と高齢者の生き方について考察できる.

I

老化とは

① 加齢・老化の概念

　加齢（aging）とは，生物学的・心理学的・哲学的な視座からの概念であるといわれているが，特に生物学的な概念として用いられることが多い．「生物体が年齢をとる過程で自然に起こるすべての変化の総体である」[1] として定義されているものもある．

　これに対して老化（senescence）を広辞苑では「年をとるにつれて生理機能が衰えること」と定義し，エイジング大事典では「一次的，二次的老化」に分けて説明している[2]．すなわち「一次的老化とは生物体に固有のものであり，したがってそれは生得的または遺伝子的要因によって決定される．二次的老化とは環境における敵対的な要因，特に外傷や伝染性の病気によってもたらされる欠陥や障害を意味する」とされ，「老化は，寿命の最終局面に限られるのではなく，生物学的老化は累積的である」ともされる．一次的老化は生理的現象であり，二次的老化は病的現象といえる．一方，「生涯を通して生じる加齢の全過程の最終期」[1] とする定義もある．いずれにしても加齢過程の最終段階で生じる身体的・心理的・社会的変化をさして「老化」とされているようである．一般的には「老化現象」などに熟語化されて用いられることが多く，年をとることによって生じる身体や心の変化のことをいう場合が多い．

② 個体差，個人差

　これらの生物体に起こる変化は，細胞が分裂して新たな細胞をつくることができなくなった（細胞の分裂寿命が尽きたとき）細胞老化によるものである．細胞老化は，実質細胞数の減少から臓器組織の萎縮・重量減少へと影響し，これが身体構造の変化，身体機能の変化，生活機能，精神的・社会的・スピリチュアル的存在の変化へと相互に関連し，終局的に死につながる．またこの変化は，胎生3カ月頃に細胞分裂を停止し，その後は増殖をしない神経細胞を除いた各臓器において17～20歳頃から萎縮性，退行性の変化を始めるといわれており，一般には30歳頃がターニングポイントとして受けとめられている．

　加齢過程は，長い年月を経て身につけた各個人のライフスタイルや生活習慣，罹患したさまざまな病気などが第二次老化として，本来の老化（第一次老化）に加えて老化を促進することになる．したがって老化現象は，年を重ねるほど多様な様相をおびてあらわれ，個体差・個人差が顕著となる．

　高齢者の看護においては，加齢過程で生じる老化の特徴を十分理解するとともに個体差・個人差を念頭におき，看護過程に活用していくことが大切である．

［引用文献］

1）メアリー・A・マテソン，エレアノール・S・マコーネル著，石塚百合子ほか訳（1993）．看護診断にもとづく老人看護学2　身体的変化とケア，p. 2，医学書院.
2）G・L・マドックス編（1997）．エイジング大事典　新装版，p. 20，早稲田大学出版部.

［参考文献］

1．田内久（1995）．生体内細胞の老化，生物の科学「遺伝」，別冊7号，p. 84.

II 高齢者の健康

1 平均余命と健康寿命

　平均余命とは，現在の年齢別死亡率が今後も変化しないと仮定したときの，ある年齢からの期待生存年数を計算した値である．したがって，一般的によくきかれる平均寿命は0歳の平均余命をさしている．平均余命の延伸の状況と将来推計については，第1章で述べたが，人々のQOLの維持・向上や自己実現への希求にとって，生命の延長とともに，健康によりよく生きることが重要である．人生の最終段階まで，健康でよりよく生きるということを意味する「健康寿命」という概念が注目され，WHO（世界保健機関）も，2000年に初めて各国の健康寿命を公表した．健康寿命とは，「健康上の問題で日常生活が制限されることなく生活できる期間」であり，平均寿命から介護を要し，自立した生活を営めない状態の期間を差し引いた値といえる．

　図2-1は日本における2001年から2013年までの平均寿命と健康寿命の推移を男女別に表した

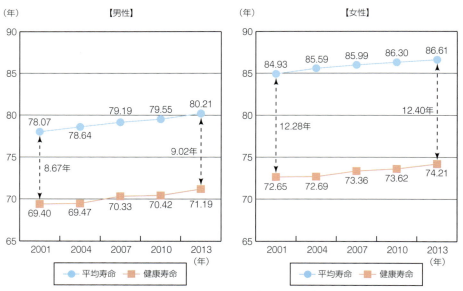

図2-1　平均寿命と健康寿命の推移

　資料：平均寿命：2001, 2004, 2007年, 2013年は，厚生労働省政策統括官付人口動態・保健社会統計室「簡易生命表」，2010年は，厚生労働省政策統括官付人口動態・保健社会統計室「完全生命表」
　健康寿命：2001～2010年は，厚生労働科学研究補助金「健康長寿における将来予測と生活習慣病対策の費用対効果に関する研究」，2013年は，「厚生科学審議会地域保健健康増進栄養部会資料」（2014年10月）
（厚生労働省（2016）．平成28年版厚生労働白書：人口高齢化を乗り越える社会モデルを考える．p.13より転載）

グラフである．平均寿命，健康寿命ともに延伸しているが，その差は，2001年と2013年を比較すると，男性では8.67年から9.02年に，女性では12.28年から12.40年に若干大きくなっている．このように日常生活上に制限をきたす期間が延長していることは，高齢者個人のQOLの低下を招き，家族にとっても介護による身体，心理的，経済的負担が増すとともに，医療費や介護給付費等の社会保障費の増大にもつながる．

このことから，平均寿命とともに健康寿命の延伸に着目し，両者の差を短縮させるような健康の増進や疾病予防，介護予防に対する看護実践が重要である．

② 健康指標と日常生活への影響

疾病構造が変化し，高齢化の伸展とともに多病が増え，国民の健康を把握するための指標として使用されている**有訴者率**も年齢とともに増加している．有訴率は，人口1,000人当たりの「ここ数日，病気やけがなどで自覚症状のある者（入院者を除く）」の数である．この健康指標によれば，特に，75歳以上で高く，健康寿命の延伸の観点からも課題が大きい．一方で，「現在，健康上の問題で，日常生活動作，外出，仕事，家事，学業，運動等に影響のある者（入院者を除く）」の数は，2016（平成28）年の調査では，有訴者率と比べるとおよそ半分になっている．特に年齢階級別，男女別にみると，年齢層が高いほど上昇してはいるものの，60歳代，70歳代では，85歳以上に比べて低い値となっている（図2-2）．

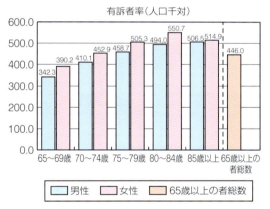
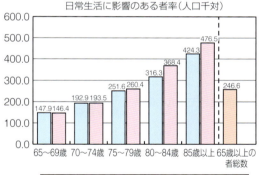

注：1）熊本県を除いたものである．
　　2）有訴者には入院者は含まないが，分母となる世帯人員数には入院者を含む．
　　3）「総数」には，年齢不詳を含む．

注：1）熊本県を除いたものである．
　　2）日常生活に影響のある者には入院者は含まないが，分母となる世帯人員数には，入院者を含む．
　　3）「総数」には，日常生活影響の事柄不詳を含む．

図2-2　65歳以上の高齢者の有訴者率及び日常生活に影響のある者率（人口千対）
（厚生労働省（2016）．平成28年国民生活基礎調査より著者作成）

このことは，高齢者にとっての健康を理解するうえで重要な情報である．罹患している疾病の数や障害の程度，病気やけがなどによる自覚症状の有無だけではなく，症状や障害をもちながらもそれらをどのようにとらえ，それぞれの生活の場でどのように適応しているのかを把握することが重要である．

32　第2章　老年期を生きる人の理解

③ 高齢者の健康のとらえ方

　WHO（世界保健機関）は 1946 年に公表した「健康憲章（Magna Carta of the WHO）」の中で，健康とは，「病気でないとか，弱っていないということではなく，肉体的にも，精神的にも，そして社会的にも，すべてが満たされた状態にあること（日本 WHO 協会訳）」と定義し，多面的な視点から健康をとらえることが必要であると提言した．このような完全な状態を健康指標とし，あらゆる対象に医療は提供されてきた．しかし，前述したように，高齢者は加齢とともに生理的機能が低下し，複数の疾患をあわせもち，有訴率も高く，また身体機能に障害をもつものもある．しかしながら，低下した機能に応じた生活の工夫と社会とのつながりを保ちながら，もてる能力を最大限発揮し，日常生活への影響を調整し，心身のバランスを保ち，家族や地域における役割を果たし，生き生きと生活している高齢者は多くいる．したがって，高齢者への看護実践において，WHO の健康の定義を適用するには限界があり，高齢者にとっての健康のとらえ方を検討する必要がある．

❶ 幸福論モデルを基盤としたとらえ方

　WHO の提言以降，健康の概念は，時代の移り変わりや文化に応じて多様化した．それらの多様な健康に関する考え方をスミス（Smith, J. A.）は，健康と不健康という二極的ではない連続体としてとらえ，①臨床モデル，②役割遂行モデル，③適応モデル，④幸福論モデルの 4 つに分類，整理している（図 2-3）．

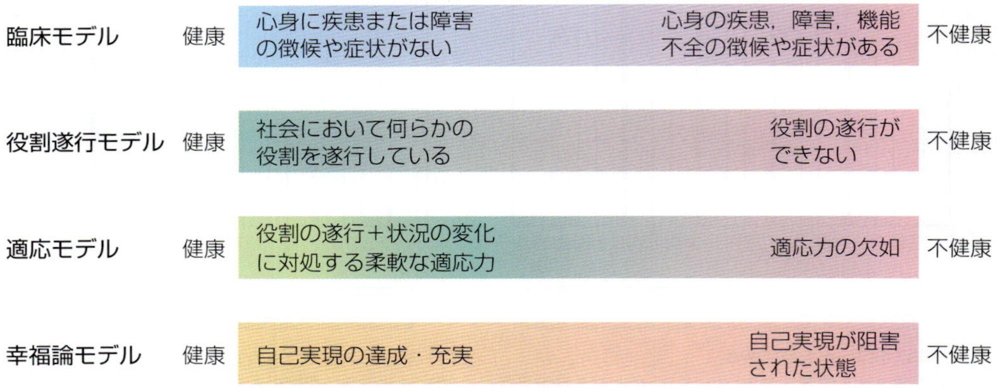

臨床モデル	健康	心身に疾患または障害の徴候や症状がない	心身の疾患，障害，機能不全の徴候や症状がある	不健康
役割遂行モデル	健康	社会において何らかの役割を遂行している	役割の遂行ができない	不健康
適応モデル	健康	役割の遂行＋状況の変化に対処する柔軟な適応力	適応力の欠如	不健康
幸福論モデル	健康	自己実現の達成・充実	自己実現が阻害された状態	不健康

図 2-3　4つの健康モデル

　臨床モデルは，健康の極を，医学によって特定できる疾患または障害の徴候や症状がみられない状態であり，不健康は，心身の疾患，障害，機能不全の徴候や症状がみられる状態という最も狭義な見方であり，健康の最小概念である．他のモデルは，心身の機能の障害や疾患の有無だけでは健康の説明は不十分であり，別な要件を加え健康の極側の積極的側面を導入すべきとする見方である．役割遂行モデルは，社会において何らかの役割を果たしている役割遂行をもって健康ととらえる概念である．障害や複合的な疾患をもつ高齢者でも，町内会の役員や相談役として地域の人々から信頼される存在となっている人もいる．また，両親が共働きで家事や孫の世話を担

っている人もある．このような場合は，役割遂行モデルの見方からすれば，健康な高齢者とみることができる．適応モデルは，役割を適切に遂行しているだけでは不十分で，さまざまな状況の変化に対処する柔軟な適応力の要素が加わったモデルである．さらに，包括的で幅広い，自己実現の達成や充足をめざすものとの見方がマズロー（Maslow, A. H.）の唱えた幸福論モデルである．したがって，自己実現が阻害された状態を不健康ととらえる．

マズローが唱えた自己実現への道のりは，「生理的欲求」「安全・安定の欲求」「所属と愛の欲求（社会的欲求）」「承認の欲求（尊厳欲求）」「自己実現の欲求」の5段階からなる．「人間は自己実現に向かって絶えず成長する生きものである」という前提にたって，人が生きていくために必要な生理的欲求が満たされ，生命を脅かす危険がなく安全で，健やかに安定した状態で過ごせること，身近な人に愛され，安心できる居場所があること，さらに他の人から価値ある存在と認められ尊重されていると実感できることで自己実現が達成されるとしている．老いや病により，心身に障害を負い，環境の変化を余儀なくされた場合でも，充足されないニードに対して自己のもつ潜在的な能力や資源を用いて柔軟に適応し，不断に成長し続ける能力をもって QOL を維持していることを健康とするとらえ方である．

このように，健康のとらえ方は，多様であり，高齢者にとっての健康は，それぞれの状況や，個々が大切にしている価値によって異なることから，その人にとっての最適健康を見極め自己実現の達成に向けたアプローチを行っていくことが重要である．

❷ ウェルネスの視点によるとらえ方

さまざまな疾患をもちながら趣味や旅行，ボランティア活動など自身の目標をもち，より健やかに生きることをめざしている高齢者も多い．このような健康的な行動とライフスタイルの獲得には，自身のもつ強みやよさに気づき，それらを活用して，加齢や疾病，障害などによってもたらされた不自由な生活を予防・改善し，楽しみに変えることのできる，ウェルネスに着目する必要がある．

ウェルネス（wellness）とは，アメリカの公衆衛生医学者であるハルバート・ダン（Dunn, H. L.）が健康を Health ではなく，個人がもつ潜在能力を最大限に生かす機能を統合したものとして提唱した言葉であり，日常の行動様式と生活態度を変容させ，自身にとって最適なライフスタイルを構築することを目的とし，より充実した幸福な人生を得ていこうとするものである．これを受け，アメリカ国内でウェルネスへの関心は高まり，健康教育実践において，自分にとっての適切な運動や栄養がどのようなものであるのかに気づき，それが自分の人生にどのような影響をもたらすものなのかを認識し，価値を変容することに重点がおかれた．すなわち，ウェルネスとは，人間の生き方そのものを問う健康概念である．

クミッチ（Cmich, D. H.）も，「個人に固有の生き方として，病気のないことよりも健康や well-being の程度に焦点をあてて，より十分な能力をもって生き，できるだけ高いレベルの健康を楽しむための個人の挑戦」であると定義している．現在もこの考えは引き継がれ，その遂行には，各自がライフスタイルを振り返り，自己の問題を認識し，変革するための方法を主体的に選択することが推奨されている．

高齢者の場合，臨床モデルや役割遂行モデルで定義される個人の身体的・精神的健康や外部環境などが複合的に阻害されることが多い．それゆえ，高齢者ケアの実践において，ウェルネスの

概念を念頭におき，それぞれの要素が互いにバランスを保ち，全体として統合され，その人にとってよりよい，最適な生き方を選択できるよう支援していくことが重要である．

参考文献

1．Smith, J. A.（1983）．The idea of health: Implications for the nursing profession．都留春夫，佐々木百合子，藤田八重子ほか訳（1997）．看護における健康の概念．p. 40，医学書院．
2．Maslow, A. H.（1962）．上田吉一訳（1964）．完全なる人間：魂のめざすもの．pp. 3-9，誠信書房．
3．野崎康明（2005）．ハルバート・ダンのウエルネス概念についての研究．同志社女子大学学術研究年報，（56），pp. 67-79.

III 身体的・生理的側面

① 老化の学説

　人間を含む多細胞生物は，加齢とともに細胞老化が起こり，身体を構成する細胞は減少し続け，皮膚や筋肉，臓器などが萎縮し，重量が減少し，各器官の機能が低下していく．老化の特徴である皮膚のしわ・しみの出現，視力の低下，細菌やウイルスに対する抵抗力・免疫力の低下，骨の脆弱化，筋力の低下などが，徐々に，不可逆的に進行する．

　しかし，老化の進行は，個体差，個人差があり，生活環境からの影響を受ける．老化は何が原因で，どのようにして起こるのか，きわめて複雑で，300以上の老化のメカニズムが提唱されてきた．代表的な老化学説には，細胞自体に細胞の分裂回数が遺伝的にプログラムされているというプログラム説，環境因子などの影響により遺伝子に突然変異が生じ，それが蓄積して細胞の機能が低下するというエラー破綻説，フリーラジカルとよばれる高分子がタンパク質，脂質，核酸などを酸化させ細胞機能を低下させるというフリーラジカル説などがある．さらに近年，フリーラジカル説を原点とした細胞の酸化ダメージが老化の原因となるという酸化ストレス説も支持されている．

　老化のメカニズムを完全に説明することはできていない．現在では，老化の要因とされる遺伝子，環境因子，酸化ストレス（活性酸素）などの複数の因子が複雑に関与し，老化を引き起こしていると考えられている．

　しかし，全ての機能が同じスピードで低下するわけではない．分裂能をもつ組織幹細胞が組織の修復や臓器の機能維持のために新たな細胞を供給し，細胞が死滅する割合と幹細胞が分裂して新たな体細胞を供給する働きの早さが一致している期間は，臓器の重量や機能が保持されている．しかし，幹細胞自身も老化し年齢とともに減少し，幹細胞の分裂能も衰えることにより，臓器の重量が減少し，生理的機能が低下する．このバランスや臓器重量の減少，機能の低下は組織や臓器ごとに異なる．また，同一臓器でも機能によりその低下の程度に大きな差異がみられる．図2-4は，ショック（Shock, N. W.）が示した諸臓器の機能について30歳を100％とした場合の相対的な機能低下の様相である．この図から，最大呼吸量や肺活量といった呼吸機能は比較的早い時期から低下し，一方で細胞内水分，基礎代謝率，神経伝達速度などは，比較的緩やかな低下であり，後期高齢期においても8割程度は機能が維持されていることがわかる．これらの特徴を理解するとともに，個人差が大きいということもふまえ，高齢者の生活への影響を配慮した援助を行う必要がある．

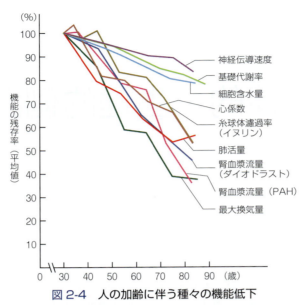

図 2-4　人の加齢に伴う種々の機能低下

(Shock, N. W.（1960）. Discussion session: Mortality and measurement of aging. In: B. L. Strehler, et al.（Eds.）. The Biology of Aging: A Symposium. Washington, DC. American Institute of Biological Science, pp. 14-29)

② 主な器官の老化による諸相

呼吸器系

〔1〕換気量の減少

　加齢により肋軟骨の石灰沈着や胸壁の支持組織の線維化が生じるため胸壁が硬直化し伸展性が低下する．これに肋間筋や胸鎖乳突筋など呼吸運動に用いられる筋肉や横隔膜の運動が弱くなることも加わり，コンプライアンスが低下する．肺実質では，弾性線維の変化により弾性収縮力が低下し，肺胞が肥大化する．また，肺胞壁が薄くなり，肺胞中隔組織の欠損が生じる．このような変化が高齢者の換気機能を低下させ，さらに，筋骨格系の加齢変化で起こる円背も肺活量を減少させる原因となる．

〔2〕ガス交換機能の低下

　加齢により肺胞内の毛細血管が減少し，換気機能も低下し，また加齢による心機能の低下により血液の心拍出量の低下も起因し，効率よくガス交換が行われず，酸素の拡散が十分に行えなくなることにつながる．

　このように，毛細血管の減少と肺胞自身のコンプライアンスの低下等のために，有効肺胞表面積は成人の約65〜70％程度といわれている．これが高齢者の呼吸機能の予備力を減少させている要因であり，日常生活行動においても，階段昇降など少しの運動負荷で動脈血の酸素分圧が低下し，息切れや動悸をもたらすことになる．

〔3〕クリアランス機能の低下

気管支繊毛運動，咳そう反応，肺胞マクロファージの働きによって吸気を清浄化し感染防御を行っている．

加齢に伴い，気管支の繊毛運動が減弱化し，咳をする際に使われる筋力の低下もあり，侵入してきた埃や細菌などの異物を排出する咳反応が起こりにくくなったり，嚥下反射が低下し異物が気道に入りやすくなる．加えて，肺胞マクロファージの減少や機能の低下により，免疫力が低下し，感染を受けやすくなる．

肺活量は前述したように比較的若い年齢層より減少していき，喫煙や大気汚染などの外界からの刺激も呼吸機能の老化を促進する要因とされている．また，呼吸にかかわる筋力の低下も呼吸に影響することから，呼吸器感染や疾病の予防，看護においては，環境要因や運動習慣などもアセスメントする必要がある．

❷ 心・血管系

全身に血液を供給するシステムを担っているのは心臓と血管である．心臓は血液を全身に拍出するポンプ機能を果たし，血管は心臓から全身に血液を流す機能を担う管である．心臓も血管も加齢とともに機能が低下するため，それらが生活への支障や疾病の原因となる．

心臓のポンプ機能の加齢変化は，主に心拍出の原動力となる心筋，血液の逆流を防ぐ弁膜，および刺激伝導系の働きと，心臓自身に酸素や栄養を供給する冠状動脈などが関与している．

〔1〕心拍出量の減少

加齢とともに心機能の予備力が低下し，運動負荷に対する心拍数，拍出力の増加が十分でなくなる．最大運動負荷時の心拍出量に関する経年変化をみると，男性では20歳が約23L/分に対して70歳では約15L/分，女性では20歳が約14 L/分に対して70歳では約10L/分と減少している．したがって，日常生活で重い荷物を持っての歩行や階段昇降などの運動負荷においても負荷に応じた十分な心拍出量が得られないために動悸や息苦しさを感じ，またその症状がおさまるのにも時間を要することになる．また，高齢者の心臓では心筋と心筋の間の間質にリポフスチン，アミロイドなどの異物が沈着することと，コラーゲンの増加により線維化が進むことにより，心臓壁が肥厚し，特に左心室のコンプライアンスが低下し，左心室が肥大する．このような拡張障害により，わずかな障害でも心不全が起こりやすくなる．

〔2〕弁機能の低下

高齢者では，高い圧に曝される左心系の大動脈弁や僧帽弁の変性が顕著である．特に弁膜の支点部の肥厚，カルシウムの沈着による石灰化が起こることで，弁の開閉が不十分となる．このような物理的な負担が長期に渡ると形態的変化を招き，放置すると閉鎖不全症，狭窄症などの弁膜症に発展する．また左心房，右心房も大きくなり，その際に，心房の筋肉にも異常が起こり，心房性期外収縮，心房細動などの不整脈が起こりやすくなり，これらは心不全の原因になるため注意が必要である．

〔3〕刺激伝導系の線維化

心拍動の刺激伝導は，洞結節から発生した興奮が周囲の心房筋に伝わり，心房を興奮させ，続いて房室結節に集まった興奮がHis束をとおり，左右の脚，プルキンエ線維を経て心室に至り，心室筋を収縮させる．加齢による刺激伝導系の変性は，洞結節，房室結節の細胞数が減少することや，プルキンエ線維組織の線維化や脂肪の増加などにより刺激発生機能が低下する．

〔4〕動脈血管の肥厚・硬化

血管の加齢変化は主に動脈に顕著である．動脈は外膜，中膜，内膜の3層から成り，心臓と同様に加齢とともに硬くなり弾性を失う．動脈血管の弾性の低下，硬化は収縮期血圧の上昇と拡張期血圧の低下を招き，脈圧が大きくなる．

〔5〕循環血液量の減少

血液成分も加齢変化をきたし，骨髄容積の減少による造血機能の低下で循環血液量の全体量が減少する．赤血球数，ヘモグロビン，ヘマトクリット値は低下する．

以上のような心臓のポンプ機能の低下による心筋の虚血状態や血管，血液成分の加齢変化により，動悸，息切れ，胸痛，不整脈，高血圧，浮腫，貧血などの症状が出現する．

高齢者の看護においては，予備力が低下していることや心臓，血管の加齢変化から生じる症状を理解したうえで，高齢者が自身に適した無理のない運動や望ましい生活習慣を継続できるよう支援することが必要である．

❸ 神経系

〔1〕脳重量の減少

脳の重量は20〜30歳でピークとなり，加齢とともに減少し，60〜65歳くらいから肉眼的に萎縮が明らかになってくる（図2-5）．成人の脳の重さは男性では1,300〜1,400gほどで女性はそれよりも100〜150g小さいが，90歳では60歳の脳に比べて約5〜7％軽くなる．萎縮の程度は個人差が大きいが，脳の部位によっても差がみられる．前頭葉や側頭葉は，頭頂葉の前方や後頭葉に比べて加齢に伴う萎縮が顕著である．脳の萎縮の主な原因は，神経細胞（ニューロン）数の減少である．特に，大脳前頭葉や小脳のプルキンエ細胞，中脳黒室などで減少が著しい．そのため，大脳前頭葉がつかさどる記憶や計算などの流動性能力は老年期の比較的早期から低下がみられる．

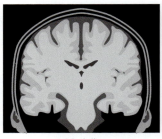
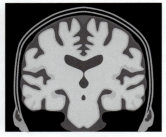

20歳代　　　　　　　後期高齢者

図2-5　成人と高齢者の大脳の比較

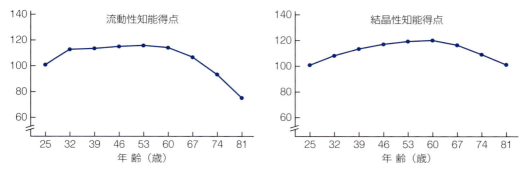

資料：Sehaie, K. W.（1980）. Intelligence and problem solving. Handbook of mental health and aging. pp. 254-284, Prentice-Hall.

図2-6　知能の生涯発達曲線

（下仲順子（1998）．東京都老人総合研究所編．サクセスフル・エイジング：老化を理解するために．p. 206，ワールドプランニングより転載）

一方，結晶性能力といわれる言語理解や一般的知識などは80歳頃まで維持されるとされている（図2-6）．

〔2〕神経細胞の加齢変化

　誕生時から完成している神経細胞は，成長の過程で樹状突起や神経線維は，発達，再生するものの，加齢や疾病により，障害を受けた細胞は再生することなく変性したり，減少する．しかし，脳は代償能力が強く，神経細胞が死滅しても残った神経細胞が新たな回路をつくることができるため，脳の機能は維持される．

　また，加齢により化学伝達物質合成の低下，レセプター数の減少も起こる．そのため，刺激伝導速度の低下や伝導時間の延長が生じて，複雑で多様な反応を必要とされる運動では，反応時間が長くなり，俊敏性を求められる動きも反応が遅れる．

　感覚器系，筋・骨格系，神経系が統合されて知覚や運動は成り立っていることから，神経系の衰えは，日常生活への影響が大きい．聴覚や視覚機能の低下は，日常生活において人とのコミュニケーションに障害をもたらす．また，平衡感覚，姿勢，運動平衡は高齢者の運動機能を支える要素であるが，平衡感覚の障害，めまいなどにより転倒のリスクが高まるので注意が必要である．さらに，神経系の老化は，睡眠においても入眠までに時間を多く要したり，睡眠が浅く，覚醒回数も多くなるといった変化をきたす．そのほか，神経系の加齢変化はさまざまな生理機能への影響があることから，個別性に配慮した詳細な情報収集が必要である．

4　筋・骨格系

　主に運動機能をつかさどっている筋・骨格系器官は，加齢により骨や関節の変形，筋肉量が減少することから，歩行能力の低下や痛みの出現の原因となり，高齢者は日常生活動作に制限を受けることが多くなる．このような骨や関節，筋肉など運動器の衰えが原因で，歩行や起座などの日常生活に障害をきたす状態のことを運動器症候群（ロコモティブシンドローム）といい，進行すると要介護や寝たきりになるリスクが高くなる．骨や筋肉，関節のほか，脊髄や神経などが連携し，運動機能は成り立っているが，そのどこか1つでも障害されると，うまく動かなくなり，

日常生活に支障をきたす．健康長寿の延伸のためには，下肢筋力やバランス能力を適度に鍛え，筋・骨格系機能の維持・増進あるいは衰退の進度を遅らせるための運動習慣が重要である．

[1] 筋肉の加齢変化

　高齢者では，筋線維の再生機能が低下し，また筋組織が結合組織に置換され，筋線維数の減少が起こり，加齢とともに筋線維が萎縮し，筋肉量が減少する．筋肉の重量は，成人で体重の約40％に達し，個人差はあるが，30歳頃から10年ごとに約5％前後の割合で減少し，65歳以降には減少率が加速し，80歳までにおよそ40％少なくなるといわれている．骨格筋は筋線維の集合体であり，筋線維はその収縮特性から，寝ている間でもつねに動き続け瞬発力はないが持続力を発揮できる遅筋線維と，必要な時に瞬時に力を発揮できる速筋線維に分類される．フレイル*の主な原因とされるサルコペニア*は速筋線維に選択的な萎縮が認められる．筋肉量の減少より遅れて出現するのが筋力の低下である．筋力は，50歳頃まで維持され，その後70歳までは10年間に約15％ずつ減少するといわれている．このような筋肉量の減少と筋力の低下によりもたらされるサルコペニアは，高齢者の健康状態に多大な影響を及ぼすことから，適切に判定し予防策を講じる必要がある（図2-7）．高齢者では，退職や疾病の罹患などにより社会的交流や活動の機会が減り，運動量が減少するなど，筋萎縮が急速に進行することがある．個人にあった一定強度の筋力トレーニングと有酸素運動を組み合わせた適切な運動習慣を身につけ，継続できるよう支援することが重要である．

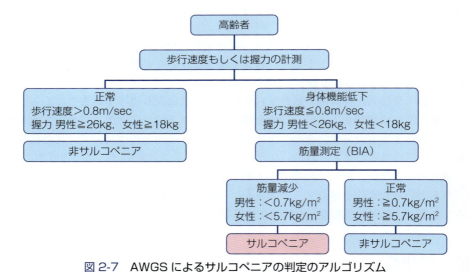

図2-7　AWGSによるサルコペニアの判定のアルゴリズム

(Chen, L. K., et al. (2014). Sarcopenia in Asia: Consensus report of the Asian Working Group for Sarcopenia. Journal of the American Medical Directors Association, 15 (2), pp. 95-101 より転載)

＊フレイルは，加齢に伴い生理機能の予備力やストレスに対する抵抗力が低下した脆弱な状態をいう．サルコペニアは，筋量と筋力の進行性かつ全身性の減少に特徴づけられる症候群で，身体機能障害，QOL低下，死のリスクを伴うものと定義されている（第6章-Ⅱを参照）．

Ⅲ　身体的・生理的側面　**41**

〔2〕骨の加齢変化

　骨量は 30 歳前後では骨形成と骨吸収の代謝が平衡して活発に行われるが，40 歳代頃から加齢とともに骨吸収が骨形成を上回るようになり，徐々に海綿質から骨量が減少する．特に女性では，閉経によりエストロゲンの分泌が減少することによる影響を受けて，骨溶解を促進する副甲状腺ホルモン（PTH）に対する骨の反応性を低下させ，破骨細胞が活性化され，骨吸収が高まり，骨形成を上回ることになる．したがって，閉経後の高齢女性は，骨密度と骨量が低下し，骨粗鬆症とそれを原因とする骨折を生じやすくなる．また骨粗鬆症は，神経系の老化に伴う転倒も加わり骨折のリスクを高めることから留意すべき問題である．高齢者の骨折は，治癒までに長い期間を要し，安静期間が長期化すると二次障害として寝たきり，廃用症候群，さらには認知症を発症，または増悪させる要因となることが課題である．

〔3〕関節の加齢変化

　加齢により，関節軟骨の変性が進行し，関節軟骨の破壊や消失，骨棘の形成，滑膜の肥厚を経て炎症が生じると変形性関節症になる．その結果，関節痛の出現や関節可動域が制限され，日常の活動性が低下し，それがまた関節可動域を減少させ，さらに関節の動きを悪くするという悪循環が起こる．関節軟骨の変性は 20 〜 30 歳代から始まり，60 歳代において膝関節，股関節，肘関節および手指の関節の 8 割以上で認められている．

❺　消化器系

　消化器系は口腔からはじまって食道，胃，十二指腸，小腸，大腸までの消化管と，肝臓，胆道，膵臓を含む器官からなる．その機能は，食物の咀嚼・嚥下，消化，栄養の吸収および代謝である．

〔1〕咀嚼と嚥下機能の低下

　咀嚼と嚥下機能の低下は，歯牙の欠損，唾液腺の変性・萎縮，食道筋肉および粘膜の萎縮，などが関与している．歯牙の欠損は，加齢変化だけではなく，長期にわたる歯周病などの疾患が原因となっており，咀嚼や会話といった日常生活への影響が大きく，栄養状態の保持，食の楽しみ，人との交流など高齢者の生活の質向上に影響することから，予防は重要な課題である．特に嚥下機能では，嚥下反射の惹起性が低下し，反射開始が遅延する，嚥下反射運動の速度が低下するなどの加齢変化がみられる．また，唾液や固形物の嚥下時に，嚥下反射の前にそれらが下咽頭に到達し，むせや誤嚥を生じさせる．さらに，呼吸と嚥下の協調性にも影響が及び，気道防御機構である咳反射の低下が加わると誤嚥の危険が高まる．このようなことから，後期高齢期まで 20 本以上の歯を維持することに加え，口腔・嚥下機能の維持・向上を目指したヘルスプロモーションの実践が各地域で展開されている．

〔2〕消化と吸収機能の低下

　高齢者の胃では，粘膜筋板と粘膜上層の線維化を認めることが多いが，これによる胃粘膜の萎縮は加齢変化というより，ヘリコバクタ・ピロリ菌感染によるものといわれている．放置すると，萎縮性胃炎が進行し胃酸の分泌が低下する．また，加齢に伴い胃前庭部の運動機能が障害され，胃の内容物が食道へ逆流しやすくなる．そのため，胃もたれや胸やけなどの症状を訴える高齢者

が多い.

腸管の加齢変化は, 粘膜萎縮, 結合織変性, 粥状硬化, 神経変性に影響される. 腸管粘膜の新生細胞数が減少し, 粘膜の萎縮をきたし, 小腸では繊毛が短くなり, 吸収面積が低下する. 小腸粘膜の萎縮による腸液の分泌低下が便を硬くし便秘をきたす. 高齢者の便秘は, 主に腸管運動能の低下による弛緩性便秘であるが, これに排便反射の鈍麻に起因する直腸性便秘も加わり, 多くの高齢者は便秘に悩まされている.

〔3〕肝臓・胆道・膵臓の加齢変化

加齢により肝細胞数は減少し肝血流も減少するため, 肝の合成能や排泄能は低下するが, 身体症状や生活に影響が及ぶ変化をきたすことはない. 胆道については, 胆汁酸分泌が減少し, コレステロールが増加し, コレステロール結石がつくられ, また十二指腸液の逆流により胆道感染をきたし, ビリルビン結石が胆道に形成されやすくなる. 膵臓の加齢変化は, 腺房細胞の減少, 萎縮により総重量が減少し, リパーゼの産生量減少のため脂肪吸収が低下するといわれることもある. また膵線維化, 脂肪変性, アミロイド沈着の増加がみられる.

❻ 泌尿・生殖器系

加齢による泌尿・生殖器系の変化は腎臓, 尿管, 膀胱, 尿道の各部で起こり, 循環器系と内分泌系の機能とも関連し, さまざまな様相を呈する. 腎臓の加齢変化は, ネフロンの総数と糸球体数の減少, 間質組織の増加があげられる. 糸球体の血管は硬化し, 尿細管の基底膜は肥厚する. 加えて腎血管の硬化が起こり, 濾過表面積の減少や加齢に伴う腎血流量の減少のため, 糸球体濾過量が低下する. 尿細管の変化は水分や塩分の程度に対応した尿の濃縮, 希釈機能の低下をまねく. このような腎機能の変化などのため, 尿の生成リズムの変化や排尿回数が増える. 夜間の排尿回数が2回以上の高齢者は過半数に及び, 加齢とともにさらに回数は増えていく. このことは, 睡眠障害の原因となり高齢者にとっては大きな問題である. また, 薬物の排泄機能の低下や水分平衡の崩れが現れる.

膀胱の加齢変化は, 平滑筋や弾性線維が線維性結合組織にかわることにより, 膀胱筋が弱くなり尿の流出力が低下し排尿時間が延長する (再延性排尿). また, 男性では前立腺の肥大化が加齢ともに起こり腹圧を加えてから排尿までに時間がかかるようになる (遷延性排尿). 膀胱出口の括約筋の加齢変化は, 女性では尿道が短いこともあり, 出産, 手術の後遺症なども関連して尿失禁の問題を抱えているものも少なくない. 尿失禁は, 心理的にも憂鬱な気分となり, 外出など社会的な活動に対しても消極的になることもあり, QOLの低下をきたす重大な問題となる.

❼ 内分泌系

ホルモンは身体各部位にある器官や臓器の機能に働きかける機能をもっている. 各器官や臓器はその刺激を受けて, 身体活動の協調, 発育・成長と発達のコントロール, ホメオスタシスの維持をはかるよう機能している. ヒトの発育・成長や内部環境・外部環境の変化に対して重要な役割を果たすホルモンが適切に分泌され作用を発現するよう調節するために, 視床下部・下垂体から多様なホルモンが分泌促進・抑制され標的器官や細胞にはたらく階層構造の仕組みがある. 加

Ⅲ　身体的・生理的側面　**43**

表 2-1　加齢による内分泌系の変化

ホルモンの種類	基礎分泌 （血中濃度）	刺激後の分泌反応	標的器官の感受性
成長ホルモン	低下	低下	低下
インスリン様成長因子 1（IGF-1）	低下	低下	
黄体刺激ホルモン（LH），卵胞刺激ホルモン（FSH）	上昇	上昇	低下
プロラクチン	軽度上昇	不変	
副腎皮質刺激ホルモン（ACTH）	不変	不変または上昇	
甲状腺刺激ホルモン（TSH）	不変〜軽度上昇	不変または低下	不変
抗利尿ホルモン（ADH）	不変	上昇	
T4	不変〜軽度低下	不変	
T3	低下	不変	
副甲状腺ホルモン（PTH）	上昇		
カルシトニン	低下	低下	低下
インスリン	低下または不変	低下	低下
コルチゾール	不変	不変	不変または低下
アルドステロン	低下	低下	
テストステロン	低下	低下	低下
デヒドロエピアンドロステロン（DHEA）	低下	低下	低下
デヒドロエピアンドロステロン硫酸塩（DHEA-S）	低下	低下	低下
エストロゲン（男性）	不変		
エストロゲン（女性）	低下	低下	低下

齢に伴って出現する内分泌代謝機能の低下の様相は多様かつ変化が著しく，ホルモンの産生と分泌，感受性の両面において起こる（表 2-1）．生理機能の障害や生活習慣との関連も加わり慢性的かつ自己管理が困難な疾病に発展し，高齢者の QOL を低下させる影響力をもつ．加齢による内分泌機能の低下とそれに伴う生活への影響を理解し，予防および高齢者自身がセルフコントロールできるような援助が求められる．

〔1〕視床下部−成長ホルモン（GH）−インスリン様成長因子 1（IGF-1）／視床下部−プロラクチン（PRL）の加齢変化

　視床下部−下垂体系は，視床下部にある神経細胞が，下垂体放出・抑制にかかわるホルモンを産生分泌し，下垂体前葉ホルモンをコントロールし，それぞれの標的内分泌腺や臓器に作用している．その際に視床下部の神経細胞は脳内の神経伝達物質（ドパミン（ドーパミンともいう），ノルアドレナリン，セロトニンなど）により調整されている（図 2-8）．下垂体後葉では視床下部の神経分泌細胞で産生されたホルモン（バソプレシン，オキシトシン）が神経末端より分泌される．GH は，標的器官の GH 受容体に結合し，IGF-1 の産生・分泌を促し，作用を発揮する．GH の分泌は，思春期にピークを迎え，加齢に伴い基礎分泌でも，分泌刺激に対しても GH 分泌量は低下する．それにより，加齢に伴い睡眠などに対する成長ホルモンの分泌反応や血中 IGF-1 濃度は低下する．一方，プロラクチンの基礎分泌値は男女とも加齢とともに軽度上昇する．

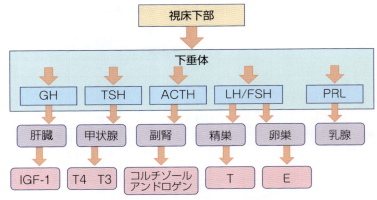

図 2-8　ホルモンの作用機序

〔2〕視床下部－下垂体－甲状腺系の加齢変化

　血清中の甲状腺刺激ホルモン（TSH）濃度は加齢とともに軽度上昇する．TSH は睡眠を誘導する機能に関連しているが，成人では TSH の血中濃度が最高となるのは深夜 2 時ころである．高齢者ではこのピークの TSH 分泌が低下し，中途覚醒や睡眠の断片化はこの変化に関連しているといわれている．

　また，加齢に伴い甲状腺体積は増加するが，甲状腺ホルモン（T4）の甲状腺からの分泌は減少傾向となる．

　甲状腺系は，T4 は不変～軽度低下，T3 は低下，TSH 分泌は不変～軽度上昇傾向となるが，潜在性甲状腺機能低下などにより，TSH 濃度は上昇傾向になる．

〔3〕視床下部－下垂体－副腎皮質系の加齢変化

　加齢に伴い神経伝達物質は減少するが，下垂体では副腎皮質刺激ホルモン（ACTH）－副腎皮質ホルモン系はほとんど変化しない．ストレスを感じる状態に陥ると下垂体－副腎系ホルモンの分泌が起こる．下垂体は ACTH を分泌し，副腎から主に糖質コルチコイドを分泌させる．その一種であるコルチゾールの代謝速度は加齢とともに遅延するが，下垂体からの ACTH 分泌の日内変動は加齢による影響はほとんど受けない．一方，アルドステロンの分泌は，血中レニン活性とともに加齢により低下し，食塩制限や立位負荷などの刺激に対するレニン，アルドステロンの分泌反応も著明に低下する．また，副腎アンドロゲン（DHEA，DHEA-S）の血中濃度も 20 歳代をピークに加齢とともに低下する．

〔4〕視床下部－下垂体－性腺系の加齢変化

　エストロゲン（E），テストステロン（T）などの性ホルモンは，加齢とともに減少する．特に 50 歳代以降の女性では閉経を機にエストロゲンが著しく低下するが，それに伴って，フィードバック機構により，下垂体からの黄体化ホルモン，卵胞刺激ホルモンが高値となる．

〔5〕糖代謝，骨カルシウム代謝調節ホルモンおよび抗利尿ホルモンの加齢変化

　60 歳代以降，食事摂取量が低下しているにもかかわらず血糖値は上昇する傾向にある．血糖値の上昇はインスリン分泌を亢進させ，血液中のインスリン濃度は上昇する．IGF-1 濃度の低下は，

負のフィードバック機能によりGHの分泌を促すが，長期にわたるGH分泌刺激はGHの枯渇を一層促進しGH濃度を低下させる．このような糖代謝ホルモンの変動は，加齢に伴う耐糖能低下が関与し，高齢者糖尿病にもつながることから予防的支援を行ううえで重要な視点である．加齢に伴う耐糖能低下の機序は，①骨格筋の減少，脂肪組織の増加など加齢に伴う体組成の変化，②運動量の低下，③糖質過剰の食事内容，④インスリン初期分泌の遅延，⑤肝臓における糖新生の抑制不全，⑥骨格筋における糖取り込みの遅延である．

　加齢による骨カルシウムの異常で問題となるのは，骨量減少と骨の微細構造が変化し，骨強度が低下して骨折を起こしやすくなる骨粗鬆症である．これは，特に女性に多く，閉経後の急激なエストロゲンの欠乏による骨吸収の亢進が主な要因とされている．骨代謝には，サイトカイン，成長因子，性ホルモンなどの細胞機能因子，副甲状腺ホルモン（PTH），ビタミンDなどのカルシウム・リン調節ホルモンが加齢による骨量の減少に関与している．加齢による血清Ca値の低下には，カルシウム摂取量の低下，腸管からの吸収の低下，ビタミンDの摂取不足，腎でのビタミンDの活性化障害による吸収の低下，さらに負のカルシウムバランスの代償としての副甲状腺ホルモンの関与が高齢者の骨量の低下につながっている．したがって，日ごろからの適切な栄養，運動に関する教育が必要である．

　抗利尿ホルモン（ADH）について，基礎値は加齢による変化を認めないことがわかっている．しかし，ADH分泌の日内変動において，若年者では夜間のADH分泌は亢進しているが，高齢者では夜間の増加が弱く，このことが夜間頻尿，多尿に関連している可能性がある．また，浸透圧刺激に対する分泌は高齢者では亢進している．このような視床下部の過剰な反応により，高齢者は容易に水過剰状態となり，低Na血症が出現するなどして心血管系の異常をきたしやすいので注意が必要である．一方，口渇中枢の鈍化，尿濃縮機能の低下などの関連から高齢者では脱水に陥りやすいことも忘れてはならない．

❽ 免疫系

　加齢とともに免疫機能は衰え，高齢者は感染に対する抵抗性が低下する．このことが，健康障害を招き，生命にかかわる重篤な疾患に発展することもしばしばみられる．免疫機能はウイルス，細菌，真菌などの異物を殺滅して感染を防御するとともに，腫瘍化する細胞を破壊して生体を防御することであるが，この機能が加齢変化により，若年者なら対処できるはずの肺炎や尿路感染症などが重症化したり，がんの発症率が高くなるなどの身体全体の老化を促進することにつながる．これらは免疫学的老化理論の論拠ともなっている．

　免疫系には，生まれながらにしてもつ生体防御機構としての自然免疫と，後天的に免疫反応を記憶し新たな防御機構を身につけていく獲得免疫があり，相互に関連しあって防御機能を発揮している．自然免疫は白血球のマクロファージや好中球などが体内に侵入してきた微生物等を攻撃する働きである．一方，自然免疫による防御機構では十分に防げない，あるいは再度侵入してきた微生物などに対しては，これらの免疫反応を記憶し新たな防護機構を身につけていく後天的な獲得免疫系が対応する．獲得免疫系のこれらの働きはリンパ球から産生される抗体の異物に対する防御機能によって行われる．リンパ球にはB細胞とT細胞があり，B細胞は抗体を産生し（液性免疫），T細胞は体内に侵入前歴のある細菌や初めて検出した細菌に対し，インターロイキンという伝達物質を放出し直接・間接に細菌を殺滅する（細胞性免疫）．

加齢による免疫系の機能の低下は自然免疫系よりも獲得免疫系のほうが著しいとされている．特に顕著なのは，T細胞機能の低下である．これは，T細胞の発生場所である胸腺が早期から萎縮してくることに関連している．T細胞は骨髄の造血幹細胞から分化し，胸腺に入り，血管内の血液を介して全身のリンパ節や脾臓に循環し成熟する．胸腺の成長のピークは思春期とされ，その後急速に萎縮していく．そのため，T細胞が老化の影響をもっとも受けやすく，獲得免疫力は20歳代がピークで40歳代までに半減し，その後も徐々に低下するといわれている．すなわち，免疫の老化とはT細胞そのものの老化ともいえる．新しい抗原（感染源），例えば新型インフルエンザなどへの免疫応答が高齢者では十分にできなくなり，重症化しやすく死亡者も相対的に高まることになる．一方，骨髄内で発生するB細胞については，血液に出て，リンパ節，脾臓に入り成熟し，T細胞ほどではないが発生段階で老化は進行するとされている．そのため，高齢者がインフルエンザに感染しても十分な抗体が産生されない．
　このように，免疫の老化は，さまざまな臨床場面での高齢者看護ケアにおいて重要な視点としてアセスメントしていく必要がある．特に呼吸器系や泌尿器系の感染リスクは加齢とともに高くなり，重症化しやすいことを忘れてはならない．インフルエンザの予防接種などの予防的ケアが重要であるが，臨床では疾患の早期発見・早期治療のために日常的な観察と感染を回避するための看護ケアが求められる．
　また，免疫力の低下は，加齢以外にもストレスや環境が影響を及ぼすともいわれており，高齢者に対するストレス低減への援助や環境調整が健康長寿にとって重要な支援となる．

❾ 外皮系

　皮膚は図2-9に示すとおり，表皮，真皮，皮下組織の三層から構成されており，日光照射などの環境刺激からの保護，体温調節，代謝老廃物の排泄，感覚受容器としての機能を果たしている．爪，毛および汗腺は皮膚の付属器官で皮膚の機能を支えている．また，皮膚はコラーゲン線維と

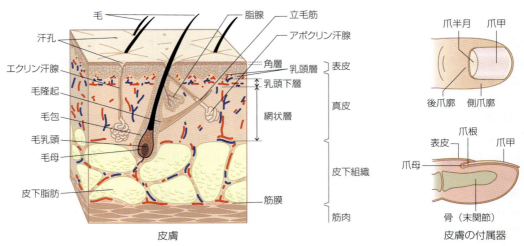

中川秀己（2013）．第12-1章 感覚器系疾患：皮膚科 Ⅰ基礎的知識1．構造と機能．北村聖編．臨床病態学3巻．p.208，ヌーヴェルヒロカワより転載

図2-9　皮膚と皮膚の付属器の構造

表2-2 皮膚における生理的老化と光変化

所見	生理的老化 (加齢変化によって起こる)		光老化 (露光部に起こる)
肉眼的所見	細かいしわ たるみ,乾燥		細かいしわ,深いしわ たるみ,粗造化 色素沈着(しみ),色素脱失,黄ばみ,乾燥 血管拡張
組織学的所見	表皮	表皮の菲薄化 表皮突起の短縮 新陳代謝の低下 角質水分量の低下	表皮の厚さが不規則 表皮細胞の軽度異型
	真皮	メラノサイトの減少 コラーゲンの減少	弾性線維の変性 膠原線維の変性

(葉山惟大(2015).加齢に伴う皮膚の変化とアンチエイジング療法.日大医学雑誌,74(3),p.127より転載)

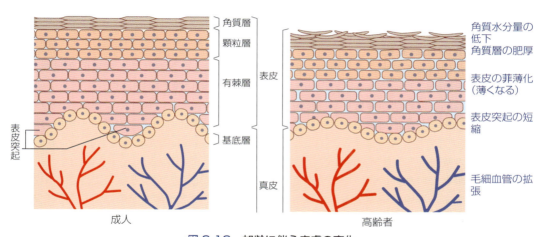

図2-10 加齢に伴う皮膚の変化

弾性線維からなる支持組織によって支えられている.
　外皮系の加齢変化は,老化現象の目安として最も認識されやすい.主な変化は,皮膚のしわ,色素沈着(いわゆるシミ),たるみ,白髪,禿頭(頭髪の脱失)などである.個人差が大きく,発現の時期や進行の程度には,遺伝的素因あるいは日光照射などの環境因子が関与している.特に,紫外線による光老化と加齢によって起こる生理的老化には肉眼的にも組織学的にも違いがみられる(表2-2).加齢による皮膚組織の変化は,まず表皮の細胞の再生がゆるやかになり,加齢とともに角質水分量の低下,有棘層の細胞の減少,表皮突起の短縮が生じる.そのため,老化した皮膚は薄くなり脆弱となる(図2-10).したがって,清拭ケアの際には摩擦や圧力がかかり過ぎないように注意が必要である.また,真皮組織を構成しているのはコラーゲンであるが,加齢による変化でコラーゲンの機能である弾力性と強度が減少する.皮下組織における脂肪組織の減少により,しわが増え,たるみが生じてくる.皮膚には皮脂腺と汗腺の2つの皮膚腺があるがその機能の低下により,皮脂の分泌と発汗能力が減少し,皮膚が乾燥傾向となり,体温調節機能が低下する.
　光老化は生理学的老化と比べると深いしわができるのが特徴である.これは表皮細胞自体の変

化や弾性線維の変性が原因となる．また，色素沈着も紫外線が原因である．光老化の影響は20歳頃より出現することから成人期からの注意が必要であるが，高齢者では防御しすぎるとビタミンDの欠乏が骨粗鬆症など骨格系の問題を生じさせる原因ともなることから日光暴露とビタミン摂取のバランスを考慮することが重要となる．

毛髪と爪は皮膚の一部であるが，毛包内のメラニン産生が低下することによって毛髪の色が薄くなり，黒髪が白髪化する．毛髪の量も減少する．40歳までに毛髪の発育はピークに達し，それ以降男女ともに太く濃い毛から細くて薄い毛髪へと変化していく．加齢による爪の変化は，指先の爪床への血液供給が減少することによって，光沢が悪くなったり硬く肥厚してくる．

⑩ 感覚器系

感覚機能には，感覚器官，末梢性感覚神経，中枢神経系の機能が関与している．加齢に伴って，視覚，聴覚，臭覚，味覚および触覚などの皮膚感覚，平衡感覚などの機能はすべて低下する．これらは，神経系の機能低下，感覚受容器の変性によるものが大きい．

〔1〕視覚機能の加齢変化

眼の加齢変化は個人差が大きいものの，40歳ごろから出現し，加齢による器質的変化の進行度は眼を構成する組織によって異なり，その変化は視機能の加齢に深く関連している．

視力は，比較的若い時期から低下し，加齢による水晶体の黄色化，硬化および屈折率の変化で近視がすすみ，80歳以上の高齢者では裸眼視力が0.2〜0.3程度となることが多い．視力の低下には，白内障，黄斑部変性，網膜血管硬化症など高齢者特有の眼病の影響もあるとされている．また，水晶体の弾性の減弱，毛様体筋の調節機能の低下により遠視（老視）となる．

順応は，明暗ともに加齢に伴って機能が低下するが，暗順応の方がより顕著で，順応するのに長い時間を要する．網膜の毛細血管，錐体，桿体の欠損状態，水晶体の混濁による影響と考えられている．光線散乱と羞明もみられる．

視野は，加齢に伴い網膜の感受性の低下，水晶体の障害，調節力の低下などにより狭くなる（視野狭窄）．視野は，外側，内側，下側とも年齢とともに見える範囲が狭くなっていくが，特に前方上方が見えにくくなるため注意が必要である．

色覚の加齢に伴う光の感受性の変化は，水晶体への色素の沈着がすすみ黄色化して透明度が減少するためと考えられている．短波長に対する感度の低下により青緑部の認知が困難になるが，長波長に対する感度の低下は顕著でないことから橙や赤の認知は比較的保持されている．

加齢による視機能の低下は日常生活にさまざまな影響を及ぼす．例えば，視力低下は書物や新聞，その他の文字情報が認識しにくくなる．時刻表や道路・駅構内の表示や誘導サインなども見えにくくなるため外出を控えたり，電車の乗り違え，道に迷うなど困難は多岐に渡る．また，暗い場所では，暗順応の減退と視力の低下，視野狭窄のために，転倒や転落の危険性が増す．これらの予防のためにも寝室，居室の照明の工夫や室内外の環境への配慮が必要である．

〔2〕聴覚機能の加齢変化

聴覚のしくみは外耳から中耳の伝音系と内耳の蝸牛から大脳聴覚野までの感音系に区分されるが，加齢による聴覚障害は主に感音性難聴である．加齢に伴い蝸牛管における有毛細胞数の減少

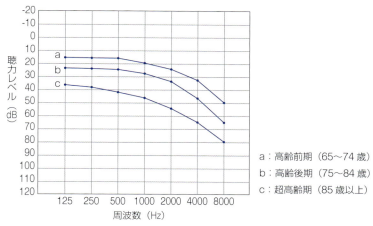

図 2-11　聴力の加齢変化
(八木昌人, 加我君孝 (1999). 加齢と聴覚機能. JOHNS, 15, p. 990 より転載)

と中枢へ刺激を伝える蝸牛神経の神経線維の減少やコルチ器の萎縮などによって, 高周波音域 (4,000 ～ 8,000Hz) の聴力が徐々に低下していく (図2-11). 会話域 (500 ～ 2,000Hz) の聴力は比較的保持される. また, 伝音系においても加齢とともに鼓膜, 耳小骨などが硬化し, 外耳から内耳に伝えられる音響エネルギーの伝導率が低下することが原因による難聴もみられる.

語音弁別能は, 若年者なら明瞭に聞き取れる 40dB 程度が 70 歳以降になると明瞭度が低下してくる. そのため, 長文や早口での会話では, 理解が困難となり, 日常会話の速度にも追従しにくくなる場合もある.

このように加齢による難聴や語音弁別能の低下は, 日常生活において言葉によるコミュニケーションが困難になり社会参加や活動性が低下すること, 音刺激に対して迅速かつ正確に反応できず事故につながる危険性もあるなど影響が大きい. また, 家事を安全に効率よく行えるよう工夫されている家電製品の活用においても, 多くは 4,000Hz 程度の高い周波数の音が使用されていることから高齢者にとって聴取しにくいものとなっている. 高齢者が日常生活に活用する機器や道具の報知音の改善や, 高齢者のコミュニケーション力の阻害による社会参加の機会が狭まることを防ぐ支援が必要である.

〔3〕嗅覚機能の加齢変化

嗅覚の加齢変化は 50 歳代から低下が始まり, 70 歳代で急速に悪化する. その原因は 50 歳代まで罹患する鼻副鼻腔疾患や 60 歳代以降の感冒罹患による影響が考えられているが, 原因が特定できない嗅覚障害もある. また, 高齢者では嗅覚感度の低下は認められるが, 嗅ぎ分け能力の低下は比較的少ない. 一方, 多くの高齢者は複数の薬剤を服用していることから薬剤性の嗅覚機能低下の影響も念頭におく必要がある.

加齢変化による嗅覚機能の低下の生活への影響は他の感覚機能に比べると大きくないものの, 食品の腐敗, ガス漏れ, 火災の検知の遅れなど生命維持を脅かす危険につながることも考えられる. また, 食事の風味の認知の低下から食欲低下を招き体力の消耗や回復にも影響が及ぶことから, 健康生活を維持するうえでも重要な感覚である.

〔4〕味覚機能の加齢変化

　味覚受容器は味蕾であり，味覚の加齢変化は味蕾細胞の減少に伴うものである．味蕾は舌以外の軟口蓋，口蓋垂，咽頭，喉頭にも分布している．高齢者では味覚の認知閾値が高くなるとされているが，塩味，酸味，苦味の閾値上昇に比べ甘味の閾値変化は比較的緩徐である．

　味覚を支配している神経には，顔面神経，舌咽神経，迷走神経があり，味覚情報が大脳皮質の味覚野に送られる．味覚の低下にはこれらの神経の加齢変化に伴い中枢へと伝達される情報量が減少することが影響していると考えられている．

　味覚機能の低下は，味蕾細胞の数が70歳を超えると半分以下に減少することから起こり，食事の楽しさ，食欲，摂取量に影響を及ぼし，高齢者に多い高血圧症や心疾患，糖尿病などの生活習慣病の発生頻度にも関連する．味覚機能の低下や薬剤の副作用，長期の喫煙などによる味覚の障害をふまえ，味つけを工夫することが重要である．

参考文献

1．日本老年医学会編（2008）．老年医学テキスト 改訂第3版．メジカルビュー社．
2．日本医師会編（2009）．高齢者診療マニュアル．メジカルビュー社．
3．磯部健一，伊藤佐知子，西尾尚美（2011）．老化と免疫．日本老年医学雑誌，48（3），pp. 205-210.
4．大内尉義，秋山弘子，折茂肇編（2010）．新老年学　第3版．東京大学出版会．
5．北川公路（2004）．老年期の感覚機能の低下：日常生活への影響．駒澤大学心理学論集，（6），pp. 53-59.
6．Chen, L. K., et al.（2014）．Sarcopenia in Asia: Consensus report of the Asian Working Group for Sarcopenia. Journal of the American Medical Directors Association, 15（2），pp. 95-101.

Ⅳ 心理・精神・スピリチュアル的側面

老年期は，ユング（Jung, C. G.）が中年期以降を個性化の時代と述べているように，それぞれの歩んできた人生の積み重ねにより，物事に対する認知，関心や反応などに個別性が高まる．看護ケアにあたってはこのことをよく理解し，その人らしく高齢期を生きられるよう支援するには個別性への配慮が重要となる．

① 老性の自覚

「老い」の自覚は，生物学的な老化現象に個体差があり，それまでの生活過程も異なり，老いの受け止め方も主観的であるために，かなりの個人差がみられる．自らを老人と認める年齢は，40歳という早老から，85歳を超えてもまだ中年と感じている晩老まで多様であるが，70歳代までに85％以上の人が何らかの老性自覚をもつという[1]．また老性自覚の内容は，①疾病によるもの，②生理的老性徴候によるもの，③心身の不調によるもの，④社会的・心理的原因によるもの——に分けられ，老眼，体力・性欲の減退，歯牙脱落などの生理的老性徴候の自覚がきっかけとして多いという．社会的・心理的原因は，子どもの成長や孫の誕生，退職，配偶者との死別，「おじいさん」「おばあさん」の呼称などによるものである．

老性の自覚は，社会的・文化的背景に影響され，高齢者を尊敬する社会では早く自覚されるという報告がある．また老性を自覚すると日常生活態度は一般的に積極性を失い，現実の生活に対する幸福感の低減，未来への志向性の減少，生への固執傾向が強まるという報告もある[2]．一方，高齢者のなかには，老いてますます活動的に人生を謳歌している人も多く，個人差がいっそう広がりをみせている．

② 老いの受容と適応

人は老性を自覚しながらも，これを否定しようとする傾向がある．それは，向老徴候を認めることが自己の縮小を意味することにつながってくるためと考えられる．老年期の適応は，老性やさまざまな喪失に対する抵抗や葛藤を経てそれを受け入れ，またそれまでの人生を吟味し人生の目標や価値観を修正・再構築して可能になる．ほとんどの高齢者は，これまでに獲得してきた知恵・知識や体験を活用しながら，自分の人生を肯定的に受け入れ，加齢現象に適応していく．老いの受容と適応は，死の受容の前提になるものであり，また高齢者の心身の健康維持にとって重要な課題である．

人間の一生は適応過程そのものといわれ，エリクソン（Erikson, E. H.）によれば，自我統合（ego integrity）を確立することが高齢期の適応課題であるとされている．自我統合とは，身体的，精

神的，社会的，スピリチュアル*的に統合した（一体感をもつ）自分を自覚し，自分のこれまでの人生を自覚のもとに肯定的，積極的に受け入れることである．そして究極には，死に直面しながらも自分の生を肯定し，安らかにより自分らしく人生を閉じることである．このような人生の幕引きに関してエリクソンの妻は，生前のエリクソンとの議論をもとにこれまでの発達段階「Ⅷ段階」に「Ⅸ段階」があると提示した[3]．このⅨ段階は老年的超越（gerotranscendence）とされ，心身の衰えが特徴的となり，老衰と向き合う超高齢期に「喪失」を生き抜くエネルギーとして，人生の出発点で獲得した基本的信頼感が人に与えられていると述べている（後出の表2.4参照）．すなわち安らかに自分の人生を閉じるには，人間を信頼し，あるがままの自己肯定感や他者への感謝，見栄やこだわりからの解放，人智を超えた人間の存在を実感することなどが大切であるという．これは理想的な老いの受容過程であるが，実際にはこのような過程をたどることのできない高齢者も存在するのである．

　身体的，精神的苦痛があり，生きがいや自分の存在の意味を見いだせない高齢者は，抑うつ状態になったり，孤独を怒りで表現したりすることがある．これはスピリチュアル的苦悩ともいえる．高齢者の自我統合にはこのスピリチュアル的な苦痛への支援も重要であり，老年看護の大きな課題である．

　老年期の適応状態は，ニューガルテン（Neugarten, B. L.）らの生活満足度尺度，ロートン（Lawton, M. P.）のPGCモラール・スケール（Philadelphia Geriatric Center Morale Scale）やその改訂版などを測定尺度として数量的に知ることができる．いくつかの調査結果は，過去に満足し，現状を肯定的に受け止め，将来への展望をもつ者，また健康に恵まれ，経済的に安定し，友人数が多く，レジャー活動への参加が多いほど生活満足度尺度やモラールが高く，したがって適応状態がよいことを説明している．ただし，これらは限られた質問によって得られた平均値であり，個人の主観的な生活満足やモラールの質的な側面を説明できてはいない．

　また表2-3，2-4に示すように人格の特性によって適応性を推しはかる考えがある．例えばライチャード（Reichard, S.）の①円熟型，②安楽椅子型，③装甲型のタイプは，④憤慨型（外罰型ともいわれる），⑤自責型（内罰型ともいわれる）のタイプよりも老化への適応が良好とされている．また，ニューガルテンらの①統合型のタイプは，④不統合型のタイプよりも老化への適応が良好とされている．

　これらのうち老化への適応の良好なタイプは，現実を肯定的に受け入れ積極的で将来への関心があり，前向きな傾向がある．一方，老化への適応の困難なタイプは，過去を含めて現実を否定的に受け入れ消極的で自罰的な傾向がある．

　しかし，これらはあくまで高齢者理解の一側面であり，ステレオ的に決めつけるものではない．看護職者は，一人ひとりを多面的に理解し，受け止めて，より望ましく適応に向けて対処できる

＊スピリチュアル（spiritual）は日本語訳としてまだ確立されておらず，そのまま使われている．看護では人間が生きていくために欠かせない心の核心部分と考えられ，個々の生きる意味や目的につながる実存性に焦点をあて解釈されている．例えば死を前に体験する痛みにおけるトータルペイン（全人的痛み）という概念では，身体的な痛み，精神的な痛み，社会的な痛み，スピリチュアルペインという4つの痛みのなかに位置づけられている．最近では，この4つの痛みを並列的に考えるのではなく，それらを統合した概念として理解されることもある．このスピリチュアルは，WHOの「健康についての定義」が，従来の「健康とは，完全な身体的，精神的，社会的に幸せな状態をいうのであって，単に疾病や障害のないことをいうのではない」から「健康とは，完全な身体的，精神的，社会的かつスピリチュアルに幸せな状態をいうのであって，単に疾病や障害のないことをいうのではない（1998）」というスピリチュアルの文言を加える改定の是非が論議されたことから，身近に使用されるようになった．

表2-3 ライチャードによる人格特性の5パターン

人格特性	適応
①円熟型（mature group）：自適型．知性的でよく統合された人格の所有者．現実受容，積極的で多くのことに関心をもつ未来志向者． ②安楽椅子型（rocking chair group）：隠遁依存型．他者への依存的な生活に甘んじて安楽に暮らそうとする．野心もなく現状に満足している． ③装甲型（armoured group）：自己防衛的．加齢に伴う不安・苦悩に対して抑圧などの防衛機制を働かせて対応する．	良好タイプ
④憤慨型（angry group）：外罰型とも．自己閉鎖的．老いを受容できず，自分の人生の目標が達成できなかったことを恨み，他者に敵意や攻撃を示す． ⑤自責型（self-haters group）：内罰型とも．悲観的．④の憤慨型と異なり他者への攻撃性を内面化し，自分を責める．他者に関心を示さず孤独で，自殺に追い込むこともある．	困難タイプ

表2-4 ニューガルテン，ハヴィガースト，トービンによる人格特性の4パターン

人格特性	適応
①統合型（integrated）：高齢期における活動は，積極的から消極的まで多様なレベルであるが，成熟しており幸福感を感じ人生に満足している．	良好タイプ
②防衛型（armoured）：これまでの人生における課題への対処法や価値観を維持し，加齢に伴って生じるさまざまな喪失を受け止められずに苦しみ防衛的になっている． ③受身―依存型（passive-dependent）：自分の人生に対して受け身的で，他者への依存ニードが強く，また無気力な傾向がある．	良好または困難タイプ
④不統合型（unintegrated）：これまでの人生を受け入れられず，後悔や自責の念をもっている．ときには，精神疾患を呈することもある．	困難タイプ

よう援助することが大切である．

老化に関する社会学的理論

心理・社会的特徴（個人的・社会的生活をどのように過ごし適応するか）については次の3つの考え方が知られている．

❶ 活動理論（activity theory）

老年期であっても中年期と同じような活動や態度を続けるのが望ましい．老年期の活動の継続が，安楽，満足感を維持する．例えば定年により退職した後は，他の活動（職業）に参加するのが肯定的な自己概念を維持し，加齢過程に適応しやすいと考える．社会的活動と生活満足感には正の相関があると考えられている．一方，生活満足感は社会的役割の喪失により必ずしも低下す

54 第2章 老年期を生きる人の理解

ると断言できず，両者の関係は確認されていない．また加齢現象に適応する過程は単純なもので
なく，活動理論を批判する意見もある．

❷ 疎隔理論／離脱理論（disengagement theory）

老年期になれば社会的な役割や活動から離れることが望ましい．これによって高齢者は，残され
た人生の生活のあり方を変えていき，安楽，満足感を得るという考えである．定年制や隠居生活
はこの考えにもとづく．しかし，活動的で適応している高齢者にはこの理論があてはまらない．
疎隔理論／離脱理論に関しては，文化的，時代的な普遍性があるかどうかについての批判がある．

❸ 連続理論（continuity theory）

老年期は生涯の一つの独立した時期ではなく，各個人の全生活の連続上に統合されてくる時期
である．ハヴィガースト（Havighurst, R. J.）やエリクソンの発達課題の考えは，この代表である．
すなわち老年期は，これまでに獲得した対処能力や活動・役割との連続性を維持しながら，ライ
フサイクルにおける最終の課題に向き合い加齢過程に適応していく時期として考えられる．この
考え方によれば，これまで活発に社会活動をしてきた人は同様な活動を維持できれば加齢過程へ
の適応が良好となり，あまり積極的に社会活動に参加してこなかった人は同レベルのかかわりを
維持するのが適応良好となる．また，これまでの人生においてやり残した未達成の課題に対しては，
残された時間内に何ができるかを考え，個人の能力に応じて取り組むことになる．しかし，この
連続理論も多様な加齢現象の変数を考慮しておらず，単純との批判がある．

これらの諸理論は，個人の認知のパターンや性，健康状態，階層，パーソナリティー，教育，
ライフスタイルや文化，社会制度の背景などによっても異なり，一概にどの考えがよいかを択一
的に決めつけ結論づけることは避ける必要がある．個人や状況に応じて解釈し，高齢者の自己概
念の変化や適応パターンを理解したり，援助アプローチをするのが望ましい．

［引用文献］
1）長谷川和夫ほか（1990）．老人の心理，pp. 8-11，全国社会福祉協議会．
2）荒井保男，星薫編著（1995）．老年心理学，放送大学教材 1994，pp. 67-69，放送大学教育振興
会．
3）E・H・エリクソン，J・M・エリクソン著，村瀬孝雄，近藤邦夫訳（2001）．ライフサイクル，
その完結 増補版，pp. 151-165，みすず書房．

［参考文献］
1．金子仁郎，新福尚武編，荒井保男（1972）．老人の精神医学と心理学，講座日本の老人，垣内
出版．
2．岡堂哲雄，長濱晴子編（1987）．老人患者の心理と看護，中央法規出版．
3．ハイメ・カスタニエダ，長島正編（1989）．ライフサイクルと人間の意識，金子書房．
4．メアリー・A・マテソン，エレアノール・S・マコーネル著，大川嶺子ほか訳（1994）．看護

診断にもとづく老人看護学 4. 心理社会的変化とケア，医学書院．

5. 氏原寛ほか編（1994）．老年期のこころ，ミネルヴァ書房．

6. 日本死の臨床研究会編（2003）．死の臨床，10 スピリチュアルケア，人間と歴史社．

7. 窪寺俊之（2000）．スピリチュアルケア入門，三輪書店．

8. 窪寺俊之（2008）．スピリチュアルケア学序説，三輪書店．

発達段階的側面（ライフステージ）

知能の変化

　加齢による知能の変化は，新しい環境への不適応，学習する能力や抽象的に思考する能力の低下をもたらすと一般にいわれてきた．しかし，これらの根拠となった研究は，高齢者の健康状態を考慮しなかったり，若者と同じ測定尺度を利用したり，横断的なテスト法のため1回限りで，継続し変化をみることができないなどの限界を軽んじたものであった．最近では，高齢者の学習能力は一見低下したようにみられるが，記銘するのに時間がかかったり，知覚など身体機能の低下，疾病やその治療薬などに影響されているためであるということがわかってきた．そしてこれらの諸機能が高齢になってもある程度保持されているならば，学習能力も維持されると考えられるようになった．では，どのような知能が衰えず維持され，あるいは低下するのであろうか．また，知的能力を保持するためには，どのような因子が関連しているのであろうか．

1 諸知能テストにみる加齢変化

（1）オーウェンスによる縦断的研究結果
　オーウェンス（Owens, W. A. Jr.）は，アイオワ大学に1919年入学した学生363名に対しテストを実施，その後何回かにわたり同じテスト（陸軍アルファ式知能検査）を行った．その結果は，発達のピークは50歳頃であり，以後漸減していき，60歳代に入ると4項目のうち「数の操作」に低下がみられたが，他の3項目「総得点」「言語」「推理」には向上がみられたという（1953年）．

（2）ウェクスラー成人用知能検査結果
　ウェクスラー（Wechsler）の検査によれば，言語性能力（単語，知識，数唱，類似）よりも動作性能力（符号，積み木模様，組み合わせ，絵画完成）のほうが加齢により低下しやすいという（1958年）．

（3）シャイエらの縦断横断組み合わせ法結果
　シャイエ（Schaie, W. K.）らの研究では4つの能力（推理能力，空間把握能力，言語能力，計算・数能力）では，推理力が40歳からゆるやかに低下し，他の3能力は60歳頃まで上昇し，その後ゆるやかに低下するという（1968年）．

（4）キャテルらの流動性，結晶性能力テスト結果
　キャテル（Cattell, R. B.）は知能を流動性知能と結晶性知能の2つに分けた．**流動性能力**（短期記憶，抽象的な関係性の知覚，推理能力，情報処理など）は，20歳前後をピークとして加齢とと

もに低下する．結晶性能力（判断力や問題解決力など）は，社会参加が活動的であったり良好な健康を維持できている場合，加齢とともに向上していくという（1945年）．

❷ 知的能力を保持するための対策

　知的能力を保持するには，2つの側面からアプローチすることが考えられる．第1は，神経生理的基盤を主とする動作性能力や流動性能力について加齢による低下のスピードを遅延させることである．第2は，後天的な学習や生活体験，文化接触などによる結晶性能力を向上させるための活動を行うことである．これらに関する研究は，生涯教育の可能性の側面から重要な課題として取り組まれ始めたところである．身近なアプローチとしては，知的機能を活性化し廃用を予防するうえで少なくとも次のようなことが考えられる．
　①病的老化を促進しないように，良好な健康状態を維持すること．
　②規則的な日常生活を送ること．
　③社会または家庭での役割や活動をできる限り継続すること．
　④学習や余暇活動に積極的に参加する機会をもつこと．
　⑤新しい人間関係や環境に対して拒否的にならないこと．
　⑥好奇心や向上心，生きがいや人生の目標をもち続けること．
　これらは，部分的な頭の体操や刺激により知的能力が向上するのではなく「アクティブ（活動的）な生活」や「生きる力」「心のもち方」など各因子が総合的に関連していることを示唆している．

② 発達課題

　ハヴィガーストによる発達課題の源泉は，①身体的な成熟，②社会の文化的圧力，③個人的価値や願望，という3つの相互作用[1,2]と考えられる．このうち①は，大人になるまでのプロセスが発達という立場をとるものであり，加齢により身体・生理的機能の衰退／喪失を伴う高齢者に対する発達課題は考えにくくなる．したがって高齢者においては，人生の各段階において人間の可能性を引き出すまたは創造するという②や③の発達観により考えられることが多い．
　②にもとづく考えとしては，ハヴィガーストの発達課題のリストがある．ハヴィガーストは人生を6つの時期（乳幼児期，児童期，青年期，壮年初期，中年期，老年期）に分け，老年期の発達課題を，（1）肉体的な力と健康の衰退に適応すること，（2）役職・地位からの引退と収入の減少に適応すること，（3）配偶者の死に適応すること，（4）自分の年ごろの人々と明るい親密な関係を結ぶこと，（5）社会的・市民的義務を引き受けること，（6）肉体的な生活を満足に送れるように準備すること——とした[2]．
　③にもとづく考えとしては，エリクソンの発達課題がある（表2-5）．高齢期は，加齢に伴う老性自覚や，社会や家庭での役割の喪失などからくる自己縮小感や絶望感を自らの英知により受容し，克服し続けることで成長し適応していく．そして，身体的，精神的，社会的，スピリチュアル的に統合した自分を自覚する，自分のこれまでの人生を一定の自覚のもとに肯定的に受け入れる．また人智を超えた人間の存在を実感する，すなわち自我の統合された円熟期に至る．円熟期は，吉田松陰の「冬蔵す」*の言葉のように，次代の者たちへ糧となる種を蓄え残すという意味であるとの解説[3]がある．人生の冬にたとえられる高齢期が，自我の統合（ego integrity）される円熟

58　第2章　老年期を生きる人の理解

表2-5　人間性の発達の諸段階

発達段階		発達課題	人間的強さ
乳児期	I	基本的信頼　対　基本的不信	希望 (hope)
幼児期前期	II	自律性　対　恥・疑惑	意思力 (will)
幼児期後期	III	自主性　対　罪悪感	目的意識 (purpose)
学童期	IV	勤勉性　対　劣等感	適格意識 (competence)
思春・青年期	V	同一性　対　同一性混乱	忠誠 (fidelity)
成人期	VI	親密　対　孤立	愛 (love)
壮年期	VII	生産性（生殖性）　対　停滞	世話 (care)
老年期	VIII	統合性　対　絶望	英知 (wisdom)
	IX	すべての限界を越える　対　絶望	老年的超越 (gerotranscendence)

（E・H・エリクソン，J・M・エリクソン著，村瀬孝雄，近藤邦夫訳（2001）．ライフサイクル，その完結
増補版，p. 73，pp. 151-190，みすず書房，Erikson, Erik H.，Erikson, Joan M.（1997）．The Life Cycle
Completed（Extended Version），pp. 56-57，123-129，W. W. Norton をもとに作成）

期として，高齢者自身の人生をまっとうし完結するという側面からだけでなく，後世につながっ
ている意味合いを含んでおり興味深い．エリクソンの示した発達課題に妻のジョウン（Erikson,
Joan M.）が増補したIX段階は，80歳代以降の老衰に向き合う時期である．この最終段階は，VIII
段階の自我の統合性の後に，さらに切迫する死への不安や恐怖に対して，自分の人生が次世代に
続いていることの実感や魂の不死性を信じることなどにより，死の恐怖を含めてすべての限界を
乗り越えて得られる安楽やさとりの境地と理解される．この境地に至るには，「基本的信頼」「宗
教心」「自己効力感」などが関連しているという検討もある．
　また，ペック（Peck, R.）は，老年期を3段階（自我の分化対仕事上の役割への没入［ego
differentiation vs. work - role preoccupation］，肉体の超越対肉体への没入［body transcendence
vs. body preoccupation］，自我の超越対自我への没入［ego transcendence vs. ego
preoccupation]）に分けて考えた[4]．ペックは，老年期の主な危機に対して，①仕事や役割の喪失
（男性の場合は定年退職，女性の場合は母親としての役割喪失）に対し自我の分化が必要，②疾患
を含め心身機能の低下に対し価値体系の達成，③配偶者や自分自身の死に対し永久化をめざした

＊吉田松陰が死の直前に書き遺した「留魂録」に，「春種し，夏苗し，秋苅り，冬蔵す」とある．つまり，春に種を蒔き，夏は
　苗を植え，秋に苅りとり，そして冬はそれをおさ（蔵）めるという死生観で，人生を四期（春：0歳から13歳頃，夏：13歳
　から28歳頃，秋：65歳または70歳頃まで，冬：65歳または70歳以降）にたとえている．

自我の超越を獲得——など危機に対する適切な対応と自我の発達の関連を述べている.

③ 生きがい

　生きがいは，生きるうえで張り合いをもたらすものであり，当事者にとって意義や価値のある
ものである. 精神科医であった神谷美恵子は，名著「生きがいについて」のなかで，生きがいを
二側面から説明している. 1つめは，生きがいの対象となるものをさしている. それらは，事物
や人間，趣味や仕事，良好な健康状態などのように具象的で外的なもの，自己の成長や自己実現，
他とのふれあい，充足感や満足感（これまでの人生を誇りに思うことも含まれる）などのように
抽象的で内的なものなど多様である. 2つめは，生きがいを感じている精神状態，感情，情動を
さしている. 生きがいを感じている状態とは，生きる意欲に満ちあふれ，こころに生き生きとし
た喜びで一杯といった状況である.

　高齢期においては，前者の生きがいとなる対象の損失，喪失が問題となる. 高齢期の生きがい
の喪失について井上[5]は，自己存在の意味の喪失，生きる意味の喪失につながっており，老年期
の根源的喪失であると指摘している. さらに老年期には，身体と精神の健康，経済的自立，家族
や社会とのつながり，生きる目的の4つの喪失を体験すると述べている. これら4つは，生きが
いを構成する要素であるという考え方もある. 高齢者は，はたしてどのようなことを生きがいに
思っているのであろうか，またそれらの喪失に直面したときどのような行動をとるのだろうか.
高齢者の生きがいについて寺田[6]は，「余暇・ライフワーク」をもっとも多くあげ，ついで「家族・
家庭」「仕事」であること，そして多くの高齢者が「人」との関係のなかで生きがいを得ようとす
る傾向が強いと報告している.

　また，高齢者の生きがいの対象となる大切な人とは，配偶者が過半数を占め，ついで子どもが
約2割であった. 高齢者はこれらの喪失に直面してどのようなプロセスをたどるのだろうか. お
そらくは，抵抗したり，代償的に何かを求めたり，おだやかに受け止めたり，新たな生きがいを
求めて挑戦したり，多様であろう. このプロセスをいかに切り抜けるかが，まさに高齢期の発達
課題である. すなわち高齢期は，これまでの人生での体験や積み上げてきた英知により，これら
の喪失を克服し，自分の人生を肯定的に受け入れ自我を統合していく，またペックの述べるよう
に価値体系を再編成し，配偶者や自分自身の死に対し永久化をめざした自我の超越を獲得できる
ようチャレンジする時期なのである. 看護職者は，高齢者とのかかわりがその高齢者の今後の生
き方にいかに重要な意味をもってくるかを十分考慮する必要がある.

　そのため看護職者には，高齢者がこれまでの人生をとおして形成してきた個別性や多様な価値
観を理解し尊重することが要求される.

　国や地方自治体では，21世紀における日本の高齢社会の本格的な到来に備え，明るい活力ある
長寿社会の実現に向けて「高齢者の生きがいと健康づくり推進事業」が1989年から実施されてい
る. この施策により，高齢者が生きがいと健康づくりにいままで以上に関心をもち，活動的な生
活を営んでいる様子も見受けられる. 2000年からこの事業は，都道府県・指定都市が取り組む「高
齢者自身の取り組み支援事業」として介護予防・地域支え合い事業の実情に合わせて展開されて
いる. しかし，生きがいはその人の生きる充実感につながるものであり，他者から与えられるよ
りも自発的に見つけていく，きわめて個別的なものであることを忘れてはならない.

［引用文献］

1) 麻生誠，堀薫夫（1997）．生涯発達と生涯学習，放送大学教材 1997，p. 46，p. 53，放送大学教育振興会．

2) R・J・ハヴィガースト著，荘司雅子監訳（1995）．人間の発達課題と教育，pp. 27-28，玉川大学出版部．

3) ハイメ・カスタニエダ，長島正編，松本滋（1989）．宗教とライフサイクル，ライフサイクルと人間の意識，p. 266，金子書房．

4) 氏原寛ほか編，守屋国光（1994）．老年期のこころ，p. 42，ミネルヴァ書房．

5) 井上勝也，木村周（1993）．新版 老年心理学，p. 10，朝倉書店．

6) 寺田晃，岡堂哲雄監修，寺田晃，佐々木英忠編（1996）．老いとこころ，pp. 67-69，日本文化科学社．

［参考文献］

1. 朝長正徳（1988）．脳の老化とぼけ，pp. 30-33，紀伊國屋書店．

2. 野呂正編著（1994）．発達心理学 改訂版，放送大学教材 1994，放送大学教育振興会．

3. 岡堂哲雄，長濱晴子編（1987）．老人患者の心理と看護，中央法規出版．

4. メアリー・A・マテソン，エレアノール・S・マコーネル著，大川嶺子ほか訳（1994）．看護診断にもとづく老人看護学4，心理社会的変化とケア，医学書院．

5. ハイメ・カスタニエダ，長島正編，松本滋著（1989）．宗教とライフサイクル，ライフサイクルと人間の意識，p. 266，金子書房．

6. 神谷美恵子（2004）．生きがいについて，神谷美恵子コレクション，みすず書房．

7. Peck, R. (1956). Psychological developments in the second half of life. In: J. E. Anderson (Ed.). Psychological aspects of aging. pp. 42-53. American Psychological Association.

Ⅵ 長寿を生きる生活と社会的（環境的）側面

① 老後の生活

1 生活とは

　「生活とは，人間の生存そのものであり，各個体の主体的営みである」と，日本看護科学学会看護学学術用語検討委員会では定義している[1]．まず，自分の毎日の日常生活を振り返ってみてほしい．朝起きてから就寝するまでどのように行動しているだろうか．たとえば朝起きる時間，目覚めてからの行動など，それぞれに自分なりの一定の規則性に基づいた生活パターンが存在していることに気づくと思う．それは，誰1人として同じではない．その人がどのような暮らしを望み，またどのような人生を送りたいのかによって，その人なりの生活の構造が構築されるからである．生活の構造は，先に述べたように身体の生理的欲求や自らの意志などの内的な力に加え，生活空間や社会の中で期待される役割や経済力などの外的な力によっても影響される．それらを総合して，その人の意思に基づいた日常生活行動を積み重ねることにより「生活」という現象が生み出され，個々の人生をつくりあげているのである．

　人生を生き抜くなかで培われてきた高齢者の生活の構造は，加齢に伴う身体的・心理的，社会的役割の変化などによって影響を受けやすい．高齢者が増加する中，可能な限り自身の生活を主体的に営むことができるよう社会体制を整えるとともに，個々のセルフマネジメント力を強化できるような取り組みが必要である．

2 老後の生活のイメージと不安

　厚生労働省の調査によると，老後の生活のイメージとして，全年齢層男女ともに「年金を受給するようになった生活」（54.0％）が最も多く，次いで「仕事から引退したり，仕事を人に任せるようになった生活」（38.4％），「老化に伴い体に自由が利かなくなった生活」（34.7％）をあげている．その中でも，男性は仕事から引退することを女性より強くイメージしているのに対し，女性は老化に伴う体の不自由さを男性よりも強くイメージしている．また，高年齢層になるにつれ，「仕事から引退したり，仕事を人に任せるようになった生活」よりも「老化に伴い体に自由が利かなくなった生活」の割合が高くなる傾向がみられる．一方，「生涯現役」（9.7％）と回答している高齢者も少なからず存在している．老後において最も不安に感じることは，全年齢層において「健康の問題」（45.7％）が最も多く，次いで「生活費の問題」（35.1％）となっている．65歳以上では「健康の問題」（64.1％）が占める割合は全年齢層に比べ高くなっているが，逆に「生活費の問題」（15.0％）

は低くなっている．平均寿命が延伸するにつれ，退職後の第二の人生を安心して過ごすためには，健康であることが大きくかかわっていることがうかがえる（厚生労働省「平成24年高齢期における社会保障に関する意識等調査報告書」）．

❸ 高齢者の生活の構造

65歳以上の高齢者の1日の生活時間は年齢が上がるにつれ，**2次活動時間**（仕事，家事など社会的生活を営むうえで義務的な性格の強い活動）が減少し，**1次活動時間**（睡眠，食事など生理的に必要な活動）および**3次活動時間**（1・2次活動以外の各人の自由に使える時間）が増加している（図2-12）．また，女性は身の回りの用事（1次活動）や家事関連（2次活動）に費やす時間が男性よりも多い．過去10年間の生活時間の推移をみると，睡眠時間（1次活動）および仕事等（2次活動）は減少傾向であるが，身の回りの用事（1次活動），家事関連（2次活動），学習・研究，趣味・娯楽，スポーツ，ボランティア活動・社会参加活動などの積極的自由時間（3次活動）は男女とも増加傾向にある（総務省統計局「平成23年社会生活基本調査結果」）．

高齢者が普段の生活の中で楽しいと感じていることは，「テレビ，ラジオ」（83.2％）が最も多く，次いで「新聞・雑誌」（55.0％），「仲間との集まり，親しい友人とのおしゃべり，同じ趣味の人との交際」（47.7％），「食事，飲食」（47.5％），「旅行」（41.2％），「家族との団らん，孫と遊ぶ」（40.1％）などとなっている．2009（平成21）年の調査と比べると，「仲間との集まり，親しい友人とのおしゃべり，同じ趣味の人との交際」「食事，飲食」の割合が10ポイント以上高くなっている（内閣府「平成26年度高齢者の日常生活に関する意識調査結果」）．

また，1人暮らしの高齢者は，1日の大半（睡眠時間を除く）を1人で過ごすことが多く，仮に睡眠時間を8時間としても，約12時間は1人で過ごしている計算となる（図2-13）．家族と同居であっても，家族が仕事などに出かけてしまった後，日中1人で過ごしている高齢者も少なくない．1人でいる時の過ごし方は，テレビ・ラジオ・新聞・雑誌，休養・くつろぎなどで費やす自由時

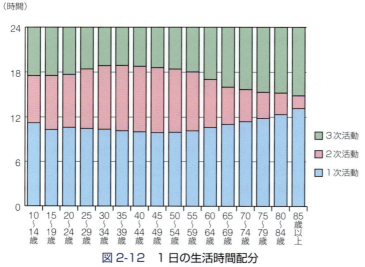

図2-12　1日の生活時間配分
（平成23年社会生活基本調査結果（総務省統計局）より筆者作成）

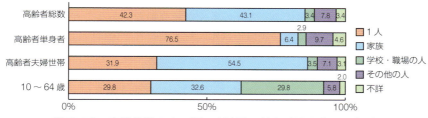

図 2-13　高齢者が 1 人で過ごす時間の割合（睡眠時間は除く）
（平成 23 年社会生活基本調査結果（総務省統計局）より筆者作成）

間が多い.

❹ 生活満足感・幸福感

　現在の生活の満足度について, 日本では「満足している」の割合は 30.7％と, 欧米 3 か国（アメリカ 71.1％, ドイツ 50.6％, スウェーデン 61.0％）に比べて 20 ポイント以上低くなっている. しかしながら,「満足している」と「まあ満足している」を合わせた割合は, 各国とも 9 割前後で, ほとんどの高齢者が満足感を感じている. また, 経済的な面においても, 日本の高齢者の約 8 割が困っていないと回答している. 日本の高齢者が「生きがい（生きていることの喜びや楽しみを実感すること）を感じる時」としては,「子どもや孫など家族団らんの時」「趣味に熱中している時」「おいしいものを食べている時」の項目での割合が高い（内閣府「平成 27 年度第 8 回高齢者の生活と意識に関する国際比較調査結果」）. 逆に, 日常生活での悩みやストレスについては,「自分の健康や病気について」（41.0％）が最も多く, 次いで「子どもや孫の将来について」（25.1％）,「同居している家族の健康や病気について」（18.5％）となっている（内閣府「平成 27 年度第 8 回高齢者の生活と意識に関する国際比較調査結果」）.

　また, 幸福であるか否かの判断について世代別にみると, 20 ～ 39 歳では「家計の状況」（47.8％）を重視しているのに対し, 65 歳以上では「健康状況」（71.9％）と他の選択肢を大きく引き離していた. 高齢者にとって, 健康であることが幸福であることと密接に関連していることがうかがえる結果となっている（厚生労働省「平成 26 年版厚生労働白書」）.

　一方, 近年増加傾向にある 1 人暮らしの高齢者はどのように感じているのであろうか. 幸福感においては, 全体の傾向と同様に 9 割近くが, 不幸ではないと感じ, 中でも女性の 1 人暮らしの高齢者の方が男性の 1 人暮らしより倍近く幸福度は高い. また, 毎月の収入が高いほど幸福度も高い傾向にある. 逆に, 不安なことは,「健康や病気のこと」が全体の半数を超え最も多く, 次いで「介護が必要な状態になること」「自然災害」「生活のための収入のこと」「頼れる人がいなくなること」となっている（内閣府「平成 27 年版高齢社会白書」）.

❺ 死に対する意識・延命治療

〔1〕死に対する意識

　人口動態統計によるとわが国の死亡数は, 人口の高齢化により昭和 50 年代後半から年々増加している. 中でも 75 歳以上の高齢者が占める割合は 2012（平成 24）年より全死亡数の 7 割を超え高齢者の多死社会を迎えている. さらに数年後, 団塊世代が後期高齢者となった場合, その傾向

はさらに強まると考えられる．死にゆく人々の多くが超高齢者であることは私たちの意識の中ではごく自然なこととなりつつあるが，かつては死に対することを公に口にすることは非常識なこととされていた．しかし，近年，入棺体験や模擬葬儀，お墓のありようなど，自分自身で最期の迎え方を考えるいわゆる終活に関心が高まっている．実際，2012年経済産業省が行った調査でも，死に対する意識は，年齢が高くなるに従い死ぬことをこわいと思う割合が減少する傾向にある（図2-14）．

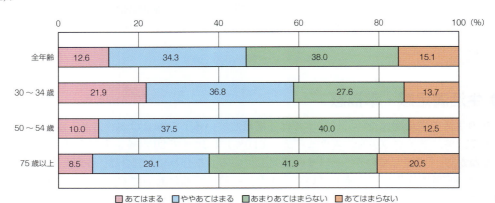

図 2-14 「死ぬのがとてもこわい」と答えた人の割合

資料：安心と信頼のある「ライフエンディング・ステージ」の創出に向けた普及啓発に関する研究会（経済産業省）報告書より
（平成26年版厚生労働白書．p.129，厚生労働省ホームページより転載）

奥野[2]らは，高年齢になるにつれ，死後の世界を穏やかに受け止めている傾向があり，中でも男性は「無」「自由」「輪廻転生」，女性では「感謝」「安らぎ」「別れ」「冥土」などの言葉から死をイメージする傾向があったと述べている．また，自分自身が理想とする最後の迎え方として，小谷[3]が行った調査では，「少しずつ死に向かっていく」（31.7％）に対し，「ある日突然死ぬ」（64.6％）とぽっくり願望が強く，その理由として，「苦しみや痛みを感じたくない」ことや「家族に迷惑をかけたくない」「寝たきりなら生きていても仕方がない」をあげていた．一方，「少しずつ死に向かっていく」と答えた理由としては，「死ぬ心積りをしたい」が約7割を占めていたと報告されている．

また，死に対する意識とその関連要因について，田口ら[4]は，年齢，性別，生活環境，健康状態，主観的幸福感などさまざまな要因によって異なってくると述べているが，わが国における家族のありようや価値観の変化などをふまえ，自分の最期をどのように迎えたいかを考えることは，今どのように生きるかを考えることにもつながる．また，1人暮らしの高齢者の約半数は，孤独死を身近な問題ととらえており，本人だけでなく社会としての対応も求められる．

〔2〕延命治療

延命治療に対する考え方として「延命のみを目的とした医療は行わず，自然に任せてほしい」と考える割合は，65歳以上の高齢者本人および家族ともに年々高くなっている．高齢者本人についてみると，「延命のみを目的とした医療は行わず，自然に任せてほしい」と希望する割合は9割以上と高いが，一方，家族の思いは7割程度とやや低い傾向にある（内閣府「平成24年度高齢者

の健康に関する意識調査結果).

　また，60歳以上の人の約6割が自分の最終段階における医療・療養の方針について，「考えたことがある」としているが，実際，家族等と話し合っているか否かについては，「話し合ったことが全くない」(47.6%)，「詳しくまたは一応話し合ったことがある」(46.6%) と，約半々の割合となっている．話し合ったことが全くない理由として，「きっかけがなかった」(43.6%)，「必要性を感じない」(30.8%) をあげていた．(厚生労働省「平成29年度人生の最終段階における医療に関する意識調査報告書」)．平成24年度に行われた同調査と比較すると，「詳しくまたは一応話し合ったことがある」割合は4.4ポイント高くなってはいるものの，まだ高齢者本人の意思が家族や周囲の人々に十分伝わっていないことがうかがえる．年齢を重ねるにつれ，自身や家族の病気，近親者や友人との死別を経験することも多くなり，死を身近に感じるようになるが，健康に過ごしているうちは自分の最期をどのように迎えたいかについてあえて話題にし，話し合う機会をもつことが少ないと考えられる．しかし，特別な話し合いの機会を設けなくとも，自分がどのように生きたいのか，また，最期をどのように過ごしたいのかなど機会あるごとに日常会話の一環として話題にし，家族や周りの人々の理解を得ておけば，意思表示が困難な状態になったとしても自身の人生を自分らしく最後まで全うできることにつながると考える．

引用文献

1) 日本看護科学学会看護学学術用語検討委員会第9.10期委員会 (2011)．看護学を構成する重要な用語集（平成23年6月24日）．日本看護科学学会ホームページ．http://jans.umin.ac.jp/iinkai/yougo/pdf/terms.pdf（2018.1.11. アクセス）．
2) 奥野茂代, 田村正枝 (1997)．農村地域における高齢者の死に対する認識．日本看護科学会誌, 17 (3), pp. 234-235, 日本看護科学学会．
3) 小谷みどり (2004)．40～79歳の男女792名に聞いた死に対する意識と恐れ．ライフデザインレポート, 5月号, pp. 4-8, 第一生命経済研究所．
4) 田口香代子, 三浦香苗 (2012)．高齢者の生への価値観と死に対する態度．昭和女子大学生活心理研究所紀要, 14, pp. 57-68．

参考文献

1. 厚生労働省ホームページ．
2. 内閣府ホームページ．
3. 総務省統計局ホームページ．

 社会参加／生涯学習

 社会参加

〔1〕加齢に伴う役割・機能の変化

　社会という集団を構成する一員として，高齢者に限らずライフステージに存在するすべての人々は何かしらの役割を担っている．その役割は，マズロー (Maslow, A. H.) が提唱した**自己実現理**

論の最上階層にあたる自分の能力，可能性を発揮し自己の成長をはかる自己実現の欲求を支える社会欲求と愛の欲求，承認の欲求の実現に大きくかかわっている．特に老年期における役割・機能の変化は，それまで長年培ってきた個人のアイデンティティーに大きく影響し，その後の生活の質に大きくかかわることとなる．加齢に伴って生じる役割・機能に変化を与える要因として考えられるものには，暦年齢，ファミリーライフサイクル，地域コミュニティ，健康状態などがあげられる．

(1) 暦年齢

近年，定年延長の制度は進みつつあるが，高齢者本人の心身における能力の有無に関係なく，ある一定の年齢に達すれば定年退職によって第一線で働くという役割を失い，1日の時間の使い方などライフスタイルへ大きな影響をもたらす．また，定年退職に伴い経済基盤が稼働所得から年金の受給生活へと変化し，扶養する側から扶養される側へと役割が変化することも多い．一方，退職後，余暇時間を自己実現のために使うことで，新たな役割を生み出すこともある．

(2) ファミリーライフサイクル

人は一般的に出生から，就学，就職，出産，子育てなどそれぞれの時期に応じた役割を担っている．ファミリーライフサイクルの中で高齢者が主に担う役割として，親，祖父母，夫婦などがあげられるが，担う役割は1つだけでなく複数の役割を同時に求められることが多い．また，親としての役割1つとっても，子供が成人する前と後ではその役割・機能は全く異なり，1つの役割・機能の中にも変化が生じる．子供の独立や結婚などによって世代交代した後も親としての役割は子供が存在する限り継続され，やがて祖父祖母としての新たな役割も加えて担うこととなる．夫婦関係においては，お互いのパートナーとしての役割から夫・妻どちらかが介護を要するようになれば介護する側は夫または妻という役割をもちつつ，ケア提供者としての役割を担うこととなる．さらに配偶者との死別によってパートナー，ケア提供者双方の役割を終えることとなる．

(3) 地域コミュニティ

加齢に伴い友人との死別や高齢者自身の地域行事からの引退，子供との同居や施設入所などに伴う住環境の変化など，地域コミュニティの中における役割の変化も大きい．例えば，転居ひとつをとってみても，それまで担っていた地域での役割，長年の近所づきあいや老人クラブなどでの役割が失われ，新たな地においての役割を再度築きあげていかなければならない．また，友人との離別や死別は，相談相手や話し相手などとしての役割を失うこととなる．しかし，新たな交友関係を築くことによって，役割を新たに獲得していくことも可能である．

(4) 健康状態

健康状態も役割・機能の変化に大きく影響する．健康であっても，加齢による身体機能低下によって今まで自らの役割として行っていたことを他者に委ねなければならないことが生じてくる．病気やけがの場合はさらに影響が大きい．例えば，転倒骨折によってADLが低下し生活を自立して営むことが難しくなれば，生活主体者としての役割，家族や地域における役割など，多くの遂行機能に影響を及ぼすことになる．

このように老年期においては，多くの役割を失うことが多いが，逆に新たな役割が生み出され

ることもある．加齢に伴う役割・機能の変化がその高齢者の暮らしにどのような意味をもたらすのかは，それぞれの個人のアイデンティティーによっても大きく異なる．看護職者は，それらの変化がその高齢者にどのような影響をおよぼしているのか，また，その高齢者がどのように残された人生を過ごしていきたいのかを十分に把握し，支援していく必要がある．

〔2〕就労関係

わが国の生産労働人口が年々減少する中，現在の年金制度に基づく公的年金の支給開始年齢の引き上げ等を踏まえ，高年齢者であってもその意欲と能力がある限り経済社会の重要な担い手として活躍できるような社会（生涯現役社会）の実現が必要とされている．

高年齢者の雇用及び就業環境を整備し雇用の安定を目指した「高年齢者雇用安定法」（高年齢者等の雇用の安定等に関する法律，1971（昭和46）年制定）は，2012（平成24）年までの間に6回の法改正が行われ，2004（平成16）年の改正では，65歳までの安定した雇用を確保するため，企業に対し「定年制の廃止」「定年の引き上げ」「継続雇用制度の導入」のいずれかの措置（雇用確保措置）を義務化した．また，2012（平成24）年の法改正では，さらに原則，希望者全員を65歳までの継続雇用制度の対象とすることなどを定めている．

これにより，労働力人口に占める65歳以上の雇用者数の割合は2018（平成30）年時点で12.8％と，2008（平成20）年の8.5％に比べ約1.5倍となり，高齢者の就業の機会は大幅に拡大している[1]．

また，高齢者の就業意欲は高く，内閣府の調査では60歳以上の人の約8割が65歳を超えて働きたいとしている．実際に働いている人の就業形態は60歳を境にパートタイムの社員・職員として働く非正規雇用者率が上昇している．高齢社会に関する意識調査（厚生労働省，2016年実施）によると，高齢者が働く理由としては，「経済上の理由」「生きがい，社会参加のため」「健康上の理由」などで，また仕事を選ぶときに重視していることとしては，「体力的に無理なく続けられる仕事であること」「自分のペースで進められること」「自分の能力が発揮できること」「経験したことのある職種であること」などをあげている[2]．

このような高齢者の意向をふまえ，国は，定年の延長など年齢にかかわらず知識や経験を活かした雇用の確保，シルバー人材センター事業の充実など多様な形態による雇用・就業機会の確保，公共職業安定所における再就職の援助・促進など高齢者等の再就職の援助・促進，起業に関する融資制度への支援などを行っている．また，企業側には，加齢に伴い必要となる健康管理や，その人の能力に応じた適材適所への配置などへの対策を求めている．

〔3〕交友関係

前項であげた第8回高齢者に関する国際比較調査結果によると，日本では家族以外に相談あるいは世話をし合う親しい友人がいる高齢者は7割を超えているが，逆に高齢者の約4人に1人が，親しい友人がいないと答えている．また，同調査対象国であるアメリカ，ドイツ，スウェーデンの3カ国と比べると日本は親しい友人がいない高齢者が最も多いことがわかる（図2-15）．

近所の人とのつき合い方においても，日本は「外でちょっと立ち話をする程度」が約7割を占めるが，「病気の時に助け合う」（5.9％），「相談し合ったりする」（18.6％）は調査対象国の中で最も低い．特に，60歳以上の1人暮らしの男性においては，電話やEメールを含む会話の頻度が「2〜3日に1回」以下である割合は約3割，また，近所づきあいもほとんどないとする割合が約2

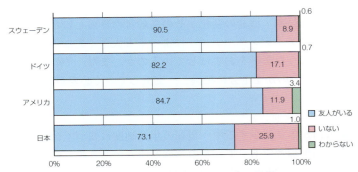

図 2-15　親しい友人の有無における国際比較
（内閣府．平成 27 年度 第 8 回高齢者の生活と意識に関する国際比較調査結果．内閣府ホームページより抜粋して作成）

割と交友関係が希薄であり，特に男性の単独世帯に多い．1 人暮らしの高齢者が増加する中，消費者トラブルや孤独死などの問題も取り上げられており，高齢者が地域社会から孤立することのないように対策を講じる必要がある．

❷ 生涯学習

〔1〕生涯学習とは

　かつて高齢者は，「衰退」「非生産的」「社会から守られるべき弱い存在」としてとらえられていたが，近年，その概念は変化しつつある．超高齢社会を迎え，高齢者が主体的に社会に参画し，個々の能力や意欲に応じて社会を支え，また支えられていく社会の構築を目指すことが国の指針として打ち出された．

　厚生労働省で定義される生涯学習とは，個人学習および集合学習などの形態にかかわらず，学習者が自発的に行う自由で広範な学習を指し，趣味・教養のみならず，地域活動，ボランティアなど社会とのかかわりを通して個人の生き方や考え方に変化をもたらすあらゆる活動を含むものである．2012（平成 24）年に実施された生涯学習に関する世論調査（内閣府）によると，生涯学習という言葉のイメージに対し高齢者は，「生活を楽しみ，心豊かにする活動をすること」「趣味・教養を高めること」「高齢者の生きがいづくり」ととらえている割合が高く，その中でも 70 歳以上では，「高齢者の生きがいづくり」の割合が高くなっている．

　高齢者自らの能力をより高め，社会に還元し，社会に欠かすことのできない一員としての役割を主体的に担ってもらうためには，健康であるとともに変化の激しい現代社会から求められるニーズに対応できる新たな知識や技術を自ら習得し，社会参加を通じてその力を発揮できるような生涯学習の支援と場が必要である．（図 2-16）．

〔2〕現状と課題

　前述の生涯学習に関する世論調査によると，この 1 年間で生涯学習に参加したことがある 60 歳代以上の人は 4 割を超え，実際に行った活動としては「健康・スポーツ」（33.7％），次いで「趣味的なもの」（21.4％）が多い．活動理由の主なものとして，「健康の維持増進のため」が最も多く，次いで「その学習が好きであったり人生を豊かにするため」「他の人との親睦を深めたり友人を得るため」「自由時間を有効に活用するため」となっている．行った生涯学習の満足度に関しては，

Ⅵ 長寿を生きる生活と社会的（環境的）側面　**69**

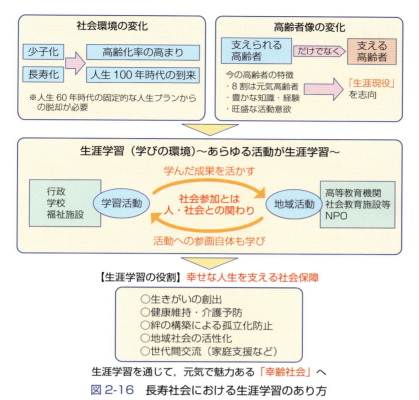

図 2-16 長寿社会における生涯学習のあり方
（文部科学省（2012）．長寿社会における生涯学習の在り方．文部科学省ホームページより抜粋して作成）

約9割の高齢者が満足していると回答している．さらに，生涯学習によって得られたものとして多かったのは「自分の人生がより豊かになった」「自分の健康を維持・増進している」であった．一方，生涯学習をしたこともない人も約5割存在している．生涯学習を行なっていない理由として，60歳代では「仕事が忙しくて時間がない」（40.8％）が最も多く，次いで「きっかけがつかめない」（20.9％）である．70歳以上では「特に必要ない」（19.8％），「仕事が忙しくて時間がない」（16.7％）であった．

　高齢者の生涯学習の課題としては，多様な学習ニーズに対する対応の難しさ，地域における学習者の固定化，地域によっては学習施設の少なさから学習機会に対する需要と供給のアンバランス，学習内容のミスマッチなどがあげられる[3]．地域を支える力としても高齢者に期待するところであるが，地域によってそのニーズはさまざまである．高齢者が主体的に参加できるようその意向もくみつつ，実際にどのような活動の場があるのか，また必要としているのか，そのきっかけづくりをどのように行っていくのかそれぞれの地域において検討していく必要がある．

引用文献
1) 内閣府（2019）．令和元年版高齢社会白書．p.21，内閣府ホームページ．
2) 厚生労働省（2016）．平成28年版厚生労働白書．pp.73-76，厚生労働省ホームページ．
3) 文部科学省生涯学習政策局社会教育課（2017）．文部科学省説明資料：第1回認知症高齢者

等にやさしい地域づくりに関わる関係省庁連絡会議（平成25年9月26日）資料9．文部科学省ホームページ．

参考文献
1．内閣府ホームページ
2．厚生労働省ホームページ．

性と結婚

1 性の概念

　性ということばから，男女の区別，性的役割，性行動，性差別，愛情，結婚，生殖など，さまざまな事柄が連想される．このことから，性には，一言では言い表せない広い概念が含まれていることがわかる．

　性には，生物学的な性のセックス，社会文化的なジェンダー，そしてセクシュアリティというとらえ方がある．セックスには通俗的な使われ方として「性交」の意もあるが，本来は生殖のための性，生物学的な雌雄・男女の区別をさしている．ジェンダーとは，性的役割，男らしさや女らしさといった，個人が生まれ育った文化や時代背景，宗教に影響を受ける心理社会的な性を意味する．そしてセクシュアリティという考え方では，性を人の性的欲求や性行動，人間関係における感情や行動すべてとし，単に生殖や性交，性行為だけのものとせず，互いの性（セックスやジェンダー）を認め尊重しながら関係を深めていくものととらえている[1]．近年このセクシュアリティという考え方が，セックスやジェンダーを含む広い概念として注目されており，このような考え方のなかで，人は生殖や性行為そのものを自己決定するようになってきている．

　人にとって性とは，子孫を存続させていく生殖という意義と，性行為により快楽を得るという意義，そして性的な欲求や性行為等をコミュニケーションの1つとしてパートナーとふれあい，関係を築いていくという意義がある．その人の性を理解するためには，その人が育ってきた文化や時代背景，その人の生き方を理解するなど，多くの視点からとらえることが重要となってくる．

2 高齢者の性

　高齢者にとっても，性は人生を豊かに生きていくうえで大切な要素である．生殖という役割を終えたとはいえ，互いのふれあいを通して安らぎや快感を求め，自身の存在価値を確かめるという意味での性は重要である．

　荒木[2]の調査（図2-17）をみてみると，65歳以上の高齢者のとらえる望ましい性的関係は，加齢とともに男女とも性交渉を伴う愛情関係の割合が減少し，さまざまな関係を望ましいととらえるようになってきていることがわかる．このことは，単に性交や性行為だけではなくさまざまな行為のなかに性的な意義を見いだすことができるということである．さらに荒木は，高齢者福祉施設等の職員を対象とした調査[3]で，多くの職員が施設利用高齢者は男女ともに性への関心は失われず，多くの利用者が異性との交遊やふれあい，愛情への欲求があると認識していたと報告している（図2-18）．そして，それら高齢者の性的な欲求を満たすことがQOLの向上につながると

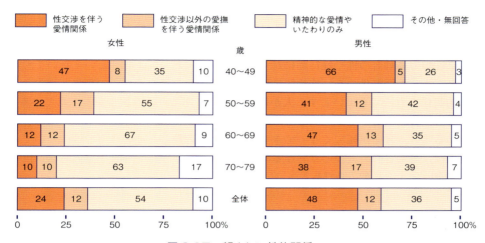

図 2-17　望ましい性的関係
（荒木乳根子，日本性科学会セクシュアリティ研究会（2014）．2012年・中高年セクシュアリティ調査結果の全データ，日本性科学会雑誌，32（Suppl），p.81 により作成）

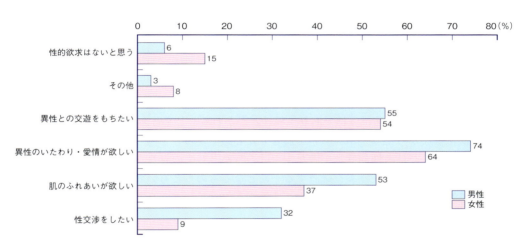

図 2-18　高齢者福祉施設等における利用者の性的欲求
（荒木乳根子（2008）．Q&A で学ぶ高齢者の性とその対応，p.10，中央法規出版より転載）

述べている．

　高齢者の性については，「老人無性欲説」や「枯れる」など，誤ったイメージがつくり上げられてきていた．しかし実際には高齢者の性は決して「枯れる」ことはないのである．高齢者は，肉体的な接触に限らない，より豊かな性的関係を，その時々におかれている状況のなかでつくりだしていける存在なのである．

　性に対する姿勢は一人ひとり異なるものであるし，個人にとって非常にデリケートな問題である．「性についてはとりわけ一人ひとりのもっている感覚が大きく異なり，対人援助のなかではその感覚こそを大切にするべきである．そのためにはわれわれ援助者の価値観や感覚を押しつけることなく，高齢者一人ひとりの性についての感覚・美意識・価値観を尊重することである」と荒

木[4]は述べている．またセクシュアリティは男女という異性間にのみ存在するのではなく，性に関する個人の嗜好や欲求，価値は多様であるであるということが広く認識されるようになってきた．さらに近年の高齢者の性や性行動に対する意識調査において，有意といえないまでも，性を肯定的にとらえ，婚姻関係のない性的関係に対し否定的な意見をもつ人の割合が減少し，愛情があれば性的関係をもってもよいとする人が増える傾向にあるという報告がみられている[5]．高齢者においても性行動に対する規範的な意識が変化する傾向にある．このように，高齢者においても性に対する嗜好，考えが幅広くなってきていることを理解し，そのうえで性についての問題を扱うときには，高齢者の一人ひとり異なる感覚や本人のプライバシーを十分考慮し，慎重にそして誠実に向かい合うことが必要である．

③ 高齢者ケアの場における性の対応への基本的な姿勢

われわれはさまざまなケアの場面で対象者との身体的な接触の機会がある．身体的な接触をとおしてこそ，ケアの受け手に対して心地よさや安心感を提供することが可能になるのだが，このような接触が性的な場面を引き起こす場合もある．排泄や清潔への援助を行う際には，対象者の羞恥心への配慮を十分に行うとともに，専門家としての姿勢をもって接することが重要である．

〔1〕 ニードを理解する

性的な場面に遭遇したとき，単に受け止めるというだけではなく，そのような行為あるいは行動の背景にあるニードを知ろうとすることが大切である．

高齢者にとっての性の意味は多様であり，異性とかかわることをとおして気持ちが高揚したり，活動への意欲につながったり，ふれあいを通して安心感や安らぎを感じるための手段であったりする場合がある．また単に性的欲求を満たすだけの行為としてのみならず，人と人との親密性として重要であり，自らの存在意義を確認する一助となるもの[6]ともいわれている．高齢者個人にとっての性に対する意義を理解することで，その行為の背景にある高齢者のニードの理解も深まる．

〔2〕 プライバシーや尊厳を守る

ケアの場において高齢者の性的な場面に遭遇した際，高齢者のプライバシーや尊厳が脅かされないように配慮することが大切である．あからさまな拒否や大きな声での注意といった対応は，その時その場の行動を抑制するには効果があるかもしれない．しかしその対応によって周囲に高齢者の性的な言動があからさまになることは，高齢者のささやかなニード，プライバシーや尊厳を大きく傷つけることにもなりかねない．性の問題は個人的でデリケートであるからこそ，十分な配慮のうえで対応を工夫する努力が求められる．

また，「高齢者の性」についての学習機会を得ることや，自分が性に対してどのような考え方・価値観をもっているのか，性の問題に対する感じ方や反応の仕方を知っておくことも重要である．

④ 高齢者の結婚

高齢社会になったとはいえ，長くカップルとして生きられるとは限らない．人生の途中で，死

別や離別などでパートナーを失うという可能性は大きい．このような喪失体験を経て再び異性とめぐり合い，ともに生きていこうとする人々もいるのである．

　吉沢[7]は，高齢者の結婚，すなわち「老婚」の効用には，①生きがいの増進，②若返り，③健康増進，④自殺予防，⑤精神保健の向上，⑥家族関係の円満などが期待されると述べている．日本の65歳以上高齢者の有配偶者率は，2017年には男性で80.1%，女性で51.4%となっており，男性の有配偶者率が高いことがわかる[8]．その一方で，わが国の高齢者の無配偶婚姻率は，2000年からほぼ横ばいで推移している[9]．この背景には，古い道徳観，子どもや周囲からの理解が得られない，知り合う機会の乏しさ，専門家の無知など多くの問題が指摘されている．また，当人同士の問題として，いままでの生活習慣の違い，前のパートナーとの比較，金銭感覚の違いや結婚観の違いなど多くの解決しておくべき事柄があるようである．村瀬[10]は，結婚に限らず，同棲などさまざまな共生関係を模索することも必要であると述べている．

　一方で，荒木[11]は2000年と2012年に行った年代別夫婦の関係性と性に関する規範についての調査結果の比較から，2012年では男女ともに高齢夫婦で「結婚生活に満足していない」「離婚願望がある」と回答した者の割合の割合が60代，70代で有意に増えていると指摘している．性に関する考え方の変化とともに，結婚に関する意識も大きく変化した．結婚を望まない女性，中高年者の離婚，そして，これまで結婚した経験がないという高齢者が増加してきている．高齢者が新しいパートナーとともに人生をより豊かに送っていけるよう，理解や意識の改革が必要といえる．

［引用文献］

1) 村瀬幸浩（1996）．ニュー・セクソロジー・ノート　性…もっとやさしく，もっと確かに…，pp. 12-19，東山書房．

2) 荒木乳根子，日本性科学会セクシュアリティ研究会（2014）．2012年・中高年セクシュアリティ調査結果の全データ，日本性科学会雑誌，32（Suppl），pp. 67-116.

3) 荒木乳根子（2008）．Q&Aで学ぶ高齢者の性とその対応．pp. 10-11，中央法規出版．

4) 荒木乳根子（2002）．要介護高齢者のセクシュアリティと介護者の対応をめぐって．日本性科学会雑誌，20（2），pp. 89-96.

5) 堀口貞夫（2013）．現在の中高年の性に関する認識と規範意識．日本性科学会誌，31（1），pp. 37-44.

6) 堀籠はるえ（2011）．高齢者の性についての意識と行動：アンケート調査とインタビューの結果より．老年社会科学，33（2），p. 204.

7) 吉沢勲（1992）．老婚をめぐって．現代のエスプリ－老いと性，pp. 34-46，至文堂．

8) 平成29年版高齢社会白書．第1章第2節1－（4），内閣府ホームページ．

9) 厚生労働省．平成28年度人口動態統計特殊報告.「婚姻に関する統計」の概況．厚生労働省ホームページ．
http://www.mhlw.go.jp/toukei/saikin/hw/jinkou/tokusyu/konin16/index.html

10) 前掲書1) p. 77.

11) 荒木乳根子（2013）．中高年夫婦のセクシュアリティ　特にセックスレスについて：2000年調査と2012年調査の比較から．日本性科学会誌，31（1），pp. 27-36.

[参考文献]
1. 荒木乳根子（1999）．ホームヘルパーブックシリーズ11，在宅ケアで出会う高齢者の性，中央法規出版．
2. 川野雅資，武田敏（1991）．看護と性　ヒューマンセクシュアリティの視点から，看護の科学社．

生活環境の工夫

1 高齢者にとっての環境

　すべての生物は環境から影響を受けて生活をしており，人間も例外ではない．環境とは人を取り巻くさまざまな自然的，社会的な外的条件を指している[1]．この環境は，そこに存在する主体の立場や見方によってさまざまに認識されるのではあるが，人間の生活という観点からすると自然環境，社会環境，文化環境の3つの側面でとらえることができる．また，これら3側面は人間の生物的要求，社会的要求，文化的要求に深く根差している[2]といわれている．すなわち，自然環境とはわれわれ人間が生物として生命を維持するために必要な条件であり，この自然環境の変化に対して人間は長い歴史の中でいつも影響を受けながら，あるいは自然環境に働きかけながら存在してきたのである．また，社会的環境とは，社会的存在である人間が，ある特定の目的や機能を有する手段や組織としてつくり出した環境である．最も小さな社会集団である家族から会社，自治体などの組織まで，人的環境として人間の生活の基盤をなしている．そしてこのような集団，組織といった人的環境を基盤として作り上げてきた住居，町，都市などの物的環境も，社会環境の構成要素の一部とされる．さらにこのような社会の中で人が個人として存在を維持するために創出してきた知恵や習慣，教養などが，社会集団の精神的な成熟とともに特定の文化を築き上げてきた．これが文化環境である．

　このように自然環境，社会環境，文化環境それぞれが，人間の存在と生活に密接なかかわりをもっている．人間はさまざまな環境から双方向に大きく影響を受けて存在しているのである．これは，人を全人的（ホリスティック）に，すなわち生物学的，社会・文化的な存在としての統合体としてとらえるという考え方からも理解できる．

　このような人間を取り巻く外的な条件としての環境を外部環境とよぶ．これら外的環境の変化に対して，人間は体内の一定の条件を整えて生命を維持している．この体内における一定の条件のことを，外部環境に対して内部環境としている．この内部環境を一定に保つ機能を恒常性（ホメオステーシス）の維持といい，加齢に伴いこの機能もまた低下し外部環境の影響を受けやすくなっている．したがって，わずかな環境の変化であっても大きく影響を受けるということを考慮しておく必要がある．

2 住環境と生活用具の工夫

〔1〕住環境

　内閣府「平成29年版高齢社会白書」によれば，65歳以上の者のいる世帯のうち，単独あるいは夫婦のみ世帯の占める割合は半数を超えている．また，介護を要するようになっても自宅で生

活したいと希望する高齢者数は多くなっている．要介護状態になった高齢者が望む生活の場もまた，自宅であり，個々の高齢者の住環境への配慮が必要になる．

たとえ障害を有していても環境が整うことによって自立した生活が可能となる．世界保健機構（WHO）は環境が備えるべき条件として，安全性，保健性，利便性，快適性の4つをあげている．加齢に伴う機能低下の影響が大きい高齢者にとって，住環境を整えることは自立した生活を送るうえで重要である．

認知症ケアにおいて，住環境を Professional Environmental Assessment Protocol（以下PEAP）という評価尺度に基づき整えるという考え方が紹介され，施設ケアにおける環境づくりに活用されている[3]．これは，認知症高齢者ができるだけ自立し社会とのかかわりを保ちながら生活するための物理的な環境づくりの視点を提案している．これによれば，施設において認知症高齢者の自立を支援する環境調整には，「見当識への支援」「機能的な能力への支援」「環境における刺激の質と調整」「安全と安心への支援」「生活の継続性への支援」「自己選択への支援」「プライバシーの確保」「ふれあいの促進」の8つの次元があるとしている．そして，これら8つの次元に基づいて認知症高齢者の生活環境を物理的に整えることによって自立した生活を支援しようというものである．

この8つの次元での「見当識への支援」や「機能的な能力への支援」といった配慮による住環境は，認知症高齢者に限らず外的環境の変化に対して調整能力の低下している高齢者にとって利便性と安全性の確保されたものといえる．また「生活の継続性への支援」や「自己選択への支援」を目指した環境は，個々の高齢者が長年つくり上げなじんできた生活に着目するものであり，高齢者の社会・文化的側面に配慮した環境の調整といえる．これにより，環境が高齢者にとってなじみのあるものとなり，快適な生活が可能となる．

このように PEAP は生活環境における物理的な環境を整えることで，認知症高齢者の保持している能力を引き出し自立した生活を支援することを目的としているが，この視点は高齢者をとりまく環境を整えるケアとしても活用できる．

〔2〕 生活用具

加齢に伴う心身機能の変化や疾患による機能低下は，高齢者の日常生活行動の自立を脅かし，在宅生活の継続を困難にする場合がある．高齢者が在宅で自立した生活を継続していけるように「福祉用具の研究開発及び普及の促進に関する法律（福祉用具法）」が，1993（平成5）年から施行されている．また，介護保険においては福祉用具として，福祉用具貸与，介護予防福祉用具貸与，ポータブルトイレなどの特定福祉用具の販売事業，住宅改修の助成事業などがある．福祉用具貸与ならびに介護予防福祉用具貸与については，利用対象が要介護度によって規定されている．また特定福祉用具販売，特定介護福祉用具販売と住宅改修については，利用者の要介護度に関係なく1割の自己負担で利用が可能であるが上限額が設けられている．これら制度を上手に活用し，住居の廊下への手すりの設置，スロープの増設などの住環境整備，日常生活の自立に向けた生活用具を整えることが大切である．

〔3〕 安全への配慮

住宅改修や福祉用具の利用によって，自立した生活環境を整えることが可能となる一方で，これら用具を安全に使うための配慮も十分に払う必要がある．福祉用具等での事故件数として多く

報告されているのが介護ベッド，電動車椅子，歩行車・歩行器，手すりの順となっている[4]．いずれも介護認定の軽度な高齢者が自立した生活を送るために必要な製品であり，活動を維持しようとすれば使用頻度は高くなり，それに伴って事故の発生頻度も高くなると考えられる．このような福祉用具の使用に伴う事故を防止するためには，JIS規格に合致し登録されている製品を選ぶことや，安全に配慮した正しい使用方法を高齢者，介護家族とともに十分確認することが重要である．

引用文献

1) 岩槻紀夫（2003）．序論 生活と環境．岩槻紀夫編．生活環境論改訂第3版．pp. 1-5，南江堂．
2) 藤城栄一（2003）．快適環境と人間の生活．岩槻紀夫編．生活環境論改訂第3版．pp. 119-121，南江堂．
3) 下垣光（2009）．第6章 環境支援指針の作成と活用上の課題．児玉桂子ほか編．認知症高齢者が安心できるケア環境づくり．pp. 66-79，彰国社．
4) 独立行政法人製品評価技術基盤機構製品安全センター（2015）．福祉用具による高齢者の事故にご注意ください．製安プレスリリース．
http://www.nite.go.jp/jiko/chuikanki/press/2015fy/prs150917.html（2018.9.4.アクセス）．

第3章

超高齢社会を支える高齢者ケアシステム

[学習目標]
1. わが国の老人保健・福祉政策の変遷と介護保険制度を理解できる.
2. 現在の高齢社会対策の現状と課題を理解できる.
3. 地域包括ケアシステムと認知症高齢者施策を理解できる

78 第3章 超高齢社会を支える高齢者ケアシステム

I

日本の老人保健・福祉対策の変遷

① 概　要

　わが国における高齢者の保健・福祉対策は，老年人口の増加，核家族化の進行，住宅事情の問題など，戦後の社会経済状況の変化を受けて取り組みが始められた．すべての国民が何らかの医療保険に加入して安心して医療を受けることができるように，1958（昭和33）年の国民健康保険法の全面改正により，1961（昭和36）年に国民皆保険制度が実現した．2年後の1963（昭和38）年には，高齢者の健康の保持と生活の安定を図ることを目的として老人福祉法が制定された．これによって，65歳以上の者に疾病の予防，早期発見，早期治療を目的とした老人健康診査が開始され，1969（昭和44）年からは寝たきり老人を対象とした在宅健康診査が始まった．

　1970（昭和45）年に老年人口割合が7％を超え，高齢化社会に突入すると，経済的理由で必要な医療を受けられない高齢者の存在が顕在化してきた．そこで，1972（昭和47）年の老人福祉法改正によって，1973（昭和48）年1月から70歳以上の高齢者に対して医療費の一部負担金を国と地方自治体とが公費で肩代わりする老人医療費支給制度（老人医療費の無料化）が開始された．しかし，この制度によって老人医療費は急増し，国や地方自治体の財政を圧迫した．

　老人医療費の無料化による財政危機を打開するとともに，「国民の老後における健康の保持と適切な医療の確保を図るため，疾病の予防，治療，機能訓練等の保健事業を総合的に実施し，もって国民保健の向上および老人福祉の増進を図る」ことを目的として，1982（昭和57）年に老人保健法が制定され翌年から施行された．壮年期以降の人々に総合的な保健医療サービスを提供するとともに，必要な費用は国民が公平に負担することをねらいとした．市町村が実施主体となって40歳以上の者を対象に保健事業が実施されるようになり，老人医療費支給制度は廃止されて高齢者も医療費を一部負担することになった．また，福祉施設や家庭に受け皿がないために病院への入院を余儀なくされている社会的入院を抑制し，高齢者の自立と家庭復帰を支援するために，1986（昭和61）年の老人保健法一部改正によって老人保健施設が創設され，病院と在宅あるいは医療と福祉の中間施設と位置づけられた．1980年代後半からの急速な高齢化に伴い，寝たきり高齢者の増加，介護サービスの不足といった問題が認識された．そこで，高齢者保健福祉サービスの基盤整備を推進するために，1989（平成元）年に高齢者保健福祉推進十か年戦略（ゴールドプラン）が策定され，2000（平成12）年までの整備計画の目標値を定め，サービス提供のシステムづくりが進められた．

　ゴールドプランを円滑に推進するために，1990（平成2）年に老人福祉法をはじめとする福祉関係の法律の改正（福祉8法の改正）が行われた．老人福祉法の改正では，ホームヘルプサービス，デイサービス，ショートステイなどの規定を整備して位置づけが明確化された．また，市町村お

およびも都道府県による老人保健福祉計画の策定が義務づけられた．1994（平成6）年には老年人口割合が14%を超え，高齢社会に突入した．高齢化が進展し，全国で策定された老人保健福祉計画ではゴールドプランを上回るサービスのニーズが明らかになった．そのため，ゴールドプランを全面的に見直し，1994（平成6）年に新・高齢者保健福祉推進十か年戦略（新ゴールドプラン）が新たに策定され，各種の高齢者保健福祉サービスの整備目標値が引き上げられた．新ゴールドプランは1999（平成11）年に終了し，高齢者保健福祉施策の一層の充実を図るため，2000（平成12）年4月からの新たなプランとして，今後5か年間の高齢者保健福祉施策の方向（ゴールドプラン21）が策定された．これにより，高齢者保健福祉サービスの整備目標値がさらに引き上げられ，2004（平成16）年度までの5年間実施された．

わが国における老人保健・福祉対策は，老人福祉法と老人保健法の2つの法律を柱として実施されてきた．しかし，急速な高齢化に伴う老人医療費の増大，要援護高齢者の増加，介護家族の高齢化，保健と福祉が分かれていることによる制度運用上の問題を抱えるようになり，だれもが必要なときに必要なサービスを総合的・一体的に受けられる新たな介護システムの構築が求められるようになった．そのため，老人保健福祉審議会（厚生大臣の諮問機関）での検討が重ねられ，1997（平成9）年に介護保険法が制定，2000（平成12）年から介護保険制度が施行された．2005（平成17）年には持続可能な介護保険制度となるための見直しが行われ，介護予防を中心とする高齢者に対するサービス強化のための地域支援事業や高齢者への総合的な生活支援の窓口となる地域包括支援センターを創設するなど，介護保険法の改正が行われた．また，高齢者の適切な医療の確保を図るために，2006（平成18）年の医療制度改革により，老人保健法は高齢者の医療の確保に関する法律（高齢者医療確保法）に名称変更のうえ事業内容も改正され，2008（平成20）年度から施行されている．

介護保険制度導入後10年が経過した2011（平成23）年，地域包括ケアシステムの実現を基本理念とした介護保険法の改正が行われ，2012（平成24）年度から施行された．さらに，2014（平成26）年には，地域における医療及び介護の総合的な確保を推進するための関係法律の整備等に関する法律（医療介護総合確保推進法）が成立した．このなかで，介護保険法においては，地域包括ケアシステムの構築と費用負担の公平化に重点をおいた改正がなされ，2015（平成27）年度から実施されている．

② 老人保健対策

高齢者に関する保健については，2008（平成20）年4月から高齢者医療確保法に基づき，特定健康診査および特定保健指導，75歳以上の高齢者等を対象とする後期高齢者医療制度が導入されている．老人保健法に基づき，市町村が実施主体となって40歳以上の者に実施されてきた保健事業のうち，健康教育，健康相談，機能訓練，訪問指導については，2005（平成17）年の介護保険法の改正に伴い，介護保険制度の地域支援事業へ移行し，65歳以上の者を対象に実施することになった．

❶ 特定健康診査・特定保健指導

生活習慣病予防の観点からの取り組みであり，40歳から74歳までの者については，高齢者医

療確保法に基づく特定健康診査および特定保健指導として，医療保険者にその実施が義務づけられている．特定健康診査・特定保健指導では，血圧，血糖・脂質などの血液検査，腹囲等に関する健康診査の結果から生活習慣の改善が特に必要な者を抽出し，保健師，管理栄養士，医師等が生活習慣改善のための指導を実施する．

75歳以上の者については，後期高齢者医療連合（後期高齢者医療制度の運営主体：都道府県単位ですべての市町村が加入する広域連合であり，保険料の決定や医療の給付を行う）に努力義務が課されている保健事業の一環として，健康診査を実施する．

❷ 老人医療費

2008（平成20）年4月から，高齢者に対する医療は，後期高齢者（75歳以上）を対象とした後期高齢者医療制度と前期高齢者（65〜74歳）の給付費にかかわる財政調整制度に基づいて提供されている．

後期高齢者医療制度の被保険者は，75歳以上の者および65〜74歳で広域連合から一定の障害があると認定を受けた者である．被保険者が受診したときには，要した医療費の1割（現役並み所得者は3割）を自己負担する．

前期高齢者は，国民健康保険または被用者保険（健康保険・船員保険・公務員共済組合等）に加入するが，退職を契機に国民健康保険に加入することが多い．前期高齢者数の増大に伴い国民健康保険の保険者（市町村）の財政負担が重くなるため，保険者間の負担の不均衡を調整する仕組みとして前期高齢者財政調整制度が設けられている．

③ 老人福祉対策

❶ ゴールドプラン・新ゴールドプラン・ゴールドプラン21

1989（平成元）年12月に策定されたゴールドプランでは，市町村におけるデイサービス，ショートステイ，ホームヘルプといった在宅サービス，および特別養護老人ホームなど施設の緊急整備が行われ，「寝たきり老人ゼロ作戦」が展開された．また，1990（平成2）年には在宅介護支援センターが設置され，在宅介護などに関する総合的な相談に応じることとなった．

その後，1993（平成5）年度に作成された市町村および都道府県による老人保健福祉計画において，ホームヘルパーの数や，デイサービス，ショートステイ，特別養護老人ホームなどの需要がゴールドプランで設定された目標値を大いに上回る状況であることが把握された．そのため，ゴールドプランの全面的な見直しが行われ，1994（平成6）年12月に新ゴールドプランが策定された．新ゴールドプランでは，緊急に行うべき高齢者保健福祉サービスの整備の目標値を引き上げ，施策の目標として，新寝たきり老人ゼロ作戦の展開による要援護高齢者の自立支援施策の総合実施，認知症高齢者対策などがあげられた．

1999（平成11）年の新ゴールドプラン終了後，2000（平成12）年度から介護保険制度が施行されることを受けて，ゴールドプラン21が策定された．ゴールドプラン21では，①活力ある高齢者像の構築，②高齢者の尊厳の確保と自立支援，③支え合う地域社会の形成，④利用者から信頼される介護サービスの確立の4つの基本的な目標をもとに，①介護サービス基盤の整備，②認知

症高齢者支援対策の推進，③元気高齢者づくり対策の推進，④地域生活支援体制の整備，⑤利用者保護と信頼できる介護サービスの育成，⑥高齢者の保健福祉を支える社会的基盤の確立といった6つの具体的施策が示された．認知症対応型共同生活介護（認知症高齢者グループホーム）サービスは，ゴールドプラン21によって新たに創設された．

❷ 介護保険制度

　介護保険制度は，社会全体で高齢者介護を支える仕組みとして創設された．制度が始まった2000（平成12）年4月の要介護・要支援認定者数は218万人であったが，2015（平成27）年4月には約2.8倍の608万人になっている．また，介護サービス利用者数は，2000（平成12）年4月には149万人であったが，2015（平成27）年4月には約3.4倍の512万人と大きな伸びを示しており，介護保険制度は着実に社会に根づいてきている．

〔1〕介護保険制度の目的と基本的な考え方

　介護保険法の目的は，「加齢に伴って生ずる心身の変化に起因する疾病等により要介護状態となり，入浴，排せつ，食事等の介護，機能訓練並びに看護及び療養上の管理その他の医療を要する者等について，これらの者が尊厳を保持し，その有する能力に応じ自立した日常生活を営むことができるよう，必要な保健医療サービス及び福祉サービスに係る給付を行うため，国民の共同連帯の理念に基づき介護保険制度を設け，その行う保険給付等に関して必要な事項を定め，もって国民の保健医療の向上及び福祉の増進を図ること」（第1条）である．

　この目的をふまえ，介護保険制度は，自立支援，利用者本位とサービスの総合化，社会保険方式の3つを基本的な考え方としている．自立支援とは，高齢者が介護を要する状態になっても，その有する能力に応じて，自らの意思に基づき自立した質の高い日常生活を送ることができるよう支援することである．また，利用者の選択により，多様な事業主体から保健医療サービス，福祉サービスを総合的に受けられる制度とし（利用者本位とサービスの総合化），給付と負担の関係が明確な社会保険方式を採用した．

〔2〕介護保険制度の仕組み

　介護保険制度の仕組みを図3-1に示す．

（1）保険者

　介護保険制度の保険者は，市町村（特別区を含む）であり，保険財政の安定化や事務負担の軽減を図る等の観点から，国と都道府県が市町村を支援する体制となっている．

（2）被保険者

　介護保険制度の被保険者は，65歳以上の第1号被保険者と，40歳以上65歳未満の医療保険加入者である第2号被保険者の2つに区分されている．介護保険サービスは，第1号被保険者は要介護状態または要支援状態と判断された場合，第2号被保険者は老化に起因する16の疾病（特定疾病）（表3-1）により要介護状態または要支援状態にあると判断された場合に，受けることができる．

第3章 超高齢社会を支える高齢者ケアシステム

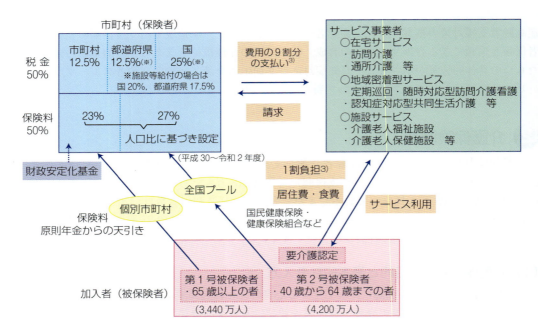

資料：厚生労働省ホームページ
注 1）第1号被保険者の数は，平成28年度「介護保険事業状況報告年報」によるものであり，平成28年度末の数である．
  2）第2号被保険者の数は，社会保険診療報酬支払基金が介護給付費納付金額を確定するための医療保険者からの報告によるものであり，平成28年度内の月平均値である．
  3）平成27年8月以降，一定以上所得者については費用の8割分の支払いおよび2割負担．30年8月以降，特に所得の高い層は費用の7割分の支払いおよび3割負担．

図 3-1 介護保険制度の仕組み
（厚生労働統計協会編（2019）．国民衛生の動向 2019/2020，p.247，厚生労働統計協会より転載）

表 3-1 介護保険法で定める特定疾病

①がん（医師が一般に認められている医学的知見に基づき回復の見込みがない状態に至ったと判断したものに限る）
②関節リウマチ
③筋萎縮性側索硬化症
④後縦靱帯骨化症
⑤骨折を伴う骨粗鬆症
⑥初老期における認知症
⑦進行性核上性麻痺，大脳皮質基底核変性症及びパーキンソン病
⑧脊髄小脳変性症
⑨脊柱管狭窄症
⑩早老症
⑪多系統萎縮症
⑫糖尿病性神経障害，糖尿病性腎症及び糖尿病性網膜症
⑬脳血管疾患
⑭閉塞性動脈硬化症
⑮慢性閉塞性肺疾患
⑯両側の膝関節又は股関節に著しい変形を伴う変形性関節症

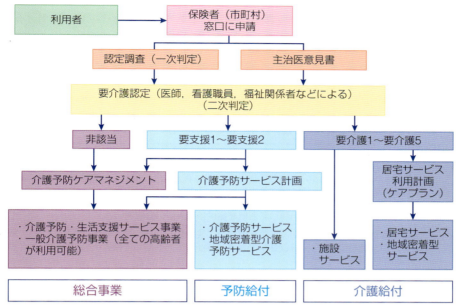

図 3-2　要介護認定と介護サービスの利用手続きの流れ
(厚生労働統計協会編(2016). 図説国民衛生の動向 2016/2017, p.96, 厚生労働統計協会より転載, 一部改変)

(3) 要介護認定と介護サービスの利用手続きの流れ

　要介護等の状態にあるかどうか，どの程度の要介護状態かを確認するために，市町村が要介護認定を行う（図 3-2）．

　市町村においては，被保険者からの申請を受けて，心身の状況等の調査（認定調査）に基づくコンピュータ判定（一次判定）を行い，その結果と主治医意見書，認定調査の際の特記事項の情報をもとに，介護認定審査会において審査・判定（二次判定）が行われ，その結果が申請者に通知される．要介護状態区分（要介護度）は，非該当，要支援1〜2，要介護1〜5の8つである．要介護1から要介護5となるにしたがって介護を要する度合いが高く，要支援1から要支援2となるにしたがって支援を要する度合いが高くなる．

　要介護認定の有効期間は原則6カ月であるが，市町村が介護認定審査会の意見に基づき特に必要と認める場合は3カ月から12カ月の範囲で定めることができる．

　要介護1〜5に認定された場合，介護給付の対象となり，施設サービス，居宅サービス，地域密着型サービスのなかから希望するものを選び，介護サービス利用計画（ケアプラン）を策定したうえでサービスの利用が開始される．要支援1〜2の場合，予防給付と介護予防・日常生活支援総合事業（総合事業）の対象となり，介護予防サービス計画を策定したうえで，介護予防サービス，地域密着型介護予防サービス，介護予防・生活支援サービス事業，一般介護予防事業を利用できる．非該当の場合も，総合事業の対象となる．

　介護保険では，利用者が自らの意志に基づいて利用するサービスの選択と決定を行うことが基本となる．要介護者は，居宅介護支援事業者に依頼して，利用するサービスの種類や内容を定めた居宅サービス計画（ケアプラン）を作成してもらうことができる．また，利用者自身で作成することもできる．施設入所の場合は，施設の介護支援専門員が施設サービス計画（ケアプラン）

84　第 3 章　超高齢社会を支える高齢者ケアシステム

を作成する．要支援者には，地域包括支援センターにより，介護予防サービス計画（介護予防ケアプラン）が作成される．これらのケアプラン作成にかかる費用は，介護保険から 10 割給付され，利用者負担はない．

表 3-2　介護保険制度における居宅サービス等

サービスの種類	サービスの内容
訪問介護 （ホームヘルプサービス）	ホームヘルパーが要介護者等の居宅を訪問して，入浴，排せつ，食事等の介護，調理・洗濯・掃除等の家事，生活等に関する相談，助言その他の必要な日常生活上の世話を行う
訪問入浴介護	入浴車等により居宅を訪問して浴槽を提供して入浴の介護を行う
訪問看護	病状が安定期にあり，訪問看護を要すると主治医等が認めた要介護者等について，病院，診療所または訪問看護ステーションの看護師等が居宅を訪問して療養上の世話または必要な診療の補助を行う
訪問リハビリテーション	病状が安定期にあり，計画的な医学的管理の下におけるリハビリテーションを要すると主治医等が認めた要介護者等について，病院，診療所，介護老人保健施設または介護医療院の理学療法士または作業療法士が居宅を訪問して，心身の機能の維持回復を図り，日常生活の自立を助けるために必要なリハビリテーションを行う
居宅療養管理指導	病院，診療所または薬局の医師，歯科医師，薬剤師等が，通院が困難な要介護者等について，居宅を訪問して，心身の状況や環境等を把握し，それらを踏まえて療養上の管理および指導を行う
通所介護 （デイサービス）	老人デイサービスセンター等において，入浴，排せつ，食事等の介護，生活等に関する相談，助言，健康状態の確認その他の必要な日常生活の世話および機能訓練を行う
通所リハビリテーション （デイ・ケア）	病状が安定期にあり，計画的な医学的管理の下におけるリハビリテーションを要すると主治医等が認めた要介護者等について，介護老人保健施設，介護医療院，病院または診療所において，心身の機能の維持回復を図り，日常生活の自立を助けるために必要なリハビリテーションを行う
短期入所生活介護 （ショートステイ）	老人短期入所施設，特別養護老人ホーム等に短期間入所し，その施設で，入浴，排せつ，食事等の介護その他の日常生活上の世話および機能訓練を行う
短期入所療養介護 （ショートステイ）	病状が安定期にあり，ショートステイを必要としている要介護者等について，介護老人保健施設，介護療養型医療施設等に短期間入所し，その施設で，看護，医学的管理下における介護，機能訓練その他必要な医療や日常生活上の世話を行う
特定施設入居者生活介護 （有料老人ホーム）	有料老人ホーム，軽費老人ホーム等に入所している要介護者等について，その施設で，特定施設サービス計画に基づき，入浴，排せつ，食事等の介護，生活等に関する相談，助言等の日常生活上の世話，機能訓練および療養上の世話を行う
福祉用具貸与	在宅の要介護者等について福祉用具の貸与を行う
特定福祉用具販売	福祉用具のうち，入浴や排せつのための福祉用具その他の厚生労働大臣が定める福祉用具の販売を行う
居宅介護住宅改修費（住宅改修）	手すりの取り付けその他の厚生労働大臣が定める種類の住宅改修費の支給
居宅介護支援	在宅の要介護者等が在宅介護サービスを適切に利用できるよう，その者の依頼を受けて，その心身の状況，環境，本人および家族の希望等を勘案し，利用するサービス等の種類，内容，担当者，本人の健康上・生活上の問題点，解決すべき課題，在宅サービスの目標およびその達成時期等を定めた計画（居宅サービス計画）を作成し，その計画に基づくサービス提供が確保されるよう，事業者等との連絡調整等の便宜の提供を行う．介護保険施設に入所が必要な場合は，施設への紹介等を行う

（厚生労働統計協会編（2019）．国民衛生の動向 2019/2020，p.250 より転載）

I 日本の老人保健・福祉対策の変遷 **85**

表 3-3 介護保険制度における地域密着型サービス

サービスの種類	サービスの内容
定期巡回・随時対応型訪問介護看護	重度者を始めとした要介護高齢者の在宅生活を支えるため，日中・夜間を通じて，訪問介護と訪問看護が密接に連携しながら，短時間の定期巡回型訪問と随時の対応を行う
小規模多機能型居宅介護	要介護者に対し，居宅またはサービスの拠点において，家庭的な環境と地域住民との交流の下で，入浴，排せつ，食事等の介護その他の日常生活上の世話および機能訓練を行う
夜間対応型訪問介護	居宅の要介護者に対し，夜間において，定期的な巡回訪問や通報により利用者の居宅を訪問し，排せつの介護，日常生活上の緊急時の対応を行う
認知症対応型通所介護	居宅の認知症要介護者に，介護職員，看護職員等が特別養護老人ホームまたは老人デイサービスセンターにおいて，入浴，排せつ，食事等の介護その他の日常生活上の世話および機能訓練を行う
認知症対応型共同生活介護（グループホーム）	認知症の要介護者に対し，共同生活を営むべく住居において，家庭的な環境と地域住民との交流の下で，入浴，排せつ，食事等の介護その他の日常生活上の世話および機能訓練を行う
地域密着型特定施設入居者生活介護	入所・入居を要する要介護者に対し，小規模型（定員 30 人未満）の施設において，地域密着型特定施設サービス計画に基づき，入浴，排せつ，食事等の介護その他の日常生活上の世話，機能訓練および療養上の世話を行う
地域密着型介護老人福祉施設入所者生活介護	入所・入居を要する要介護者に対し，小規模型（定員 30 人未満）の施設において，地域密着型施設サービス計画に基づき，可能な限り，居宅における生活への復帰を念頭において，入浴，排せつ，食事等の介護その他の日常生活上の世話および機能訓練，健康管理，療養上の世話を行う
看護小規模多機能型居宅介護（複合型サービス）	医療ニーズの高い利用者の状況に応じたサービスの組み合わせにより，地域における多様な療養支援を行う
地域密着型通所介護	老人デイサービスセンターなどにおいて，入浴，排せつ，食事等の介護，生活等に関する相談，助言，健康状態の確認その他の必要な日常生活の世話および機能訓練を行う（通所介護事業所のうち，事業所利用定員が 19 人未満の事業所）

(厚生労働統計協会編（2019）. 国民衛生の動向 2019/2020，p.251 より転載)

（4）利用者負担

　サービス利用にかかった費用が，要介護度に応じた保険給付の上限額（区分支給限度基準額，限度額）の範囲内であれば，利用者負担は 1 割（一定以上の所得者の場合は 2 割）である．サービス利用が限度額を超えた場合，限度額を超えた額は全額利用者の負担となる．

（5）介護保険サービスの種類と内容

　介護保険制度における居宅サービスや地域密着型サービスの具体的なサービス内容は，表 3-2，表 3-3 のとおりである

　施設サービスには，介護老人福祉施設（特別養護老人ホーム），介護老人保健施設，介護療養型医療施設があり，さらに新たな介護保険施設として 2018（平成 30）年 4 月から介護医療院が創設された．介護老人福祉施設の新規入所者については，2015（平成 27）年度から要介護 3 以上の高齢者に限定された．

高齢者のための保健・福祉活動の現状と今後の課題

 高齢社会対策としての基本施策

1 高齢社会対策基本法

　わが国の高齢社会対策の基本的枠組みは，1995（平成7）年に成立した高齢社会対策基本法に基づいている．

　高齢社会対策基本法は，高齢社会対策を総合的に推進し，経済社会の健全な発展と国民生活の安定向上を図ることを目的とし，高齢社会対策の基本理念として，公正で活力ある，地域社会が自立と連帯の精神に立脚して形成される，豊かな社会の構築を掲げている．国と地方公共団体は，この基本理念にしたがって高齢社会対策を策定し，実施する責務があること，また，国民も努力することについて規定している．

2 高齢社会対策大綱

　高齢社会対策大綱は，高齢社会対策基本法によって政府に作成が義務づけられているものであり，政府が推進する高齢者社会対策の中長期にわたる基本的かつ総合的な指針となるものである．1996（平成8）年に最初の高齢社会対策大綱が策定され，2001（平成13）年に2度目の策定，2012（平成24）に3度目となる高齢社会対策大綱が策定された．この大綱では，戦後生まれの人口規模の大きい，いわゆる「団塊の世代」（1947（昭和22）～1949（昭和24）年生まれ）が75歳以上の後期高齢者となる2025（平成37）年には，わが国は本格的な高齢社会に移行することから，高齢社会対策の推進にあたっての基本的考え方を明確にし，分野別の基本的施策の展開を図ることとしている．

　高齢社会対策大綱の目的は，わが国が，世界のどの国もこれまで経験したことのない超高齢社会を迎えているなかで，意欲と能力のある高齢者には社会の支え手となってもらうと同時に，支えが必要となった時には，周囲の支えにより自立し，人間らしく生活できる尊厳のある超高齢社会を実現させていくとともに，国民一人ひとりの意欲と能力が最大限に発揮できるような全世代で支え合える社会を構築することである．

　高齢社会対策大綱では，高齢社会対策基本法の基本理念を確認し，以下の6つの基本的考え方

を掲げている.

　①「高齢者」の捉え方の意識改革

　②老後の安心を確保するための社会保障制度の確立

　③高齢者の意欲と能力の活用

　④地域力の強化と安定的な地域社会の実現

　⑤安全・安心な生活環境の実現

　⑥若年期からの「人生90年時代」への備えと世代循環の実現

　上記の高齢社会対策の推進の基本的考え方をふまえ，健康・介護・医療等分野など，6つの分野別の基本的施策に関する中期にわたる指針を定め，これにそって施策の展開を図るものとしている．健康・介護・医療等分野にかかわる基本的施策は，(1)健康づくりの総合的推進（生涯にわたる健康づくりの推進，介護予防の推進など），(2)介護保険制度の着実な実施，(3)介護サービスの充実（必要な介護サービスの確保，認知症高齢者支援施策の推進など），(4)高齢者医療制度等について（地域における包括的かつ持続的な在宅医療・介護の提供など），(5)住民等を中心とした地域の支え合いの仕組み作りの促進（地域の支え合いによる生活支援の推進など）である．

② 「保健医療2035」の策定

　今後わが国は，高齢化のさらなる進展と人口減少という大きな人口構造の変化に伴い，保健医療のニーズは増加・多様化し，必要となる資源も増大することが予想される．わが国の保健医療制度は，いわゆる「団塊ジュニアの世代」（1971（昭和46）～1974（昭和49）年生まれ）が65歳に到達し始める2035年頃を見据えたビジョンに基づく変革を行うことが求められ，2015（平成27）年6月に「保健医療2035」提言書が取りまとめられた．この提言書には，2035年の保健医療の姿とその方向性，具体的な施策案が示されている．「保健医療2035」では，保健医療，介護・福祉サービスを切れ目なく提供し，高齢者や障害者，生活困窮者等あらゆる人々がコミュニティで共生できる地域包括ケアシステムの実現を求めている．

③ 地域包括ケアシステムの構築

　生活習慣病（慢性疾患）中心への疾病構造の変化や高齢化の進展に伴い，複数の慢性疾患を抱えながら地域で暮らす人が増加している．地域での生活を支えるためには，急性期後の長期ケアにかかわる医療，介護，生活支援等の各種の多様なサービスによって，住み慣れた地域での尊厳ある暮らしの継続を支援していく必要がある．このため，厚生労働省は，地域の包括的な支援・サービス提供体制（地域包括ケアシステム）の構築を推進している．

〔1〕 地域包括ケアシステムの定義と構成要素

　地域包括ケアシステムの定義は，「地域の実情に応じて，高齢者が，可能な限り，住み慣れた地域でその有する能力に応じ自立した日常生活の支援が包括的に確保される体制」（「持続可能な社会保障制度の確立を図るための改革の推進に関する法律」第4条第4項）と規定されている．具体的には，高齢者の日常生活圏域において，医療，介護，予防，住まいおよび生活支援が，包括的，継続的に行われることが必要であるとされている．このシステムは，市町村や都道府県が，地域

- 団塊の世代が75歳以上となる2025年を目途に，重度な要介護状態となっても住み慣れた地域で自分らしい暮らしを人生の最後まで続けることができるよう，住まい・医療・介護・予防・生活支援が一体的に提供される地域包括ケアシステムの構築を実現していきます．
- 今後，認知症高齢者の増加が見込まれることから，認知症高齢者の地域での生活を支えるためにも，地域包括ケアシステムの構築が重要です．
- 人口が横ばいで75歳以上人口が急増する大都市部，75歳以上人口の増加は緩やかだが人口は減少する町村部等，高齢化の進展状況には大きな地域差が生じています．
  地域包括ケアシステムは，保険者である市町村や都道府県が，地域の自主性や主体性に基づき，地域の特性に応じて作り上げていくことが必要です．

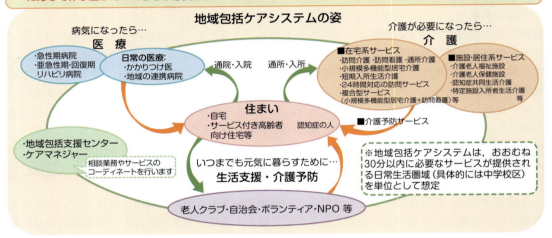

図 3-3　地域包括ケアシステム

(厚生労働省老健局（2013）．地域包括ケアシステムについて．P.1，厚生労働省ホームページより転載)

の自主性や主体性に基づき，地域の特性をふまえて構築することが重要であり，在宅医療と介護の一体的な提供をめざす取り組みも進められている．

　前述の定義に基づけば，地域包括ケアシステムは，①医療，②介護，③予防，④住まい，⑤生活支援の5つの要素から構成される．5つの要素は並列的な関係ではなく，「住まい」という土台の上で生活を構築するために必要なのが「介護予防」・「生活支援」であり，この2つが生活の基礎を構成する．その上に，専門職によってニーズに応じた「医療・看護」，「介護・リハビリテーション」といったサービスが提供されることで，5つの要素が有機的に連携しながら，在宅生活を支える仕組みを構成する（図3-3）．

〔2〕地域包括ケアシステム構築と取り組みにおける看護の課題

　地域包括ケアシステムは，高齢者が可能な限り住み慣れた地域で尊厳のある自立した暮らしを継続することができるように，生活支援や介護サービスなどのさまざまな支援を継続的かつ包括的に提供する仕組みである．したがって，高齢者の入院に際しては，住み慣れた地域での療養や生活を継続できるように，積極的な退院支援が求められる．看護職は，その人が暮らしていた地域，その人の暮らしの拠点である住まいと希望にかなった住まい方について関心をもち，早期から退院後の生活をイメージし，看護を展開する必要がある．

　そして，その人の有する能力に応じ自立した日常生活のために必要な支援を継続的かつ包括的に提供するためには，入院医療機関と在宅医療にかかわる機関との協働ならびにケア提供者間で

の連携と多職種協働が不可欠となる．例えば，医療機関・施設の看護職には，居宅介護支援事業所や地域包括支援センターの介護支援専門員，特別養護老人ホームや有料老人ホームなどの介護支援専門員や介護職員等との相互連携が求められる．看護職は，他職種と協働関係を構築していくためのコミュニケーション能力やネットワークづくりの能力を備えていくことが期待される．

　地域包括ケアシステムの構築を推進するためには，地域における共通課題を明確化し，その解決のために必要な資源の開発や地域づくりにつなげることが重要であり，地域ケア会議がその役割を担っている．地域ケア会議は，地域包括支援センターや市町村が主催し，看護・介護の専門職をはじめ，医師や介護支援専門員，市町村の担当者や民生委員など，地域の多様な関係者の多職種協働による個別事例の検討を行い，ネットワークづくりやケアマネジメント支援，地域課題の把握等を図る場である．地域ケア会議に参加することを通して，地域住民や関係者の声や要望を実際に聞き，個別のケアマネジメント事例を検討・検証し蓄積することで，地域のニーズを把握することができる．看護職には，把握された地域のニーズに対応したケアサービスの創出や地域の人々とともに地域づくりの担い手としての役割を果たすことが求められている．

認知症高齢者施策

　厚生労働省によると，わが国における認知症の人の数は2012（平成24）年で約462万人，65歳以上の高齢者の約7人に1人と推計されている．軽度認知障害（MCI）と推計される約400万人と合わせると，65歳以上高齢者の約4人に1人が認知症またはその予備軍ともいわれている．高齢化の進展に伴い，認知症の人の数は今後も増加が見込まれており，2025（平成37）年には，認知症の人は約700万人となり，65歳以上高齢者に対する割合は約5人に1人まで上昇するとの推計もある．このように認知症高齢者が急増している状況をふまえ，認知症の人が認知症とともによりよく生きていくことができるような環境整備をめざして，「認知症施策推進5か年計画（オレンジプラン）」（2012（平成24）年策定）を改め，2015（平成27）年に「認知症施策推進総合戦略（新オレンジプラン）」が策定され，これに基づき認知症施策が進められている．

 ### 認知症対策の動向

　わが国における認知症対策は，認知症高齢者の増加による認知症への社会的関心の高まりとともに，徐々に進められてきた．1986（昭和61）年に「厚生省痴呆性老人対策推進本部」が設置され，認知症に関する①実態とニーズの把握，②調査研究の推進，③在宅保健福祉対策の確立，④施設対策の推進，⑤マンパワーの確保，⑥関連施策の総合的推進などを主要検討項目とし，施策の充実が図られた．1988（昭和63）年に老人性痴呆疾患治療病棟および老人性痴呆疾患デイケア施設，1989（平成元）年には老人性痴呆疾患センターが創設された．1992（平成4）年に痴呆性老人毎日通所型デイサービス（E型）が始まり，1997（平成9）年には痴呆対応型共同生活介護（グループホーム）が制度化された．

　2004（平成16）年12月，「痴呆」から「認知症」への呼称変更が行われ，その翌年の2005（平成17）年度が「認知症を知る1年」と位置づけられた．厚生労働省は，多くの人々に認知症が正しく理解され，また認知症の人が安心して暮らせる町がつくられていくよう，普及啓発のためのキャンペーンである「認知症を知り地域をつくる10ヵ年」の構想を発表した．このキャンペー

90 第3章 超高齢社会を支える高齢者ケアシステム

表3-4 新オレンジプラン7つの柱

①認知症への理解を深めるための普及・啓発の推進
②認知症の容態に応じた適時・適切な医療・介護等の提供
③若年性認知症施策の強化
④認知症の人の介護者への支援
⑤認知症の人を含む高齢者にやさしい地域づくりの推進
⑥認知症の予防法，診断法，治療法，リハビリテーションモデル，介護モデル等の研究開発およびその成果の
　普及の推進
⑦認知症の人やその家族の視点の重視

の取り組みの1つとして，認知症の人と家族への応援者である認知症サポーターが養成されている．

　2012（平成24）年には，厚生労働省認知症施策検討プロジェクトチームにより，「今後の認知症施策の方向性について」が取りまとめられた．これに基づいて，認知症になっても本人の意思が尊重され，できる限り住み慣れた地域のよい環境で暮らし続けることができる社会の実現をめざし，2012（平成24）年9月に「認知症施策推進5か年計画（オレンジプラン）」が策定された．標準的な認知症ケアパスの作成・普及，認知症の早期診断・早期対応の方策，地域での生活を支える医療・介護サービスの構築，地域での日常生活・家族の支援の強化などを進めていった．2014（平成26）年に行われた認知症サミット日本後継イベントでは，内閣総理大臣から厚生労働大臣に対して，認知症施策を加速させるための新たな戦略の策定指示があった．これを受けて，厚生労働省では，2015（平成27）年1月に「認知症施策推進総合戦略～認知症高齢者等にやさしい地域づくりに向けて～（新オレンジプラン）」を関係省庁と共同して策定した．以後この戦略に基づき，認知症の人の生活全体を支えるよう，関係省庁が一丸となって施策を推進することとなった．新オレンジプランでは，団塊の世代が75歳以上となる2025年を見据え，表3-4に示す7つの柱を設定し，施策に対応する具体的な数値目標を定めている．

　また，新オレンジプランの7つの柱のうち，「②認知症の容態に応じた適時・適切な医療・介護等の提供」において，「行動・心理症状（BPSD）や身体合併症等への適切な対応」を習得し，その対応力を向上させる目的で，2016（平成28）年度から「看護職員の認知症対応力向上研修」が展開されている．さらに，2016（平成28）年の診療報酬改定により，「認知症ケア加算1」および「認知症ケア加算2」が新設され，身体疾患を有する認知症患者への適切な医療・ケアが評価されるようになった．

　2018（平成30）年12月には，認知症施策推進関係閣僚会議が設置され，さまざまな意見聴取や議論を経て，2019（令和元）年6月に認知症施策推進大綱が取りまとめられた．この大綱では，「認知症の発症を遅らせ，認知症になっても希望を持って日常生活を過ごせる社会を目指し，認知症の人や家族の視点を重視しながら，「共生」と「予防」を車の両輪として施策を推進していく」ことを基本的考え方としている．この基本的な考え方をふまえ，①普及啓発・本人発信支援，②予防，③医療・ケア・介護サービス・介護者への支援，④認知症バリアフリーの推進・若年性認知症の人への支援・社会参加支援，⑤研究開発・産業促進・国際展開の5つの柱が設定された．認知症施策推進大綱の対象期間は，団塊の世代が75歳以上となる2025（令和7）年までとし，上記①〜⑤の施策は，認知症の人やその家族の意見をふまえて推進するものとしている．

Ⅱ　高齢者のための保健・福祉活動の現状と今後の課題　**91**

❷ 利用できるサービスと今後の課題
〔1〕介護保険の地域密着型サービス

　介護保険のサービスについては，本書Ⅰ-③-❷で述べた利用手続きの流れにそって，認知症高齢者の状況に応じたサービスを受けることができる．介護保険サービスのうち，地域密着型サービス（表3-3）は身近な市町村で提供される小規模なサービスであり，認知症対応型通所介護，認知症対応型共同生活介護（グループホーム），地域密着型特定施設入居者生活介護，地域密着型介護老人福祉施設入所者生活介護などがある．認知症対応型通所介護は，認知症の症状がある人を対象とする定員12名以下の通所介護であり，グループホームも認知症の症状がある人が対象であり，少人数（5～9人）の家庭的な環境のなかで，近隣の住民ともかかわり合いながら，共同生活を支援するサービスである．地域密着型特定施設入居者生活介護は，定員30人未満の小規模な有料老人ホーム・軽費老人ホーム・養護老人ホーム等であり，地域密着型介護老人福祉施設入所者生活介護は，定員30人未満の小規模な特別養護老人ホームである．このような地域密着型サービスでは，住み慣れた地域の家庭的な雰囲気のなかで，なじみのスタッフによる個別ケアを受けることができ，認知症高齢者にとって大きなメリットである．

〔2〕オレンジプラン・新オレンジプランのサービス

　2012（平成24）年に策定されたオレンジプランでは，その取り組みの1つである「地域での生活を支える介護サービスの構築」において，認知症の人が可能な限り住み慣れた地域で生活を続けていくために，必要なグループホームや小規模多機能型居宅介護等の介護サービスを整備・充実するとされた．さらに，2015（平成27）年に策定された新オレンジプランの7つの柱のうちの「②認知症の容態に応じた適時・適切な医療・介護等の提供」では，訪問・通所系サービス，グループホームなどの居住系サービス，介護保険施設といった介護サービス基盤の整備を進めていくとされている．認知症の人と家族が利用できるサービスは，これらの認知症施策にそって整備され，その数は大幅に増加したが，それぞれのサービスの質については，その標準化を図っていくことが今後の課題である．また，2015（平成27）年の介護報酬改定では，グループホームにおける早期からの看取り体制整備に対して，看取り介護加算が引き上げられ，グループホームが認知症高齢者の最期の場としての役割を果たすことが期待されている．今後，住み慣れた地域において認知症高齢者の看取りを支えていくためのサービスをさらに整備していくことが求められる．

〔3〕認知症カフェ

　オレンジプランにあげられた「認知症カフェ」（認知症の人と家族，地域住民，専門職等のだれもが参加でき，集う場）（表3-5）の普及について，新オレンジプランでは，認知症の人やその家族が，地域の人や専門家と相互に情報を共有し，お互いを理解し合う認知症カフェ等の設置を推進すると記された．また，2018（平成30）年度から，すべての市町村で地域の実情に応じ実施するという目標が示されており，「認知症カフェ」は認知症の人やその家族に対する支援としての今後の発展が期待されている．

92　第 3 章　超高齢社会を支える高齢者ケアシステム

表 3-5　認知症カフェの取り組みの一例

K市地域包括支援センターの取り組み

○1〜2回／月程度の頻度で開催（2時間程度／回）
○通所介護施設や公民館の空き時間を活用
○活動内容は，特別なプログラムは用意されていなく，利用者が主体的に活動
○効果
　・認知症の人　→ 自ら活動し，楽しめる場所
　・家　　　族　→ わかり合える人と出会う場所
　・専 門 職　→ 人としてふれあえる場所（認知症の人の体調の把握が可能）
　・地域住民　→ つながりの再構築の場所（住民同士としての交流の場や，認知症に
　　　　　　　　対する理解を深める場）

（厚生労働省(2013)．第 47 回社会保障審議会介護保険部会（平成 25 年 9 月 4 日）資料 2：認知症施策の推進について，p.12, 厚生労働省ホームページより抜粋して転載）

[参考文献]

1．厚生労働省編（2016）．平成 28 年版厚生労働白書，pp.96-104, pp.146-200, pp.392-397, 厚生労働省ホームページ．
2．厚生労働統計協会編（2019）．国民衛生の動向 2019/2020, 厚生労働統計協会．
3．内閣府編．平成 30 年度高齢社会白書．内閣府ホームページ．
4．厚生労働省（2015）．保健医療 2035 提言書，厚生労働省ホームページ．http://www.mhlw.go.jp/file/04-Houdouhappyou-12601000-Seisakutoukatsukan-Sanjikanshitsu_Shakaihoshoutantou/0000088647.pdf

第4章

高齢者と家族への看護：
家族形態と社会問題

［学習目標］

1. 高齢社会における家族形態について理解できる.
2. 高齢者を介護する家族の状況と家族への支援を理解できる.
3. 家族による高齢者虐待の問題について理解できる.

I 高齢者を取り巻く家族形態の変化

　一般に,「家族」は夫婦の配偶関係や親子・兄弟姉妹などの血縁関係によって結ばれた親族関係を基礎にして成立する小集団であると定義される[1]．一方,実際に「家族」という言葉は,同居して生活をともにしている親兄弟をさす場合や,結婚等で別に暮らすようになった故郷の両親,兄弟を意味する場合,さらには,婚姻関係に基づかないパートナーを含める場合もあり,多義的な言葉である．高齢者を対象として看護を実践する場合,「家族」をどのような視点からとらえる必要があるか,高齢者を取り巻く家族の状況をとらえてみたい．

1 世帯構成の変遷

　居住および／あるいは生計をともにする生活単位を「世帯」という．日本の世帯構造は,小規模化するとともに,その数は増加傾向にある（図4-1）．1世帯を構成する人員は昭和28（1953）年には5名であったものが,2018（平成30）年で2.44人と半減する一方で,世帯総数は1,718万世帯から5,099万1千世帯へと増大している．その中でも65歳以上の高齢者のいる世帯数は,高齢者数の増加に伴い年々増加している．2018（平成30）年では65歳以上の高齢者を含む総世帯

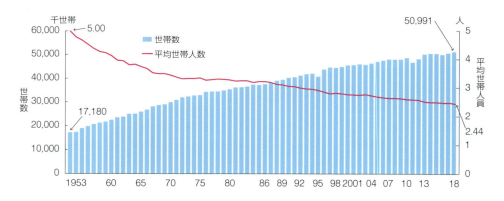

注：1）1995年の数値は,兵庫県を除いたものである．
　　2）2011年の数値は,岩手県,宮城県及び福島県を除いたものである．
　　3）2012年の数値は,福島県を除いたものである．
　　4）2016年の数値は,熊本県を除いたものである．

図4-1　世帯数と平均世帯人員の年次推移
（厚生労働省（2019）．平成30年国民生活基礎調査の概況,p.3,厚生労働省ホームページより転載）

数は 2,492 万 7 千世帯であり，これは全世帯数の 48.9％を占めるまでとなっている（第 1 章 I - ② を参照）．この高齢者を含む世帯の内訳は，「夫婦のみの世帯」が 32.3％と最も多く，次いで「単独世帯」27.4％，「親と未婚の子のみの世帯」20.5％，「三世代世帯」10.0％となっている．古く 1980（昭和 55）年では世帯構造の中で三世代世帯の割合が全体の半数を占め，典型的な世帯構成であったが，単独世帯および夫婦のみの世帯，すなわち高齢者の 1 人暮らし，高齢夫婦の 2 人暮らしは，合わせると半数を超えている．また，高齢者世帯の単独世帯に着目すると，女性が約 7 割を占め，女性の単独世帯では 80 歳以上が 41.5％を占めるのに対し，男性の単独世帯で 80 歳以上を占める割合は 24.9％となっており，女性でより高齢の 1 人暮らしが多いことがわかる（図 4-2）．

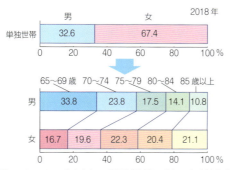

図 4-2　65 歳以上の単独世帯の性・年齢構成

（厚生労働省（2019）．平成 30 年国民生活基礎調査の概況，p.5，厚生労働省ホームページより転載）

② 別居家族との交流

　高齢者が子ども家族と同居するという家族形態は少なくなっているが，それが高齢者とその子どもとの絆の弱まりをあらわしているとはいえない．例えば，1 人暮らしだが近くに住んでいる子どもが週 4 日通ってきて泊っていくという例，マンションで 1 人暮らしをしているが同じマンションの別の部屋に子ども家族が暮らしており，日中はそちらに行って過ごしているという例，地方で 1 人暮らしをしているが週末ごとに都市部から息子が帰ってきて農作業を行うという例など，1 人暮らしとはいえ，家族と頻回な交流をもち，サポートを受けている場合は少なくない．

　図 4-3 は，2016（平成 28）年における年齢階級別にみた 65 歳以上の者の子との同居状況別構成割合を示している．子どもとの同居割合は，80 歳を超えると約半数となっている．また，図 4-4 は高齢単身者や高齢者夫婦に別居している子どもがいる場合，その子どもがどこに住んでいるのかを示したものである．同一家屋に住んでいるものは 3.1％，同一敷地が 4.7％，同一市区町村が 17.3％，近隣地域が 27.0％で，これらを合わせると別居している子どもの約半数（52.1％）が，高齢となった親の近くに住んでいる．また，年齢別にみると，年齢が高くなるほど子どもとの同居率は高く，1 人暮らしあるいは夫婦 2 人暮らししていた高齢者がさらに歳を重ね，介護が必要となってくると，子どもと同一家屋または同一敷地内に住むようになる状況も見うけられる．

　高齢者と通常の移動手段で 30 分未満に暮らす別居子とは週 1 回以上の対面接触と電話や手紙な

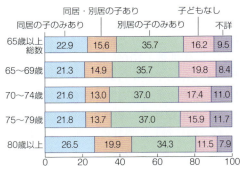

図4-3 年齢階級別にみた65歳以上の者の子との同居状況別の構成割合

(厚生労働省（2017）．平成28年国民生活基礎調査の結果により作成)

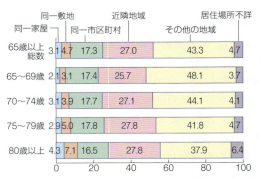

図4-4 年齢階級別にみた別居の子のみの65歳以上の者の子の居住場所の構成割合

(厚生労働省（2017）．平成28年国民生活基礎調査の結果により作成)

どの非対面接触を行っていることを明らかにした研究もある[2]．

　以上のように現代の高齢者とその家族の状況は，1人暮らし，夫婦2人暮らしといった高齢者が増えているものの，子どもたちとは一定の距離を保ちながら交流して親密な関係性を維持し，年を重ね介護が必要な状態になった場合に，子どもたちと同居あるいは近居，準同居していく傾向がある．

　生活単位を意味する「世帯」と「家族」は必ずしも一致せず，当事者同士の家族意識によってはじめて家族が成立するともされる[3]．実際，高齢者の入院，退院，在宅療養というあらゆる看護の場面で，同居家族だけを対象にしていたのでは，その支援は成り立たない．高齢者の家族を同居家族に限ってとらえることなく，高齢者と親密な関係性を維持している別居子を含めて家族をとらえ，支援していく視点が必要である．

Ⅱ　高齢者を介護する家族への支援　　**97**

Ⅱ

高齢者を介護する家族への支援

① 在宅介護を必要とする高齢者の増加

　介護を必要とする高齢者の数は急速に増加している．介護保険制度のサービスを受給した65歳以上の被保険者は，2015（平成27）年1月の時点で488.4万人となっている[4]．男女比は男性が29.2％，女性が70.8％で女性が多い．要介護となる原因は，認知症，脳血管疾患，高齢による衰弱，骨折・転倒が主なものとなっている[5]．このような介護が必要となった高齢者はどこで生活しているかを介護サービスの利用実態からみると，要介護1～3の人は居宅サービスの利用が多く，重度の要介護4または5の人は居宅サービス，施設サービス利用が約半々である（表4-1）．このことから重度の要介護状態となると施設に入所する者も増えるが，半数は在宅で療養していることがわかる．

表 4-1　介護保険要介護度別のサービス利用状況（受給者数）

（単位：千人）

	計	支援1	支援2
総　数	1125.6	508.8	613.3
介護予防居宅サービス	1110.5 (98.7)	501.7 (98.6)	605.4 (98.7)
介護予防地域密着型サービス	10.5 (0.9)	4.2 (0.8)	6.2 (1.0)

（単位：千人）

	計	要介護1	要介護2	要介護3	要介護4	要介護5
総　数	3,895.7	970.3	975.0	745.0	669.1	536.1
居宅サービス	2786.7 (71.5)	871.2 (89.8)	819.0 (84.0)	501.2 (67.3)	354.2 (52.9)	241.0 (45.0)
地域密着型サービス	390.8 (10.0)	73.3 (7.6)	92.4 (9.5)	98.3 (13.2)	73.5 (11.0)	53.3 (9.9)
施設サービス	913.3 (23.4)	52.8 (5.4)	108.5 (11.1)	197.5 (26.5)	282.5 (42.2)	271.9 (50.7)

資料：厚生労働省「介護給付費実態調査月報」（平成27年1月審査分）より内閣府作成
（注1）（　）内は要介護（要支援）状態区分別の受給者総数に占める各サービスの受給者の割合（単位：％）
（注2）総数には，月の途中で要支援から要介護又は要介護から要支援に変更となった者を含む．端数処理等の関係上，内訳の合計が総数に合わない場合がある．
（注3）「介護予防支援」または「居宅介護支援」のみの受給者は，「総数」には含むが「介護予防居宅サービス」または「居宅サービス」には含まない．

（内閣府（2016）．平成28年版高齢社会白書，p.25，内閣府ホームページより転載）

② だれが介護を担っているか

　このような高齢者を自宅で介護しているのは，約6割が同居している家族である．その内訳は，以前（例えば2004（平成16）年）は配偶者に次いで，子の配偶者すなわち長男の嫁が多い状況であったが，2016（平成28）年では，配偶者に次いで子が多くなっている（図4-5）．家族介護者の性別は女性が約7割と圧倒的に多く，年齢は男女とも60～69歳が最も多くなっている．また，70歳以上の者が約4割を占め，高齢者が高齢者を介護するという，いわゆる老々介護も少なくない．この老々介護の中には要介護度の重い高齢者を介護するケースも多くある．

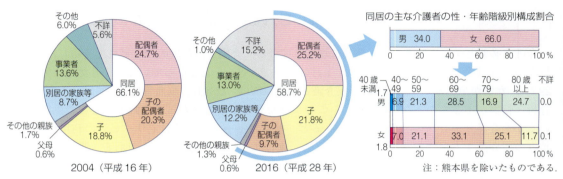

図4-5　主な介護者と要介護者との続柄および同居別・性別・年齢階級別の構成割合

（厚生労働省（2005）．平成16年国民生活基礎調査の概況および厚生労働省（2017）平成28年国民生活基礎調査の概況より抜粋して掲載）

③ 介護家族の抱える問題

　日本の医療保険制度は大きな変革を遂げており，入院期間は短縮化され在宅療養に移行する高齢者が増えている．このような中で家族が直面する介護問題は深刻さを増している．住み慣れた自宅で過ごし続けたいと考える高齢者は多い．また家族は，できれば高齢となった親を，あるいは夫を，妻を，在宅で看ていきたいと望む場合は多い．しかし多くの場合，高齢者の配偶者は同様に高齢であり，その子ども世代は自分の配偶者や子どもとの家庭生活を維持しなくてはならないという課題を背負っている．このような中で介護者は，大きなストレスにさらされている．平成28年国民生活基礎調査によると，同居の主な介護者は，男性62.0％，女性72.4％が悩みやストレスがあると回答している．その内容は，家族の病気や介護，自分の病気や介護，収入・家計・借金などの経済的問題，家族との人間関係や自由になる時間がないことなど，多岐にわたる（図4-6）．家族介護者の4人に1人がうつ状態にあるといわれ，高齢介護者では，その約3割が「死んでしまいたい」と感じるほどの，深刻な悩みを抱えているという報告もある[6]．

　こうした背景には，要介護状態が重度になるほど介護に要する時間が増え，要介護4以上では約半数がほとんど終日介護している状況になり，介護者の心身の健康状態が悪化することや，子ども世代が老親介護をする場合，仕事と介護の両立が困難で，介護を理由に離職，転職を余儀なくされることも多い[4]こと，さらにこれにより，介護者の社会的孤立の問題もあることなどがあげられる．

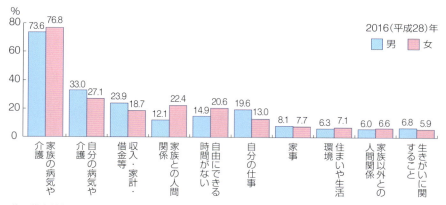

図4-6 性別にみた同居の主な介護者の悩みやストレスの原因の割合（複数回答）
（厚生労働省（2017）．平成28年国民生活基礎調査の概況．p.33，厚生労働省ホームページより転載）

　認知症の高齢者では，認知症症状の進行に伴って日常生活動作に支障が出始め，徘徊や物盗られ妄想など，家族や周囲が困惑する言動が出てくると，介護する家族は目を離すことができない状態となる．また，介護者の認知症に対する理解や受け入れが不十分で，言動を修正しようと試みるといった適切でない対応で，高齢者との関係性が悪化し，家族の介護負担が増大することも多い[7), 8)]．

　一方，高齢者が施設に入所することで，家族介護が終結するわけではない．家族は居場所がどこに変わろうとも，高齢者の介護に対する責任を果たし続けるとともに，その場に応じた新しい責任をもつようになる．例えば認知症の人は，病院や長期療養施設での生活に適応するのが難しいが，家族はその状況を改善しようと苦慮していることや，在宅での介護を継続できなかったことに罪悪感をもち続けており，それは，認知症の人や他の家族員との間で葛藤がある場合により強くなることが報告されている[9)]．

④ 家族支援のための諸理論

　高齢者の多くは同別居にかかわらず，子やその家族とのつながりをもち，その時々に応じたサポートを与え合っている．老親が要介護となった時，その影響はそのつながりをもつ家族全体に影響を与え，さらにはその家族全体のありようが高齢者に提供される介護の質へと影響する．したがって，私たち看護職は，高齢者を中心とする家族全体の生活や関係性を理解して援助していくことが重要である．ここでは既存の知見から，そのための重要な手がかりとなる考え方，理論を紹介する．

❶ システムとしての家族

　システムとは，複数の要素が密接に関係し合い，全体としてまとまった機能を発揮している要素の集合体と定義される[1)]．家族員がかかわり合って一人ひとりの，そして集団としての生活を成り立たせている家族は，システムの1つと考えることができる．健康障害を有する高齢者の生

活も，その配偶者，子ども，子どもの配偶者，孫といった家族員が相互にかかわりあって成立している．これがそのような高齢者の生活にかかわる家族員の集合は家族システムとしてとらえられる．

家族をシステムとしてとらえる家族システム論は，1950 年代に生物学者ベルタランフィ（Bertalanffy, L）[10] が提唱したあらゆるシステムに共通する法則「一般システム論」がもととなっている．これが社会学における家族理論，また臨床心理学における家族療法モデル[11), 12]，看護学における家族看護モデルの基盤となっている．家族システムの主な特徴は次の通りである[11), 13]．

①家族システムは，相互に密接に作用し合い依存し合っている個人からなる小集団であり，全体としての家族の機能や目標を志向している．家族は主に 2 つの機能，すなわち経済，保護，保健，愛情など家族成員のニーズを満たすことと，家族が属している社会のニーズを満たすことを担っている．

②家族システムは，個人，そして配偶者や親子・同胞等関係のサブシステムから形成される．

③家族システム内で各家族成員は複雑に結びついており，一部で生じる変化は必然的に家族システム全体に変化をもたらす．

④家族システムは物質，エネルギー，情報を環境と交換している開放システムである．家族システムは環境との間に境界をもつ．この境界は家族境界と呼ばれ，家族のニーズに応じて拡大されたり引き締められたりすることで，環境からのインプットや環境へのアウトプットの量を調整する．例えば，家族システムが在宅サービスを受け入れたり拒否したりする状況を，この特徴から説明できる．

⑤家族システムは環境条件の変動に対して自らを変化させその変動に対応し，存続・成長する．家族システムの環境条件の変化への対応には，システムの組織を変えないまま，システムの安定性を保とうとする対応と，大きな環境の変化により危機的な状態に陥った場合に，家族システムの組織自体を自ら刷新して対応するという 2 つのタイプがある．これらの対応は，家族は家族境界の機能によって，環境との間で情報や物質，エネルギーを選択的にやりとりすることで可能となる．

家族を「家族システム」ととらえることで，高齢者の健康障害が，ある特定の家族員だけでなく，家族全体に影響を及ぼすことをとらえやすくなる．さらに高齢者の健康障害をサポートする家族が一旦機能不全状態に陥っても，家族全体のあり方が変化することで，それを乗りこえていくという，家族システムの力を引き出すことを前提とした家族支援を考えることも可能になる．さらにそのような支援を実施してゆくうえで，福祉サービス，訪問看護，近隣の人々や親族等，家族外の環境からの支援の重要性も確認できるとともに，家族自身がそれを取り入れるかどうかを調整する自律性を備えていることを前提にできる．

❷ 家族システムをとらえるための技法

家族システムをとらえるための技法として，ジェノグラムとエコマップがある．これらは家族療法の臨床で発展してきた技法であるが，看護にはカルガリー家族アセスメントモデル（Calgary Family Assessment Model：CFAM）*によって紹介され，広く知られるようになった．

ジェノグラムという語は，遺伝子という意味の gene と，図表という意味の diagram とを合成した造語であり，世代間関係の構造を示した家族図式をいう．原則 3 世代以上の家族員と，その

II 高齢者を介護する家族への支援

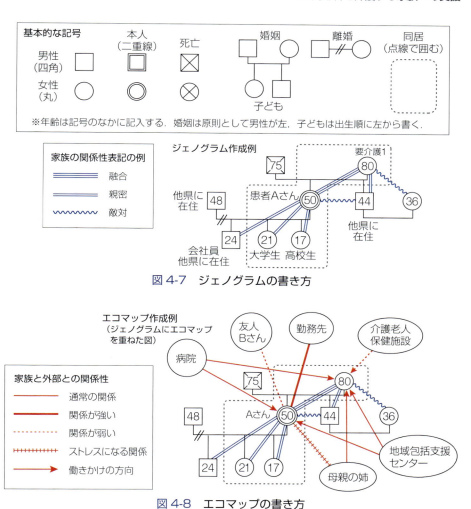

図 4-7 ジェノグラムの書き方

図 4-8 エコマップの書き方

(図 4-7, 4-8 は, 厚生労働省社会保障審議会児童部会社会的養護専門委員会（2011）. 第 12 回議事次第資料 10（1）育てノート作成マニュアルを参考に作成)

人間関係を盛り込んで作成する．家族構造を把握するための図に，関係性をあらわすさまざまな線を書き加えることにより，だれでもがその図表を読み解いて対象家族全体の関係性を把握することが可能になる．作成の仕方にはいくつかのルールがあり，そのルールに従って作成する（図4-7）.

エコマップは，支援を要する家族を中心として，その家族の問題や解決にかかわっている（かかわる必要がある）人や機関を公的・私的を問わず記載したものである．家族の内と外の相互作用の量と質を評価し，その家族にとっての重要な人，組織，グループとの関係性の全体像の把握に有用である．対象家族を中心として，現在，対象家族がかかわっているすべての関係者および

＊家族療法モデルを看護実践に取り込んだシステム看護モデルである．1984 年にカナダのカルガリー大学看護学部 Wright, L. M. らによって開発され，家族に焦点を当てたアセスメントモデルとして提唱された.

102   第4章　高齢者と家族への看護：家族形態と社会問題

関係機関名（公的・私的）をその周囲に記入する．現在はかかわりをもっていないが，将来的に連携を図っていく必要がある機関などの社会資源も記載する．関係者および関係機関を家族に結びつける．この際，関係が強い場合，ストレスのある関係の場合，希薄な関係の場合などで線の種類を変えて，それぞれの関係がわかるようにする．

　ジェノグラムとエコマップを重ねてあらわすことにより，その家族が抱える問題の整理やだれに，だれが働きかけるとよいか等の支援策を検討するのに役立てることができる（図4-8）．

❸ ファミリーライフサイクルと発達課題

　ファミリーライフサイクル（家族周期）という概念がある．ライフサイクルとは，生命をもつものの生涯，一生の生活にまつわる規則的な推移のことである．家族のライフサイクルは，男女

表 4-2　核家族の発達段階と基本的発達課題

発達段階	基本的発達課題
新婚期 （結婚から第1子誕生まで）	・双方の出生家族から自立し，新しい生活様式を築き上げる ・出生家族との関わりを維持しつつ，夫婦としての絆を深める ・双方の親族や近隣との新たな社会関係を築く
養育期 （乳幼児をもつ家族）	・育児という新たな役割を獲得し，乳幼児を健全に保育する ・夫婦という二者関係から，子どもを含んだ三者関係への変化を受け入れ，新しい生活のあり方を再構築する ・家事・育児の分担に関する夫婦のルールを築く ・必要に応じて保育サービスなどの社会資源を活用する ・祖父母と孫との関係を調整する
教育期（前期） （学童期の子どもをもつ家族）	・子どもに大切な家族の一員であるという感覚を与えつづけながら，子どもの社会性の発達を促す ・子どもが自分の手元から離れる不安や心配を乗り越え，学校生活や友人関係で子どもが直面する問題の解決に適切な手助けをする ・学校などの地域社会とのつながりを強化する
教育期（後期） （10代の子どもをもつ家族）	・子どもの自由や責任を認め，開放的なコミュニケーションに努め，子どもと親との間にゆるやかな絆を形成する ・子どもからの拒絶を受け入れることを学ぶ ・しだいに焦点を子どもから配偶者に移し，夫婦を基盤にした将来の家族の発達段階の基礎を築きはじめる ・両親は，生活習慣病の予防に努める
分離期 （子どもを巣立たせる時期）	・親離れ，子離れに伴う喪失感を克服し，親子が並行してこれらの課題を達成する ・子どもが巣立ったあとの老後の生活に向けて，生活設計を具体的に検討する ・更年期障害や生活習慣病のコントロールに努める
充実期 （夫婦二人暮らしの時期）	・夫婦が新たに出会い直し，夫婦の関係性を強化する ・加齢に伴うさまざまな変化を受け入れ，無理のない新しい生活スタイルを構築する ・地域活動に参加し，これまでの豊かな生活経験を社会的に活かす ・子どもの配偶者やその親族などとの新たな関係を構築する ・老親の介護問題に夫婦で取り組む
完結期 （配偶者を失ったあとの時期）	・配偶者を失った喪失の現実との折り合いをつける ・一人で暮らす生活や新たに同居しはじめた子どもたちとの生活に適応する ・他者からの支援を受けるという新たな体験を通じて社会性を維持・拡大させる

（渡辺裕子（2014）．家族看護学を基盤とした在宅看護論Ⅰ：概論編，日本看護協会出版会，p.102より転載）

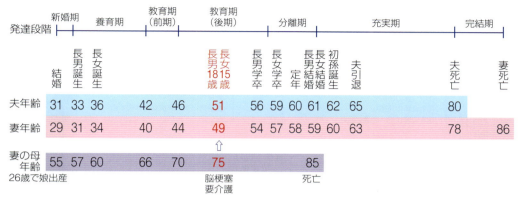

図 4-9　ある家族のファミリーライフサイクル

が結婚して，新しい家族を形成した時に始まり，夫婦の死亡によって終わるとされる．家族発達論では，このファミリーライフサイクルを発達段階で区切り，各発達段階で解決しなければならない基本的課題が示されている（表 4-2）．

図 4-9 は，ある家族のファミリーライフサイクルをあらわしている．これに妻方の母親の年齢を平行して記した．母親が 26 歳の時に娘（妻）を出産したと仮定した．母親の年齢は，この娘夫婦が結婚した時 55 歳，娘夫婦に第 1 子が生まれた 57 歳，第 2 子が生まれた時 60 歳，第 2 子が小学校に入学し，娘家族が教育期（前期）に入る時 66 歳，教育期（後期）に入る時 70 歳となる．そして，母親が 75 歳で要介護状態となり，在宅介護することとなった時，介護者となる娘は 49 歳，その第 1 子は 18 歳，第 2 子は 15 歳であり，娘家族の発達段階は教育期後期にある．

教育期（後期），すなわち 10 代の子どもをもつ家族がクリアしなければならない発達課題は，「子どもの自由や責任を認め，開放的なコミュニケーションに努め，子どもと親との間にゆるやかな絆を形成する」こと，「子どもを見捨てることなく，子どもからの拒絶を受け入れることを学ぶ」こと，「しだいに焦点を子どもから配偶者に移し，夫婦を基盤にした将来の家族の発達段階の基礎を築きはじめる」こと，「夫婦は生活習慣病の予防に努める」こととされる．家族はこのような発達課題と並行して，老親の健康障害，そして介護という問題に直面することになる．多くの場合，年老いた親を介護する子どもの家族は，教育期（後期），分離期，充実期という発達段階に，老老介護する家族は充実期あるいは完結期という発達段階にあり，それぞれの時期の課題と並行して，高齢者の健康障害，介護問題を引き受けていかなくてはならない．高齢者の健康障害や，介護はさまざまな家族の発達課題とともに生じることを理解し，家族ができることできないことを見極め支援することが重要である．

❹ 介護による家族生活の混乱と家族員間のニーズの競合

初めて在宅介護する家族はそれぞれの発達課題を解決しつつ，介護を組み入れた新しい家族生活のリズムをつくり上げなくてはならない．在宅介護を選択した場合，高齢者の健康状態の悪化，身体機能の低下，医療的管理上のトラブル，在宅サービスの導入や変更，介護の負担による家族介護者の健康障害等により，家族の生活リズムは混乱する．

また，家族は普段，それぞれの家族員が家族内でそれぞれ役割を果たしながら，お互いのニー

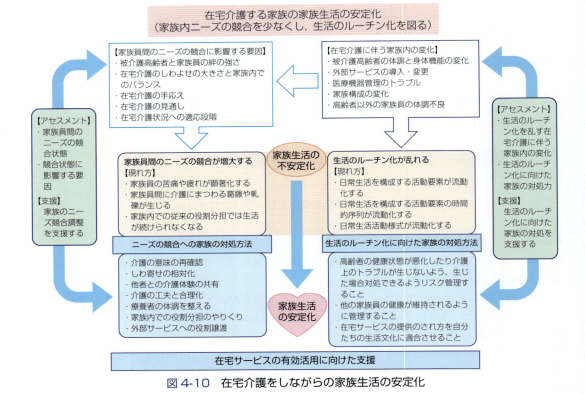

図4-10　在宅介護をしながらの家族生活の安定化

ズが満たされるようバランスをとって生活を送っている．高齢者が要介護状態となることにより，それまでのニーズ充足のバランスは崩れることになる．

　在宅介護をしながらの家族の生活は，家族員のニーズがうまく折り合った状態で生活リズムが一定化することで安定的に営まれるようになる（図4-10）．したがって高齢者を在宅介護する家族への看護は，家族の生活リズムの安定化（生活のルーチン化）に向けた支援，家族内に生じたニーズの競合を調整することに向けた支援が要点となる．また，生活のルーチン化に向けた支援にも，家族内に生じたニーズの競合を調整するにも，家族がさまざまな在宅サービスを有効活用していけるような支援が必要である．

〔1〕生活のルーチン化に向けた支援

　毎日行うべき介護と，それを行う時間的な順序性や具体的な行い方が大まかにでも決まってしまえば，家族員は自分たちの生活が成り立つように行動を調整しやすく，家族全体としての生活も安定的に営まれる．高齢者の健康状態の悪化や，胃ろうの管理や吸引等の医療的ケアを実施していくうえでのトラブル，在宅サービスの導入で家族生活は混乱するが，家族はこのような混乱を避けるように，あるいは混乱が生じてしまった場合にはその混乱をおさめるように対処する．その対処には，高齢者の健康状態が悪化したり介護上のトラブルが生じたりした場合にうまく対応できるようリスクを管理すること，高齢者以外の家族員，特に家族介護者の健康が維持されるように管理すること，在宅サービスの提供のされ方を自分たちの生活文化に適合させること等が

Ⅱ　高齢者を介護する家族への支援　**105**

表 4-3　家族生活のルーチン化に向けた看護

看護のポイント	アセスメント	看護
家族のリスク・マネジメント力を高める	家族は高齢者病状を理解しているか 家族は高齢者の病状が変化する原因を理解しているか 家族は高齢者の病状変化を事前に防ぐ方法を取り入れているか 家族は高齢者の病状変化が起こった場合の対処方法を心得ているか	高齢者の病状理解や，その病状の悪化をまねくおそれのある要因，病状悪化を未然に防ぐ方法，病状が悪化した場合の対処方法に関する専門的知識・情報を提供する
	家族は高齢者にかかわる医療器材の管理方法を理解しているか 家族は高齢者にかかわる医療器材を取り扱う際に生じる可能性のあるトラブルを理解しているか 医療管理上のトラブルを未然に防ぐ方法を取り入れているか 医療管理上のトラブルが生じた場合の対処法を心得ているか	高齢者にかかわる医療器材の管理方法，取り扱う際に生じるおそれのあるトラブル，それを未然に防ぐ方法，トラブルが生じた場合の対処方法に関する専門的知識・情報を提供する
家族介護者の健康管理を支援する	家族介護者の健康状態はどうか 家族介護者は必要な場合，医療機関を受診して治療を受けているか 家族介護者は健康状態が悪化しないような工夫をできているか	家族介護者の健康支援 必要な場合には，在宅サービスなどを利用して，受診できるような調整を行う
家族が在宅サービスを家族文化に統合することを助ける	在宅サービスに安心して任せられているか 家族は自分たちの要望を伝え，それに合わせた在宅サービスを受けることができているか 家族は自分たちの生活に合わせて在宅サービスを選べているか 家族は自分たちの生活に合わせてケアを行えているか	家族の好み，こだわり，ルールを敏感に捉え，それに合わせてケアを組み立てる

（北素子（2015）．第 5 章　高齢者をとり巻く家族の看護　2 − 3）在宅療養する高齢者の家族への看護．川島みどり監修，老年看護学　改訂版．p.283，看護の科学社より転載）．

ある．家族生活の安定化に向けた支援のポイントは，家族生活の安定状況や安定を乱す在宅介護に伴う家族内の変化アセスメントと，家族生活を安定させるため行っている家族の対処方法を支援することである（表 4-3）．

〔2〕家族内ニーズの競合の調整に向けた支援

　在宅介護することをどうとらえ，それにどのような姿勢で臨むかは，家族によっても，また同一家族でも状況の変化に応じてその時々で異なる．家族員が一致団結し，円滑な家族関係を結びながら在宅介護を行う家族，在宅介護することから生じるさまざまな制限を家族員が我慢しながら在宅介護する家族，その我慢が限界に達し，家族関係に軋轢が生じている家族等さまざまである．このような違いは，家族員間のニーズのぶつかり具合（家族内ニーズの競合状態の程度の違い）から説明できる．家族員間のニーズが調和している場合には，家族は一致団結して在宅介護を行えているし，ニーズが激しく競合すれば在宅介護を継続してゆくことは困難となる．

　また，このような家族員間のニーズのぶつかり具合は，受ける家族員と高齢者が長い年月の間に取り結んできた人間関係，家族員への在宅介護の影響の大きさ，在宅介護の家族内での役割分担のバランス，高齢者の体調がよくなる，高齢者からよい反応が得られる等，在宅介護がうまくいっているという手応え，現在の状況がいつまで続くのかという介護の見通し，在宅介護への慣

第4章　高齢者と家族への看護：家族形態と社会問題

表4-4　家族内に生じるニーズの競合の調整に向けた看護

アセスメントのポイント	アセスメント内容
家族内に生じているニーズの競合状態を把握する	家族内の誰の，どのような欲求（ニーズ）が，どれだけ満たされなくなっているか
	ニーズが満たされていない家族員はそれに対してどのような反応をしているか
その家族の競合状態を左右する要因を把握する	在宅介護の影響を被っている家族員と高齢者のそれまでの人間関係はどのようなものであったか
	在宅介護の影響の大きさはどれくらいか
	介護役割が特定の家族に集中していないか，また役割分担を家族員はどう評価しているか
	在宅介護がうまくいっているという手応えが得られているか
	家族は現在の状況がいつまで続くのかという介護の見通しをどのように捉えているか
	家族はニーズの競合を調整するために，効果的な対処をとれているか

看護のポイント		看護の根拠・内容等
家族のニーズ競合調整を支援する	傾聴と共感	家族メンバー（特に家族介護者）の話に共感し，耳を傾けることは，家族メンバーが自分たちの行っている介護の意味を再確認したり，自分たちの大変な状況を他のケースや過去・未来との比較で再解釈したりすることを助ける．また，介護体験を共有する相手となることは，精神的なバックアップとなる
	専門的知識・情報の提供	介護用品や介護方法に関する専門的知識・情報提供は，家族が介護方法を工夫して合理化することを助ける．また，高齢者の体調を維持・改善するための専門的知識と情報を提供することにより，大変さを増強させないように支援する
	高齢者の体調管理に向けたケア	高齢者の体調管理にむけたケアを行うことは，家族の大変さを最小限にしてゆくことにもつながる
	外部資源に関する情報提供と在宅サービスの利用調整	在宅サービス利用を支援するとともに，必要時には施設入所に切り替える支援も必要となる
	相談と協働	説明と同意ではなく，相談と協働という家族を主役とするパートナー的な存在としてかかわることが重要である

（北素子（2015）．第5章　高齢者をとり巻く家族の看護　2－3）在宅療養する高齢者の家族への看護．川島みどり監修，老年看護学　改訂版．p.285，看護の科学社より転載）．

れ等により変化する．

　家族は在宅介護を継続するために，さまざまに対処する．これには自分たちが介護する意味を再確認する，大変な状況を他の家族の例や，「これからのことを思えば今はまだ大丈夫」と過去や未来の状況と照らし合わせて小さく解釈する，市販されている介護用品を利用するなどして介護方法にさまざまな工夫を凝らして介護の合理化を図る，高齢者の体調を維持・管理することでそれ以上大変にならないようにする等があげられる．また，それらの対処では在宅介護の大変さを乗り切ることができない場合には，家族員の役割分担や在宅サービスの利用を仕切り直すことが，在宅介護体制を立て直す有効な手段となる．

　家族内のニーズを調整することを支援する要点は，家族内で生じているニーズの競合状態，それに影響している要因を把握して，それを調整するために家族がとるさまざまな対処方法を支援することだといえる（表4-4）．

〔3〕在宅サービスの有効活用に向けた支援

在宅介護を継続してゆくために利用できる，訪問看護や訪問介護，デイケアやデイサービス，巡回入浴サービス等，さまざまな在宅サービスがあるが，それらサービスを家族はそれぞれの価値観や経済状態などに基づいて，活用するかどうかを調整している．家族が有効にサービスを取り入れていけるような支援が必要である．

a. 在宅サービスに関する知識・情報の把握と提供

在宅サービスを有効活用できない理由のひとつに在宅サービスに関する知識・情報不足があげられる．特に高齢者のみの家族では，情報へのアクセスが困難なために，どのようなサービスがあり，それを享受するにはどのような手続きが必要なのか知らないことも多くある．したがって，在宅サービスに関する知識や情報と，収集能力をアセスメントし，適宜情報提供してゆくことが重要である．

b. 家族の経済状態の把握と調整

在宅サービス利用に要する費用の経済的負担から，サービス利用を控える家族もある．公的介護保険制度の利用者負担は1割だが，それが負担になる場合も少なくない．家族の経済状態を把握するとともに，それに合わせたサービスの調整が必要である．

c. サービス利用に伴う心地悪さの軽減

在宅サービスを利用することに心地悪さを感じ，サービスを十分に活用できない場合もある．このような在宅サービス利用に伴う家族の「心地悪さ」には，生活をさらけ出すことに対する羞恥心，生活スタイルを他からコントロールされることに対する苦痛，家族がケアすべきという信念との葛藤があげられる．

家族にとって自宅は通常，家族以外の者の進入を許さない占有領域（テリトリー）であり，他人の目にさらされることのないくつろぎの空間と時間を家族員に提供する場となっている．自宅に招き入れる形の在宅サービスを利用することは，他人にこの生活をさらすことであり，それに対して家族は不快感や羞恥心をもつことは多い．在宅サービス提供者は，家族の不快感や羞恥心を考慮しプライバシーを守るよう行動することが必要不可欠である．

また，在宅サービスの利用は，家族の生活のリズムや，家族の好み・こだわり・暗黙のルールからなるその家族に固有の生活スタイルを乱されることにもつながる．例えば，洗濯物の干し方ひとつ，ごみの捨て方ひとつをとっても，家族には微妙なこだわりがあったりするが，在宅サービスに任せるとそれを維持することは難しい．このような家族に固有の生活スタイルを乱されることに対する苦痛から，在宅サービスの利用をためらう家族もある．家族の生活スタイルを理解し，家族の好み・こだわり・暗黙のルールを敏感にとらえたケア方法を考えることも重要である．

親の世話は「家族がすべきだ」という日本の伝統的な価値規範が維持されている場合も少なくない．この価値観を色濃く受け継ぐ家族は，在宅サービスを利用することに対して罪の意識を感じることも多い．この罪悪感を緩和するためには，在宅サービス利用のよりどころとなるような正当な理由づけ（大義名分）が有効である．「うちのおじいちゃんはあの訪問看護師さんが来るのを楽しみにしているから」，「あのヘルパーさんは親切で細やかだから」など，高齢者本人が在宅サービスを楽しみにしていること，在宅サービス提供者が親切であること，細やかであること，ていねいであるということは，家族の在宅サービス利用に伴う罪悪感を軽減することにつながる．

III 家族による高齢者虐待

① 虐待の把握と防止への取り組み

　2006（平成18）年4月に「高齢者に対する虐待の防止，高齢者の養護者に対する支援等に関する法律」（通称**高齢者虐待防止法**）が施行され，虐待が深刻な状況にある場合に高齢者を保護するための対策や，その養護者（家族の他，介護保険施設の職員，介護サービス事業者の従業員養護者を含む）を支援するための対策などを講じることで，高齢者虐待の防止，高齢者の権利擁護を図ることになった．

　虐待とは，対象と特別な関係にある親，配偶者，息子，娘，嫁，友人，ケア提供者などが意図的，あるいは無意図的に不必要な苦痛を与えることをいう．高齢者虐待防止法では，高齢者虐待として，以下の5種類の行為が含まれる．

　①**身体的虐待**：高齢者の身体に外傷が生じ，または生じるおそれのある暴行を加えること．

　②**介護放棄**：高齢者を衰弱させるような著しい減食または長時間の放置等，養護を著しく怠ること．

　③**心理的虐待**：高齢者に対する著しい暴言または著しく拒絶的な対応その他の高齢者に著しい心理的外傷を与える言動を行うこと．

　④**性的虐待**：高齢者にわいせつな行為をすること，または高齢者にわいせつな行為をさせること．

　⑤**経済的虐待**：高齢者の財産を不当に処分すること，高齢者から不当に財産上の利益を得ること．

　また，家族からの虐待を受けていると思われる高齢者を発見した場合には通報の努力義務が課せられており，さらに生命身体に重大な危険が生じている場合には必ず通報しなければならないという通報義務が規定されている．通報先は，市区町村もしくは市区町村から委託を受けた地域包括支援センターである．虐待により高齢者に重大な危険が生じる恐れがある場合，市区町村長は立入調査を行い，必要に応じて警察署長に援助を求めることができることや，養護者に対して，介護負担を軽減するために，市区町村が相談，指導，助言や，居室確保の措置を行うことが定められている．

② 家族内虐待におけるわが国の特徴

　高齢者虐待防止法が施行された最初の2006（平成18）年の調査では，家族による高齢者虐待は相談通報件数が18,390件，虐待判断件数が12,569件であったのに対し，2017（平成29）年では相談通報件数30,040件（1.6倍），虐待判断件数17,078件（1.4倍）と増加している（図4-11）．

Ⅲ 家族による高齢者虐待

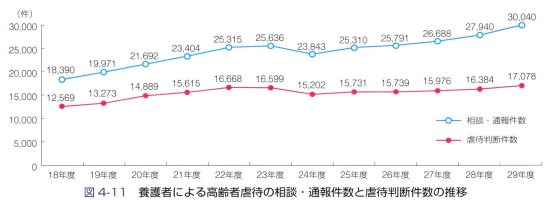

図 4-11　養護者による高齢者虐待の相談・通報件数と虐待判断件数の推移

(厚生労働省（2018）．平成 29 年度 高齢者虐待の防止，高齢者の養護者に対する支援等に関する法律に基づく対応状況等に関する調査結果概要，p.2，厚生労働省ホームページより転載)

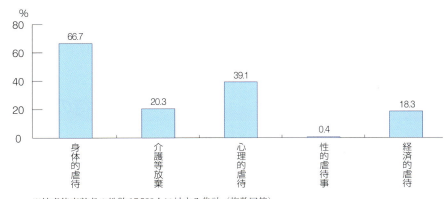

※被虐待高齢者の総数 17,538 人に対する集計（複数回答）．

図 4-12　高齢者虐待の種別の割合

(厚生労働省（2018）．平成 29 年度 高齢者虐待の防止，高齢者の養護者に対する支援等に関する法律に基づく対応状況等に関する調査結果概要，p.9，厚生労働省ホームページより転載)

　2017 年度の調査によると，相談通報者は，「介護支援専門員」が 28.1% と最も多く，次いで警察 23.0%，家族・親族が 9.1% であった．虐待の内容は，暴力的行為や強制的行為・乱暴な扱い，身体拘束等の「身体的虐待」が最も多く 66.7%，次いで暴言，威圧，侮辱，脅迫，無視や訴えの否定・拒否など「心理的虐待」39.1%，希望するあるいは必要とする医療サービスの制限，水分・食事摂取の放任，入浴介助放棄，劣悪な住環境で生活させる，介護者が不在の場合があるの「介護放棄」20.3%，年金の取り上げ，預貯金の取り上げ，不動産・有価証券等の無断売却などの「経済的虐待」18.3% であった（図 4-12）．虐待の程度は，深刻な虐待が約半数にのぼるが，高齢者が死亡に至る事例もあり，2017 年では養護者による殺人，介護放棄による致死，介護放棄を除く虐待による致死等合わせて 28 件あった．

　虐待される高齢者は，女性，より高齢である，要介護度が高い，認知障害がある場合に多くなるという特徴がある．前述の 2017 年の調査では女性が 76.1% を占め，年齢は 75 歳〜84 歳が 45.2%，要介護 3 以上が 37.9%，日常生活に支障をきたすような症状・行動や意思疎通の困難さが

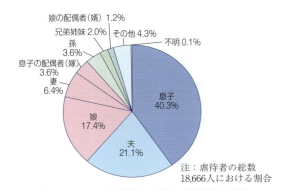

図4-13 被虐待者からみた虐待者の続柄

(厚生労働省 (2018). 平成29年度 高齢者虐待の防止, 高齢者の養護者に対する支援等に関する法律に基づく対応状況等に関する調査結果概要, p.13, 厚生労働省ホームページより転載)

認められるようになる認知症日常生活自立度Ⅱ以上が71.5％であった.
　一方，加害者は同居者が8割を超え，続柄は息子40.3％，夫21.1％，娘17.4％で，男性家族介護者からの被害が多いという特徴がある（図4-13）.

③ 虐待の要因と対応

　こうした虐待の要因は，2017（平成29）年度の調査では「虐待者の介護疲れ・介護ストレス」が最も多く24.2％，「虐待者の障害・疾病」が21.8％であった．このほかにも虐待者の性格や人格に基づく言動，知識や情報の不足，飲酒の影響などがあげられている．また，十分な介護保険サービスの利用ができていないこと，そのためケアマネジャー等の外からの介入がなく，家庭が閉鎖的になっていること，介護者が介護負担や介護ストレスをだれにも相談できずに抱え込んでいることが背景となっている．虐待者が障害や疾患を抱えていても，虐待者自身が治療やサービスの利用に結びついておらず，病気や障害のコントロールができていないこと，さらに経済的問題で心に余裕をなくしていることなどが考えられる．介護を行ううえでの負担やストレスが，虐待発生の大きな要因であり，虐待を回避・防止するためには家族の介護負担を軽減する支援が必要不可欠であるといえる．
　虐待事例への市区町村の対応は，「被虐待高齢者の虐待者からの分離」が27.8％で，分離していない事例では「養護者に対する助言・指導」が52.7％，「ケアプランの見直し」が26.3％である．対応の際には以下の点を考慮する．

〔1〕高齢者の保護を優先する

　高齢者の生命と尊厳を守ることが対応するうえで最優先事項となる．虐待行為が意図的かどうかを問わず，高齢者の人権が侵害されている場合は虐待としてかかわる．ただし，「虐待」という言葉は，それだけで関係者を過敏にさせ，言葉が独り歩きする危険性もはらんでいる．必要以上に騒ぎ立て，安易に「虐待」という言葉を使うことでかえって事態を悪化させることがないよう，冷静に対応する．

〔2〕 高齢者と家族を支援すること

　虐待が生じている場合には，虐待している家族員を加害者としてとらえてしまいがちだが，その家族員こそ支援を必要としている場合が多い．支援する側は，虐待している家族員も適切な社会支援が得られず，介護の協力者や相談相手がいない中で「孤独な介護」を行っている追い込まれた被害者であるという認識をもって接することが必要である．自分の価値観や正義感から虐待を正すのではなく，虐待の要因がどこにあり，その家族が抱えている問題は何かに着目し，高齢者と虐待している家族員の両方を支援することが重要である．

〔3〕 家族のこれまでの関係性を知り，継続的に支援する

　家族には共有しているその家族に固有の歴史がある．虐待が生じる家族には，過去からの人間関係や金銭トラブルなど，家庭の根深い問題がある場合も多い．長期間のこじれた家族関係は，たやすく修復できるものではないが，支援者が「どうしようもない」とあきらめては解決されない．「すぐには変われない」ことを理解しつつ，粘り強く継続的な支援を続けることが必要である．

〔4〕 チームで支援する

　虐待という事象に対応すること自体が支援者には大きなストレスとなる．対応の際の判断には大きな責任を負うとともに，長期間にわたるかかわりが求められる．高齢者虐待の支援にあたる人が1人で抱え込まないように，関係機関が連携・協力し支援者をチームで支えることが重要である．

〔5〕 早期発見・早期対応

　高齢者虐待は未然防止が第一だが，仮に虐待という行為に至っても深刻化する前に発見し，早期に支援を開始することが重要である．深刻になればなるほど高齢者の心身の傷は深くなり，家族関係の修復も難しくなる．

〔6〕 認知症がある場合の対応：家族への認知症に関する知識の提供と対応策の指導

　虐待を受けている高齢者の6割に認知症の症状がみられる．介護者や家族が認知症についての正しい知識をもっていないと，対応に苦慮するとともにストレスも増大する．認知症に伴う高齢者の徘徊や易怒性などの行動心理症状（BPSD：behavioral and psychological symptoms of dementia）は，特に家族介護者にとって大きなストレスになる．それは不適切なケア提供や虐待につながりやすいが，そうした介護者の対応が高齢者のBPSDをさらに悪化させることになるという悪循環を生むことも多い．したがって，家族介護者がさまざまな症状に対して，落ち着いて対処できるよう，認知症に関する知識を提供したり，かかわり方を指導したりすることが重要である．

［引用文献］

1）新村出編（1991）．広辞苑第4版，岩波書店．
2）古谷野亘，西村昌記，石橋智昭（2001）．老親からの子どもの距離と交流頻度：居住地の都市規模による差．厚生の指標，48（5），pp.30-35．

3) 上野千鶴子（1994）．近代家族の成立と終焉．岩波書店．

4) 内閣府（2016）．平成28年版高齢社会白書．pp.23-30, 内閣府ホームページ．

5) 内閣府（2018）平成30年版高齢社会白書．p.31, 内閣府ホームページ．

6) 町田いづみ，保坂隆（2006）．高齢化社会における介護者の現状と問題点：うつ病および自殺リスクに関して．最新精神医学，11（3），pp.261-270．

7) 渡邉裕美，渡邉久美（2015）．軽度認知症高齢者との関わりの中で家族介護者が抱く気持ちの推移とコミュニケーションの変化．家族看護学研究，21（1），pp.38-49．

8) 鈴木千枝，松田宣子，櫻井しのぶ（2015）．訪問看護師による認知症高齢者と家族介護者の関係性に着目したコミュニケーション改善のための支援のプロセス．日本在宅ケア学会誌，19（1），pp.43-50．

9) B. ウッズ，J. キディ，D. セドン著，北素子監訳（2013）．ケアホームにおける家族参加：認知症ケアにおける関係性中心のアプローチ，風間書房．

10) フォン・ベルタランフィ（1968）．長野敬，太田邦昌訳（1973）．一般システム理論，みすず書房．

11) 岡堂哲雄（1991）家族心理学講義，金子書房．

12) S. L. Jones, M. Dimond（1982）．神戸恵子訳（1989）．家族理論モデルと家族療法モデル：看護実践への適応に関する比較検討．看護研究，22（3），pp.252-262．

13) M. M. Friedman（1986）．野嶋佐由美訳（1993）．家族看護学：理論とアセスメント，へるす出版．

［参考文献］

1．北素子（2008）．要介護高齢者家族の在宅介護プロセス．風間書房．

2．M. Kita, K. Ito（2013）．The caregiving process of the family unit caring for a frail older member at home: A grounded theory study. International Journal of Older People Nursing, 8（2），pp. 149-158．

3．北素子（2004）．医療的ケアを必要とする要介護高齢者を在宅介護する家族に対する支援のための基礎的研究：「外部資源利用に伴う心地悪さ」に焦点を当てて．癌と化学療法，31 Supplement Ⅱ，pp.211-213．

4．北素子（2002）．医療的ケアを必要とする要介護高齢者を在宅介護する家族に対する支援のための基礎的研究：介護家族の外部資源活用プロセス．勇美記念財団．

5．北素子（2015）．第5章 高齢者をとり巻く家族への看護．川島みどり編，老年看護学　改訂版．看護の科学社，p.280．

第5章

老年看護学領域における倫理的課題と対応

［学習目標］

1. 看護における倫理的意思決定を行う際の基盤となる4つの概念を理解できる.
2. 高齢者の尊厳を守る看護支援における倫理原則を理解できる.
3. 老年看護の実践において遭遇する倫理的課題について考察できる.
4. 高齢者の意思決定支援のための戦略を考察できる.

I

看護実践の基盤となる倫理的概念

　倫理学は，人格活動の道徳的価値を追求し，研究する学問であり，「道徳」とは，人の行為の「善／悪」「正／不正」などを示す基本的な規則を内面化し，判断，評価する意識である．人は，日ごろの生活において内面化された道徳的価値観に基づき，為すべきことか，してはいけないことかを判断して行動している．この考え方を看護実践に適用し，看護師が看護実践のあらゆる場面で，看護専門職として職業上の価値は何かを判断し，行動する際の基準となっているのが看護倫理である．

　フライ（Fry, S. T.）[1]は，看護師が看護実践を行ううえで倫理的意思決定を行う際の基盤を，「アドボカシー（Advocacy）」「責務と責任」「協力」「ケアリング」の4つの概念から説明している．

① アドボカシー

　アドボカシーは，自分自身で意思を表明できない人の代わりに，その人の権利や利益を擁護する，あるいは代弁する（アドボケート）ことである．看護職は看護の対象となる人々の擁護者であり，代弁者となることを期待されている．高齢者は，医療者や家族などに遠慮して自分の意向をあえて言わないことがあり，また意識障害や認知機能の低下などにより意思が表明できない場合がある．インフォームドコンセントの場面で，医師の説明で理解が難しい内容の場合には，高齢者や家族が質問できるよう促したり，より詳しい説明が必要と判断した場合には，医師に追加説明を依頼するといったコーディネーターとしての役割を果たす必要がある．さらに，看護師が対象者の理解度に応じた補足説明をしたり，疑問や希望を代弁するなど，高齢者や家族の理解が深まり，納得のいく意思決定ができるよう働きかけ，アドボカシーを達成するための看護実践が重要である．

② 責務と責任

　国際看護師協会（ICN）は，看護職の果たすべき基本的責任として，①健康を増進すること，②疾病を予防すること，③健康を回復すること，④苦痛を緩和することの4つをあげている．そして，これらの責任を第一義的に果たすべきはだれなのか，だれとどのようになすべきかについて，2000年に「ICN看護師の倫理綱領」を表明した（現在は2012年版）[2]．その中に，「看護師と人々」「看護師と実践」「看護師と看護専門職」「看護師と協働者」の4つの基本領域をあげて，倫理的行為の基準について看護師がなすべき責務を明示した．これを受け，日本看護協会も2003年に「看護者の倫理綱領」[3]を表明した．その前文には，あらゆる年代の個人，家族，集団，地域社会を対象とし，前述のICNの4つの基本的責任に加え，生涯を通してその最期まで，その人らしく生

Ⅰ　看護実践の基盤となる倫理的概念　　**115**

を全うできるように援助を行うことを看護の目的とし，看護を実践する免許取得者として，その権限をもって社会的な責務を果たすため，看護の実践にあたっては，人々の生きる権利，尊厳を保つ権利，敬意のこもった看護を受ける権利，平等な看護を受ける権利などの人権を尊重することが求められると明記されている．この綱領はあらゆる場で実践を行う看護者を対象とした行動指針であり，自己の実践を振り返る際の基盤を提供するものであり，看護の実践について専門職として引き受ける責任の範囲を，社会に対して明示している．

③　　　　　　　　　　　　　　　　　　　　　　　　　　協　力

　協力とは，対象者に質の高い看護を提供するために関係する人々と積極的にかかわり，協働することであり，専門職として看護師同士も協同することを含む概念である．近年では，多様で複雑な看護ニーズをもつ高齢者が増えたことに伴い，対応が困難な倫理的課題に遭遇することが多くなった．このような課題に対しては，保健医療チームで，調整しながら協働し取り組むという信頼に基づいた生産的相互関係を構築することが重要であり，これがまさに協力を表す概念である．チームアプローチの実践において協力者全員に求められることは，他職種の役割を理解すること，メンバー間で目的を共有すること，多様な価値を認め合い，互いに尊重し，信頼関係を構築し，倫理的課題の解決にあたることが重要であり，このことは「ICN 看護師の倫理綱領」の基準4の協力的であるべき責任にも明記されている．

④　　　　　　　　　　　　　　　　　　　　　　　　ケアリング

　ワトソン（Watson, J.）は，ケアリングは看護師－患者関係の基本であり，ケアリング行動は看護の役割の根幹をなすものであると述べている．フライも良いこと（善）につながるものだと説明している．またスワンソン（Swanson, K. M.）は，①知ること，②共にいること，③だれかのために行うこと，④可能にする力をもたせること，⑤信念を維持することをケアリングの5要素と捉え，看護師は患者のそばに癒しとして存在し，患者が自分自身でマネジメントできるように自律した存在として尊重してかかわることであると述べている．レイニンガー（Leininger, M.）は，患者への気遣い，いつでも必要に応じてその場にいること，そばにとどまること，かかわり合いなどの用語を用いてケアリングを説明している．すなわち，清拭や排泄援助，食事介助といった生活援助技術の提供を，単に決められた看護業務として行うのではなく，一人ひとりに関心を寄せ，心身の状況や変化，その人が大切にしていることは何か，何に困っているのか，何を希望しているかなどを配慮したケアを意味している．メイヤロフ（Mayeroff, M.）は，価値は多様であることを認識し，倫理的課題の解決においても，看護師は偏見を排除し，自己の価値観を押しつけるのではなく，高齢者や家族などが大切にしている価値の理解に努めること，そのためには対象となる人を十分知ること，尊重し，寄り添う姿勢をもつことが重要であると述べている．

Ⅱ

高齢者の尊厳を守る看護支援

　倫理的課題の解決へのアプローチで中核をなす理念は高齢者の尊厳を遵守するということである．日本看護協会の「看護者の倫理綱領」に条文の第1に，「看護者は，人間の生命，人間としての尊厳及び権利を尊重する」と規定されている．また，第1章の「老年看護の基本的姿勢」（第1章Ⅱ-①-❸）で述べた高齢者のための国連原則においても，「尊厳の原則」「自己実現の原則」などにおいて明記されており，高齢者の尊厳を守る看護支援の重要性が示されている．しかしながら，医療・介護の現場では，高齢者の尊厳が軽視される場面が少なくない．そのような状況に対して，医療の領域で倫理的課題解決の判断の根拠となる重要な基準として，ビーチャムとチルドレスは「自律の尊重」「無害」「善行」「公正」の4つの倫理原則をあげている．これらの倫理原則は，生命倫理の領域で発生する倫理的課題を検討する際に広く活用されている．一方，フライは看護実践における倫理的課題への対応の基準として，「善行と無害」「自律」「正義」「誠実」「忠誠」の5つをあげている．

① 善行と無害の原則

　善行（beneficence）とは，ケアの対象となる人の利益となることを意図し，益を創出するための行いのことである．経済的な側面だけでなく，その人にとって有利になること，恩恵をこうむることのすべてを含む，いわゆる良い行いをさす．その人のために最善を尽くすことがこの原則では求められる．

　無害（nonmaleficence）とは，害を回避する義務，ケアの対象となる人に対して危害や危険を回避することをさす．医学の領域では，「ヒポクラテスの誓い」の中にも，医師は害をもたらす行為を行ってはならないことが第一原則として書かれ，伝統的に重視されている．しかし，医療の現場では，医療の提供に際し害が避けられないこともある．その場合には，害を最小限にするよう努めなければならない．

　老年看護実践においても，高齢者の生命の尊厳，安全の保持，苦痛の緩和，生活の安寧など全人的な支援において，その人の利益につながることを目標に，根拠に基づいた適切で効果的な援助を行うことが本原則にそった支援であるといえる．身体・心理的および社会的側面からその人のQOLを評価し，またQOLに影響を及ぼす要因を考慮し，何がその人にとって最善か，伴う危害とその程度など双方のバランスを分析し支援することが必要である．

② 自律の原則

　自律（autonomy）の原則とは，人が自分で決定し，選択できることを前提とし，それを尊重す

ることである．近年，高齢者が利用できるサービスは多様化し，一方で医療においては在院期間の短縮化が進められ，高齢者は短期間に，自身の複雑な病状や今後の見通し，社会資源の活用の有用性や経済的負担，家族の力量や支援状況なども踏まえたうえで，意思決定しなければならない場面が増えてきた．高齢者は，複雑，多様な情報を整理し，理解する能力が低下する傾向にあり，決定に困難を伴うことが多い．また，家族や医療者への遠慮から自身の意思を明確に表出しないことや，認知機能の低下により意思表明が困難な場合もある．これらの状況に対して，看護師は当事者の判断能力を正確に把握し，インフォームドコンセントの場において高齢者や家族の擁護者として，事前の意思表示の有無等も含めて当事者の意向が尊重されるような自己決定を支援することが重要となる．

③ 正義・公正の原則

　正義（justice）とは，人の道にかなっていて正しいことを意味する．ケアの対象である人に対して，いかに対等で，かつ平等・公平に向きあうかということである．老年看護の領域においては，高齢者に提供する医療費の高騰が社会的な問題となっており，また病院・介護現場では人材不足が深刻である．日本看護協会の「看護者の倫理綱領」条文2では，「看護者は，国籍，人種・民族，宗教，信条，年齢，性別及び性的指向，社会的地位，経済的状態，ライフスタイル，健康問題の性質にかかわらず，対象となる人々に平等に看護を提供する」ことが明記されている[3]．このことを念頭におきつつ，かつ対象者のニーズや状況に応じて，必要なケアが適正かつ公平に配分されることへの配慮を検討する必要がある．

④ 誠実の原則

　誠実（veracity）とは，真実を告げること，うそを言わないことである．ケアの対象となる人は提供された情報を基に意思決定することから，真実を告げることは，自律の尊重の原則の行為にも関連する．一方，真実を告げることにより，対象者の心身に悪影響を与え，その結果，害を及ぼすことにつながり，善行の原則がそこなわれる可能性もある．がんや認知症の告知などが例として考えられる．そのため，対象者の特性，生活歴，社会・家族的背景など深く理解し，その人に関心を寄せて判断し，すなわちケアリングの理念にそい支援することが重要となる．

⑤ 忠誠の原則

　忠誠（fidelity）とは，忠実で正直な心，真心を尽くすことをいう．約束を守り，看護の職務上知りえた対象者の情報を他に漏らさない守秘義務もこの原則にあたる．障害をもちながら生活を再構築していく高齢者への支援では，他職種の協働によるチームアプローチが必要である．その際にも，高齢者の大切にしていることを尊重し，その実現に向けて，職種間で共有すべき情報と守秘義務の遵守のバランスを検討する際に考慮する必要がある原則となる．

老年看護学領域で遭遇する倫理的課題

　老年看護活動の実践の場は多様であり，またかかわる職種・関係者も多いことなどから看護師が遭遇する倫理的課題も複雑かつ多様である．表5-1 は，実際に看護師が直面し感じた倫理的課題を整理したものである．

　老年看護活動の実践の場で多く遭遇する倫理的課題の特徴は，日常の生活援助場面で高齢者の自律が十分に尊重されないこと，高齢者の意思決定能力がない状況で治療・処置や療養の場の選択を行わなければならないこと，多様な職種が関係するため意見の衝突がおきやすいなどがあげられる．

① 身体拘束に伴う倫理的課題

　特に高齢者の尊厳が損なわれる身体拘束については，2001 年 3 月に身体拘束ゼロ作戦推進会議において，「身体拘束ゼロへの手引き」が作成され，その中で介護保険施設や病院等で身体拘束にあたる具体例が示された（表5-2）．これにより，ケア提供者が拘束にあたる行為をより明確に認識できた．しかし，安全な治療の継続や，高齢者本人，他の利用者の生命又は身体が危険にさらされる場合などについては，特に「緊急やむをえない場合」の 3 要件（表5-3）が明示され，これらに該当する場合は虐待にあたらないことが同時に示された．

　この禁止行為の明示により，介護施設や病院での身体拘束禁止への意識は一定程度高まったものの，老年看護実践の場における倫理的課題として，解決が難しい状況は続いている．公益社団法人全日本病院協会が平成 27 年に実施した「身体拘束ゼロの実践に伴う課題に関する調査研究」[4]では，医療保険適用病床では，ほとんどの病棟で身体拘束が行われており，急性期では状態の安定していない患者，慢性期では認知症をもつ人の増加などにより，いずれも以前と身体拘束の実施状況に差はなかったと報告されている．いずれにしろ，医療保険適用病床では介護施設と比較すると身体拘束禁止の取り組みは遅れている．その要因は，高齢入院患者の増加とともにせん妄の発症や認知症のある患者が増え，転倒のリスクが高まったこと，輸液や生体情報を測定するための医療機器の自己抜去を予防するために身体拘束が安易に行われていることが考えられる．このように，治療に伴う活動制限や安全に治療を継続することを優先し，高齢患者の尊厳が軽視される傾向がある．日本老年看護学会は，「急性期病院において認知症高齢者を擁護する」立場表明を 2016 年に表明し（正木ほか，2017）[5]これらについて問題提起している．身体拘束に対する看護師の認識を一層高め，身体拘束に伴うリスクを理解し，やむを得ず行った場合でも情報を共有し，解除の時期など適切な評価方法を確立すること，拘束をしなければならない理由や拘束をしている間の患者の状況についての看護記録を徹底するなど組織的な取り組みが重要である（小島，2016）[6]．

Ⅲ　老年看護学領域で遭遇する倫理的課題　**119**

表 5-1　老年看護活動の実践場面で直面する倫理的課題

老年看護活動で直面する倫理的課題	具体的な状況
1. 高齢者の意思と家族の意思が異なる	➢ 80歳代後半，脳腫瘍で化学療法を行っており，副作用による苦痛が大きい．本人は治療を中止したいが家族が最善の治療を受けさせたいと希望する． ➢ 脳卒中治療後の退院調整で，高齢者は自宅に戻りたいと希望するが，家族は介護の負担を心配して施設入所を希望． ➢ 介護者は介護に問題ないと言うが，褥瘡も悪化し，居室の清掃も不十分でネグレクトが疑われる． ➢ 高齢者はデイサービスの回数を増やしたいが，家族が回数を制限し，十分なお金も渡していない．
2. 高齢者の意思決定能力が不足している／表明しない／高齢者の尊厳が損なわれている	➢ 認知症の高齢者には，転倒の危険を考慮し，車椅子で拘束ベルトを装着して過ごしてもらっている． ➢ 日勤帯は看護師も多いので，「抑制帯をはずします」と言ったら，家族から「そのまま縛っておいてください」と言われた． ➢ 認知症高齢者で終末期に口から食べられなくなったら栄養補給をどうしてほしいのか確認できない． ➢ 尿意はあるのに，時々失敗することがあるため，おむつを装着されている． ➢ 転倒の危険が疑われ，ベッド周辺に離床センサーが複数設置されている．起き上がるたびに看護師から注意され，気持ちが落ち込んでいる． ➢ 治療方針について高齢者本人への説明や意向は確認されず，家族が決定している．
3. 看護師のよかれと思うケアと高齢者の意向との間にギャップがある	➢ 嚥下障害があり，食事摂取により呼吸困難が出現し，SpO2も一時的に低下するため，看護師は生命の安全のため，経口摂取を中止したいが，本人は口から食べたいと希望する． ➢ 看護師は夜間の良眠をはかるのに生活リズムを整えようと，日中はデイルームで過ごしてもらいたいが，高齢者は，昼間も横になったり，昼寝をして気ままに過ごしたい． ➢ 看護師はADL拡大のため，リハビリを進めたいが，高齢者は動きたくない．
4. かかわる関係者で意見が異なる	➢ がん末期の高齢者が，最後に自宅に帰りたいと希望した．看護師は訪問看護を利用し退院を提案したが，医師は安全性の確保が困難で老老介護でもあるため許可しない． ➢ 在宅療養中の高齢者に，ADL拡大のため訪問リハビリの回数を増やしたいが，ケアマネジャーはホームヘルプサービスを追加した． ➢ ADL拡大の観点から，本人，家族ともに安心して自宅で過ごせるために1週間退院を延長してほしいと希望するが，施設の方針で延長は認められなかった．

② 高齢者の治療・ケアの選択における倫理的課題

　高齢者の療養生活の場は多様化している．身体症状を発症し，増悪して，あるいは合併を併発するなどして自宅から病院に入院し，治療を受け，退院する．その後，自宅に戻る，子どもの家などで世話になる，高齢者施設に入所するなど，人によりさまざまに状況が異なる．このようなプロセスで，高齢者が選択を迫られる場面は多い．医療者から提示された多様な選択肢から受けたい治療方法やケアの内容，療養の場などを決定しなければならない．しかも，近年の在院期間短縮化により，短期間で決定することが求められる．高齢であるという理由で本来受けられる治

120　第5章　老年看護学領域における倫理的課題と対応

表5-2　身体拘束の具体例

①徘徊しないように，車椅子や椅子，ベッドに体幹や四肢をひも等で縛る.
②転落しないように，ベッドに体幹や四肢をひも等で縛る.
③自分で降りられないように，ベッドを棚（サイドレール）で囲む.
④点滴，経管栄養等のチューブを抜かないように，四肢をひも等で縛る.
⑤点滴，経管栄養等のチューブを抜かないように，または皮膚をかきむしらないように，手指の機能を制限するミトン型の手袋等をつける.
⑥車椅子や椅子からずり落ちたり，立ち上がったりしないように，Ｙ字型拘束帯や腰ベルト，車椅子テーブルをつける.
⑦立ち上がる能力のある人の立ち上がりを妨げるような椅子を使用する.
⑧脱衣やおむつはずしを制限するために，介護衣（つなぎ服）を着せる.
⑨他人への迷惑行為を防ぐために，ベッドなどに体幹や四肢をひも等で縛る.
⑩行動を落ち着かせるために，向精神薬を過剰に服用させる.
⑪自分の意思で開けることのできない居室等に隔離する.

(厚生労働省「身体拘束ゼロ作戦推進会議」(2001)．身体拘束ゼロへの手引き：高齢者ケアに関わるすべての人に．p.7，厚生労働省ホームページより転載)

表5-3　「緊急やむを得ない場合」に該当する3要件（以下のすべて満たすことが必要）

①**切迫性**：利用者本人または他の利用者等の生命または身体が危険にさらされる可能性が著しく高いこと.
②**非代替性**：身体拘束その他の行動制限を行う以外に代替する介護方法がないこと.
③**一時性**：身体拘束その他の行動制限が一時的なものであること.

(厚生労働省「身体拘束ゼロ作戦推進会議」(2001)．身体拘束ゼロへの手引き：高齢者ケアに関わるすべての人に．p.22，厚生労働省ホームページより転載)

療が差し控えられたり（**エイジズム**：年齢による差別），「高齢者は自宅で療養するのが最もよい」（⇒在宅療養を望む高齢者は多いが，個々のもつ考えや環境は異なり，すべての高齢者が在宅療養が最善と思っているわけではない），「苦痛を伴っても，最先端の医療を提供するのが当たり前」（⇒望む医療，望まないケアは人それぞれ異なる）といった医療者側の価値観や偏見，いわゆる**パターナリズム**で権威的・合理的に決定することがあってはならない．不安や戸惑い，混乱を抱えた高齢者や家族に対して，その時点の状況だけでなく，高齢者の生活歴や大切にしてきたこと，家族関係など多面的に理解し，相互に情報を共有しあい，最善の医療・療養生活のあり方を決定できるよう支援する必要がある．その実現のためには，従来，行われてきたインフォームドコンセントに変わって，図5-1のような情報共有－合意モデル（shared decision model）が提案されている．医療チームのメンバーが，医学的根拠を説明した後，患者や家族から思いや価値，事情などの情報について医療者側に対して説明し，それらの情報を医療者は積極的に傾聴し，相互に理解を深め，医療者と高齢者・家族が納得のいくまで話し合い，最善の方針を決定するプロセスが情報共有－合意モデルである．

　情報共有－合意モデルを用いた意思決定支援が基本であるが，認知機能の低下や意識障害など

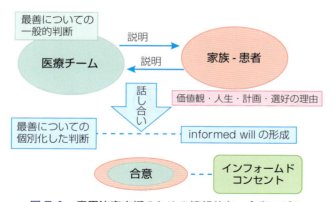

図 5-1 意思決定支援のための情報共有－合意モデル
(清水哲郎 (2014). 看護倫理実践事例 46：教育・事例検討・研究に役立つ.
p.255, 日総研出版より転載)

のため本人の意思の確認が困難な場合は，家族などから高齢者が願うであろう意向を丁寧に傾聴し，本人の意思を可能な限り推定し，それが尊重されるよう支援する必要がある．しかしながら，1人暮らしで家族が疎遠になっている場合もあり，家族が本人の意思を推定できないことがある．その場合には，事前指示（advance directives）やリビングウィル（living will）の存在を確認し，ない場合は高齢者自身にとって何が最善かについて，多職種で構成されるケアチームと家族が合意形成に至るまで十分話し合う機会をもつことが重要である．また，近年，判断力が低下した場合に備えて，事前に自身の人生の最終段階において受けたい，あるいは受けたくない医療やケア，どのように過ごしたいかなどの意向を家族や親しい人と話し合い，その内容を記すアドバンスケアプランニング（advance care planning）が推奨されている．事前指示，リビングウィル，アドバンスケアプランニングについては，第6章Ⅱ-⑤で詳しく述べる．

IV 意思決定支援のための戦略

 倫理原則と倫理的意思決定モデル

　老年看護実践活動の場で多く遭遇する前述の倫理的課題に対して，倫理的な感受性を高め，高齢者の尊厳を重視した具体的な意思決定支援について考えてみよう．倫理的課題への対応例として，倫理原則に基づいて検討することで対応可能な状況もある．たとえば，「認知症の高齢者には，説明しても理解してもらえないので，転倒の危険を考慮し，車椅子で拘束ベルトを装着して過ごしてもらっている」といった状況に遭遇することがしばしばある．このような状況に対しては，善行・無害の原則にのっとり，拘束は高齢患者にとって害をもたらす行為であることから本当に拘束ベルトは必要かをチームで検討する．拘束を行わないことによる高齢者の尊厳を重視したケアの実施とともに，拘束を行うことによる身体的，心理的悪影響を排除する効果も評価し，どのように安全を保持し，拘束を解除するか具体的な方法，計画を立案する．このように，倫理原則は倫理的課題解決に向けた判断の根拠を示してくれる有用なツールである．一方，倫理原則による課題解決には限界もある．すなわち，多くの場合はある原則ともう一方の原則が対立する状況（倫理的ジレンマ）があり，それが倫理的課題の解決を困難にしている．具体的には，以下のような対立状況がある．
①不眠を訴える高齢者に対して，看護師は夜間の良眠をはかるために生活リズムを整えようと，日中はデイルームで過ごしてもらいたいと思っている［善行の原則］．
　それに対して，高齢者は，昼間も横になりたい，昼寝をして気ままに過ごしたい［自律の原則］．
②看護師は現在のADLをできるだけ維持するために，高齢者に身体を動かすように促す［善行の原則］．
　それに対して，高齢者は，無理はしたくない，自分のペースでリハビリもしたい［自律の原則］．
③認知症の高齢者が転倒しないように，車椅子で過ごしてもらう［無害の原則］．
　それに対して，高齢者は自由に歩き，動きたい［自律の原則］．
④家族の介護負担軽減のために，感染症の疑いのある重度要介護高齢者を一時的にショートステイに入所してもらうことを勧める［家族にとっての善行の原則］．
　それに対して，施設側は感染症の蔓延を回避するために，高齢者を入所させたくない［他の入所者の感染の危険を回避する無害の原則］．
　このように，倫理原則だけでは，解決が難しいことが日常臨床や看護実践の場では多くみられる．そこで，医師や看護師，他の専門職が共有して活用可能な生命倫理や看護実践における倫理的意思決定モデルが提示された．代表的なモデルとして，①ジョンセン（Jonsen, Albert R.）らの生命倫理の4分割法，②フライらの看護実践における倫理的分析と意思決定のためのモデル，③トン

プソン（Tompson, Joyce E.）らの生命倫理上の10段階意思決定モデル，⑤清水が開発した臨床倫理検討シート[7]，⑥食べられなくなったときの水分・栄養補給について検討するための本人・家族のための意思決定プロセスノート[8]などがある．ここでは，生命倫理の4分割法とフライの分析モデルを基盤として小西[9]が開発した4ステップモデルを活用した事例検討を紹介する．

② 生命倫理の4分割法

　生命倫理の4分割法による症例検討シートは，〈医学的適応〉〈患者の意向〉〈周囲の状況〉〈生活の質（QOL）〉の4項目から構成され，倫理原則と多様な価値が関係する複雑な状況を関連づけ，倫理的問題を伴う症例の分析を促進するためのツールとして考案された（表5-4）．

　ジョンセンは，本人の意向だけではなく，倫理原則の状況がどのようにその人とかかわる人々の倫理的問題にかかわっているのか包括的に知ることが必要と考え，4つの側面から相互関係を検討する方法を考案した．

〔1〕情報を整理・共有し，状況を把握する

　このツールの活用は，まず〈医学的適応〉の枠内に医療・看護・介護に関する情報を列挙し，客観的な医療的事実を明らかにする．同様に，〈患者の意向〉〈周囲の状況〉〈生活の質（QOL）〉の枠についても該当する情報を記入する．1つの事柄が2つ以上の枠に該当すると思われる場合は，とりあえず該当する枠に入れておく．4つの枠のどこにも該当しないと思われる事柄は，とりあえず〈周囲の状況〉に入れる．

〔2〕倫理的問題の特定と検討

　4つの枠への記載が網羅的になされ，全体像が見えたところで，優先度の高い問題に焦点を当て，倫理的視点から検討する．

〔3〕倫理的課題が明確にされたら，対処の方法を検討する

　対象となる人の現在の状況だけでなく，これまでの人生で大切にしてきた思いや価値などを尊重し，また受けた治療や望む生活形態などを広い視野から情報収集し，判断し，支援の方向性についてカンファレンスなどを開催し，検討することが重要である．

　以下に，症例検討シートを用いた分析事例について説明する．

事例1　誤嚥性肺炎で絶食となった高齢者の栄養補給法の選択について

患者紹介：

　A氏，80歳代前半，女性，転倒による環椎骨折で入院．

　夫とは5年前に死別，長男夫婦と3人暮らし．長女は県外在住．

　3年前に胃がんと診断され，胃噴門側の2/3を切除した．その後，誤嚥性肺炎を数回繰り返している．

124 第5章　老年看護学領域における倫理的課題と対応

表5-4　症例検討シート

■ 医学的適応（Medical Indications）	■ 患者の意向（Patient Preferences）
善行と無危害の原則	自律性尊重の原則
1. 患者の医学的問題は何か？病歴は？ 診断は？ 予後は？ 2. 急性か，慢性か，重体か，救急か？可逆的か？ 3. 治療の目標は何か？ 4. 治療が成功する確率は？ 5. 治療が奏功しない場合の計画は何か？ 6. 要約すると，この患者が医学的および看護的ケアからどのくらい利益を得られるか？ また，どのように害を避けることができるか？	1. 患者には精神的判断能力と法的対応能力があるか？ 能力がないという証拠はあるか？ 2. 対応能力がある場合，患者は治療への意向についてどう言っているか？ 3. 患者は利益とリスクについて知らされ，それを理解し，同意しているか？ 4. 対応能力がない場合，適切な代理人は誰か？ その代理人は意思決定に関して適切な基準を用いているか？ 5. 患者は以前に意向を示したことがあるか？ 事前指示はあるか？ 6. 患者は治療に非協力的か，または協力できない状態か？ その場合，なぜか？ 7. 要約すると，患者の選択権は倫理・法律上，最大限に尊重されているか？
■ QOL（Quality of Life）	■ 周囲の状況（Contextual Features）
善行と無危害と自律性尊重の原則	忠実義務と公正の原則
1. 治療した場合，あるいはしなかった場合に，通常の生活に復帰できる見込みはどの程度か？ 2. 治療が成功した場合，患者にとって身体的，精神的，社会的に失うものは何か？ 3. 医療者による患者のQOL評価に偏見を抱かせる要因はあるか？ 4. 患者の現在の状態と予測される将来像は延命が望ましくないと判断されるかもしれない状態か？ 5. 治療をやめる計画やその理論的根拠はあるか？ 6. 緩和ケアの計画はあるか？	1. 治療に関する決定に影響する家族の要因はあるか？ 2. 治療に関する決定に影響する医療者側（医師・看護師）の要因はあるか？ 3. 財政的・経済的要因はあるか？ 4. 宗教的・文化的要因はあるか？ 5. 守秘義務を制限する要因はあるか？ 6. 資源配分の問題はあるか？ 7. 治療に関する決定に法律はどのように影響するか？ 8. 臨床研究や教育は関係しているか？ 9. 医療者や施設側で利害対立はあるか？

(Jonsen, A. R., Siegler, M., & Winslade, W. J.（2002）. 赤林朗，蔵田伸雄，児玉聡監訳（2006）臨床倫理学：臨床医学における倫理的決定のための実践的なアプローチ 第5版. p.13，新興医学出版社より転載)

〔1〕はじめに，情報を整理・共有し，状況を把握する

入院中の状況については，表5-5の症例検討シート（4分割表）の中に記載したとおりである．

〔2〕価値の対立から導き出された倫理的問題を明確にする

4分割表の全体像をみると，いくつかの倫理原則が対立状況にあることがわかる（［　］内のa.～g.は図5-2に記された原則を示している）．

- A氏の手術を望まない，経口摂取を望む，退院したいという［a. 自律の原則］の尊重と，医学的観点から医師が推奨する治療方針［b. 無害の原則］が対立している．
- ［a. 自律の原則］と，家族がA氏にとってよかれと考え，選択しようとしている代替栄養法［c. 善行の原則］が対立している．

IV 意思決定支援のための戦略 **125**

表5-5 A氏の入院中の状況に関する倫理的状況（症例検討シート）

〈医学的適応〉	〈患者の意向〉
・年齢　80歳代前半 ・入院目的　骨折治療 ・○月X日　頸椎硬性カラー装着，症状安静，ミキサー食摂取 ・X+3日　38度台の発熱があり，誤嚥性肺炎の疑いで絶食となった ・X+8日　ゼリー食開始 ・X+15日　嚥下造影の結果，摂食・嚥下能力グレード3と判定，飲み込みが困難．頸椎硬性カラー装着のため，安全な摂食条件の設定が困難と判断され再度絶食 ・言語療法士による基礎訓練は継続 ・肺炎，絶食がつづき低栄養状態 ・主治医の今後の治療方針：経鼻経管栄養か胃瘻増設 ・消化器内科医：噴門側胃切除後のため内視鏡による胃瘻増設は困難，開腹術による腸瘻を推奨 ・リハビリ科医師：低栄養状態の改善が最優先，中心静脈栄養を推奨	・A氏は，意識は鮮明であり，認知機能障害などもなく判断力はある ・A氏は主治医，消化器内科医，リハビリ科医の説明を受けたうえで，進める治療内容の食い違いに少々混乱しているが「80歳まで生きられた．もう十分．これ以上，手術をするのはイヤ」「少しでもいい，1日1回でもいいから口から食べたい」「手術に耐えられるほど，体がもたない」と言っている ・「これ以上，入院や手術をして息子夫婦に迷惑をかけたくない」「早く，家に帰りたい」とも話している
〈生活の質（QOL）〉	〈周囲の状況〉
・頸椎硬性カラーが装着され，症状安静を強いられ，安楽が阻害されている ・発熱が続き，倦怠感，体力の消耗が激しい ・口から食べる楽しみが阻害されている ・A氏は，「もう十分長生きした」とは言っているが，真意は明らかではない ・栄養状態が良好ではない ・入院による不自由を感じている	・長男夫婦と同居している ・長女は結婚して県外に住んでいる．介護の手伝いはできない ・長男は，3人の医師から治療の方向性や栄養補給の方法の選択など異なる提案や説明がなされ，混乱している ・長男，長女は，できることなら手術は避け，口から食べさせてあげたい ・長男は，本人が家に帰りたがっているので，早く退院させてあげたいと思っている

（注）摂食・嚥下能力グレード3：経口摂取不可，条件が整えば誤嚥は減り摂食訓練が可能．
　　　摂食・嚥下能力グレード4：経口と代替栄養，楽しみとしての摂食は可能．

- 看護師の誤嚥や肺炎の危険があるため経口摂取は困難であるとの判断［d. 無害の原則］と，［e. 自律の原則］および看護師のA氏の思いを尊重したい［e. 自律の原則］とが対立している．
- ［c. 善行の原則］と［e. 自律の原則］が対立している．
- ［a. 自律の原則］と，A氏の息子夫婦に迷惑をかけたくない［f. 家族への忠誠の原則］が対立している．

〔3〕明確にされた倫理的課題に対する対処の方法を検討する

　倫理的問題の対立状況が明確になったところで，A氏と家族の思いを医療者間で共有し，A氏にとっての最善について検討するため多職種医療者カンファレンスを開催した．表5-5の〈患者の意向〉と〈周囲の状況〉の枠に記載されている内容に基づき，A氏と家族の希望を共有したうえで，〈医学的適応〉に記された医師が提案している代替栄養法のメリット，デメリットを話し合

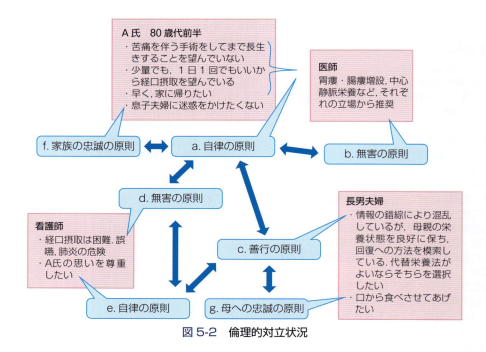

図5-2 倫理的対立状況

った．その結果，全身麻酔を必要とする開腹手術による腸瘻の増設は身体侵襲が大きく絶食期間を長く必要とすること，下痢をおこす可能性も高く選択肢として妥当ではないことが合意された．この状況では，優先すべきは栄養状態の改善であり，その方法としてデメリットが少なく，将来的に在宅での管理が可能である皮下埋め込み型ポート（以下，CVポート）が妥当であろうということになった．CVポートによる代替栄養法により栄養状態が改善し，骨癒合が進み頸椎の状況に改善がみられ，頸椎硬性カラーが除去できるようになったら，経口摂取の可能性を評価し，A氏の希望がかなえられるよう援助していくという方向性が確認された．この結果をA氏と家族に伝え，疑問や不安に対応し，希望を聞き，合意形成がなされた．さらに，合意形成されたケアの方向性を実践するための具体的方法も検討され，骨癒合がCT検査で確認された後にカラーが除去され，摂食・嚥下能力がグレード4となったことから，1日1回ゼリーの摂食訓練が開始された．このことにより，A氏，家族の意向もかなえられ，QOLの向上にもつながった．

③ 看護実践における倫理的分析と意思決定のためのモデル

前述した生命倫理の4分割法は主に生命倫理や医療倫理の課題解決のために開発されたモデルであるが，フライは看護職が日常の看護実践の中で直面する倫理的葛藤（ジレンマ）を分析し，解決するモデルが必要との観点から，「看護実践における倫理的分析と意思決定のためのモデル」を提案した（表5-6）．

日本の文化にもなじみやすいことから，このモデルは活用されてきたが，小西[9]は臨床の場でさらに使いやすいように一部修正し，それを「4ステップモデル」と称し，思考過程を記録するための用紙も開発した[10]．

事例2では，小西の開発した「4ステップモデル」を用いて分析してみる．

IV 意思決定支援のための戦略 **127**

表5-6 倫理的分析と意思決定のためのモデル

1. 価値の対立の背景にある事情は何か？
2. 状況に含まれている価値の重要性は何か？
3. 関係する人それぞれにとって対立の意味するものは何か？
4. 何をすべきか？

(サラ T. フライ，メガン - ジェーン・ジョンストン（2008）．片田範子，山本あい子訳（2010）．看護実践の倫理（第3版）：倫理的意思決定のためのガイド．p.79．日本看護協会出版会より転載)

| 事 例 2 | 在宅療養を希望する高齢者と難色を示す家族への支援 |

患者紹介：

B氏，80歳代前半，男性，脳梗塞を発症し入院．家族構成は，長女夫婦，孫1人と同居．

ステップ1：全体の状況把握と問題の明確化

全体の状況はどのようになっているでしょうか？　どんな人が関係していますか？
看護倫理上の問題点はなんでしょうか？　不足している情報はなんでしょうか？

（1）全体の状況，関係している人の状況を列挙する

①B氏は，後遺症として左片麻痺があるが，リハビリの成果もあり，支えがあれば室内は歩行できるようになった．糖尿病の既往があり，悪化傾向がみられたため，今回の入院で検査と教育も行った．検査の結果，内服治療からインシュリン皮下注射に変更となり，毎食前に実施する必要がある．

②家族構成は，長女夫婦と孫1人と同居しているが，長女夫婦は共働きで，孫も会社員で昼間はB氏1人の生活である．退院に向けて介護保険サービスの利用が必要となることから要介護認定の申請をしている．

③本人は，「歩けるようになったから，早く家に帰りたい」と繰り返している．

④長女は，「私たちは，素人だし，インシュリンの注射も打てないから，自宅で面倒を見るのは無理」「夫婦で働いて，食事の準備も大変だし……」「昼間，家族はだれもいないので，その間に倒れていても対応できない」と在宅療養への移行には，不安と難色を示している．

⑤担当看護師は，もうしばらく，積極的なリハビリを継続すればADLの拡大が見込めると思っている．また，糖尿病に関しても，もう少し教育が必要と感じている．しかしながら，本人が1日でも早く家に帰りたいと思う気持ちも理解でき，どうしたらよいか悩んでいる．

（2）看護倫理上の問題

担当看護師は，B氏の早く家に帰りたいという思いを尊重すべきか，それともADLの拡大と糖尿病の自己管理ができるようになるために転院をすすめるべきか？　B氏の思いを尊重し，健康の維持・増進，安楽な生活，そしてQOLを向上させるために看護師としてどうすべきだろうか？

128　第5章　老年看護学領域における倫理的課題と対応

（3）不足する情報

　　近隣に転院可能な回復期リハビリテーション病院等があるか．退院した場合に訪問看護・訪問リハビリなどのサービスが受けられるか．居宅の状況．家族の介護力などの詳細な情報が必要である．

ステップ2：問題の分析・整理

　　価値の対立があるために問題の解決に困難が生じることから，その問題にかかわるすべての人々がどのような問題を抱えているのかについて検討する．事実情報，だれが何をしたのか，どう思っているのか，対立している価値は何であると感じているのかをあげてみる．

> 関係している人たちが大切にしている思い（価値）はなんでしょうか？
> 関係する法律・制度や不足する情報は何でしょうか？
> 看護師はだれに対してもっとも責任があるでしょうか？

（1）登場人物のリストとその思い・価値

B氏：

①脳卒中を患い，麻痺もあるがリハビリによりかなり動けるようになったので，1日も早く自宅に帰り住み慣れた場所で思うように生活することが一番だと思っている．

②今回の入院で糖尿病のことも勉強したし，食事は娘に作ってもらって，家でリハビリも続けていけるという自信がある．

長女：

①インシュリンの注射を打てないので自宅で面倒を見るのは無理，夫婦共働きで，昼間，B氏が1人になるので心配，食事療法の勉強も準備も負担に思っている．

②できればもうしばらく入院していてほしいと思っている．

担当看護師：

①B氏の希望を尊重したい．

②B氏のリハビリがまだ途中で，左上肢の麻痺が十分回復していないので，インシュリン注射を打つ際にも固定が不十分で退院までに安全に実施できるか心配である．

④長女の介護負担・不安が軽減し，仕事が継続できるようになってほしい．

⑤B氏の健康回復，自立を考えると，すぐに自宅に帰るというより，リハビリを続けられる環境が必要だと考えている．

関係する法律・制度：介護保険法など．

（2）看護師のもっとも責任がある対象

　　担当看護師が第一義的な責任をとる対象はB氏である．

IV　意思決定支援のための戦略　**129**

ステップ3：行動の選択肢とその結果・波及効果

それぞれの大切にしている思いにしたがって，看護師としての行動の選択肢を考えてみましょう．
それぞれの選択肢の行動をとったとき，結果としてどのようなことが予測されるか考えてみましょう．
選択した行動のメリット，デメリットについて考えてみましょう．

　考えられるあらゆる選択肢をあげる．以下に，選択肢の3例をあげるが，このほかにも考えられるであろう．

（1）選択肢1案
　B氏の希望にそって自宅への退院を支援する．
　メリット：B氏の1日でも早く自宅に帰りたいという思いが尊重され，思い通りの生活ができるという自律の尊重にもつながる．
　デメリット：十分なリハビリの継続が困難であることからADLが低下するリスクがある．インシュリンの自己注射が正確に行えないことから重篤な健康障害が起きるリスクがある．長女の介護負担・不安が増大し，仕事の継続が困難になるリスクがある．

（2）選択肢2案
　回復期リハビリテーション病院への転院をすすめる．
　メリット：B氏の治療が継続され，運動機能の向上，糖尿病の症状管理が安全に行われる．リハビリが強化・継続されB氏のADLの拡大が見込める．インシュリン注射のトレーニング，栄養指導など糖尿病管理の教育が継続される．長女の介護負担・不安がなく，仕事が継続できる．
　デメリット：B氏の思いが尊重されない，入院継続によるストレス，意欲の低下のリスクがある．

（3）選択肢3案
　外泊をすすめる
　メリット：B氏の自宅に帰りたいという気持ちに一時的にそうことができ，かつ2案とほぼ同等のメリットがある．B氏に自宅での生活を体験してもらうことにより，自身の状況の理解が得られる．退院後に予測される療養生活の問題が明確になる．退院後に必要な介護保険サービスの予測ができる．長女の介護に対する不安軽減につながる．
　デメリット：B氏の自宅退院への思いは先延ばしにされる．長女の介護負担が一時的に増え，仕事も調整しなければならない．

ステップ4：とるべき行動の最終判断

さまざまな選択肢とその結果，予測できることから看護師としてなにをなすべきか，現段階におけるB氏にとっての最善とは何かをB氏，家族，医療チームで十分話し合って決定する．最善の方法として選択した根拠を明確にする．またそれをどのように行うか．

（1）とるべき行動
　3案：まずは一時的にでも自宅での生活を実現してB氏の希望をかなえ，自宅での療養生活を体験してもらい，自宅で治療やリハビリを続けるうえで解決しなければならない課題を理解して

130 第5章　老年看護学領域における倫理的課題と対応

もらうために外泊できるよう支援する.

（2）根　拠

　B氏は，1日でも早く退院したいと願っているが，この状況で退院すれば左上肢麻痺の回復が十分ではないため，インシュリンの自己注射が安全に行えない．家族も注射の方法をマスターしていないため，B氏に害がおよぶ危険が高い．長女が心配しているように昼間，1人のときに低血糖など急な状態変化や転倒・転落などの危険もあり，迅速，適正な対処が遅れる危険もある．また，リハビリが十分に行えず，ADLの拡大に支障をきたすなどB氏にとって害となることが多く，長女の負担も大きい．すなわち，現段階での退院は，リスクが大きい．しかし，B氏の思いを尊重することも重要である．B氏が安全に療養生活を送るためには，B氏に自身の状況を理解してもらう必要がある．家族にも外泊の経験をしてもらうことは，自宅での介護の状況がイメージでき，不安の軽減につながる可能性がある．具体的に準備することが明確にもなるだろう．現段階では，外泊中に予測される状況への対応を十分行い，危害（デメリット）を最小限にする対応ができれば，B氏の思いを尊重にするというメリットがデメリットを上回る可能性がもっとも高いと考えられる.

（3）どのように行うか

　担当看護師は，B氏に現段階で退院することの危険性を説明するとともに，外泊の提案を行う．長女に対しては，外泊に際しての不安について傾聴するとともに，自宅の状況について情報収集する．外泊期間中に仕事を休むか調整が可能か，夫の協力が得られるかどうかの確認を行う．インシュリン注射の方法，低血糖の症状などの教育，栄養課と連携し栄養指導を受けられる調整を行う．特にインシュリンについては，医師，薬剤師と相談し，24時間効果が持続する1日1回接種タイプへの変更の可能性，血糖測定に関しても非侵襲型簡易血糖値測定器の利用等を検討し，安全で苦痛や侵襲が少なく，また介護の負担を軽減する簡便な方法を提案する．外泊中に担当看護師が訪問できる体制も整える．多職種で協働し，B氏や長女が外泊体験を通して，その後のよりよい療養環境の選択に関する意思決定ができるよう支援する.

　以上，2つの分析モデルを紹介したが，これらのモデルは日常の看護実践において遭遇する倫理的課題を検討する際に，系統的に問題を整理して考え，倫理的に最善の判断と看護活動を行うことができるためのツールである．臨床現場で「なんかもやもやする，おかしい」「これでいいんだろうか」「この選択が最もよい方法だろうか」と感じたときは，立ち止まって考えられる倫理的感受性を高め，対象となる高齢者とかかわる人々の状況を多角的に理解し，最善に至る合意形成に向けたディスカッションのプロセスを大切にする姿勢と，決定した選択の根拠を明確に説明できることが重要である.

［引用文献］

1) サラ T. フライ（2008）．片田範子，山本あい子訳（2010）．看護実践の倫理 第3版：倫理的意思決定のためのガイド．pp.75-84，日本看護協会出版会．
2) 国際看護師協会，日本看護協会訳（2012）．ICN看護師の倫理綱領 2012年版．日本看護協会

ホームページ.

3) 日本看護協会（2003）．看護者の倫理綱領．日本看護協会ホームページ.

4) 全日本病院協会（2016）．身体拘束ゼロの実践に伴う課題に関する調査研究事業報告書 平成28年3月.

5) 正木治恵，北川公子，湯浅美千代，百瀬由美子，山田律子，堀内ふき（2017）．「急性期病院において認知症高齢者を擁護する日本老年看護学会の立場表明2016」の作成過程．老年看護学，22（1），pp.5-9.

6) 小島愛子，百瀬由美子（2016）．一般病院の認知症高齢者に対する看護師の変化：身体拘束に焦点を当てたケアカンファレンスを通して．第29回日本看護福祉学会全国学術大会抄録集，p.85.

7) 清水哲郎．臨床倫理検討システム開発プロジェクト．http://www.l.u-tokyo.ac.jp/dls/cleth/index-j.html

8) 清水哲郎，会田薫子（2013）．高齢者ケアと人工栄養を考える：本人・家族のための意思決定プロセスノート，医学と看護社.

9) 小西恵美子（2005）．看護実践と看護の倫理．日本生活協同組合連合会医療部会.

10) 小西恵美子（2014）．看護倫理：よい看護・よい看護師への道しるべ 改訂第2版．pp.125-136，南江堂.

［参考文献］

1. 長江弘子，百瀬由美子，尾崎章子（2008）．現場のジレンマと向き合う技法 倫理的意思決定の「4ステップモデル」を活用しよう！：4ステップモデルを用いた倫理教育プログラムの展開方法．保健師ジャーナル，64（2），pp.149-153，医学書院.

2. 麻原きよみ，小西美恵子，百瀬由美子ほか（2007）．地域看護における倫理教育プログラムの開発と評価．平成16年度〜平成18年度文部科学省科学研究費補助金（基盤研究C）研究成果報告書.

3. ジーン・ワトソン（2012）．稲岡文昭ほか訳（2014）．ワトソン看護論：ヒューマンケアリングの科学，第2版，医学書院.

4. Swanson, K. M.（1993）．Nursing as informed caring for the well-being of others. Image: the Journal of Nursing Scholarship, 25（4），pp. 352-357.

5. マデリン M. レイニンガー（1991）．稲岡文昭監訳（1995）．レイニンガー看護論：文化ケアの多様性と普遍性．医学書院.

6. ミルトン・メイヤロフ（1971）．田村真，向野宣之訳（1987）．ケアの本質：生きることの意味，ゆみる出版.

7. トム L. ビーチャム，ジェイムズ F. チルドレス（2001）．立木教夫，足立智孝監訳（2009）．生命医学倫理 第5版，麗澤大学出版会.

8. Albert R. Jonsen, Mark Siegler, William J. Winslade（2002）．赤林朗，蔵田伸雄，児玉聡監訳（2006）．臨床倫理学：臨床医学における倫理的決定のための実践的なアプローチ 第5版．新興医学出版社.

9. ジョイス E. トンプソン，ヘンリー O. トンプソン（1985）．ケイコ・イマイ・キシ，竹内博明日本語版監修・監訳，山本千紗子監訳（2004）．看護倫理のための意思決定10のステップ，日本看護協会出版会.

第6章

老年看護の対象とのかかわり

[学習目標]

1. 高齢者の個別的な健康課題に対応するためのヘルスアセスメントについて理解できる.
2. 高齢者のヘルスプロモーションを理解することができる.
3. 高齢者の急性期, 回復期, 慢性期, エンドオブライフのそれぞれの段階に応じた看護援助を考えることができる.
4. 検査を受ける高齢者, 薬物療法を受ける高齢者の課題と看護援助について考えることができる.
5. 高齢者の QOL を支える継続看護について考えることができる.
6. 高齢者が健康的で尊厳ある暮らしをするための援助について理解できる.

I 高齢者のヘルスアセスメント

　ヘルスアセスメントとは対象者の健康の維持・増進・予防ならびに安らかな死の実現のために健康状態や生活上の課題を明らかにすることであり，対象者の身体的・生理的側面だけでなく，心理・社会的側面の情報を収集・分析・統合する全人的なアセスメントである．ヘルスアセスメントは看護過程の最初の段階で行われ，対象者の健康の問題状況や健康な部分（強み）が明確になり，看護介入の目標や方法の決定ができる．高齢者の看護においては，加齢過程で生じる老化の特徴を十分理解するとともに個体差・個人差を念頭においてアセスメントし，看護過程に活用していくことが大切である．

　WHOの定義によれば，高齢者とは65歳以上の者をさす．現在では，百寿者（100歳以上の高齢者）も増え，年齢だけで考えてみても，70歳の人，100歳の人では，加齢に伴う心身の変化の状態は明らかに違いがある．そこに，生活してきた環境，生活様式，生活習慣，人生経験など，個別性が加わることとなる．

　また，高齢者の疾患の特徴として，次のことがあげられる．
・個人差が大きい．
・1人で複数の疾患をもつことが多い．
・病態，検査結果の基準値，薬剤に対する反応が若年者や成人と異なる．
・徴候や症状が現れない，あるいは非定型的である．
・合併症を起こしやすい．
・完全な治癒が望めないことが多い．
・症状が長期化することが多い．

　看護職者は高齢者の個別性，多面性をアセスメントする必要がある．ヘルスアセスメントは，身体的，心理的，社会的に健康に関する情報をインタビューによって収集する健康歴聴取と身体状況を査定するフィジカルアセスメントから構成される．

　以下に，高齢者のヘルスアセスメントの特徴をまとめる．

 高齢者のヘルスアセスメントの特徴

 生理的機能，予備能力の低下

　人の生理的機能は年齢とともに低下し，低下の度合いは各器官によって異なる．加齢による生理的機能の変化を示した米国の学者ショック（Shock, N. W., 1960)[1]によれば，30歳時の機能を100％とした場合の80歳時の各器官の機能の低下をみると，基礎代謝率は約80％，肺活量は約55％，腎血漿流量は約40％と機能低下の度合いが違っている．これら各器官のアンバランスな機

能低下は年齢の進行とともにもたらされたものであり，高齢者はそれに適応してきたため普段の生活ではそれほど問題になることはない．しかし，病気などのストレスや身体的な負荷がかかった場合は，顕著に機能低下の症状が現れる．生体では，恒常性（ホメオスタシス）を保つ働きがあるが，高齢者は予備能力が低下しており，ストレスや負荷への対処が難しくなるためである．

　高齢者のアセスメントの場合，年齢に応じた生理的機能の低下の度合いを念頭におき，そこに加わるストレス，負荷の程度を踏まえアセスメントする必要がある．例えば，肺炎に罹患した高齢者の場合，若年者と比べ，容易に病状が悪化する．さらに，年齢が上がるにつれて生理的機能低下は進み，予備力も低下するため，病状悪化の進行が速い．高齢者の年齢，おかれている環境，病状など総合的にアセスメントしていく必要がある．

　しかし，「低下」を念頭におくと高齢者の「強み」がみえてこない．例えば，前述した各器官の機能低下の度合いを，「腎血漿流量は40％にまで低下する」ととらえるか，「腎血漿流量は40％残っている」ととらえるかで高齢者の見方が違ってくる．高齢者は，各自が現在もっている能力を，それぞれ個人のやり方によってうまく使いながら生活を営んでいる存在である．これは高齢者の強みととらえることもできる．検査データといった数値的な情報だけでアセスメントしようとするとみえてこない．高齢者の生活の仕方，訴えなどもあわせてアセスメントしていくことによりみえてくる．

❷ 長い生活歴

　看護の対象として目の前にいる高齢者は，生理的変化としての老化と長年の生活習慣が反映されて形成されている存在であり，現時点の情報のみでとらえようとしても，その人の個別性，多面性をアセスメントすることはできない．生まれてから現在までたどってきたライフサイクルの経時的変化のなかでとらえることが重要である．そのためには，高齢者が生きてきた時代背景を念頭に，生い立ち，家族関係，職業経験など高齢者の歴史（生活歴）に関心を向け，これらを現時点のその人とつなげて理解していく姿勢が必要である．

　特に高齢者は，それまで自分がたどってきた生活歴のなかで，その人なりの物事に対する受け止め方や対処行動を身につけている．高齢者の生活歴をヒントにこれらについて探っていくこともできる．物事の受け止め方，対処行動についての情報は，個別性のある看護の介入方法を計画するときに必要となる．

❸ 徴候や症状は非定型的

　一般的に，疾患の多くは決まった徴候や症状，例えば肺炎であれば発熱，咳嗽といったように決まった徴候や症状が現れる．しかし高齢者では，このような定型的な徴候や症状が現れず，食欲がない，元気がないなど特定の疾患に結びつかないが，なんとなく普段とは違っているといった徴候，症状から，精査を進めると実は重篤な疾患であったという場合も少なくない．そのため，看護職者は普段の高齢者の健康状態を把握しておくことはもちろんであるが，定型的な症状にあてはめて高齢者の健康状態をアセスメントするような見方をしてはいけない．看護職者自身がキャッチした普段とは違う状態に対する原因探索を速やかに進めていく必要がある．

　非定型的な徴候，症状のなかで注意を要するのは精神症状や意識障害である．肺炎であっても，

136　第6章　老年看護の対象とのかかわり

意識障害が主な症状である場合も少なくない．高齢者の場合，脳の疾患だけではなく，全身疾患による意識障害がしばしば認められるので，昏睡状態であるから脳の疾患と判断せずに必ず全身をよく観察する必要がある．

❹　生活機能低下に結びつきやすい

　高齢者の疾患は慢性化しやすく，複数の疾患をもっている人も多い．それらの症状が重なり，生活機能の低下をもたらし，自立を妨げQOLの低下につながる場合もある．年齢が高くなるほどこの傾向は強い．例えば，肺炎によって安静や活動性低下の状態から歩行が困難になってしまうなどの廃用症候群から生活機能の低下に結びつく．高齢者の場合，疾患の治療に関する看護と同時に生活機能低下を予防する看護の視点ももってアセスメントしていく必要がある．

　また，高齢者には罹患している疾患を超えてしばしば認められる特有の症候があり，これを老年症候群とよぶ．老年症候群の原因はさまざまであるが，治療と同時に介護・ケアが重要である一連の症状，所見をさす．老年症候群は，①主に急性疾患に付随する症候で，若年者と同じくらいの頻度で起きるが，対処法は高齢者では若年者と違って工夫が必要な症候群，②主に慢性疾患に付随する症候群で，65歳の前期高齢者から徐々に増加する症候群，③75歳以上の後期高齢者に急増する症候で，日常生活動作（ADL）の低下と密接な関連をもち，介護が重要な症候群——の大きく3つに分類される[2]（老年症候群は7章‐Ⅰ老年症候群を参照）．

　基本的日常生活機能の低下した症例では，老年症候群の数が比例して増加し，寝たきりに近い症例の場合，自立群の約2倍の老年症候群をもっていたという報告もある．老年症候群と日常生活機能の低下は関連があり，老年症候群の予防，悪化の防止も生活機能低下予防につながる．

　高齢者の場合，疾患や老年症候群からくる生活機能の低下だけでなく，環境の変化，喪失体験などが契機となり生活機能の低下に結びつくこともある．例えば，配偶者の死をきっかけにうつ状態となり，閉じこもりになってしまうなどである．このような心理社会的側面も含め，生活機能の低下をアセスメントしていく必要がある．

②　アセスメントツール

❶　高齢者総合的機能評価（CGA）

〔1〕高齢者総合的機能評価（CGA）とは

　高齢者は複数の疾患を抱えていることが多く病状が慢性化しやすいことから，疾患により生活機能の低下をきたし，QOLが損なわれる．QOLが損なわれたことによってさらに新たな疾患・症状が発生するという悪循環に陥りやすい．高齢者がこのような状態になると，家族が介護をする必要性が発生するなど問題が生じる．高齢者の場合においては特に家族も含め，医療面，身体機能面，精神面，社会面など総合的にアセスメントし多職種協働でケアしていく必要がある．そのためのツールとして開発されたのが，高齢者総合的機能評価（comprehensive geriatric assessment：CGA）である．

　CGAは，1935年英国の女医ウォーレン（Wallen, M.）によって行われた高齢患者への取り組みに始まる．ウォーレンは脳卒中後遺症や認知症などにより生活機能が低下している患者に対し

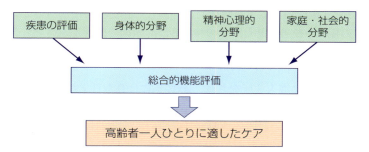

図 6-1-1 高齢者総合的機能評価（CGA）における3大分野

表 6-1-1 CGA の構成成分と主な評価法

		評価内容	主な評価法や項目
身体的分野	基本的日常生活動作（BADL）	最低限の生活の自立	Barthel Index Katz Index
	手段的日常生活動作（IADL）	家庭での生活手段の自立	IADL 尺度（Lawton & Brody） 老研式活動能力指標
	コミュニケーション	視力，聴力，会話能力	視力・聴力・言語障害についての評価
	栄養	低栄養の評価	Mini Nutritional Assessment（MNA）
	老年症候群	老年症候群関連アセスメント	誤嚥性肺炎，尿失禁，骨粗鬆症，心不全，呼吸不全などに関連した機能検査
精神心理的分野	認知機能	認知症の程度の評価	長谷川式認知症スケール（HDS-R） Mini-Mental State Examination（MMSE） Clinical Dementia Rating（CDR）
	行動異常	認知症の行動・心理症状（behavioral and psychological symptoms of dementia：BPSD）の評価	DBD スケール（Dementia Behavior Disturbance Scale）
	気分	抑うつ，不安，意欲	老年期うつ病評価尺度（Geriatric Depression Scale 15：GDS15） 意欲の指標（Vitality Index） 改訂 PGC モラールスケール（Philadelphia Geriatric Center Morale Scale）
家庭・社会的分野	人的環境	家族・介護者の介護力，介護負担，ソーシャルネットワーク	家族構成，キーパーソン，人間関係などの情報 Zarit 介護負担尺度（日本語版） Lubben Social Network Scale（LSNS） 「閉じこもり」評価票
	介護環境	家族の物理的・経済的環境，介護サービスの利用	住居の状況，経済問題，社会資源の活用状況などの情報

（鳥羽研二監修，長寿科学総合研究 CGA ガイドライン研究班（2000年度厚生科学研究費補助金総合プロジェクト研究分野長寿科学総合研究事業「障害高齢者の生活機能評価に関するガイドライン策定のための総合研究」研究班）（2003），高齢者総合的機能評価ガイドライン，厚生科学研究所を参考に作成）

138 第6章 老年看護の対象とのかかわり

て，医学的評価に加え生活機能障害を総合的に評価し，評価結果に基づいて適切なサービスを提供し，多くの患者の症状を改善させた．その後1984年，米国の医師ルーベンスタイン（Rubenstein, L. Z.）は，CGAが生命予後や機能予後を改善するための評価手技であることを発表し，CGAが北米を中心に広まるきっかけをつくった[3]．

日本では1990年代初めに導入・研究され，2003年には長寿科学総合研究CGAガイドライン研究班によりガイドラインとしてまとめられている．CGAは疾患評価だけでなく，身体的分野，精神心理的分野，家庭・社会的分野の3つの分野について総合的に評価し，その結果をもとに高齢者一人ひとりの個別性あるケアを計画し実践していくことになる（図6-1-1）．CGAの構成成分と主な評価法は表6-1-1の通りである．

〔2〕評価の実際

CGAの評価においては，ガイドライン研究班が作成したガイドラインに標準化されたアセスメントツールが提示されている．すべての対象について評価する共通項目として，基本的日常生活動作能力検査（BADL），認知機能，情緒・気分の3項目があげられている．この3項目は，高齢者の現在の生活機能を知るうえで必要最低限の項目である．その後，高齢者の状態や介護の必要性などによって必要なアセスメント項目を追加して，総合的に評価していく．CGAを実施するためには，ある程度まとまった時間や実施者が必要であり，現在，スクリーニングや施設内の状態把握のために短時間で実施可能な評価項目を7つ抽出した「CGA 7」が開発されている（表6-1-2）．

❷ 国際生活機能分類（ICF）

〔1〕国際生活機能分類（ICF）とは

加齢に伴い心身機能の低下していく高齢者にとって，生活機能が維持されていることは健康の重要な要素であるため，生活機能の評価の意義は大きい．生活機能とは，人が日常生活において営んでいる身体的・精神的活動であり，個別性，多様性がある．特に高齢者においては，個別性，多様性が大きい．これまで生活機能の評価としては，前述したCGAの項目にもある基本的日常生活動作（BADL）や手段的日常生活動作（IADL）が用いられてきた．しかし，これらの評価は，人が毎日生活を送るために繰り返し行う基本的，具体的な活動から生活機能を評価するものであり，個々の生活機能のもつ個別性，多様性まで含め多面的に評価するものではなかった．生活機能の多面性を包括的に評価するツールとして国際生活機能分類（International Classification of Functioning, Disability and Health：以下ICF）が活用できる．

ICFは，2001年5月の世界保健機関（WHO）の総会で採択された国際分類で，1980年のWHO国際障害分類（ICIDH）の改訂版である．WHOの国際分類には，ICFのほかに100年以上の歴史をもつ国際疾病分類（ICD）という病気の分類もあるが，この分類と並んでICFは重視されており，この2つをつねに併用することが推奨されている．つまり，人の健康を生活機能と病気の両面からみていくことが望ましいといえる．

図6-1-2にICFの「生活機能モデル」を示した．ICFでは，生活機能を「人が生きること」の全体を示すものであるととらえ，この図の中央に位置する「心身機能・身体構造」（生物レベル），「活動」（個人レベル），「参加」（社会レベル）の3つを含む包括概念であるとしている．そして，生活機能にさまざまな影響を与える要因を「健康状態」「環境因子」「個人因子」として整理して

表6-1-2 CGA 7

	項目	質問	正否と解釈
1	意欲	外来または診察時や訪問時に，被験者の挨拶を待つ	○：自分からすすんで挨拶する ×：返事はする，または反応なし 　⇒意欲の低下
2	認知機能（復唱）	「これから言う言葉を繰り返してください．（桜，猫，電車）」「あとでまた聞きますから覚えておいてくださいね」	○：可能 ×：不可能（できなければ，4の認知機能は省略）⇒失語，難聴などなければ，中等度以上の認知症が疑われる
3	手段的日常生活動作（IADL）	外来の場合：「ここへどうやって来ましたか？」 それ以外の場合：「普段，ひと駅離れた町へどうやって行きますか？」	○：自分でバス，電車，自家用車を使って移動できる ×：付き添いが必要⇒虚弱か中等度の認知症が疑われる
4	認知機能（遅延再生）	「先ほど覚えていただいた言葉を言ってください」	○：ヒントなしで全部可能 ×：上記以外⇒遅延再生の障害，軽度の認知症が疑われる
5	基本的日常生活動作（BADL）（入浴）	「お風呂は自分一人で入って，洗うのも手助けはいりませんか？」	○：入浴自立，排泄失禁なし，集尿器で自立（入浴と排泄が自立していれば他のBADLも自立していることが多い） ×：入浴，排泄の両方ができない⇒要介護状態の可能性が高い
6	基本的日常生活動作（BADL）（排泄）	「漏らすことはありませんか？」 「トイレに行けないときは，尿瓶を自分で使えますか？」	
7	情緒・気分	「自分が無力だと思いますか？」	○：いいえ ×：はい⇒うつ傾向がある

（鳥羽研二監修，長寿科学総合研究CGAガイドライン研究班（2000年度厚生科学研究費補助金総合プロジェクト研究分野長寿科学総合研究事業「障害高齢者の生活機能評価に関するガイドライン策定のための総合研究」研究班）（2003）．高齢者総合的機能評価ガイドライン，p.15，厚生科学研究所を参考に作成）

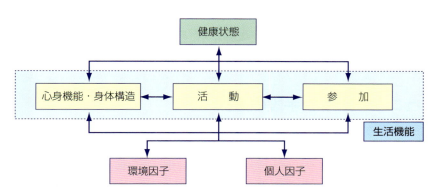

図6-1-2 国際生活機能分類の生活機能モデル（WHO，2001）

いる．生活機能モデルでは，これらの構成要素すべてが互いに影響しあうことを双方向の矢印で示しており，相互作用モデルであることが理解できる．また，生活機能の各レベルに問題が生じた状態を，「機能障害（構造障害を含む）」「活動制限」「参加制約」とし，これら3つを含む包括概念が「生活機能低下」であるとしている．

140　第6章　老年看護の対象とのかかわり

〔2〕ICF の活用

　高齢者の健康課題や強みについて，その高齢者の個別性をふまえ，より具体的に明らかにする過程で ICF の生活機能モデルの考え方が活用できる．収集した情報を ICF の6つの構成要素「心身機能・身体構造」「活動」「参加」「健康状態」「環境因子」「個人因子」に整理し構成要素間の関連性を考えることにより，高齢者の健康課題の背景，要因などが詳しくとらえられる．

③ アセスメントの留意点

❶ 関係づくりへの準備

　ヘルスアセスメントは高齢者と看護職者の関係づくりをする最初の段階であるため，十分な配慮が必要である．高齢者，看護職者ともに落ち着いて話ができるよう準備を整えていく．高齢者の準備としては，リラックスして話ができるように，疼痛などがなく普段の状態である，排泄をすませておく，自宅への連絡など心配事の解決をしておく．看護職者の準備としては，面接技法の習得をしておく，途中で中断しなくてもよいよう余裕をもった時間の確保をしておくなどの必要がある．また，高齢者の協力が得られるようヘルスアセスメントの目的をわかりやすく説明し理解を得ることも必要である．

❷ 環境を整える

　環境を整えることは，高齢者の疲労感を緩和し，ヘルスアセスメントの正確性・効率も高める．快適な温度と採光が保てる場所でヘルスアセスメントを行う．特に高齢者の場合は，周囲がざわついている場所では看護職者の声が聞き取れない場合があるため，騒音の少ない場所で行う．難聴のため大きな声での会話が必要なときなど，プライバシーを確保するために個室で行うことを考慮する．

　また，認知症高齢者の場合は，家族など身近な人がそばに付き添うことにより不安が軽減されヘルスアセスメントがスムーズに行えるため，同席できる環境を整える．

❸ コミュニケーション手段の選択

　アセスメントを進めていくためには正確な情報が必要であるが，高齢者の場合，難聴などの感覚器の障害や認知機能の低下によりコミュニケーションが障害され，正確な情報が得られないことがある．円滑なコミュニケーションをはかるために，早い段階で視力・聴力障害の有無などの情報を得て，障害に応じた対応，例えば，高齢者との適当な距離を保つため，座る位置を配慮する，補聴器の利用を勧めるなどしていく必要がある．また，認知機能の低下をきたしている高齢者の場合，認知機能の状態にあわせて質問の仕方を工夫していく必要がある．

❹ 高齢者のペースを考慮

　アセスメントを進める際は，高齢者にとって一番の心配事，関心があることから先に聴いてい

I　高齢者のヘルスアセスメント　　**141**

くと高齢者も安心する．高齢になると若年者のようにすばやく返答することが難しくなる．集中力も低下しやすいため，簡単なことから複雑なことへと情報収集の内容を組み立てたり，いますぐに確認しなくてもよい内容は次回にするなどの配慮が必要である．優先度を念頭におきつつ高齢者のペースを考慮し，アセスメントの焦点，範囲，方法を計画することが必要である．

❺ 情報の確認（見落とし，見過ごしを防ぐ）

　高齢者がこれまでの人生をどのように生きてきたか，これからどのように生きていきたいかなど，高齢者本人に聴かなければ理解できない内容については，できるだけ本人からの語りを引き出し，傾聴していくことが必要である．また，食事，排泄，整容などのADLについては，可能な限り実際の場面を観察することによって正確な情報を得る．高齢者の場合，体調によってADLの自立の程度が変化したり，高齢者本人が本来できるADLと実際行っているADLに差があったりするため，観察は繰り返し，また継時的に行う必要がある．高齢者から得た情報の正確さ，認識の程度を理解するために，本人からの情報の補完として，家族や他のスタッフ，医師，記録物から情報を得ることも行い，情報の見落としや見過ごしを防ぐ．一人暮らし高齢者などでは家族が同居していないため，生活の様子を知らないことも多い．高齢者が訪問看護やデイサービスを利用していれば，在宅サービスを提供している専門職から情報を得る必要もある．

　情報収集に適正なアセスメントツールを使用することも，高齢者を理解するための情報の過不足を確認することに役立つため，活用していくとよい．

❻ 多職種協働でのアプローチ

　高齢者ケアの場は病院だけでなく，施設や在宅などさまざまな場がある．特に施設，在宅では，多職種と協働してのケアの実践が多い．高齢者の生活の質を考えたケアを多職種と協働して行う際には，高齢者の健康状態をアセスメントする専門職として，看護職者は重要な立場にいる．例えば，在宅で嚥下障害のある高齢者のケアを介護ヘルパーとの協働で実施する場合，看護職者が高齢者の嚥下機能のアセスメントを行い，その結果をもとに高齢者の食事形態や介助方法を提案し，介護ヘルパーとともにケアを実践していくなどである．また，与薬，医療処置に関しては，施設，在宅の場合，医師が不在あるいは少ない状況であり，看護職者が責任をもって実施することが求められる．与薬，医療処置の必要な高齢者は，健康状態が変化する可能性が高い場合が多く，このような高齢者をケアする場合，特に看護職者のアセスメント力が求められる．

❼ 全人的，多面的な見方

　ヘルスアセスメントは，どのような対象であっても全人的，多面的な見方で対象をとらえることが基本である．特に高齢者の場合はこの見方の大切さを強調したい．なぜなら看護職者はアセスメントをする過程で，どうしても高齢者の加齢に伴う心身機能の低下に目が行きがちになってしまうからである．これは，看護職者が「高齢者は衰えていく人」という先入観をもった見方をしていることや，高齢者の長い人生経験に対して理解できない，あるいは関心をもてないことが背景にあるからではないかと考える．高齢者を全人的に理解するためには，まずは，ステレオタ

イプ的な見方にとらわれないこと，そして，高齢者が生きてきた時代背景を理解したうえで，高齢者が若いときから現在までどのように生きてきたのか，高齢者の生活史を通してみていく見方を身につけることが重要である．

④ 高齢者の特徴を踏まえた看護過程の展開

　看護過程（nursing process）とは，対象により質の高い看護を提供するために，専門的な思考過程に基づき展開される問題解決の過程である．「看護の知識体系と経験に基づいて，人々の健康上の問題を見極め，最適かつ個別的な看護を提供するための組織的・系統的な看護実践方法の1つ」と定義されている[4]．看護過程は，図6-1-3に示す通り循環型のプロセスである．まず，ヘルスアセスメントによって対象の健康の問題状況や健康な部分（強み）を明確化する．次に，対象の健康の問題状況の解決のための具体的な看護計画を立案し，実施する．実施した結果に基づいて問題が解決したか，問題の解決に適した計画であったか，対象に合った方法で実施できたかなど，アセスメントから実施までのプロセスを評価し，情報の追加や再アセスメントを行い問題の見直しや計画の修正をする．そして次の実施につなげ，その結果を評価するというプロセスを繰り返す．このような看護過程のプロセスは，高齢者を対象とした場合でも同様に展開される．しかし，展開の基本は変わらなくても，ライフサイクルの最終段階にあり，「老い」とともに生きる高齢者の場合，疾患や障害をもちながらも，その人らしく生活を営むことができるよう支援することが大切になるため，他の年代の者を対象とする看護過程の展開とは看護の方向性や内容に違いが出てくると考える．

　老年看護において大切であるのは，高齢者のQOL（quality of life，人生の質）を支援することである．奥野は本書のまえがきにおいて，「高齢者のQOLへの支援は，高齢者の衰退現象だけに視点をおくのではなく，成熟現象にも視点をおき高齢者のポジティブな側面を活かし，セルフケア能力を活用してかかわるという老年看護の哲学的視点が基本的な姿勢である，と考える」と述べている．この姿勢を高齢者の看護過程展開の中で具体的に実践する際，以下の2点が重要であると考える．

　まず1つ目として，高齢者のもてる力（ポジティブな側面）を見いだし，その力に働きかける看護実践を心掛けることである．前項で述べたように，看護職者は，高齢者の加齢に伴い低下していく生理的変化，そこに加わる疾患や障害など衰退現象に目が行きがちになってしまう傾向に

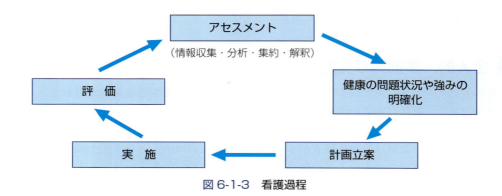

図6-1-3　看護過程

ある．また，高齢者の中には，認知症高齢者など自分の意思をうまく表現できない者もおり，看護職者は高齢者のポジティブな側面を意識しないと見いだしにくいこともある．そのため，看護職者は，高齢者のもてる力を意識的に見いだすことを心掛ける．その際には，自分の見方だけにとらわれないよう，他職種や家族からも情報を得ながら高齢者を理解することに努めることが大切である．高齢者のもてる力を見いだすことができたならば，あらゆる方法で高齢者がもてる力を発揮できるようなかかわりを実践していく．

2つ目として，高齢者はどのような生活を望んでいるのか，その人の思いに寄り添い理解したうえで，高齢者自身が望む生活を目標として，その目標に向かって高齢者に働きかけるような看護実践を心掛けることである．例えば，「趣味の俳句の会に行きたい」「孫の結婚式に出たい」「お寿司が食べたい」など，高齢者個々のもつ望みはさまざまであり，それを理解したうえで，高齢者の望む生活に近づけるような個別性のある看護計画を立案し実践することが必要である．

高齢者の看護過程展開において，高齢者のQOLを支援することは，高齢者の生活を豊かにするにはどうしたらよいかを考えながら看護実践することであると考える．これは，健康状態の回復に向かっている高齢者だけにあてはまるのではなく，死に向かう高齢者においても，人生の最期を迎えるまで豊かな生活を送ることができる支援として重要である．

[引用文献]

1）Shock, N. W.（1960）. Discussion session: Mortality and measurement of aging. In: B. L. Strehler, et al.（Eds.）. The Biology of Aging: A Symposium. Washington, DC. American Institute of Biological Science, pp. 14-29.

2）大内尉義監修，鳥羽研二担当編（2005）．老年症候群の診かた：日常診療に活かす老年病ガイドブック1．pp. 5-6，メジカルビュー社．

3）日本老年医学会編（2013）．老年医学系統講義テキスト．pp. 62-64，西村書店．

4）日本看護科学学会看護学学術用語検討委員会（第9・10期委員会）（2011）．看護学を構成する重要な用語集．p. 7，日本看護科学学会．

[参考文献]

1．大内尉義監修，鳥羽研二担当編（2006）．高齢者への包括的アプローチとリハビリテーション：日常診療に活かす老年病ガイドブック7．pp. 2-19，メジカルビュー社．

2．山田律子（2010）．生活機能からみた老年看護過程とは．看護教育，51（10），pp. 850-854.

II 健康段階に応じた看護

① 高齢者のヘルスプロモーション

超高齢社会をむかえ健康寿命の延伸が叫ばれる昨今，高齢者のヘルスプロモーションの促進は老年看護学にとって重要な課題である．健康の概念の多様化とともに，さまざまな健康課題をもつ高齢者に対して，QOL の向上の実現に向けた個別の目標設定やアプローチの方法が求められる．

❶ 個人の価値観と QOL を重視した健康づくり

1986 年にカナダのオタワで開催された第 1 回ヘルスプロモーション国際会議で採択された「オタワ憲章」の中で，ヘルスプロモーションの定義とその実現手段が以下のように提唱された．

ヘルスプロモーションとは，「人々が自らの健康をコントロールし改善できるようにするプロセスである」．人々が身体的，精神的，社会的に健全な状態に到達するには個人の望みや集団の目標を明確にし，それを実現してニーズを満たし，環境を変え，それらにうまく対処していくことができなければならない．健康は人生の目的ではなく毎日の生活のための資源であり，身体的能力だけでなく，社会的，個人的な面での資源という点を重視した前向きな考え方であり，そのためヘルスプロモーションとは，保健医療機関や部門だけの責任にとどまらず，健康的なライフスタイルをさらに超えて幸福（well-being）にまで及ぶものである．したがって，ヘルスプロモーションの概念の中では「健康」は，理想的な目標というより QOL を維持，向上するための資源であるととらえる．オタワ憲章では，ヘルスプロモーションのための 3 つの戦略（①唱導・支援する／advocate，②能力を付与し，可能にする／enable，③調整・調停する／mediate）とそれを意図し健康的な公共施策を確立する方法として 5 つの優先的行動分野（①ヘルスサービスの方向転換，②個人技術・スキルの開発，③地域活動の強化，④健康を支援する環境づくり，⑤健康的な公共政策づくり）を示している．そして，これらの実践により得られる健康づくり戦略の目標として「すべての人々があらゆる生活舞台－労働・学習・余暇そして愛の場－で健康を享受することのできる公正な社会の創造と実現」をあげている[1]（図 6-2-1）．

オタワ憲章以降も数回にわたって健康づくり国際会議は開催され，宣言や憲章が採択されている．特徴的なものとして，第 4 回の「健康づくりを 21 世紀へと誘うジャカルタ宣言（1997）」では，優先課題としてパートナーシップの強化・拡大が含まれ，第 6 回の「健康づくりのためのバンコク憲章（2005）」では，「ヘルスプロモーションとは，人々が自らの健康とその決定要因をコントロールし，改善することができるようにするプロセスである」と再定義された．

これらが現在のヘルスプロモーション施策の礎となっており，日本においてもオタワ憲章以降

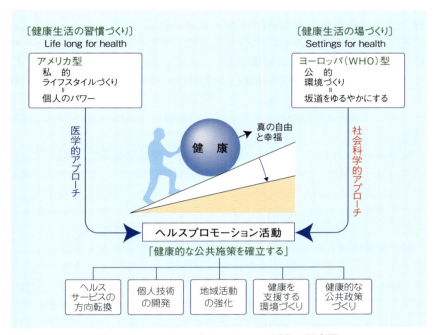

図 6-2-1　ヘルスプロモーション活動の概念図

(島内憲夫 (1987). 島内憲夫, 鈴木美奈子 (2011) 改編. 日本ヘルスプロモーション学会ホームページより転載)

の健康づくり国際会議の内容を受けて2000年に**健康日本21 (21世紀における国民健康づくり運動)** が策定され，その実践により，平均寿命の延伸が達成されていると評価できる．超高齢社会となり，疾病構造が変化し，慢性疾患の増加や罹患期間の長期化，高齢者の終末期医療のあり方，医療費の高騰などの問題や倫理的課題が顕在化してきている．このような状況から，多様な価値観をもつ人々が求めるQOLやウェルビーイング，すなわち真の自由と幸福の実現のために，多部門が責任の範囲を共有し，医学的アプローチと社会科学的アプローチのバランスを保ち，ヘルスプロモーションを実践していくことが重要となっている．

❷ 高齢者へのヘルスプロモーション教育の実践

　ヘルスプロモーションを実践するうえで，活用できるモデルがいくつか開発されて，適用されている．具体的には，PRECEDE-PROCEEDモデル[2]，健康信念モデル[3]，変化のステージモデル[4]などがある．ここでは，PRECEDE-PROCEEDモデルの説明と実践例を紹介する．

　PRECEDE-PROCEED モデルは，グリーン (Green, L. W., 1991) らによって開発されたQOLのアセスメントから健康教育の計画立案，実施，評価まで系統的に行える8段階からなるモデルである．第1段階の社会アセスメントで取り組もうとしている健康教育の目的及び対象集団の「QOL」を明らかにし，第2段階の疫学アセスメントではQOLに影響を及ぼしている「健康」問題および「行動とライフスタイル」，「環境」に関する実態を把握する．続いて，第3段階では，行動とライフスタイルに影響を及ぼす教育／エコロジカルな要因を「準備因子(健康に関する知識，

146 第6章 老年看護の対象とのかかわり

信念，価値観など）」「強化因子（行為後の報酬や周囲の支援）」「実現因子（実践に必要な技術，人的，経済的条件）」の視点からアセスメントする．第4段階では，これらのアセスメントに基づきニーズを解決するための健康教育計画を立案し，政策の策定を行い，第5段階で実施する．実施した教育や政策のプロセス評価が第6段階，影響評価が第7段階，最終的に第8段階として成果評価を行う．介護保険制度の変遷の流れの中，予防重視のアプローチの重要性が示され，「運動機能の維持・向上」，「栄養状態の改善」とともに「口腔機能の維持・向上」の取り組みに対して新予防給付制度が開始された．

　筆者らは，地域高齢者の口腔保健行動に焦点をあてて，地域で暮らす高齢者が主体的かつ自律的に口腔機能の向上や効果的な口腔衛生の方法を継続的に実践でき，口腔の健康が維持，向上し，楽しく食事ができ，食事をとおして人との交流も拡大し，QOLの向上につながることをめざし，アセスメントと計画立案，実施，評価を行った[5]．地域の高齢者23名のフォーカス・グループ・インタビューにより行ったアセスメントの結果は図6-2-2に示すとおりである．介入プログラムは，高齢者から口腔の健康に関する望む状態としてあげられた，「現在の歯を維持すること，摂食・嚥下機能を維持すること，肺炎を予防すること」を目的としたパンフレットを作成し，配布した．さらに歯磨き，嚥下体操の指導，歯磨きの効果のフィードバックを行った．嚥下体操の方法は，3つの選択肢から自分で実現可能な方法を自ら選択して行ってもらった．本モデルでは，評価は，アセスメントと同様の第一段階の「QOL」，第2段階の「口腔の健康」，第3段階の「口腔保健行動」「準備因子」「強化因子」「実現因子」に着目し行うことになっており，これら6カテゴリー25項目からなる評価尺度を開発し介入から2カ月後に評価した．その結果，セルフメイド方式で選択した嚥下体操は継続され，嚥下機能は向上し，効果的な歯磨きおよび残存歯の本数もおおむね維持され，QOLの内容にあげられた「しっかり噛める」「おいしく食事ができる」「うまく会話ができる」についても維持または改善していた[6]．

　この介入事例のように，地域ごとで課題やニーズを把握し，目標を設定する段階から高齢者に参画してもらい，介入や実践に際しては，高齢者が主体的に望ましい保健行動が継続できるよう内発的動機づけや自己のもつ潜在能力を高めたり，周囲のサポートに気づけるように支援することが重要である．

　高齢者が政策立案の段階から参画し，地域の健康づくりにかかわることによって，自己のもつ力が増大するとともに，社会的な交流も拡大し，QOLやウェルビーイングを高めることにつながることから，ヘルスプロモーションの実践は，健康長寿の実現にとって重要な活動であるといえる．

❸ フレイル

　後期高齢者（75歳以上の高齢者）人口の増加は著しいが，健康寿命の延伸はゆるやかで特に後期高齢者になると老年症候群を保有する傾向が急増する．健康寿命の延長を阻害する原因は，脳血管障害，認知症，骨折・転倒で，これらの老年症候群の予防は最適健康の期間を延長するうえで重要な課題である．

　老年症候群とは，高齢者に多くみられ，原因はさまざまであるが治療と同時に介護やケアが重要である一連の症状，所見と定義されている[7]（第7章-Ⅰを参照）．慢性疾患に付随する症候は，前期高齢者から徐々に増加し，後期高齢者では，老年症候群を複数保有する場合が多く，そのため生活機能障害が増加し介護が必要となり，そのことが健康寿命の延伸を阻害する要因となって

Ⅱ 健康段階に応じた看護　**147**

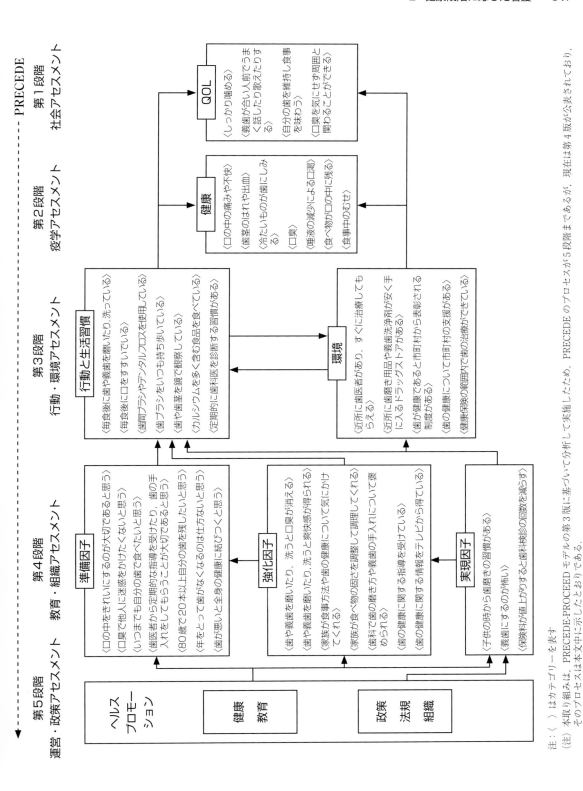

図 6-2-2　地域高齢者の口腔保健に関するPRECEDEの各段階におけるニーズアセスメント

注：〈　〉はカテゴリーを示す
(注) 本取り組みは，PRECEDE-PROCEEDモデルの第3版に基づいて分析して実施したため，PRECEDEのプロセスが5段階までであるが，現在は第4版が公表されており，そのプロセスは本文中に示したとおりである。

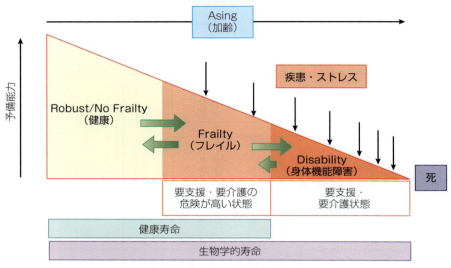

図 6-2-3 フレイルの位置づけ

(葛谷雅文 (2009) 老年医学における Sarcopenia & Frailty の重要性. 日本老年医学会雑誌, 46 (4), pp. 279-285 より転載, 改変)

いる.

近年, 高齢者がその人にとっての最適健康を維持し, 健康寿命の期間をより延ばすために, 虚弱の状況を防ぐことが重要視されている.

〔1〕フレイル（虚弱）の概念

諸外国で 1980 年頃より虚弱に相当する frailty という新しい概念が使われるようになってきた. わが国の高齢者保健医療の領域では, 従来, 介護を要するほどではないが加齢とともに心身の機能が低下し, 慢性疾患や障害をもつ人を「虚弱高齢者」と称してきた. しかし, 2010 年以降に「虚弱」という表現が「老衰」,「衰弱」といった加齢に伴って不可逆的に老い衰えた状態というネガティブなイメージが強いという批判的な見解が大きくなり, 諸外国で使用されていた frailty を「フレイル」とカタカナで標記するという用語の変更がなされた[8]. フレイルとは, 現段階では明確な定義はなされていないが, 加齢に伴い生理機能の予備力やストレスに対する抵抗力が低下した脆弱な状態で, 健康障害をきたす恐れや, 入院や介護が必要となる前段階の状態である (図 6-2-3). 適度な運動や必要な栄養補給, 社会参加を行うことで, 自立した状態に回復することが期待できる状態とされている. また, 欧米の関連学会や有識者によるコンセンサス会議では, 多因子が関与する症候群で生理機能の減退, 体力, 持久力の低下を基盤として, 身体機能障害やストレスに対して脆弱性が増した状態とも定義されている[9].

〔2〕フレイルの要因

フレイルの要因は複雑で, A) 身体的要因, B) 精神・心理的 (認知機能) 要因, C) 社会的要因といった多様な側面がある.

A) 身体的要因：冒頭で述べた老年症候群, 循環器・呼吸器・筋骨格系疾患等, 低栄養, サルコペニア (sarcopenia, 加齢性筋肉減少症), ロコモティブシンドローム (locomotive syndrome,

運動器症候群）など．

　B）精神・心理的（認知機能）要因：認知機能の低下，抑うつ，ストレスなど．

　C）社会的要因：閉じこもりなどにより社会的交流の減少，引越しや施設入所による環境の変化など．

〔3〕フレイルの判定基準

　フレイルの判定や評価は，複数の基準があり，世界的にまだ合意に至っていない．しかし，概念としては主に2つあり，1つはフレイルを身体障害の前段階ととらえる考え方であり，もう1つは疾患，機能不全も含んだ多項目の包括的な障害の集積を評価するとらえ方である．日本では，前者の考え方に基づく Fried（Fried, L. P., 2001）らが提唱した基準が主に用いられている．判定は，以下の5項目のうち，3項目以上が該当するとフレイル，1項目または2項目のみ該当の場合は，プレフレイル（フレイルの前段階）と判定される．

表6-2-1　フレイルの基準（Fried）

1．体重減少：意図しない年間 4.5kg または 5%以上の体重減少．
2．疲れやすさの自覚：何をするのも面倒，何かをはじめることができない，と週に3〜4日以上感じる．
3．活動量低下：1週間の活動量が男性：383kcal 未満，女性：270kcal 未満．
4．歩行速度の低下：標準より 20%以上の低下（0.8〜1.0m ／秒未満）．
5．筋力低下：標準より 20%以上の低下（握力：男性 26kg，女性 17kg 未満）．

〔4〕フレイル高齢者への看護介入と予防の重要性

　フレイルの有症率は高齢者の11〜13%と推定されており，後期高齢者ではより高く，さらに80歳以上では約35%にみられるという報告がある[10]．フレイルの状態に至ると，健常な人に比べて身体能力の低下がより進行し，さまざまな身体にかかるストレスに弱い状態になり，死亡率も高くなる．フレイルに至る，あるいは進行には，サルコペニアの影響が大きいとされている．

　サルコペニアとは，「筋量と筋力の進行性かつ全身性の減少に特徴づけられる症候群で，身体機能障害，QOL 低下，死のリスクをともなうもの」と定義されている[11]．加齢や老化に伴う筋力の低下や筋量の減少により，基礎代謝の低下，疲労感の増加，歩行速度の遅延など身体機能が低下する．すると，全体の活動量の減少につながり，結果として，全体のエネルギー消費量が減少し，必要なエネルギーを補う必要性がなくなることに加え，精神心理的問題や社会的問題も重なり食欲や食事量が低下し，慢性的な低栄養状態をきたすことになる．慢性的な低栄養状態はサルコペニア進行の要因となり，さらにサルコペニアが進行し，筋力低下が一層進む．この悪循環によってフレイルが進行し介護を要する状態に至る．このフレイルサイクル[12]の悪循環を断ち切るための包括的アプローチ，すなわち，「身体的側面：運動・栄養」「精神・心理的側面：認知機能」「社会的側面：社会参加」の3側面から複合的な介入プログラムが必要である．多くの研究により介入の効果が認められているが，重度のフレイルの状態になると日常生活障害の悪化を介入により防ぐことは困難とされていることから，フレイルに至る前段階でそうならないように予防することがより重要である．

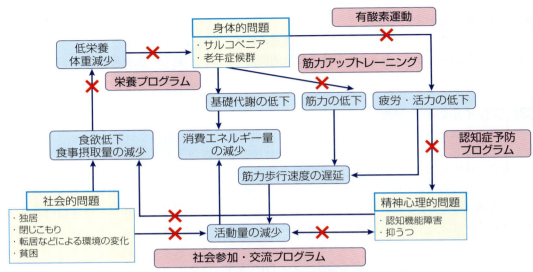

図 6-2-4　フレイルサイクルを遮断する包括的介入プログラム

　フレイルサイクルを断ち切り，フレイルを予防，あるいは悪化させないための介入は，図 6-2-4 に示すように運動，栄養，社会参加および認知機能を高めるプログラムを組み合わせて，継続的に実施することが効果的とされている．

(1) 運動（身体活動）プログラム

　WHO は高齢者の健康づくりのための身体活動として，以下を推奨している[13]．
　活動時間：週あたり 150 分の中強度有酸素運動，または 75 分の高強度通酸素運動を行うか，これらを組み合わせた活動を行う．
　活動の持続：有酸素運動は 1 回につき，少なくとも 10 分以上続ける．
　活動時間の増加：中強度有酸素運動を週 300 分に増やす，または高強度の有酸素運動と組み合わせるなど．
　転倒予防：運動制限を伴う場合は，バランス運動を週 3 日以上行う．
　筋力トレーニング：週 2 回以上，大筋群を使う．
　運動できない場合：運動ができない場合は，健康状態をみながら可能な範囲で活動する．
　これを参考に，運動に関する基礎知識の習得，個々の運度能力の把握，基礎体力と筋力向上，日常生活動作と総合機能の向上を目標に，エクササイズ，筋力トレーニング，バランス運動，持久力練習，柔軟体操などを高齢者の状況に応じて組み合わせるとよいだろう．特にバランス運動では，太極拳は動きがゆっくりとした動的なバランス運動として高齢者に好まれ，高い転倒予防効果も認められている．

(2) 栄養プログラム

　フレイルに関連した栄養素には，たんぱく質，抗酸化ビタミン（ビタミン C, E），ビタミン D, 葉酸，不飽和脂肪酸などである．
・栄養素，食品レベルの働きやフレイルを予防するうえでの摂取の重要性を理解する（特に筋肉

で分解されるバリン・ロイシン・イソロイシンなどのアミノ酸やビタミン D，カロテノイドを多く含む食品をバランスよく摂取する）．
・シニア版食事バランスガイド等を用いた食事のチェック→楽しく記録を継続する．
・バランスのよい食事の料理法を工夫し，調理実習も組み合わせる．
・グループワークで栄養管理の課題や，居住地域のお勧め外食や食材の入手場所を共有する．

（3）社会参加・交流プログラム

自分の生活行動や健康に関する認識などを振り返るとともに，地域の資源を知り，主体的に交流を拡大できるように支援する．

市町村で企画する健康教室，公共機関や大学などが開催する公開講座，カルチャーセンターなど民間団体を行う学習活動，ボランティア活動，趣味活動などへの参加を促す．

（4）認知機能プログラム

サルコペニアに起因する運動量の減少は，脳細胞の萎縮にもつながるといわれており，認知機能を高めるためには，適度な運動を行うことで骨格筋を刺激し，海馬の細胞を活性化させることが重要と考えられている．

前述した有酸素運動，栄養バランスを考慮した食生活，社会参加は認知症予防対策の柱であり，フレイルの予防にも重要な対策である．
・運動：ストレッチ体操，多重課題のエクササイズ（左右の上肢が異なる動きをする体操やステップ運動をしながら "3" の倍数で拍手するなど），筋力トレーニング，有酸素運動．
・レクリエーションや創作活動などの交流プログラム．
・旅行プログラム，パソコン講座，料理講座などの認知症予防プログラム．

〔5〕 安全で持続可能かつ効果的なプログラムの実践

高齢者は複数の疾患を合わせもっていることも多いことから，フレイル予防のための包括的プログラムの実践に際しては，個々の健康状態を適切にアセスメントしたうえで安全なプログラムの計画と実践が求められる．また，自己の心身の機能の改善に対してあきらめや年齢を理由に消極的になっていることも多く，動機づけや認識を高め，行動変容をもたらす支援も必要となる．特に運動プログラムを安全かつ効果的に行うには，①運動の開始時は付加の小さなものから開始して，漸増量も少なくする，②理解が得られやすい簡単な運動から開始する，③運動時の転倒事故を予防するために，手すりの使用やモニタリングを強化する，④運動強度の誤認を予防するために，心拍数に影響を与える薬剤の使用を確認するなどが重要である[14]．さらに，運動の継続には場所や器具など周辺環境の整備や目標を共有できる仲間やグループの形成，他者からの励ましや承認，運動の効果が実感できる心理的な刺激も重要である．そのためには，エンパワーメントの原則[15] を活用したアプローチが有効と考える．エンパワーメントの原則は以下の 8 点である．

・目標を当事者が選択する．
・主導権と決定権を当事者がもつ．
・問題点と解決策を当事者が考える．
・新たな学びとより力をつける機会として当事者が失敗と成功を分析する．

152 第6章　老年看護の対象とのかかわり

・行動変容のために内的な強化因子と当事者と専門職の両者で発見し，それを増強する.
・問題解決の過程に当事者の参加を促し，個人の責任を高める.
・問題解決の過程を支えるネットワークと資源を充実させる.
・当事者のウェルビーイングに対する意欲を高める.
　フレイルを予防するための介入は，上記の運動，栄養，社会交流，認知機能を高めることを目的に企画，立案するが，その際にはコミュニティの単位，対象集団の特性，活用可能な資源，環境を考慮し，継続的な実施のためには，エンパワーメントを促進する工夫や支援が重要である.

〔6〕看護介入の評価

　高齢者におけるフレイルは，身体症状だけでなく精神心理症状を伴い，社会環境の影響も受ける. そのため，包括的アプローチが重要であり，目標は要介護にならないこと，または要介護の状況になるのを可能な限り遅らせ，健康寿命の延伸を図るとともにQOL（Quality Of Life）を高めることである. そのため，介入の評価は，介護予防チェックリストやCGA（Comprehensive geriatric assessment：高齢者総合的機能評価）の活用が推奨されている. CGA は，高齢者の状態について，医学的評価だけでなく生活機能，精神機能，社会・環境の3つの面から総合的にとらえて問題を整理し，評価を行うことで，QOL を高めようとする方法である（詳細については，第6章-Ⅰ-②を参照）.

［引用文献］
1) 島内憲夫編訳，鈴木美奈子訳（2013）．ヘルスプロモーション―WHO：オタワ憲章，垣内出版.
2) Green, L. W. & Kreuter, M. W.（2004）．Health program planning.（4th ed., 1-5 章）．神馬征峰訳（2005）．実践ヘルスプロモーション：PRECEDE-PROCEED モデルによる企画と評価. 医学書院.
3) Becker, M. H.（1974）．The health belief model and personal health behavior. Cales B. Slack.
4) Prochaska, J. O. & Velicer, W. F.（1997）．The transtheoretical model of health behavior change. American Journal of Health Promotion, 12（1），pp. 38-48.
5) 吹田麻耶，百瀬由美子，深田順子ほか（2010）．地域高齢者の口腔保健行動：PRECEDE-PROCEED モデルを用いた類型化. 身体教育医学研究，11（1），pp. 27-35.
6) 鎌倉やよい，百瀬由美子，深田順子ほか（2017）．第12章 口腔保健行動におけるセルフ・コントロール. 高橋雅治編著. セルフ・コントロールの心理学：自己制御の基礎と教育・医療・矯正への応用. pp. 200-223，北大路書房.
7) 鳥羽研二（2008）．老年症候群. 日本老年医学会編. 老年医学テキスト 改訂第3版. pp. 66-71，メジカルビュー社.
8) 日本老年医学会（2014）．フレイルに関する日本老年医学会からのステートメント. http://www.jpn-geriat-soc.or.jp/info/topics/pdf/20140513_01_01.pdf（2017.6.12 アクセス）.
9) Morley, J. E., Vellas, B., & van Kan, G. A., et al.（2013）．Frailty consensus: A call to action. Journal of the American Medical Directors Association, 14（6），pp. 392-397.
10) Shimada, H., Makizako, H., & Doi, T., et al.（2013）．Combined prevalence of frailty and mild

cognitive impairment in a population of elderly Japanese people. Journal of the American Medical Directors Association, 14（7），pp. 518-524.

11）Cruz-Jentoft, A. J., Baeyens, J. P., & Bauer, J. M., et al.（2010）. Sarcopenia : European consensus on definition and diagnosis: Report of the European Working Group on Sarcopenia in Older People. Age Ageing, 39（4），pp. 412-423.

12）Xue, Q. L., Bandeen-Roche, K., & Varadhan, R., et al.（2008）. Initial manifestations of frailty criteria and the development of frailty phenotype in the Women's Health and Aging Study II. The journals of gerontology. Series A, Biological sciences and medical sciences, 63（9），pp. 984-90.

13）World Health Organization（2010）. Global recommendations on physical activity for health. WHO Press.

14）鈴木隆雄,島田裕之著（2014）. Part3 身体活動とフレイル. 葛谷雅文,雨海照祥編. フレイル：超高齢社会における最重要課題と予防戦略. pp. 115-119, 医歯薬出版.

15）安梅勅江編著（2007）. 健康長寿エンパワメント：介護予防とヘルスプロモーション技法への活用. pp. 4-5, 医歯薬出版.

② 急性期にある高齢者の看護

　2016 年に日本老年看護学会は「急性期病院において認知症高齢者を擁護する」日本老年看護学会の立場表明 2016 を示した. その目的は「認知症ケアの原則に基づき，急性期病院で働く看護師（看護職者）に対して看護の方向性を示すとともに，医療・ケアチームの連携協働を図り，かつ急性期医療を受ける認知症高齢者とその家族の安心と安寧を保証する看護を推進すること」[1] としている（表明する 8 つの立場は，第 7 章Ⅲ-①認知症を参照）.

　日本老年看護学会の立場表明は認知症看護に特化した内容ではあるが，認知症の有無にかかわらず，急性期にある高齢者一人ひとりに適した入院生活環境を整え，その高齢者が呈する症状や行動特性を理解し，安心・安寧につながる看護を提供するという看護の方向性は変わらない.

　現在，周手術期を中心として，クリティカルパスに基づいた看護を提供している施設が多い. クリティカルパスの導入により，標準化した医療，看護の提供が可能となったといえる. しかし，高齢者は個人差が大きいという点から考えれば，計画通りには経過しない事例やクリティカルパスを活用しにくい事例が存在することが容易に推測できる. クリティカルパスの導入により，高齢者とその家族の個別性や生活の場の多様性をふまえた看護を提供する実践能力がいっそう求められることとなった.

1 急性期看護の視点

　急性期とは，健康状態の急激な変化であり，生体がその変化に適応するためにさまざまな反応を起こしている時期と定義される. 急性期のタイプには，①放置しておくと直ちに生命の危機を招くことが確実に予想される場合，②手術療法や薬物療法などによって人為的に作り出された場合，③慢性経過をたどっていたが急激に救命のケアが必要となる場合の 3 つがある[2]. ②はあらかじめ計画されていた手術療法や薬物療法による急性期，①と③は想定外の急激な変化により生

154　第6章　老年看護の対象とのかかわり

命の危機的状況に直面せざるを得なくなった急性期ともいえる．予測される生命の危機から脱するための治療を確実に行なうための看護実践力だけでなく，急激な変化に直面し，現状の理解ができず先が見通せない不確実性の中に身を置く高齢者と家族を支援する看護実践力が必要である．

② 急性期の高齢者看護の実際

〔1〕高齢者の疾病の特徴と急性期

　高齢者は防衛力，予備力，適応力，回復力が低下しているため，疾病の特徴として①症状・経過が典型的ではない，②合併症を起こしやすく複数の疾患をもつ，③慢性的に経過することが多い，④症状が急変しやすい，⑤脱水，電解質異常を起こしやすい，⑥意識障害やせん妄を起こしやすい，⑦薬物の副作用が出やすい等がある．これらの特徴は急性期では特に大きく影響し，さらなる急激な変化や生命の危機につながる．例えば，自覚症状がなく典型的な症状が出ないため，異常の発見が遅れ，急な発症として認識される場合がある．また慢性疾患の合併症や薬物の副作用が引き金となって急激に症状が変化する場合や，感染症や手術の侵襲による負荷に予備力では耐え切れず，生命の危機状態に陥る場合などがある．

〔2〕高齢者のヘルスアセスメント

　高齢者の病態はさまざまな原因が複雑に絡み合っており，1つの原因が1つの結果に結びつくという単純な理解は難しい．そのため，多様なリスクを念頭に置きながらヘルスアセスメントを実施する．「いつもと違う」という状態の変化に敏感に気づき，推測し，観察し，判断するというヘルスアセスメントのプロセスは，急性期に陥る前の異常の早期発見の糸口となる．また高齢者の疾患は，潜在的で非定型で訴えがとらえにくいという特徴から，異変がない場合でも頭から足先まで系統的に観察を実施して健康状態を判断するというヘルスアセスメントのプロセスも，急性期に陥る前の異常の早期発見に有用である．

　高齢者は身体面だけでなく心理面においても急激な変化の中にいる．痛みや苦痛，不眠や生活リズムの不調，病気の経過や原因，治療内容や回復の見通し，日常生活への支障，中断してしまった社会生活への影響等に関連する不安や恐れ，混乱などである．このほかにも急激な環境の変化への不適応や，身体拘束に関連する不安や無力感等もある．高度医療を必要とする状況下にあっても，高齢者や家族と良好な関係性をつくりタイミングよく説明をすることや，不安や混乱等の原因を検討し対応することが必要である．

〔3〕廃用症候群の予防

　高齢者には廃用症候群を予防する看護が欠かせない．廃用症候群は安静によって発生し，その後の高齢者の日常生活活動を制限する．筋力や関節可動域の低下などの筋肉や骨，関節などへの運動器の障害だけではなく，重力負荷がかからないことにより呼吸筋や体幹の筋力やバランス感覚の低下も引き起こす．急性期リハビリテーションの目的を理解して，体位変換，良肢位の保持，関節可動域訓練，短時間の座位などを安全で確実に実施する．

〔4〕生活継続への支援

　急性期にある高齢者のほとんどが医療施設に入院するという住まいの変更を余儀なくされ，こ

れまでの生活様式や習慣をあきらめなければならない状況となる．生命の危機的状況であっても，これまでに生きてきた生活史や家族関係等にも目を向け，急性期を生きる高齢者の生活の継続を支援するという視点は外してはならない．意識障害や理解の程度に合わせた説明と意思決定への援助を重視し，生活の流れを途絶えさせない看護の工夫が求められる．そのためには入院時から，高齢者のこれまでの生活と退院後の生活に焦点を当てた情報収集を行い，入院中の看護に活用する．急性期ではリスクの回避を中心とした問題解決型思考が優先されるが，急性期であっても本人の持っている力に焦点をあてた目標志向型思考も忘れてはならない．目標志向型思考の展開では，高齢者本人の信条や価値観，生活習慣，家族関係など，その高齢者をかたちづくってきた情報は重要である．

〔5〕回復期，維持期へとつなぐ看護

　急性期の看護は回復期，維持期へと看護を継続していく入り口部分にあたる．高齢者の健康段階や生活の場の移動を見通した看護を実践し，高齢者の生活支援を継続できる連携を行う．現在は一病院の枠組を超えて，急性期病院から回復期病院を経て早期に自宅退院が可能となる診療計画（地域連携クリティカルパス）の活用が進められている．これにより，高齢者，家族，医療者が回復の状況と医療提供の流れを理解し，見通しを共有することができる．急性期看護では，回復期，維持期にどのようにつないでいくのか見通しをもって，個別性や多様性をふまえた看護を提供する．

③ 手術療法と看護

　医療技術の進歩や麻酔薬の改良等によって，以前は手術が不可能とされた超高齢者であっても，手術療法を受けるようになった．しかし手術が安全に行われるようになったとはいえ，入院を必要としない日帰り手術であっても何らかの身体侵襲を伴うことには変わりはない．高齢者は防衛力，予備力，適応力，回復力が低下している．そのため成人と比べて，術後合併症の発生，術後せん妄，術後呼吸器不全の発症が多く，これらによる安静期間が延長し，廃用症候群や認知機能の低下を引き起こしやすい．また入院期間が長くなることで，在宅復帰が困難となる例も少なくない．

　高齢者の手術目的には，病状の回復だけでなく生活機能の改善，生活の質の維持・向上等もある．そのため，手術前から合併症予防のケアを十分に実施すること，手術後には早期からのリハビリテーションプログラムを組んで実施すること，術前と術後のADLやQOLの評価を的確に行うこと，入退院支援を計画的に実施していくことが重要となる．

　また高齢者は個人差が大きく生活環境や背景も多様であるため，急性期であってもその高齢者のペースと心身の機能に応じた看護を提供しなければならない．特に視覚，聴覚等の感覚器障害，理解力，姿勢や移動能力に応じた援助の工夫が必要となる．

〔1〕術前の看護

　在院日数の短縮により入院日から手術当日までの期間が短くなり，予定された手術では手術前の説明や準備，検査等のほとんどを外来部門が担っている．病名，治療法，検査，入院などについて一度に多くの説明が行われ，術前検査，諸手続きなどが続くと，混乱や不安が増強する場合

156 第6章 老年看護の対象とのかかわり

がある．手術に関する説明の補足，相談，入院準備や術前訓練の指導等を，高齢者と家族の理解や不安の程度に合わせて実施する．

意思決定支援とインフォームドコンセントは，疾患や術式に伴うリスクだけでなく高齢者に生じやすい①せん妄，②認知機能低下，③呼吸機能低下，④転倒，⑤血栓症，⑥感染，⑦廃用性筋萎縮，⑧栄養障害などについても行われる．看護師は医師が説明する際の立会人や，高齢者と医師の間の調整役としてだけでなく，理解の程度に応じた説明の補足など，看護判断に基づいたかかわりを行う．高齢者本人だけでなく，家族やキーパーソンが同席したり代理で同意したりする場合もあるが，可能な限り手術を受ける高齢者が理解できる方法を工夫する．

入院後も入院オリエンテーション，術前オリエンテーション，術前訓練，術前処置，手術室からの術前訪問などが続き，不安や緊張状態が続く．看護師は高齢者の情緒面を支え，その時その場で高齢者が必要とする援助を提供する存在であることを伝える．またその高齢者のペースに応じた調整をするとともに，訪室するたびに繰り返し丁寧に対応することを心がける．必要に応じて，関連職種や部署との連携をとる．術中，術後の主な処置や経過を説明し，深呼吸，咳嗽，含嗽，下肢の運動などの術前訓練を高齢者と一緒に行うことは，術後のイメージができることになり処置を円滑にする．また術前から術後せん妄の発症リスクをアセスメントし，予防のための看護を実施することが必要である．

高齢者の場合，手術時に除去すべき身の回り品として眼鏡，補聴器，義歯等がある．これらを除去する時期は，出来るだけ高齢者の希望に応える．装着したまま手術室に入室する場合は，確実に手術室看護師へ申し送る．難聴の場合，補聴器は手術室看護師や麻酔医とのコミュニケーションに必要であり，不安の軽減につながる．

〔2〕術中の看護

術中に高齢者に生じやすい状態と看護には，以下がある．

・移動時には，感覚機能の低下や，筋力の低下などを考慮して，ゆっくりと焦らないように声をかけて行う．

・手術前の絶飲絶食状態から脱水を起こしやすい．脱水症状の観察とともに確実に輸液が行われているかを確認する．

・高齢者は体温調整機能が低下しているため，入室前から体温調整に努め，掛物等での保温により体温が維持できるようにする．体温の低下はシバリング（悪寒戦慄）を誘発する．

・高齢者は一般的に麻酔覚醒が遅延し，血圧，心拍数，SpO_2 の値が変動しやすく，低体温を生じやすい．モニタリング管理とともに，看護師の五感を用いた全身状態の観察を行い，異常の早期発見に努める．

・同一体位を長時間とることにより褥瘡発生の可能性が高まる．クッション使用により除圧する，チューブ類による皮膚圧迫に注意する，皮膚のズレが発生しない対応等を行う．

・大手術ではなくても60歳以上は深部静脈血栓症の中リスクとなり，発生予防のために術中から弾性ストッキングを装着する．

〔3〕術後の看護

術後，高齢者が麻酔から全覚醒ないしは半覚醒し，循環動態が安定してから帰室する．帰室後2時間は急激な変化を生じやすく，頻回に全身状態の観察を行い，異常の早期発見に努める．ま

た深呼吸を促し体位の工夫をするなど，術後合併症の予防と苦痛緩和に向けた援助を帰室直後から実施する．

術後に高齢者に生じやすい合併症と看護には，以下がある．

・胸壁の可動性の低下，肺の弾力性の低下，呼吸筋の筋力低下等により，肺換気量が低下して残気量が増大するため術後無気肺を発生しやすい．全肺野について深呼吸を促しながら聴診を行う．
・術中から引き続き体温調整に努め，手術室からの移送時や帰室直後のベッドでの保温により，体温が維持できるようにする．帰室後にシバリングが発生する場合もある．
・覚醒すれば早い時期に補聴器や眼鏡を装着し，視覚や聴覚からの情報を確実に取り込めるようにする．これにより不安の増大や孤立感，認知機能の低下を予防する．
・鎮痛剤の効果を確認し，適宜鎮痛処置を行う．適切な疼痛管理により良眠が確保でき，回復を促進するとともに，術後せん妄の発生や不安の軽減，意欲の低下を予防する．また免疫機能の低下による術後感染症の発生や肺機能の低下による術後肺合併症の発生を防ぐ．
・帰室後に全身の皮膚を観察して，褥瘡や皮膚の異常がないかを確認する．2時間ごとの体位変換，良肢位の保持を行うことは，同一部位の圧迫を防ぐとともに廃用症候群や起立性低血圧を予防する急性のリハビリテーションとしても意味がある．
・深部静脈血栓症の発生予防のための弾性ストッキングは，歩行が可能となるまで終日装着する．

[引用文献]

1）日本老年看護学会（2016）．「急性期病院において認知症高齢者を擁護する」日本老年看護学会の立場表明2016．日本老年看護学会ホームページ（2016年8月23日公開）．
2）森田夏実（2011）．経過別看護の捉え方．川島みどり，菱沼典子監修．森田夏実，大西和子編．臨床看護学叢書2：経過別看護第2版．pp. 8-9，メヂカルフレンド社．

[参考文献]

1．竹内登美子（2012）．竹内登美子編著．講義から実習へ　高齢者と成人の周手術期看護1：外来／病棟における術前看護 第2版．pp.4-10，80-43，143-145，医歯薬出版株式会社．
2．竹内登美子・後藤紀久，志賀由美（2012）．竹内登美子編著．講義から実習へ　高齢者と成人の周手術期看護2：術中／術後の生体反応と急性期看護第2版．pp. 31-51，81-107，医歯薬出版株式会社．
3．牛田貴子（2017）．高齢者のフィジカルアセスメントを教える・学ぶ．臨床老年看護，24（2），pp. 114-118.
4．山田律子，萩野悦子，樋口春美（2016）．山田律子，萩野悦子，内ヶ島伸也ほか編．生活機能からみた老年看護過程＋病態・生活機能関連図 第3版．pp. vi-ix，医学書院．

3 回復期にある高齢者の看護

　回復期は急性期から慢性期への移行期にあたる．この時期には医療依存の変化に伴い，生活の場が大きく変化する．たとえば，高度急性期・急性期の病棟から地域包括ケア病棟へ，周手術期の入院が多い病棟から回復期リハビリテーション病棟へ，一般病棟から介護老人保健施設へなどの転棟，転科や入退院，入退所である．また急性期を脱して早期に在宅に戻り，地域密着型サービスや居宅サービスを利用する場合もある．高齢者がこれらの療養生活の場の移動に適応できるように支援すること，また生活の継続が可能となるように援助することが求められる．

1 回復期の高齢者看護の特徴

　急性期からの回復の促進，高齢者が疾患や障害をもちながらもその人らしく生活していくための準備を支援する．具体的には，高齢者の睡眠や排泄のリズムを整えること，活動範囲の拡大が安全に図られるように生活環境を整えること，合併症や再発を予防する積極的なケアを行うこと，生活の場の移動に高齢者が適応できるように支援することなどである．

　高齢者の場合，疾患が完治することや入院前の生活に戻ることを望んでもかなわない場合が少なくない．高齢者と家族が疾患や障害を受容していく過程において，複雑な思いを抱きながら新たな生活を模索していくことを理解し，その時々の思いに添った対応をする．

　高齢者と家族が望む生活がかなえられるように，医師，薬剤師，管理栄養士，理学療法士，作業療法士，言語聴覚士，社会福祉士，介護福祉士等と連携・協働しながら，看護の専門性を発揮する．また生活の場が変化してもその人らしい生活の継続が可能となるように，家族，ケアマネジャー，訪問看護師，介護保険施設の看護師や相談員，保健師等と情報の共有を行う．

2 生活機能の維持と向上

　食事，排泄，清潔，整容，移動などの生活行動について病態を含めて分析し，今ある機能や潜在している機能を可能な限り発揮できるように支援する．意思決定の機会を増やし，意欲を支え，実際の生活場面で高齢者ができる動作を増やすことを支援する．さらに，高齢者と家族が，今後どこでどのように生活したいのかを明確にする過程にかかわる．目標設定の過程には，疾患や障害の受容，回復への期待，家族関係や生活環境などが影響するため，高齢者や家族との信頼関係を基盤とした対話が必要となる．

　「できないこと」だけでなく「できること」に注目し，さらにどのように環境を整えれば「できること」が増えて生活が豊かになり目標に近づけるのか，具体的な生活場面をイメージしながら高齢者と家族と一緒に考え実践する．この看護展開は目標志向型思考であり，看護問題を明確にして解決する．食事場面や排泄場面の動作や環境を細かく観察し，経日的な変化に注目してアセスメントを行う．また生活機能の変化を高齢者と家族にわかりやすく説明し目標を再検討する．リハビリテーション専門職や社会福祉士などの専門家の助言は，看護計画において有用な情報である．

❸ リハビリテーションを受ける高齢者の援助

　この時期にリハビリテーション専門職による療法を受ける高齢者は多く，回復期リハビリテーション病棟等で集中的な治療を受ける場合もある．リハビリテーションを安全に受けられる健康状態であるかを判断すること，活動量の増加に伴う呼吸・循環機能，食事，睡眠などの影響を評価することは看護師の役割である．またリハビリテーションに対する意欲の低下や過用症候群による疲労や疼痛などの有無の観察も重要である．高齢者一人ひとりがその人らしく生活できるスケジュール調整や，活動・休息のリズム，排泄リズムや栄養状態を良好に整え，効果的にリハビリテーションを受けることができるように援助する．

［参考文献］

1．堀内ふき監修(2008)．Vol.5　看護援助Ⅱ回復期リハビリテーションから在宅に向けての看護．目で見る老年看護学 第2版（DVD）．医学映像教育センター．
2．森田夏実（2011）．経過別看護の捉え方．川島みどり，菱沼典子監修，森田夏実，大西和子編．臨床看護学叢書2：経過別看護 第2版．pp.8-9, メヂカルフレンド社．
3．山田律子，萩野悦子，樋口春美（2016）．山田律子，萩野悦子，内ヶ島伸也ほか編．生活機能からみた老年看護過程 ＋病態・生活機能関連図 第3版．pp. vi-ix, 医学書院．

④ 慢性期にある高齢者の看護

　わが国の平均寿命は，医療技術の発展，医療・保健・福祉施策の充実等によって世界有数の水準に達している．日本は他の多くの先進国と同様に，疾病構造の変化（医薬品の普及等に伴う感染症等の急性疾患の減少と生活様式の変調による慢性疾患の増加）が影響し，平均寿命を延伸させたと推測される．その一方で，疾病構造の変化は，新たな問題を生み出している．

　慢性疾患の罹患を個人ではなく，国家という単位でとらえると医療費の高騰が問題として浮かび上がってくる．平成27年度国民医療費概況の医科診療医療費を主傷病による傷病分類別でみると，上位4位に該当する循環器系の疾患，新生物，筋骨格系及び結合組織の疾患，呼吸器系の疾患にかかる医療費が全体の5割弱を占めており，他の慢性疾患による医療費を含めると全国民医療費における慢性疾患にかかる医療費の割合は非常に高い[1]．しかも，国民医療費は年々，高騰して政府の財源を圧迫しており，慢性疾患の予防と治療は国全体で取り組むべき重要課題の1つと位置づけられる．

❶ 高齢者の慢性疾患の特徴

　ストラウスらは，慢性疾患の特徴として次に示す7点をあげている[2]．

1．慢性疾患は本質的に長期である．
2．慢性疾患はいろいろな意味で不確かである．
3．慢性疾患は，一時的な緩和を得るのにも，比較的多大の努力が必要である．
4．慢性疾患は重複疾患である．
5．慢性疾患は，患者の生活にとって，きわめて侵害的である．

6. 慢性疾患は，多様な補助的サービスを必要としている．
7. 慢性疾患は，費用がかかる．

　高齢者は，加齢に伴う身体的・生理的機能の低下と，恒常性維持機能や防御機能の低下が相まって，疾患に罹患すると完全に治癒することが難しい傾向にあり，長い経過を辿ることになる．そこには予後の不確かさといった治療や生活に影響を及ぼす多様な不確定要素があり，患者本人や医療者にストレスを生じさせることが指摘されている[2]．しかも高齢者の場合，1つの慢性疾患に罹患するというより，複数の慢性疾患に同時に罹患することが多く，個々の慢性疾患が相互に影響し合って治療経過が複雑になることがある．時には個々の慢性疾患からは予測しがたい症状を呈することもあり，高齢者は長い間，同じ症状に悩まされるばかりではなく，身体的不快を伴う新たな症状の出現に苦しむことがある．できるだけ病状の進行を抑え，不快な症状を緩和するために，高齢者が慢性疾患の治療を継続できるように支援することが必要である．

〔1〕完全な治癒に至らず，障害を残したり，長期的な治療を要する

　高齢者が疾患に罹患した際，完全に治癒することなく，慢性化することが多い．例えば，高齢者が糖尿病に罹患した場合，血糖をコントロールするために食事療法，運動療法，薬物療法を継続する必要があり，もし途中で治療を中断すると糖尿病が悪化し，合併症を生じることになる．また，慢性疾患は，治癒したようにみえても障害が残ることがあるため，慢性疾患の治療は治癒をめざすというより，病状の進行を防ぎ，よい状態をできるだけ長く維持できるように管理することに重きがおかれる．

〔2〕これまでの生活の見直しと変容を要する

　慢性疾患は，病状が比較的落ち着いている寛解期と環境の変化等を機に状態が急激に悪化する急性増悪を行き来しながらゆるやかに進行する．慢性疾患は急性増悪した場合を除き，即座に生命に危機を及ぼすことはそれほど多くはない．ただし，慢性疾患は，寛解期であっても病状が徐々に進行し，身体機能の低下や治療による日常生活上の制限が生じる可能性が高く，日常生活においてさまざまな不便を感じることがあり，高齢者はもともと，加齢に伴って身体機能が低下しているので，慢性疾患により全身状態に深刻な影響を受け，日常生活上の困難が増加する傾向がある．これまでの生活を見直し，治療上，変えなくてはいけないことを明らかにして，どのように変更していくかを具体的に検討することが必要になる．

❷ 慢性期の高齢者看護の実際

　慢性疾患は，これまでの食事，運動等の生活習慣を原因として発症することが多く，疾患の治療と同時に生活習慣の変容を迫られることが多い．しかし，適応力が低下している高齢者にとって長年続けてきた生活習慣を変えることは容易ではなく，中には生活習慣を変えてまで長生きしたくないという高齢者もいる．また，慢性疾患は長期的な治療が不可欠であるが，治療の効果を実感できないことが多いので，治療を継続するための動機が得られにくい．そのため，高齢者が治療を継続することや生活習慣の変容に対する意欲をもち続けられるような心理的支援と個々の高齢者のニーズに合わせた支援が必要になる．

　また，近年，慢性疾患はフレイルの要因になると指摘されるように[3]，慢性疾患を適切に管理

できるかどうかは，高齢者のその後の生活の質に大きく影響する．看護師は，フレイル予防の観点からも高齢者が慢性疾患とうまくつき合いながら生活できるように多方面から援助することを求められる．その際，看護師は高齢者と信頼関係を形成し，高齢者自身の力を引き出せるようにする．慢性疾患の罹患によって無力感を抱く高齢者は少なくないので，高齢者が慢性疾患とつき合う長いマラソンを一緒に伴走するように支えることが必要である．

〔1〕異常の早期発見，早期対応

慢性疾患が急性増悪しないように異常を早期に発見し，必要な対応を迅速に行う必要があるが，そのためにはまず高齢者が自分の身体に関心をもち，異常や慢性疾患の急性増悪の徴候を理解できるような情報を提供する．そして，高齢者が自分で「何かおかしい」と異常を察知して，受診行動に結びつけられるようにかかわることが必要である．

しかし高齢者は疾患に罹患しても自覚症状が乏しく，特に慢性疾患に罹患後すぐの時期は本人が症状に気づかないことがある．また，病状の進行に伴って自覚症状が顕著になっても，高齢者は自覚症状を訴えないことがあるので注意を要する．例えば，倦怠感は慢性疾患に罹患した高齢者がよく訴える症状の1つであるが，「年だから体がだるいのは仕方がない」と我慢し，医療者や家族等に訴えないことがある．普段から高齢者が気軽に自覚症状を訴えられるような関係を形成することが不可欠である．

さらに認知症がある高齢者は，自覚症状を訴えることそのものが困難なことがある．看護師は，高齢者が自覚症状を訴えるのを待つのではなく，いつもと違う様子や些細な変化を見過ごすことなく，高齢者に何が起こっているのかをつねに気にかけることが必要である．いつもと違う様子をとらえたら，既往歴や現病歴等から個々の高齢者に出現しやすい症状を予測する．そして，バイタルサイン，検査データ，その他の症状等から総合的に状態を判断して異常を早期に発見できるようにする．

〔2〕痛みを和らげる

2016（平成28）年国民生活基礎調査[4]によれば，症状別自覚症状（有訴者）は50代以上では，年齢が高くなるほど有訴者数が多くなり，65歳以上の男性では第1位が腰痛，第2位が頻尿，第3位がきこえにくいであり，女性では第1位が腰痛，第2位が手足の関節が痛む，第3位が肩こりの順で訴えが多いことが示されている．高齢者は痛みを「いつものことだから」とあきらめたり，自分なりに対処してやり過ごしたりすることが多い．看護師は，高齢者の痛みをアセスメントし，必要なケアを受けたり，服薬したりするようにして痛みを和らげ，高齢者が普段通りの生活をできるように支援する．また，高齢者の痛みの背景には，重大な疾患が隠れていることがあるので，看護師は痛みを的確にアセスメントできるようにする必要がある．

〔3〕治療の継続と生活習慣の変容を支援する体制づくり

慢性疾患は徐々に病状が進行するので，進行を遅らせたり，抑制したりするためには，治療を継続し，適切な生活習慣を身につけ，それを持続することが必要である．ただし治療の継続や生活習慣の変容は，高齢者本人の意思や努力だけでは実行することが困難であり，途中で断念する可能性が高い．高齢者が治療を継続できるようにするためには，個々の高齢者のニーズを明確にし，受診のサポート，経済的支援制度の適用等をきめ細かく実施する．また，服薬アドヒアランスを

162　第6章　老年看護の対象とのかかわり

高める援助をするとともに生活習慣の変容については，高齢者が生活習慣変容の必要性を理解し，納得したうえで，変容を持続できるように支援体制を整える必要がある．

　上記の支援は，医療者だけで整えることができず，医療・保健・福祉分野の多機関・多職種と連携することで初めて可能になる．例えば，巧緻性が低下している高齢者は，医師から処方された内服薬を服用する際，梱包されている袋から薬を取り出すことができず，服薬時に介護者や介護サービスによる支援が必要になる可能性がある．高齢者の生活を具体的に想像しながら，必要な援助を提供できるように医療・保健・福祉分野と連携する．

　また，高齢者は，疾病の治療やADL低下等の理由で在宅から医療機関，医療機関から施設へと居場所を変更することがある．看護師は，環境の変化による影響を受けやすい高齢者の特徴をふまえて，居場所が変わっても高齢者が治療を継続し，生活習慣の変容を継続できるように横断的かつ継続的にかかわっていく．看護師は，医療機関，施設，在宅のいずれの場でも高齢者とかかわる職種であり，医療知識を有するという自らの特長を活かし，積極的に高齢者に関与し，多職種，多機関と情報を共有して適切なケアを提供するための連携を強化することが必要である．

〔4〕 高齢者の強みを活かす

　高齢者は，若い時の自分と今の自分とを比較してできなくなったことや，慢性疾患の罹患によって失ったことに関心を寄せやすい．例えば，高齢者がリウマチ性疾患に罹患し，これまで生きがいであった編み物ができなくなった場合，看護師は，高齢者の心情に思いをめぐらせながら，高齢者本人が疾患や今の自分の現状と向き合い，折り合いをつけていくプロセスに寄り添うことが必要である．その際，看護師は高齢者の言動やサインをとらえながら，高齢者の強みを模索してみる．先述の編み物好きの高齢者であれば，自分で編み物ができなくても人に教えることができる可能性に着目し，高齢者本人の意向を確認しながら他者に編み物を教える機会を設けてみる方法もある．高齢者が慢性疾患を患いながらもいきいきと暮らすために，どのように高齢者の強みを活かせるかという視点をもってかかわることが必要である．高齢者は，自らの強みを意識することはほとんどないので，看護師が個々の高齢者が有する人生経験，地域とのつながり等の強みを高齢者本人とともに確認し，それを活かす手立てを具体的に考え，実行していくことが重要である．

　また，高齢者に備わっている能力を的確に把握し，それを活用して維持することも必要である．例えば，片麻痺の高齢者が排泄行動を自立して行えている場合，その力を日常生活の中で活用し，もてる力を維持することで，日常生活への意欲を向上させる支援につなげられる可能性がある．排泄行動を維持するために，筋力維持の運動やバランスのよい食事を実現することで，高齢者がよりよい生活習慣を身につけることにつながることもある．看護職は，高齢者のもっている力を強みに変え，かつ活かすことで高齢者の生活の質を高めていけるように援助することが求められる．

〔5〕 その時々の意思決定を支援する

　慢性疾患の治療や生活習慣の変容に伴い，高齢者は，さまざまな場面で選択することを迫られる．例えば，長年，煙草を吸ってきた高齢者が慢性閉塞性肺疾患と診断された場合，医療者は病状の進行を止めようとして禁煙を指導する．その際，医療者が禁煙することがあたり前だという意識で指導をすると，高齢者の本音を見失うことがある．禁煙することで得られるメリット，デメリ

ットを高齢者にわかりやすく伝えたうえで，禁煙するかどうかを高齢者本人が決定できるように，高齢者が本当はどうしたいのか，何を考えているのかをじっくり聞き，高齢者自身が決められるように支援する必要がある．

慢性疾患の治療は，生活上の制約をきたし，高齢者がこれまでのように自由に行えないことが増える．今日は何を食べようかというような日常生活の中のありふれた選択においても，選択肢の幅が狭められ，高齢者は不本意な選択をせざるを得ないこともある．些細な選択のように見えても，高齢者のこだわりや大切な思い出と関連する選択もあるので，その時々の高齢者の意思決定を支え，意思決定したことが実行できるように働きかけていくことが重要である．

［引用文献］

1）厚生労働省（2015）．平成27年度　国民医療費の概況．厚生労働省ホームページ（2018.7.31. アクセス）．
2）Strauss, A. L., Corbin, J., & Fagerhaugh, S., et al.（1984）．Chronic illness and the quality of life. 2nd ed. Mosby. 南裕子監訳，南裕子，木下康仁，野嶋佐由美訳（1987）慢性疾患を生きる：ケアとクォリティ・ライフの接点．pp. 1-29，医学書院．
3）下方浩史（2014）．第2回　高齢者におけるリハビリテーションの阻害因子とそれに対する一般的対応 1. フレイル 1）危険因子．Geriatric Medicine，52（5），pp. 593-596.
4）厚生労働省（2017）．統計表 第10表 性・年齢階級・症状（複数回答）別にみた有訴者数（人口千対）平成28年度 国民生活基礎調査の概況，厚生労働省ホームページ（2018.7.31. アクセス）．

⑤ 高齢者のエンドオブライフケア

わが国の総人口に占める65歳以上人口の割合（高齢化率）は，1950（昭和25）年以降一貫して上昇が続き，2007（平成19）年には21％を超え超高齢社会となった．高齢化が進むとともに死亡数も増加し多死社会を迎えている．人生の終焉はすべての人にいつかは訪れるが，誰もが自分らしい人生の最終段階を過ごし，穏やかな最期を迎えることを願っている．

❶ 終末期看護のあり方

〔1〕人生の最終段階である終末期とケアの重要性

（1）終末期の定義

従来，終末期は病気の進行などで回復が見込めない，余命3〜6カ月の状態とされる．しかし，高齢者は複数の疾患をあわせもつ場合が多く，症状も非定型的であるため，終末期の経過はきわめて多様である．どのくらい生きられるか時間的に予後を予測することや，どの時点からを終末期ととらえるか明確に示すことは難しい．

終末期について日本老年医学会は，具体的な時期の規定はせず「終末期とは，病状が不可逆的かつ進行性で，その時代に可能な限りの治療によっても病状の好転や進行の阻止が期待できなくなり，近い将来の死が不可避となった状態」[1]とした．

164 第6章 老年看護の対象とのかかわり

（2）終末期ケアの重要性

　これまで終末期ケアの対象は主にがん患者が中心であった．しかし，2004年世界保健機構（WHO）は，"Better Palliative Care for Older People"[2] を公表し，「高齢者は，痛みや苦悩に対する十分な緩和ケアを要すること，終末期ケアに関する意思決定に関与し本人の意向を反映すること」など高齢者に終末期ケアが重要であることを示した．

（3）エンドオブライフ／人生の最終段階

　ひとは，固有の価値観と文化に基づいて生きており，終末期にある高齢者は「尊厳をもって人生の最終段階を生きる」存在である．死は，誰にでもいつかは訪れる．それは日常の延長にあり，生のプロセスの一部である．ここでは，エンドオブライフケアを，人生の最終段階にある高齢者一人ひとりが自分の価値観や文化を大切にしたまま，自分らしいライフ（Life）を最期まで尊厳をもって生ききることができるように支えるケアという意味で用いる．ライフは，生命・生活・人生を意味しており，エンドオブライフ／人生の最終段階の時期，いわゆる終末期において，これらライフの質の向上を目指す看護の役割は大きい．

〔2〕エンドオブライフケアの視点

（1）物語られる"いのち"へのまなざし

　人間の生命には2つの側面がある．1つは，細胞・組織などで形成された"生物学的な生命"という側面でこれは医学的治療が有効である．もう1つは，その生物学的な生命を土台にした固有の価値観にそってさまざまな選択をしながら自分の人生の物語を生きる"物語られるいのち"という側面である．個別性やQuality of Life（QOL）を決めるのは"物語られるいのち"である[3]．高齢者は，さまざまな経験をしながら長い人生を生きてきた存在で，一人ひとり他者と異なる自分だけの物語をもっている．その人らしさの理解には，高齢者を人生の先輩として尊敬し，どのような人生を生きてきたのかという"物語られるいのち"へのまなざしが求められる．

（2）望ましい死への希求

　"日本人にとっての望ましい死"に関する調査[4]（表6-2-2）では，多くの人が共通して大切と考えるのは「身体的・心理的なつらさが和らげられている」「望んだ場所で過ごす」などで，人によって重要さが異なるものは，「自然なかたちで過ごす」「伝えたいことを伝えておける」などであった．共通して大切と考えるものは，すべての高齢者に対して達成できるよう取り組まなければならない．しかし，人によって重要さが異なる項目が共通な項目に比べて大切さの程度が低いわけではない．人によってその項目が最も大切である場合もある．望ましい死は，基本的には個別性が強く，何を望ましいと考えるかは本人に聴かなければわからない．そのため，家族や医療者が一方的に望ましさを判断することはできない．本人に聴くことができない場合は，本人に代わって家族が"本人が望むこと"を推定して判断しなければならない場合があるが，判断をゆだねられた家族がどう考えてよいか迷うことが多い．「望ましい死」について，あらかじめ本人が判断できる時に考え，それを家族が理解することが大切である．

（3）多様な場での看取り

　内閣府「高齢者の健康に関する意識調査（2012年度調査）」によると，「治る見込みがない病気

II 健康段階に応じた看護 **165**

表6-2-2 日本人にとっての「望ましい死」

日本人の多くが共通して 望む事項	人によって重要さは異なるが 大切にしていること
● 身体的，心理的なつらさが和らげられている	● できるだけの治療を受ける
● 望んだ場所で過ごす	● 自然なかたちで過ごす
● 希望や楽しみがある	● 伝えたいことを伝えておける
● 医療や看護師を信頼できる	● 先々のことを自分で決められる
● 家族や他人の負担にならない	● 病気や死を意識しないで過ごす
● 家族や友人とよい関係でいる	● 他人に弱った姿をみせない
● 自立している	● 生きていることに価値を感じられる
● 落ち着いた環境で過ごす	● 信仰に支えられている
● 人として大切にされる	
● 人生を全うしたと感じる	

宮下光令（2007）．終末期がん患者のQuality of Life（望ましい死のあり方について）．日本緩和医療学会ニュースレター，（36）．https://www.jspm.ne.jp/newsletter/nl_36/nl361101.html より転載）

になった場合，最期はどこで迎えたいか」について，「自宅」が54.6％でもっとも多く，次いで「病院などの医療施設」27.7％である．実際の死亡場所は，自宅が13.0％であり，圧倒的に自宅外が多く，なかでも病院・診療所が75.8％と最も多く（2016年人口動態統計），希望の場所と現実には大きな乖離がある．その背景には在宅ケアの資源不足や家族機能の脆弱化などの社会状況の変化がある．近年は，自宅だけではなく，高齢者にとってなじみの空間で，療養や生活の場である，介護老人保健施設や介護老人福祉施設，認知症対応型共同生活介護（グループホーム）や，人とのつながりや地域を基盤にした，小規模多機能型居宅介護事業所・看護小規模多機能型居宅介護事業所など多様な場で看取りが行われている．

　人々の考え方，価値観が多様化し，社会の状勢や医療制度が変化している中で，どの場所で最期を過ごし，誰に囲まれて死を迎えることがよいかは一様でない．急性期医療機関は治療の場であるため，高齢者が穏やかに最期の時を過ごすにはふさわしくない．一方で，施設などは医療職の少なさ，介護職などのスタッフが抱える看取りへの不安や夜間対応の難しさなどの課題があることも事実である．それぞれの場の特徴を知り，人生の最終段階をどの場で過ごすことが高齢者にとって最善の生を生ききることにつながるのか考え，高齢者本人が望む場所を選択できることが大切である．看護は高齢者が望む場で最期まで過ごせるように，多様な場で看取りを可能にするために大きな役割を担っている．

❷ 看護の実際

〔1〕老年看護におけるチームアプローチ：チームで支えるエンドオブライフ

　質の高いエンドオブライフケアの実践は，①疼痛・症状マネジメント，②意思表明支援，③治療の選択，④家族ケア，⑤人生のＱＯＬ，⑥人間尊重，という6つの構成要素からなる全人的なケアである（図6-2-5（エンドオブライフ期を人生の最終段階を生きるという意味で終生期としている））．これらの構成要素がチームアプローチと組織的アプローチを用いて機能的に連動することによって，高齢者にやがて訪れる死までの最期の時を安らかに過ごすことに貢献する[5]．チームアプローチの目標は高齢者本人が人生の主役として尊厳をもって生きることを支えることであ

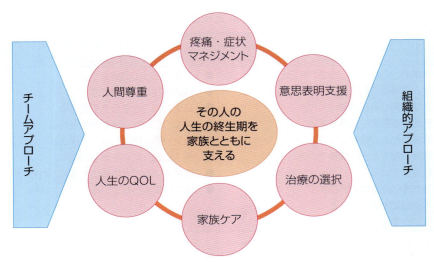

図 6-2-5　質の高いエンドオブライフケア実践の構成要素

(長江弘子 (2018). 長江弘子編. 看護実践にいかすエンド・オブ・ライフケア第2版. p. 100, 日本看護協会出版会より転載)

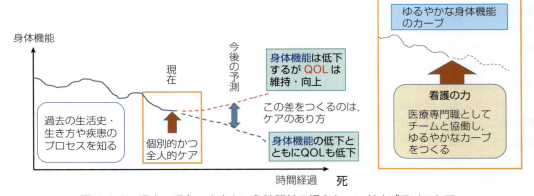

図 6-2-6　過去・現在・未来という時間軸の視点とエンドオブライフケア

り，その目標に向けてチームメンバー間で連携・協働しながら個別化したケアを提供する．

　高齢者は老化の進行により，身体機能は回復と悪化のサイクルを繰り返しながら，徐々に右肩下がりのカーブを描き，やがて死を迎える．看護師は，カーブの先を予測しながら医療専門職として適切な医療・ケアを提供し，穏やかに死を迎えるゆるやかなカーブをつくる役割がある．同時に，過去・現在・未来という時間軸で過去の生活史，生き方や疾患のプロセスを理解し，高齢者の人生・生活をとらえ，現在の心身の状態を判断し個別的かつ全人的なケアを実践することで，QOL の維持・向上に努めている．身体機能の低下とともに QOL も低下するか，死にむかい機能低下は避けられなくても QOL は維持・向上できるかは，現在行っているエンドオブライフケアのあり方が左右するといってもよいのではないだろうか（図 6-2-6）．

〔2〕エンドオブライフケアの実践

（1）疼痛・症状マネジメント

　高齢者は症状のあらわれ方もその表現方法も多様である．また，認知症などによって言葉ではうまく伝えられないことや，疼痛や症状を我慢しすぎてしまう人もいる．その人の平常の様子をよく観察し，しぐさや表情などを見て言語のみに頼らず五感を使って症状をとらえる必要がある．また，日常生活のさまざまな場面で多職種が個々にとらえた情報をチーム内で共有し，その時どきで「今，どのような状態か」をメンバー間で確認する．自宅や施設では，日々の食事や排泄の介助などを主に実施する介護スタッフが心身の変化にいち早く気づくことも多く，看護と介護の連携は重要である．そして，症状の緩和には，加齢に伴う体内薬物動態の変化などの特徴を理解したうえで，効果的に薬物療法が実践できる知識と技術が必要である．薬物療法のみでなく，看護師とリハビリスタッフや歯科医師・歯科衛生士，薬剤師などが協働して，安楽な体位の工夫やリラクセーション，口腔ケア，環境調整などを実施し，積極的に苦痛を緩和し安楽で心地よい状態をつくることが重要である．

（2）意思表明支援

　意思表明支援は，エンドオブライフケアの中核となる実践である．しかしながら高齢者の場合，終末期と思われる時にはすでに意識レベルの低下や認知機能障害のため，本人の意思が確認できない場合が少なくない．また，本人に意思決定能力があっても意思決定能力を判断することなく必要な情報提供がなされず本人不在で選択がなされる場合がある．加齢に伴い意思を伝えることが難しい状態であっても高齢者がわかりやすい言葉やトーンで問いかけるなど，高齢者の意思表明の力を引き出す工夫が大切である．それらの支援により表明された高齢者の意思を中心に，本人・家族・医療者の全員で合意形成をめざして対話することが不可欠である．そのためには日頃から本人・家族と医療者の良好な人間関係を構築することが重要である．本人が意思を伝えられなくなった場合に，家族や医療者が本人の意思を知る方法として，リビングウィルや後述するアドバンスケアプランニングがある．

（3）治療の選択

　高齢者はゆるやかな経過をたどる場合もあれば，肺炎などで急性憎悪を繰り返しつつ全身状態が悪化していくこともある．老化の進行による身体機能の低下に対しては，治療の効果は得にくく，積極的に医療を施すことが本人の苦痛を高める場合もある．現在の状態，今後の見通しなどの医学的な判断にあわせて，前述の高齢者の"物語られるいのち"を考え，その人生を生ききるための「最善の選択」とは何かの個別化した判断が必要である．このとき，看護師は医療専門職として高齢者の尊厳を守るために倫理的態度で行動し，医師をはじめとする医療チームで合意形成が図れるようカンファレンスを開催するなどチームをマネジメントする役割がある．

（4）家族ケア

　長く生活をともにしてきた大切な人を喪失することは家族にとってつらい体験であり，家族の思いに寄り添うことが求められる．加えて，医療や看取りに関する重要な選択が家族にゆだねられる場合には，心理的に大きな不安やジレンマを抱えることがある．家族が必要としている情報（例えば，死までの状態変化などのプロセス）は何かを知り，ニーズに応じて伝えることは，家族の

168　第6章　老年看護の対象とのかかわり

状況への理解を高め，看取りに対する選択と心構えを促すことになる．この時，家族の心理状態や家族関係などに配慮し，ケアチームの中でだれが情報を伝えることが望ましいのか，また提供する内容と量およびタイミングなどを考慮して伝えるべきである．

　そして，家族が高齢者のケアを看護師と一緒に行うなど看取りのプロセスに参加できるよう支援する．食事や排泄の介助など直接的な介護だけでなく，むしろそばにいて話しかける，手を握るなど家族だからこそできるケアを家族とともに考える．高齢者は家族にケアされることで大切にされていると実感するし，家族自身も関係性を確認する機会となる．ともに歩んできた家族としての時間を分かち合う中で，家族は悲しく苦しいなどの感情が生じるが，感情を我慢せず表出できるようにかかわることは予期的悲嘆へのケアとなる．経済的な心配や社会資源の活用で困る場合には，介護支援専門員や社会福祉士，医療ソーシャルワーカーなどと連携する．

(5) 人生のQOL

　高齢者自身が人生の質や幸福とは何かについて考え，意識化するように働きかける看護実践である．本人が自分の人生を肯定的にとらえ，生ある限りその人の希望や計画が実現できるように働きかけることである．それはその人の人生や生活で大事にしてきた価値を理解することであり，エンドオブライフケアの方向性を示す看護実践である[7]．高齢者が辿ってきた人生史である"物語られるいのち"の語りを聴くことでもある．人生の回想を行い振り返る過去の経験のなかで，輝いていた頃の話，誇りをもっていたことや果たした役割など，本人が大切にしてきたことを聴くことは，人生を肯定的にとらえ希望を見出すことにつながるとともに，人生の統合への支援となる．

(6) 人間尊重

　人間尊重はその人が価値ある，かけがえのない存在として高齢者の尊厳を守る実践である．終末期になるとセルフケアのレベルは低下し，日々の食事・排泄・移動など日常生活の多くを他者の介助にゆだねなければならず，自尊心を失いやすい．そのため，相手を尊重した配慮のあるケアの意味は重くなる．言語表現が困難になっても一つひとつの行為をどうしたいか表情を見ながらたずね，また相手の立場になって推測するなど，高齢者を尊重する態度でケアを行う．存在を大切にすることとは，例えば身だしなみを整え，居心地のよい環境を整備し，布団をかけるかけ方ひとつに心配りをするなど日々の実践の積み重ねである．

　入浴や食事などの行為が高齢者の希望になる場合もある．身体状態が不安定で，「入浴が大好き」だが入浴による体力の消耗が大きい場合，エネルギーの消費を最小限にかつ入浴している時間を楽しめる方法はないか考える．嚥下機能が低下しているが「好きなものを少しでも食べたい」思いに対して，誤嚥を予防しながら食事が楽しめる工夫を多職種チームで検討し対応することは希望を支えることである．ケアチームとして常によりよいケアを検討し実践の評価をしながら，高齢者の意向を尊重し，日々繰り返される日常生活を丁寧に行うことが重要である．それは，人生のQOLとともに，自己の存在を肯定的にとらえ，生きる意味を見いだすスピリチュアルケアである．

　エンドオブライフケアは死と向き合うケアであるため，ケア提供者の心理的負担は大きい．1人で抱え込まないように，チームメンバー同士で支えあい，組織としてケア提供者を支援する仕

組みづくりが求められる.

③ アドバンスケアプランニング

　アドバンスケアプランニング（Advance Care Planning：以下 ACP）は，「将来の意思決定能力の低下に備えて，今後の医療・ケア，療養について，本人と家族など大切な人および医療・ケア提供者が本人の価値観や選好に基づき，どのように生きたいかの人生・生活の目標を共有しながら話し合うプロセス」である．仮に高齢者が選択・決定できず，意思を伝えることも困難になった場合，あらかじめ本人の希望や意思を家族や大切な人と共有しておけば，家族等は高齢者の意思を代弁することができ，その意思は尊重される．しかし，実際に自分の価値観を明確化し意思を表明することは簡単ではない．特にエンドオブライフ期は，病状の変化や家族の状況からさまざまな気がかり（「苦痛が強くないか」「家族に迷惑をかけないか」）が生じることから状態や状況に応じて本人・家族等の意思は揺れ動き変化する．そのため，医療・ケアに関する選択や決定はより困難であり，状況の変化に応じて医療・ケア提供者の適切な支援が繰り返し継続的に必要である．医療・ケア提供者が適切に情報提供し対話する中で，本人と家族など大切な人と医療・ケア提供者が本人の「価値観」「死生観」を共有し"本人にとって最善とは何か""本人らしく最期まで生きるために必要な医療・ケアは何か"について十分に話し合いをつくすことが重要である．看護師は医療・ケア提供チームの合意形成を行いながら本人，家族等との対話を促進しアドボケイトする役割を担う．

　ACP は英国やアメリカ，カナダなどでは自己決定に関する法律に基づいて実施され，決定した内容を事前指示として書面に残すことを推奨している．これは ACP が書面を作成することが主な目的ではなく，話し合いの成果物として必要時に書面に残していることを理解しておきたい．大切なことは ACP の話し合いのプロセスで本人と家族，そして医療・ケア提供者が信頼関係を構築し，選択や決定の理由や背景を共有しながら合意形成に向かうことである．ACP の意義は本人の望む医療やケアが実現できるだけでなく，選択の理由や決定の背景を共有することにより家族等の納得感や満足感が高まることでもある．

　日本でも ACP の取り組みが始まっている．日本人は自分の考えを人に伝えることが苦手で，家族の関係性を考慮して考えるなど欧米とは異なる文化をもっているため，日本の文化や制度に応じた ACP の構築が望まれる．本来，ACP の対象は高齢者のみでなく成人すべてである．病気や事故など，もしものことは誰にでも起こり得るうえに，エンドオブライフ期の死に直面した状態で ACP を開始することは話し合いをより難しくする．加えて，人の考え方や選択は状況に応じて変化する．そのため健康な時から折に触れて繰り返し ACP を行うことが推奨される．地域における健康教育の機会，病気やけがで入院や外来通院が必要になった時などは，健康や生活について考える機会であり ACP の実施のタイミングになり得る．そして，健康な時から自分の価値観に向き合うことは自分の人生をより良く生きる助けになる．看護師は，健康教育，入退院，病名告知などさまざまな場面に立ち会う機会があるため，それぞれの立場で ACP を促進する役割が果たせるであろう．その関わりは本人の価値観をふまえた意思・希望を尊重することであり，その人らしい尊厳を守るエンドオブライフケアである．

引用文献

1）日本老年医学会（2012）.「高齢者の終末期の医療およびケア」に関する日本老年医学会の「立場表明2012」（2012年1月28日理事会承認）. 日本老年医学会ホームページ. www.jpn-geriat-soc.or.jp/tachiba/jgs-tachiba2012.pdf（2017.11.21. アクセス）.

2）Davies, E. & Higginson, I. J., eds.（2004）. Better palliative care for older people. World Health Organization. http://www.euro.who.int/__data/assets/pdf_file/0009/98235/E82933.pdf（2017.11.21. アクセス）.

3）清水哲郎（2002）. 生物学的〈生命〉と物語られる〈生〉：医療現場から. 哲学, 2002（53）, pp. 1-14.

4）宮下光令（2007）. 終末期がん患者のQuality of Life（望ましい死のあり方について）. 日本緩和医療学会ニューズレター,（36）.
https://www.jspm.ne.jp/newsletter/nl_36/nl361101.html（2017.11.21. アクセス）.

5）長江弘子（2018）. 長江弘子編. 看護実践にいかすエンド・オブ・ライフケア第2版. 日本看護協会出版会, pp. 100-104.

III

（見出し III マーク）

Ⅲ　検査を受ける高齢者の看護　*171*

検査を受ける高齢者の看護

① 安全・安楽な検査の実施

　高齢者の検体採取や生理的検査等を安全で安楽に実施するためには，その高齢者に適した丁寧な説明が必要である．検査の目的や方法，実施日時，実施場所，実施者，留意点などを具体的に説明する．理解が良好な場合でも飲食の制限や服薬の変更等がある場合は，書面を用いた説明が望ましい．説明は，聴覚や視覚，理解力等に応じて工夫する．検査実施に関する疑問や不安，理解の程度等を確認し，状況に応じて家族にも説明を行う．身体への侵襲が大きい検査では，文書による同意が必要な場合がある．

　検体採取場所や検査室への移動は，高齢者の身体機能に適した方法を選択する．高齢者の心身への影響を考慮して室温管理，上着や掛け物による保温，待ち時間等の調整などを行う．暗室や段差のある場所では，移動の介助が不要な高齢者であっても注意が必要である．また検査部門の看護師や臨床検査技師，診療放射線技師等にその検査に特有な確認事項，例えばアナフィラキシーの有無，前処置の実施状況，義歯やカイロ等の除去に関する内容だけでなく，聴覚，視覚，理解力，排泄，移動，疼痛の程度，BPSD などの状況と対応方法について伝達する．

　不安や恐怖心が強い場合や不穏を示す言動が予測される場合は，家族や高齢者本人と信頼関係ができている看護介護職が検査終了まで傍らにいて安心できる環境をつくる．円背や関節可動域の制限，腰痛や関節痛等がある高齢者には，検体採取や検査時の姿勢による苦痛が増強しないようにクッション等を用いた安楽な体位の工夫や，臨床検査技師，診療放射線技師等への情報提供や提案を行う．

　下剤，睡眠剤，造影剤等の薬物を使用する検査では，加齢による薬物動態の影響を考慮する．薬物の分布，代謝，排泄の低下の影響により，副作用の出現，作用の遷延などに注意し，状態に応じた生活援助を実施する．

② 加齢による検査結果への影響

　高齢者の健康を評価するために，検査結果は重要な情報である．しかし，異常値に近い値であっても日常生活に支障をきたさない高齢者は多い．基準値は健常な成人を対象とした値を適用することが多く，必ずしも生理的な老化過程にある健常な高齢者の基準値とは言えない．加齢とともに低下する検査項目として，総たんぱく（TP），アルブミン（Alb），A/G 比，赤血球数（RBC），ヘモグロビン値（Hb），ヘマトクリット値（Ht），クレアチニンクリアランス，UA などがある．PT，PTT は短縮傾向を示す．また生理機能検査では，心拍出量の減少，肺の弾力性の減少，酸

素分圧の減少，神経反応の低下，末梢神経伝達速度の低下，瞳孔の最大収縮および散瞳速度の低下がみられる．加齢とともに増加する検査項目として，尿素窒素（BUN），TG，総コレステロールなどがある．生理機能検査では，収縮期血圧の増加，運動負荷試験による血圧の上昇や脈拍の増加と回復時間の延長，残気量の増加，起立時血圧下降の増加，異常脳波の増加，聴覚誘発電位や視覚誘発電位の延長，刺激を認知するまでの時間の延長がみられる．

　検査項目によって，個人差が大きく反映する検査項目と反映しない項目がある．例えば電解質は恒常性が高く個人差が小さい項目であり，基準範囲からのズレは病的変動の可能性が高い．年齢により変化があるとされる検査項目の基準値は，年齢，性別ごとに求められるのが通常だが，高齢者は個人差が大きく，これまでの生活史が検査値にあらわれるため，年齢，性別ごとであってもバラつきが大きい．個人差が大きい項目では，値が基準値の範囲であるからといって異常がないとは判断できない．

　そのため検査値の変動が大きい検査項目では，個人の値の変化，たとえば定期健診時の経年的な変化や，治療経過にそった変化，負荷の前後の変化などをとらえることが重要となる．検査結果の解釈にあたっては，高齢期に多い疾患の病態をイメージしながら，健康歴や生活史，常用薬剤や服薬歴，これまでの検査結果との比較等から検討する．

　また検体採取時の問題，例えば血液採取が困難な場合の検体量の不足や溶血がある．さらに飲食の制限や服薬の変更に対する理解不足，容器や検体の不適切な保管状況なども影響する．異常な値やこれまでとは違った値となった場合，これらの検体採取条件についても確認する必要がある．

[参考文献]
1．岡部紘明（2005）．高齢者の臨床検査基準値．モダンメディア，51（8），pp. 195-203.
2．巽典之，朝山均，三木隆己ほか編（2005）．高齢者基準値ハンドブック．中外医学社．

Ⅳ 薬物療法を受ける高齢者の看護

　高齢者は複数の慢性疾患を有するために多剤併用（polypharmacy）となりやすく，加齢による薬物動態や薬力学（薬物反応性）の変化，多剤併用による薬物相互作用，服薬アドヒアランスの低下による薬物有害事象（薬物有害作用）が生じやすい．高齢者にとって適切な薬剤を正確に服用できるように，多職種や家族と連携して支援することが求められている．

① 高齢者の薬物療法の課題

加齢に伴う薬物動態と薬力学の変化

〔1〕薬物動態

　薬物吸収：吸収は，薬物が循環血液中に取り込まれる過程である．経口投与では，主に胃で溶解され小腸粘膜から吸収される．消化管機能は加齢により低下するが，多くは受動拡散により吸収されるため，鉄やビタミンなどの能動的に吸収される薬物を除いて，薬物吸収への影響は少ない．

　薬物分布：分布は，吸収された薬物が血液中から細胞内に移行する過程である．高齢者では，細胞内水分の減少により水溶性薬物の分布容積は減少し，血中濃度が上昇しやすい．また，脂肪組織の増加により脂溶性薬物は分布容積が増加し，脂肪組織に蓄積するため，血中濃度は低下するが，半減期が延長する．血清アルブミンが低下すると，薬物の蛋白合成率が減少し，遊離型の薬物が増加するため薬剤効果が強くなりやすい．

　薬物代謝：代謝は，薬物の活性を弱め，排泄しやすい水溶性の物質に変える過程である．主に肝臓で行われ，肝血流，肝細胞機能の低下により薬物代謝は加齢とともに低下する．特に，肝代謝率の高い薬物では血中濃度が上昇しやすい．

　薬物排泄：排泄は主に腎臓から尿中へ行われるが，薬物によっては肝臓から胆汁中へ排泄される．腎血流量や糸球体濾過量（GFR）が加齢により低下するため，腎排泄型の薬物では半減期が延長して副作用が出現しやすい．また，閉塞性黄疸では，胆汁排泄型の薬物は禁忌である．

〔2〕薬力学の変化

　高齢者は薬物動態の変化による影響にて薬物の血中濃度半減期の延長や，最大血中濃度の上昇が起こりやすく，薬剤効果が強くなりやすい．高齢者への薬物投与は，少量投与（成人量の1/3～1/2程度）からの開始や，薬物同士の相互作用により反応性の変化が生じる可能性を視点にもった副作用の観察が必要となる[1]．

174　第6章　老年看護の対象とのかかわり

〔3〕薬物相互作用

　複数の疾患による多剤併用では，薬物相互作用も起こりやすい．相互作用には，薬物の吸収や代謝を変化させたり，薬理作用を拮抗したり，強めるものもある．

② 高齢者の薬物有害事象

　薬物療法による治療の原則は，疾患や症状改善の効果が十分に得られ，薬物有害事象が最小限となることである．しかし，高齢者は，複数の慢性疾患を抱えることが多く，複数の診療科が各々で薬の処方をすることで，多剤併用となりやすい．薬剤による有害事象は薬剤数にほぼ比例して増加し，内服薬が5〜6種類以上の場合に有害事象の発生が起きやすい[2][3]．また，高齢者は成人者に比べて薬物有害事象の発生が多くなり，60歳未満に比べて70歳以上では1.5〜2倍程度の出現率を呈するだけでなく，重篤化しやすい特徴をもつ[1]．このような，期待される効果を上回る副作用の危険が高い薬剤は，「高齢者の安全な薬物療法ガイドライン2015」[4]において，高齢者に対して慎重な投与を要する薬剤としてまとめられている．主な薬剤とその副作用を以下に示す．

　抗精神薬（定型抗精神病薬（ハロペリドールなど），非定型抗精神病薬（リスペリドンなど））：認知症患者において錐体外路症状，過鎮静，認知機能低下，脳血管障害と死亡率の上昇，非定型抗精神薬では血糖値上昇のリスクがある．

　睡眠薬（ベンゾジアゼピン系睡眠薬・抗不安薬（トリアゾラム，エチゾラムなど），非ベンゾジアゼピン系睡眠薬（ゾピクロンなど））：過鎮静，認知機能低下，せん妄，転倒・骨折，運動機能低下．

　抗うつ薬（三環系抗うつ薬（アミトリプチリンなど））：認知機能低下，せん妄，便秘，口腔乾燥，起立性低血圧，尿閉．

　抗うつ薬（SSRI（パロキセチンなど））：消化管出血患者の出血リスクの増大．

　抗パーキンソン病薬（抗コリン薬（トリヘキシフェニジルなど））：認知機能低下，せん妄，過鎮静，口腔乾燥，便秘，尿閉．

　同様に欧州のSTOPP（screening tool of older people's prescriptions）では慎重な投与薬物が示され，START（screening tool to alert to right treatment）では，高齢者に適切な使用をすべき薬剤のリストを発表している[5]．

　高齢者で薬物有害事象が増加する要因は，多剤併用，長期服用など疾患上の要因のほかに，過量投薬，誤薬，アドヒアランスの低下，服薬の中断などの要因もあるため，処方状況を確認すると同時に，服薬管理についてのアセスメントを行うことも重要となる．

③ 薬剤起因性の老年症候群

　高齢者の薬物有害事象は，老年症候群の原因になることにも注意が必要である．老年症候群をきたしやすい薬剤についての知識をもち，服薬の開始や服薬量の増量時，あるいは長期服用において，これらの症状が認められないか確認することが重要となる（老年症候群は，第7章-Iを参照）．

IV 薬物療法を受ける高齢者の看護 *175*

④ 服薬アドヒアランスの変化

アドヒアランスとは，患者自身が主体的に治療方針の決定や服薬管理に参加することである．すべての高齢者の服薬アドヒアランスが低下するわけではないが，視力・聴力，手指の巧緻性の低下，薬の飲み方や効果の理解度などにより服薬アドヒアランスは低下しやすい．適切な処方が行われていたとしても，アドヒアランスが保てなければ，必要な効果が望めないばかりか，有害となる可能性をもつ．

アドヒアランスが低下する主な要因として，①複数の疾患に罹患していて薬の種類，量，服薬回数が多い，服薬方法が複雑，②飲みにくい剤形（薬の形状），③服薬期間が長期，④認知機能の低下や視力・聴力低下による薬剤の効果と服薬方法についての理解不足，⑤手指の巧緻性の低下など，ADLの低下による服薬能力の低下，⑥自己判断による服薬中止などがある．また，家族への説明不足や医師・薬剤師・看護職者の連携不足が原因となることもある．

② 高齢者の薬物療法の看護

高齢者に処方される薬に関して，処方する医師がその責任を担い，看護師は薬剤の作用・副作用の確認および服薬方法の指導を行い，薬の投与における危険を最小限にする必要がある．高齢者に適した処方であるかを理解するには，薬物動態や薬力学の変化，薬物の作用機序に対する知識が必要となり，患者のアドヒアランスの低下による薬の飲み忘れ，飲み間違い，飲みすぎ，服薬による有害事象に対応する観察力や判断力も重要となる．看護師は処方された服薬内容，服薬状況，副作用の確認を行い（表6-4-1），正確な服薬のための指導や環境調整等の援助を実施する．加齢の変化に応じた服薬援助として，視聴覚機能の低下には，見やすい資料を用いた丁寧な説明，薬袋の服用方法の記載文字を大きくする，複数薬の一包化調剤の工夫を行う．嚥下機能の低下には，口腔内湿潤後の服用，服薬補助ゼリーなどの活用を行う．記憶力の低下には，飲み忘れが視覚で

表 6-4-1 高齢者の服薬時の観察と確認

項目	確認と観察
処方された薬物の把握	・薬剤名，薬剤量，服薬方法 ・複数診療科からの同種類薬が処方されていないか確認 ・処方以外で服用しているサプリメント，漢方薬，市販薬の確認 ・高齢者に慎重に投与すべき薬が処方されているか確認
服薬状況の把握	・残薬の確認（過小・過剰服用していないか） ・服薬動作や飲み込みにくさの観察 ・服薬方法の複雑さがないか本人・家族から情報収集 ・服薬アドヒアランスの観察 　薬剤の作用・副作用を理解しているか 　服用方法，薬の保管方法を理解しているか 　副作用が生じたときの対処方法を理解しているか 　視力や聴力の低下がないか
服薬薬剤の効果・副作用の把握	・服薬開始時や容量増量時は，特に副作用に注意して観察 　食欲，睡眠リズム，歩行状態，活気など日常生活上から観察する ・精神神経用薬の服用時は過鎮静や悪性症候群について症状の観察

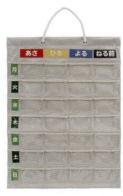 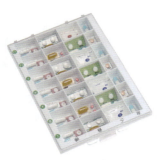

(写真提供：左・ナカバヤシ㈱, 右・㈱IPシステム)
図 6-4-1　薬カレンダー，薬ケース

わかる薬ボックスや薬カレンダーの活用（図6-4-1），服薬方法の単純化の検討を行う．また，複数診療科に受診して処方されている場合は，お薬手帳の活用を勧めて重複投与を防ぐ．

③ 薬物管理とリスクマネジメント

　高齢者の服薬管理では，服薬のアドヒアランスを維持向上させ，適切な薬を正確に服薬できるような援助が必要となる．服薬のアドヒアランスを高めるためには，薬物数や量の減少，服薬方法の単純化，服薬確認の工夫などの実践が必要である（表6-4-2）．服薬管理は看護師だけでは解決できないことも多いため，多職種との連携により達成する．服薬指導は薬剤師が行うケースが多くなってきており，薬剤師の指導時には患者の個人特性について情報提供を行い，アドヒアランス低下を防ぐための連携が重要となる．患者の生活様式，服薬方法，食事回数，外出時の薬管理など，日々の生活の中でどのように服薬を管理，工夫しているのか，詳細に情報収集することが必要となる．

　加齢の変化による機能低下は予測できる場合が多く，アドヒアランス維持への援助は重要な要素であるが，一方で自己管理可能な高齢者の場合は，高齢者が納得した服薬ができる援助も重要

表 6-4-2　アドヒアランスの改善方法

アドヒアランス低下の要因	改善方法
薬の種類，量，服薬回数が多い	複数の薬を同じ効果の力価の強い薬にまとめて数を減らし，服薬回数を1日4回，3回から2回または1回へ減らす．
服薬方法が複雑	一包化調剤（ワンドーズパッケージ）を依頼する．食前・食直後・食後など近い時間に異なる服薬をしない処方を依頼する． 飲み忘れや誤薬がないように毎日の服薬を見て確認できる薬カレンダーや薬ケースを活用する．
飲みにくい剤形	剤形の変更（口腔内崩壊錠や貼付剤へ変更，粉末をカプセルに，カプセルを粉末に変更）．口腔内湿潤化後の服用．嚥下補助ゼリーの活用．
服薬能力の低下	介護者・家族が介助できる時間帯に服用できるようにする．

となる．慢性疾患をもちながらもできるだけ症状を軽減，持続できる方法について自ら思考し意思決定するための援助が必要となる．このような患者には，医療者と患者のパートナーシップに基づくコンコーダンスという概念を用いることも有効である．コンコーダンスは，患者と医療者の意見を一致，調和させる意味をもつ．つまり服薬では，患者と医療者が服薬について共通の考え方を見つけて共通のゴールを作り出すことが重要となっており，薬を飲むこと以上にその患者のもつ価値観や希望といった QOL につながる心理的要素を大切としている．そのため，結果的に非薬物的療法の選択になることもある．看護師には，患者の意思や生活への希望を引き出し，医師とともに検討する役割が期待されている．

[引用文献]

1) 鳥羽研二，秋下雅弘，水野有三ほか（1999）．薬剤起因性疾患．日本老年医学会雑誌，36（3），pp. 181-185.

2) Kojima, T., Akishita, M., & Kameyama, Y., et al. (2012). High risk of adverse drug reactions in elderly patients taking six or more drugs: Analysis of inpatient database. Geriatrics & Gerontology International, 12（4），pp. 761-762.

3) Kojima, T., Akishita, M., & Nakamura, T., et al. (2012). Polypharmacy as a risk for fall occurrence in geriatric outpatients. Geriatrics & Gerontology International, 12（3），pp. 425-430.

4) 日本老年医学会編著，日本医療研究開発機構，ほか（2015）．高齢者の安全な薬物療法ガイドライン 2015. pp. 12-16，メジカルビュー社.

5) O'Mahony, D., O'Sullivan, D., & Byrne, S., et al. (2015). STOPP/START criteria for potentially inappropriate prescribing in older people: Version 2. Age Ageing, 44（2），pp. 213-218.

V 継続看護

① 医療施設における看護

1 医療施設における適切なケア

〔1〕医療施設を受療する高齢者

2017(平成29)年患者調査[1]によれば,入院患者131万3千人中65歳以上は96万1千人(73.2%),外来患者719万1千人中65歳以上は364万5千人(50.7%)を占める.入院患者数の推移をみると,65歳以上が占める割合が増加傾向にある(図6-5-1).平均在院日数は,1990(平成2年)年の44.9日をピークに2017年では29.3日に減少し,65歳以上では1984(昭和59)年87.2日から2017年の37.6日に大幅に減少している(図6-5-2)ものの,年齢階級があがるにつれ長くなる傾向にある.

高齢者の受療率が高い傷病は,入院では脳血管疾患,悪性新生物,心疾患,外来では高血圧性疾患,脊柱障害,悪性新生物となっている.

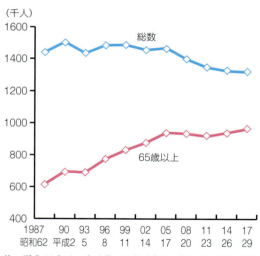

注:平成23年は,宮城県の石巻医療圏,気仙沼医療圏及び福島県を除いた数値である.

図 6-5-1　入院患者推計数の推移

(厚生労働省(2018).平成29年 患者調査の結果より作成)

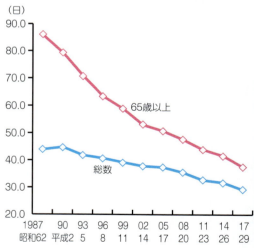

注:1) 各年9月1日~30日に退院した者を対象とした.
　 2) 総数には,年齢不詳を含む.
　 3) 平成23年は,宮城県の石巻医療圏,気仙沼医療圏及び福島県を除いた数値である.

図 6-5-2　退院患者の平均在院日数の推移

(厚生労働省(2018).平成29年 患者調査の結果より作成)

〔2〕医療施設における高齢者看護の目標

　医療施設は疾病の治療の場であり，看護師は疾病の治療が円滑に行われ日常生活機能の低下を最小限にし早期に安心して生活の場に復帰できるよう入院生活を支援する．医療施設における高齢者看護の目標を以下にあげる．

①高齢者の心身の特徴をふまえ，加齢に伴う諸機能の低下の程度とそれに伴う日常生活への影響をアセスメントし残存機能を活かした援助を行う．

②慣れない環境下での転倒・転落予防など安全に配慮し，療養環境を整備する．

③個人差が大きく症状があらわれにくい高齢者の，日々の心身の変化や些細な徴候をとらえ，疾病の増悪や合併症の予防，早期発見に努める．

④入院時より退院後の生活を見据え，早期離床を支援し廃用症候群やせん妄の発症などをできる限り予防し，日常生活機能への影響を最小限にする．

⑤視覚や聴覚，認知機能の障害の程度をアセスメントし，高齢者自身が十分な説明を受け理解したうえで治療が選択できるよう支援する．

⑥老化による自然経過を考慮し，人生の最終段階において最期まで尊厳を保持できるよう，苦痛を緩和し，その人らしさを大切にする．

② 外来における看護

　外来における看護には日帰りの手術や検査の援助，服薬指導に加え，以下の役割がある．

①慢性疾患患者など在宅療養に移行した高齢者ができる限り住み慣れた場所で療養生活を継続し再入院を予防できるよう支援する．

②地域包括ケアシステムの要として，病棟や退院調整部門の看護師，地域の介護支援専門員や訪問看護師などと外来通院する高齢者の情報を共有し連携を図る．

③高齢者自身とその家族がセルフケアや症状コントロールを自ら行い継続できるようエンパワーメントする．

④高齢者の価値観や生活史をふまえ，治療の選択に際しては，家族や医療者のみにゆだねられ高齢者が自己決定から遠ざけられることのないよう，高齢者の意思をくみ取り，引き出しながら意思決定できるよう支援する．

　昨今入退院センター，患者支援センターなどの名称で，元来入院後病棟で実施していた情報聴取やオリエンテーションを外来の段階で実施し，入院前から高齢者個々の入院中および退院に向けた問題をスクリーニングし退院を支援していくためのサポートが行われている．なお，2018年診療報酬改定では，退院支援加算が入退院支援加算に改称され，入院前から入院加療と退院後の生活に必要な対応のイメージをもち，より早期から準備，調整することに対する入院時支援加算が新設されている．

③ 入院時の看護

〔1〕高齢入院患者の特徴

　後期高齢者や超高齢者の手術や入院が増加しており，看護師が治療優先の入院環境が高齢者へ与える影響を理解することは重要である．高齢者は入院により侵襲や苦痛を伴う治療や検査を受

けることに加え見慣れないスタッフや医療機器に囲まれ，起床時間，食事時間，入浴時間，就寝時間などこれまでの個別の生活スタイルや生活リズムの変更を余儀なくされる．予備力や適応力の低下により，これらの治療優先の非日常的な環境が高齢者に与える影響は大きく，せん妄や転倒・転落など二次的障害を引き起こしやすい．二次的障害は治療の妨げとなり，回復の遅延，入院の長期化につながる．

〔2〕身体拘束のない看護

医療施設では，転倒・転落やルート・チューブ類の自己抜去など医療事故の防止や安静保持を目的に身体拘束が行われることがある．身体拘束により高齢者にもたらされる弊害は大きい．関節の拘縮，筋力の低下などの身体機能の低下のみならず，不安や怒り，屈辱，あきらめといった大きな精神的苦痛を与え，人間としての尊厳を脅かす（厚生労働省「身体拘束ゼロ作戦推進会議」が禁止している身体拘束の具体例と身体拘束が認められる条件は，第5章Ⅲ-①身体拘束に伴う倫理的課題を参照）[3]．

身体拘束が，高齢者の尊厳を脅かすという倫理的感受性を高め，身体拘束がもたらす弊害を理解し，代替案を多職種で検討し，身体拘束をしないためにできることを徹底して考えることが重要である．具体的な方法として以下のことがある．

転倒・転落予防：動きを制限し転倒・転落そのものを防ぐことから，転倒・転落による外傷を予防することへ目標を転換し，家族の協力と理解を得ながら，低床ベッドや布団への変更，衝撃吸収マットの使用など環境を整備する．

ルート類抜去予防：点滴やルートが視界に入らないよう位置を変更する，刺入部をおおう，衣類の中を通す．スタッフや家族の見守りのもとで行えるよう点滴時間の変更が可能か，点滴そのものの必要性や代替方法について主治医と話し合う．

また，身体拘束を伴う治療について高齢者本人の意思を中心に家族とともに話し合うことも重要である．

❹ 退院に向けての支援

病院の機能分化により在院日数が短縮化している状況において，高齢者とその家族が安心して療養できるよう，退院後の生活を見据え，療養先の選択を入院早期から支援する．

高齢者にはこれまでの長い生活史があり，その過程において築き上げてきた個別の生活スタイルがある．看護師は，高齢者の希望や言動の背景にある価値観や信念，生活史に着目し，生活者としてとらえ，その人の願う暮らしを理解して個別のニーズに合わせた支援を行う．入院早期から，高齢者とその家族，医療者間で生活のイメージやゴールを共有できるよう，多職種でカンファレンスを行う．

独居や高齢者のみの世帯が増加しており，在宅療養を選択した場合，高齢者本人を中心に，地域において，医療・介護サービスが切れ目なく提供できるよう支援する．病院内の退院調整部門の看護師や医療ソーシャルワーカーなどと連携し，地域の介護支援専門員や訪問看護などの居宅サービス事業所，地域包括支援センターなど，在宅療養を支える地域の多職種と情報共有し，退院後の迅速な対応が行われるよう調整を図る．

高齢者の疾病や障害により，その家族の生活も大きな影響を受け，危機的状況におかれること

も少なくない．退院に際しては，高齢者とともに家族の生活スタイルに応じて，医療処置を安全で簡単な方法へ変更したり，服薬回数・方法を生活スタイルに合わせて変更するなどの工夫や支援が必要となる．

❺ 回復期リハビリテーション病院（病棟）における看護

　2000年，介護保険制度の施行と時を同じくして，脳血管疾患，大腿骨頸部骨折，脊髄損傷，頭部外傷，肺炎や外科手術の治療時の安静による廃用症候群の患者に対し，集中的にリハビリテーションを提供することによりADLの向上を図り家庭や社会に復帰することを目標とした，回復期リハビリテーション病棟入院料が診療報酬に新設された．早期リハビリテーションの重要性の観点から，回復期リハビリテーション病棟には，原則として発症後1ないし2カ月以内に急性期病院から転院ないし転棟する必要があり，疾病により異なるが60日〜180日と入院期間の上限が設けられている．

　回復期におけるリハビリテーションは，個別的なリハビリテーションの提供による機能回復と在宅復帰を目標とする．回復期リハビリテーションにおける看護師の役割として以下のことがあげられる．

①高齢者とその家族の目標と，多職種医療チームの心身機能や身体構造の評価に基づく目標が一致するようコーディネートする．

②食事，排泄，更衣，整容，清潔など日常生活動作の視点から自立を支援する．

③うつ状態やせん妄などリハビリテーションを妨げる要因をアセスメントし，高齢者が意欲的にリハビリテーションに取り組めるよう支援する．

④療養環境を整え，ADLの拡大に伴う入院中の転倒・転落による外傷などアクシデントをできるだけ予防する．

⑤高齢者の自立心や自尊心，遠慮など心理面に配慮しながら，生活援助や見守りなどの支援を行う．

⑥在宅復帰に向け，実際の生活場面における動作と環境をアセスメントし，必要に応じて住宅改修や福祉用具の導入について多職種と検討する．

⑦在宅介護にあたっては，退院後の生活を支える在宅医療・介護チームと連携し情報共有しながら，家族の健康や介護を含めた生活の再構築を支援する．

　高齢者は老化による機能低下により思うようにならない身体に加え，疾病や障害をもちながら「生きることの困難さ」を日々感じ生活している．高齢者のこのような体験は私たちにとって未知のことであり，この「生きることの困難さ」を理解することは容易ではない．しかしながら，老いや病は誰もが通る道であり，高齢者が心身のケアやサポートを受けながら自立（自律）し尊厳を保持できるよう，真摯な態度でケアを提供し，生活の再構築を支援する．

182　第6章　老年看護の対象とのかかわり

事例 1　急性期病院から老人保健施設へ転院するFさんへの支援

患者紹介：Fさん，80歳代後半　女性.

入院前の生活：夫と2人暮らしであったが1年前に夫が他界し独居となった．長男は遠方在住で，近隣に住む姪夫婦が時々様子を見に来ていた．ADLは自立，屋内は伝い歩き，屋外はシニアカーを使用していた．介護保険申請中であった．

既往歴：高血圧，糖尿病，脂質異常症，腰椎変性側弯症.

内服薬：アムロジピン，バルサルタン，ロスバスタチン.

1．入院の経緯

Fさんは自宅で転倒し，かかりつけ医で圧迫骨折の診断を受け自宅で療養していたが，下肢の筋力低下を自覚し，精査・治療目的で総合病院に入院となった．入院当初より下肢に不全麻痺を認め，足関節の底背屈や膝立てが困難であり，大腿から足趾にかけての痺れがあった．MRIによる画像所見から第12胸椎破裂骨折と診断され，本人，長男との話し合いの結果手術を受けることになった.

2．入院から手術までの看護

(1) 床上安静による廃用症候群の予防

Fさんは高齢であり，入院前の自宅療養に加え，入院後の床上安静により筋力低下や関節拘縮など廃用症候群が予測された．そのため，担当理学療法士と相談し，床上でできる足関節背屈，膝関節屈曲，下肢挙上訓練を自主的に行えるよう，イラストにして説明し，準備した用紙にFさん自身に実施回数を記録してもらい，看護師は実施状況を確認し励ましながら継続をサポートした.

(2) 腓骨神経麻痺予防

下肢の運動障害（不全麻痺）や神経刺激症状（疼痛，痺れ）や神経脱落症状（筋力低下，感覚障害）のため，下肢が外旋位になりやすかった．そのため看護師は回旋中間位に肢位が保持できるようクッション等を用いて調整し，腓骨神経の知覚支配領域である下腿外側，第1趾，2趾の間の知覚異常を継続して観察した．Fさんに対し下肢の位置に注意するよう説明するとともに，足関節背屈運動を指導した.

(3) 精神的支援

もともと自宅生活は自立していたFさんは「動けないなら死んだほうがいいね」など床上安静の苦痛や人の世話になることへのつらさ，寝たきりになることへの不安を表出していた．話を傾聴するとともに，床上でできる訓練を一緒に行い，長男や姪夫婦とともに手術までの期間をサポートした.

3．術後の看護

(1) 術後せん妄への対応

手術室から帰室後混乱する様子や点滴ルートや膀胱留置カテーテルを引っ張るなどの行動がみられたため，状況を説明するとともに，点滴ボトルの位置を視界に入らないよう移動し，刺入部を包帯でおおいルートは衣類の中を通し安全を確保した．苦痛表情がみられたため疼痛の有無や

程度を確認し，鎮痛剤を使用し疼痛コントロールを行うことにより，徐々に落ち着きを取り戻した．

（2）リハビリテーションによる ADL の拡大

鎮痛薬を使用しながら術後 1 日目から理学療法士とともに起立訓練を開始した．下肢の筋力低下がみられ起立時に介助が必要な状態であったため，下肢筋力向上のために術前から行っていた床上での自主訓練を継続しながら起立訓練を継続した．術後 3 日目より離床を進めるために椅子に座っての食事を促した．理学療法士と情報を共有しながら，リハビリ訓練に加え生活動作の中でリハビリに取り組めるよう，病棟でもトイレまでの移動にはシルバーカーを使用し転倒予防のため看護師が見守った．徐々に ADL が拡大し車椅子自立となった F さんが，自主的に車椅子で手すりの前に行き起立訓練を行う姿を見かけるようになり，「前より楽に動けるようになった．がんばっています」などの前向きな発言や笑顔がみられるようになった．

4．退院支援

F さんは独居であり，長男は遠方在住で日常的に生活の援助を行うのは難しい状況であった．F さんは身の回りのことを自分でできるようになってから自宅に帰りたいと希望した．本人の希望と家族の意向を踏まえ医療ソーシャルワーカーに相談し話し合いと調整の結果，リハビリテーションが継続できる自宅近くの老人保健施設へ転院することとなった．

事 例 2　急性期病院から退院し在宅療養となる M さんへの支援

患者紹介：M さん，80 歳代後半，男性．

入院前の生活：妻，長男夫婦と同居し，次男，長女は近隣に在住．職業は農業．要介護 2 でデイケアを週 2 回利用していた．ADL は屋内は伝い歩き，屋外はシルバーカー歩行，食事はミキサー食，水分はトロミをつけ自己摂取していた．

既往歴：胃がん（3 年前，胃噴門側胃 2/3 部分切除）．

服薬：なし．

1．入院の経緯

胃がん術後自宅生活を続けていたが，逆流性食道炎，誤嚥性肺炎を繰り返し，かかりつけ医による抗生剤処方などで軽快していた．今回は屋外散歩中に転倒し病院を受診した．転倒による骨折はなかったものの発熱があり誤嚥性肺炎と診断され入院となった．

2．入院中の看護：代替栄養法の意思決定支援

入院後絶食となり抗生剤点滴の治療を受け解熱後，嚥下機能評価のための嚥下造影検査を行った．その結果，不顕性誤嚥と胃食道逆流のため誤嚥リスクが高く，この時点で経口摂取のみで必要な栄養をとることは困難と判断された．低栄養状態の改善のためにも代替栄養法の選択が必要となった．M さんは「食べたいよ」と経口摂取を希望し，長男夫婦も M さんの意思を尊重することを希望した．M さん，家族，多職種で話し合った結果，経口摂取の訓練を継続しながら中心静脈カテーテル（以下 CV）を挿入し自宅退院をめざすこととなった．

184 第6章　老年看護の対象とのかかわり

3．自宅退院支援

（1）自宅退院に向けた生活調整

　自宅での生活の課題は，誤嚥性肺炎の予防と転倒予防であることをMさんおよび家族と共有し，口腔ケアの徹底と離床時間の延長のため，Mさんとともに1日のスケジュールを作成した．起床時と寝る前の着替え，歯磨き（起床後，食事前後，就寝前），リハビリテーション，病棟での歩行練習などを組み入れた．

（2）退院前訪問

　Mさんの外出に合わせ，病棟看護師が退院前訪問[*1]を実施し，Mさんとその家族同席のもと，ケアマネジャー，訪問看護師，福祉用具相談員，デイサービス看護師と作業療法士と自宅での生活で問題になることを話し合った．問題点を共有し，転倒予防のための自宅内動線の確認，居室空間の環境調整を行った．

（3）退院に向けた具体的スケジュールの調整

　退院前訪問後，自宅退院に向けた具体的な日程調整を行い，長男の妻や協力してくれる孫に対し，点滴交換や輸液ポンプの使用方法，CV挿入部の観察や異常時の対処方法，テリパラチドの注射を指導した．実際に自宅で過ごし困ることがないか確認するため，試験外泊を2度実施した．

（4）退院前カンファレンス

　自宅退院後の円滑な在宅療養を支援する医療・介護スタッフとの顔合わせと情報共有を目的に，ケアマネジャー，訪問看護師，デイサービススタッフ，薬剤師，福祉用具専門員が参加し，病院で退院前カンファレンス[*2]を実施した．病院医師からは病状の経過の説明，看護師からは入院生活の状況と今後の生活上の課題，医療処置，本人と家族の希望について，薬剤師からは中心静脈栄養，テリパラチド注射について，栄養士からは栄養状態，食品について説明がなされた．在宅療養支援チームから質問を受けた後，言語聴覚士から，実際の食事介助方法を見学してもらいながら摂食条件と介助方法が，理学療法士からMさんの移乗動作と介助と転倒予防の注意点について説明がなされた．

　2日後，Mさんは自宅に退院した．

［引用文献］

　1）厚生労働省（2018）．平成29年（2017）患者調査の概況．
　2）厚生労働省「身体拘束ゼロ作戦推進会議」（2001）．身体拘束ゼロへの手引き：高齢者ケアに
　　　関わるすべての人に．厚生労働省ホームページ．

＊1　退院前訪問：入院期間が1カ月を超えると見込まれる患者の円滑な退院のため，患者の自宅を訪問し，患者またはその家族たちに対して，退院後の在宅での療養上の指導を行う．原則，入院中に1回，指導料580点の算定が可能である．

＊2　退院前カンファレンス：退院時共同指導料を算定できる．入院中病院の医師または看護師などが，入院中の患者に対して，患者の同意を得て，退院後の在宅での療養上必要な説明および指導を，地域において患者の退院後の在宅療養を担う医師や訪問看護ステーションの看護師などと共同して行い，文書により情報提供した場合，400点が算定できる．

保健・福祉施設における看護

本項では，介護老人保健施設と特別養護老人ホーム（指定介護老人福祉施設）の概要と看護師の役割について述べる．それぞれの施設の方針と基準を表6-5-1に示す．

1 介護老人保健施設の概要と看護師の役割

〔1〕介護老人保健施設の概要

介護老人保健施設は，介護を必要とする高齢者の自立を支援し，家庭への復帰をめざすために，医師による医学的管理下で看護や介護を行うとともに，日常生活のサービスを提供し，さらに，作業療法士や理学療法士等によるリハビリテーションを実施する施設である．そのため，特別養護老人ホームのように終身制ではなく，入所期間である3カ月ごとに退所あるいは入所継続の判定が行われ，検討会議で退所可能であると判断された場合には，居宅等に退所する．

介護老人保健施設は，退院後そのまま自宅で生活を送ることが困難な高齢者に対し，医療的なケアと日常的介護を一体的に提供する施設として，医療施設と福祉施設の中間型の施設としての役割を担う．その一方で，介護老人保健施設入所者の53.5％は退所する見込みがないという現状が明らかになっており[1]，長期入所を余儀なくされる入所者も少なくない．その背景をもとに2009（平成21）年の介護報酬改定では，ターミナル加算が認められ，看取りの役割も担う施設となっている．2018年（平成30）年の介護報酬改定では，介護老人保健施設の役割が在宅復帰・在宅療養支援であることをさらに推進する観点から，在宅強化型，基本型，その他（在宅強化型にも基本型にも該当しない）の報酬体系とした．在宅強化型，基本型では，在宅復帰・在宅療養支援機能加算を取得する場合，在宅強化型は超強化型，基本型は加算型の報酬体系とし，在宅復帰・在宅療養支援に取り組む施設を細やかに評価できるようにしている．

また，介護老人保健施設は，入所以外に「ショートステイ」や「通所リハビリ」があり，地域療養者の居宅サービスを担っている．入所対象者は，要介護度1〜5の高齢者（65歳以上）および，介護保険支給対象者である特定疾患をもつ40〜64歳である．

〔2〕介護老人保健施設での看護師の役割

介護老人保健施設では，施設サービス計画書に基づき看護実践を遂行する．慢性疾患をもちながら可能な限り自立した生活が営めるよう，看護師は健康管理と生活動作の自立支援を中心とした役割を担う．加えて，施設役割の多様化に伴い，終末期ケアや家族支援，多職種連携などの役割も担うことが期待されている．

（1）心身の健康管理

慢性疾患をもつ高齢者が多く，日々の様子を観察して症状の変化をとらえ，異常の早期発見に努める．また，高齢者からの健康に関する相談に対応し，症状の緩和，疾病の予防を行う．医療処置の実施では，医師による医療指示に基づき点滴や褥瘡処置，採血などを行う．特に肺炎，尿路感染，帯状疱疹においては医療機関での入院治療でなく，施設で検査治療が実施できるため，疾患別の看護実践力も求められる．高齢者の体調の悪化時は医師との協働で速やかに対応する．また，健康管理は身体面に限らず，認知機能を含む精神的安定の援助や，不安を軽減し，生きがいをもった生活が送れるよう心理的ケアも行う．

第6章　老年看護の対象とのかかわり

表 6-5-1　施設別の方針と基準

	介護老人保健施設	特別養護老人ホーム(指定介護老人福祉施設)
基本方針	施設サービス計画書に基づいて，看護，医学的管理下における介護および機能訓練，日常生活上の世話を行うことにより，入所者がその有する能力に応じ自立した日常生活を営むことができるようにし，その者の居宅生活への復帰をめざす	施設サービス計画書に基づいて，入浴，排泄，食事などの日常生活上の介護，機能訓練，健康管理および療養上の世話を提供することにより，入居者がその有する能力に応じて自立した日常生活を営むことができるようにすることをめざす
利用対象者	病状安定期にあり，入院治療をする必要がないが，リハビリテーションや看護・介護を必要とする要介護者	常時介護が必要で在宅生活が困難な要介護者（原則要介護 3 以上）
医療	施設療養上で必要な医療の提供は介護保険で給付	全て医療保険で給付
人員基準（入所者 100 人あたり）	医師（常勤）1 名以上 看護職員（常勤）9 名以上 介護職員（常勤）25 名以上 理学療法士・作業療法士・言語聴覚士いずれか（常勤）1 名以上 介護支援専門員（常勤）1 名以上 支援相談員（常勤）1 名以上 栄養士（常勤）1 名以上	医師（非常勤可）1 名 看護職員 3 名以上（うち 1 名は常勤） 介護職員 31 名以上（うち 1 名は常勤） 機能訓練指導員（非常勤可）1 名以上 介護支援専門員（常勤）1 名以上 支援相談員（常勤）1 名以上 栄養士 1 名以上（入所者 40 名以下で社会福祉施設などの栄養士と連携できる場合を除く）
設備などの指定基準	療養室（1 人あたり 8 ㎡以上） 診察室 機能訓練室（1 人当たり 1 ㎡以上） 談話室 食堂，浴室など	居室（1 人あたり 10.65 ㎡以上） 医務室 食堂および機能訓練室（3 ㎡以上，支障がなければ同一の場所で可） 浴室など

（2）日常生活の援助

日常生活援助は主に介護士が担うため，介護士とのコミュニケーションに基づく信頼関係を構築し，連携・協働して援助する．高齢者の場合，機能低下により食事や排泄，入浴動作時などに危険を伴いやすい．摂食・嚥下機能低下による誤嚥リスク，筋力や認知機能低下による転倒リスクといった，高齢者の日常生活に関する能力を正確にアセスメントし，日常生活動作上の事故予防に努める．

（3）機能訓練

高齢者の身体的能力を理解し，理学療法士・作業療法士らと協働し，日常生活動作の維持向上に向けた援助を行う．

（4）終末期ケア

終末期においては，安らかな死を迎えられるように，多職種と連携した援助を行う．高齢者には，苦痛の緩和，心理的不安や寂しさにも配慮した心身の安寧に努める．介護士，家族は，看取りに対する不安を抱いている場合も多い．終末期に生じやすい身体的変化，臨死期の状態などを説明して不安の軽減に努める．また，終末期の人を目前にするとどのように介入すればよいか困惑する場合もあるため，介助方法や声かけなどの介護方法を伝え，尊厳のある看取りができるように指導する．

V 継続看護　**187**

（5）家族への援助

　家族と高齢者の関係を把握し，高齢者への思いやケアへの希望などを理解する．自宅に退所する場合には，家族が担う介護内容に応じて，介護方法の指導や，自宅介護に対する不安を傾聴し，家族とともに自宅生活ができるよう準備を行う．

（6）多職種との連携

　介護老人保健施設は，医師，リハビリスタッフ，介護士，支援相談員，介護支援専門員，栄養士などさまざまな職種と協働するため，高齢者がよりよい生活が送れるような連携や調整を重視する．また，退所の準備として居宅サービス担当者へ情報を伝えて，スムーズな自宅生活への移行とする．

〔3〕介護老人保健施設でのケア

　介護老人保健施設では，ICF（国際生活機能分類）モデルを基盤としたアセスメントおよびケアが行われている．ICFモデルは，心身機能・身体構造，活動，生活や社会への参加に分類しており，それに影響を及ぼす因子として個人と環境があることを挙げている．またそれは，利用者を問題思考型でとらえるのではなく，目標思考型でとらえ，障害をもちながら自立した生活を営むことへの支援を重要としている．全国老人保健施設協会においても，ICFを基盤にしたアセスメントシステム（R4システム）を公開している[2]．R4のアセスメント項目は，医療，立位保持や移乗動作などの基本動作，歩行・移動，認知機能（見当識・コミュニケーション，精神活動），食事（嚥下機能・食事動作），排泄動作，入浴動作，整容・口腔ケア，社会参加で構成されている．

　自宅生活に戻ることを目標に，病院から介護老人保健施設に入所したFさん（前述の事例1）へのICFに基づくケアプランおよび看護実践について記述する．

事例3　介護老人保健施設におけるFさんへのケアプランと看護実践

患者紹介：Fさん（ここまでの経緯は，① 医療施設における看護の事例1を参照）．

　80歳代後半，女性．骨折治療のため入院した後に老人保健施設に入所している．

　健康状態：第12胸椎破裂骨折による下肢不全麻痺．

　既往歴：高血圧，糖尿病，脂質異常症，腰椎変性側彎症．

1．心身の状態

・心身機能・身体構造：胸椎破裂骨折による下肢のしびれや不全麻痺症状がある．認知機能の低下はない．理解力やコミュニケーション力は良好で，身体機能が回復するか不安がある．自宅生活に戻る希望が強い．手術後にせん妄が生じていた．

・活動：シルバーカーを利用して見守りによる歩行ができる．食事，排泄行動はほぼ自立，入浴はズボンの着用時に支えが必要．

・社会参加：集団体操，レクリエーション，機能訓練に積極的に参加している．他の入所者と談笑していることが多い．

・環境要因：4人部屋に入所している．同室者との関係もよく，誘い合ってレクリエーションに参加している．

188 第6章　老年看護の対象とのかかわり

・個人要因：手芸が好きで小物作りを趣味にしていた．近隣の友人と喫茶店に行った入り，演劇を見るのが好きだった．

２．解決すべき生活課題（ニーズ）と目標
（1）Fさんのニーズ
　1．安定して歩けるようにリハビリを続けていきたい．
　2．健康チェックを受けて今の状態を維持したい．
　3．身体の清潔を安全に行いたい．
　4．日々の生活に楽しみをみつけたい．
（2）目標
　1．転倒する危険性の少ない安定した歩行ができる．
　2．健康管理を行い，体調不良を未然に防ぐ．
　3．入浴動作，衣服の着脱，整容動作を安全に行うことができる．
　4．他者と交流しながらレクリエーション，手芸教室に参加できる．

３．具体的ケア
1．理学療法士，作業療法士による機能訓練の実施．退所後の自宅生活時の移動方法について本人と相談し，自宅室内は４点杖歩行，外出時はシルバーカー歩行ができるよう訓練を実施する．日中の動作時は，介護士と看護師の見守りによりシルバーカーを用いた歩行をする．
2．医師による定期的な診察．看護師による糖尿病や高血圧のコントロール状況の確認，胸椎破裂骨折手術後の経過として下肢の動きやしびれの悪化がないか確認する．看護師は，日々の生活動作から症状変化がないか観察をする．また，介護士へFさんに起こりうる合併症の症状について伝え，早期に異変の報告を受けられるよう連携する．本人にも，出現しやすい症状を伝え，症状出現時に訴えやすい環境を作る．
3．一般家庭の脱衣所，浴槽，体を洗う場所と同様の入浴場で，見守り入浴を行う．自宅の設備について情報収集し，安全な体の動かし方，衣服着脱の仕方などを本人と確認する．脱衣場の椅子，浴槽内のすべり止めなど補助用具についての情報提供も行う．介助時は，毎回の入浴が，生活動作獲得の練習機会であることを意識して介入する．
4．入所前の趣味をいかした手芸教室の参加．他者交流の場を提供するためにレクリエーション参加を勧める．参加時は，作業の取り組み状況，他者交流の様子を観察し，交流できていない場合は，本人と同郷や同じ趣味をもつなど談話しやすい入所者との共同作業を促すことにより交流しやすい環境を作る．

❷ 特別養護老人ホーム（指定介護老人福祉施設）の概要と看護師の役割
〔1〕特別養護老人ホームの概要
　特別養護老人ホームは，介護保険制度上では指定介護老人福祉施設とよばれ，都道府県知事の指定を受けて機能する．特別養護老人ホームの目的は，施設が提供するサービス内容やサービス担当者を定めた計画（施設サービス計画）に基づいて，入浴，排泄，食事などの日常生活上の介護，機能訓練，健康管理および療養上の世話を提供することである．一般に「終の棲家」といわれる

ように，人生の最期まで療養生活の場とすることができる．特別養護老人ホームには，従来型とユニット型があり，従来型の居室定員は4人部屋を中心に一部2人部屋や個室がある施設である．ユニット型は，全室個室で共有スペースを取り囲むように居室を設け，10人程度の入所者を1つのまとまり（1ユニット）として生活する場を提供する．個室とすることで，プライバシーの確保，個人の生活リズムに合わせた自立の尊重など，個別ケアの必要性を重んじている．2002（平成14）年以降に新規開設した特別養護老人ホームは，原則としてユニット型とすることが定められている．

　介護保険法の2014年改正（2015年施行）において，入所者基準は原則として要介護3以上に変更されている．特別養護老人ホーム施設数は増加しているが，待機者数は依然多く，重度でありながら自宅待機を余儀なくされている人への利用機会を増やすため，入所条件の変更が行われた．しかし，要介護1〜2の人でも，日常生活に支障をきたす症状が頻繁にある，心身の安全・安心の確保が困難，地域介護サービス供給不足などの事柄を勘案し，特別養護老人ホーム以外での生活には困難があると判断された場合は，特例として入所が認められている．

〔2〕特別養護老人ホームでの看護師の役割
　施設サービス計画書に基づき看護実践を遂行する．入所中の高齢者は日常生活においてつねに介護を必要とする要介護高齢者であり，機能の低下をきたしやすく，健康を害する危険も高い．また人生の最期まで施設で生活して終末期を迎えるため，看護師は健康管理および終末期ケアなどの援助を行う．

(1) 健康管理
　入所している高齢者の健康状態の把握，慢性疾患の増悪，合併症の有無等の症状について早期発見ができるよう，日常生活上の様子から観察・アセスメントを行う．栄養状況の確認，水分出納の管理，慢性疾患の管理および悪化要因の除去，感染症や褥瘡の予防，服薬管理などの役割を担う．また，転倒・転落，窒息などの事故予防も重要となる．異常が確認された際には，応急処置的に対応し，対処しきれない場合は医療機関との連携により適切な医療を受けられるように連携・調整を行う．看護師は，緊急を要する異常なのか，そうでないのかについての判断を担うため，入所者個々の疾患や機能低下の特性を十分理解したアセスメント力が必要となる．

(2) QOL の向上
　高齢者の生活の場であるため，入所者個々がその人らしく生活できる援助が必要となる．
　障害があってもできる限り高齢者がもつ機能（もてる力）を維持し，自立を支援する．例えば，認知機能の低下により生活動作に支障があっても，入所前に毎日実施してきた家事動作として洗濯物たたみをお願いすることで，役割のある生活を過ごす支援につなげていく．
　また，自立に向けて，高齢者が生活に何を望んでいるか，高齢者の思いを引き出し，生活に反映させていくことが望ましい．生活の中での衣服や飲食の好み，自由時間の使い方など細やかなことであるが，高齢者の選択する機会を設け，意思を尊重した生活が送れるよう配慮する．自主的に意思を表現できない高齢者の場合は，生活史や性格，家族の情報から本人の希望することを検討して対応する．

(3) 終末期ケア・看取りケア
　特別養護老人ホームは，終末期を過ごす高齢者も多い．看護師は，終末期ケアについて医療機関や介護士，家族と連携をして，高齢者の望む最期について意思を尊重し，苦痛の緩和にも努め

190　第6章　老年看護の対象とのかかわり

ていく．看護師は終末期に生じやすい合併症（褥瘡，沈下性肺炎，関節拘縮など）を予防するための日常生活ケアに取り組む．また，介護士や家族に現状および今後の見通しなどを適宜説明し，不安なく看取りができるようにする．

（4）多職種との連携

医師が常勤でない場合もあり，高齢者の健康障害が認められた場合の医師との連絡方法について調整をする．日々の介護の中心である介護士とも信頼関係のあるコミュニケーションにより，高齢者の変化について情報提供を受けることができる環境調整を行うことで，高齢者にとってよりよい生活となるようにする．

［引用文献］

1）厚生労働省（2014）．介護老人保健施設の在宅復帰支援に関する調査研究事業：結果概要（平成25年調査）．厚生労働省ホームページ．

2）全国老人保健施設協会．全老健版ケアマネジメント方式R4システム．全国老人保健施設協会ホームページ．http://www.roken.or.jp/wp/r4（2017.11.24.アクセス）．

［参考文献］

1．介護保険法規研究会監修（2016）．介護保険六法．pp. 1840-1901，中央法規出版．

2．山田千春（2015）．介護老人保健施設における看護職の役割定義の活動の特徴：看護職と介護職との相互行為に焦点づけて．老年社会科学，37（3），pp. 316-324.

3．近森栄子，石井京子，牧洋子ほか（2007）．特別養護老人ホームの看護職が期待される役割：看護職と介護職の認識の差．コミュニティケア，9（7），pp. 67-71.

③　在宅ケア

❶　在宅ケアとは

〔1〕在宅ケアの定義

在宅ケアは，「地域で生活している，疾病や障害（高齢化にともなう障害も含む）をもつ人やその家族を対象に，保健・医療・福祉関係などの専門職や非専門職の人々がそれぞれのケアを提供すること」[1]である．在宅ケアは，対象者が生活する在宅の場で提供されるものであり，病院や施設でのケアとは提供される場が異なる．

わが国は，急速に高齢化が進んでいることから，重度な要介護状態となっても住み慣れた地域で自分らしい暮らしを人生の最期まで続けることができるよう，住まい・医療・介護・予防・生活支援が一体的に提供される地域包括ケアシステムの構築が推進されており，在宅ケアのニーズが高まっている．

〔2〕在宅ケアの対象

在宅ケアの対象は，地域で生活している疾病や障害をもつ人とその家族である．高齢者は加齢に伴い，さまざまな疾患への罹患が増え，身体機能の低下を引き起こす．介護保険制度における

要介護者又は要支援者と認定された人は，2016（平成 28）年度末で 618.7 万人となっており，毎年増加している．（図 6-5-3）また，65 ～ 74 歳と 75 歳以上の被保険者について，それぞれ要支援，要介護の認定を受けた人の割合をみると，65 ～ 74 歳で要支援の認定を受けた人は 1.4％，要介護の認定を受けた人が 2.9％であるのに対して，75 歳以上では要支援の認定を受けた人は 8.8％，要介護の認定を受けた人は 23.3％となっており，75 歳以上になると要介護の認定を受ける人の割合が大きく上昇する（表 6-5-2）．今後，75 歳以上の後期高齢者の増加が見込まれるため，それに伴って要介護認定者も増加していくことが予測される．

　要介護者等について介護が必要になった主な原因をみると，脳血管疾患，認知症，高齢による衰弱，関節疾患が多くなっている（第 7 章Ⅱ-⑫を参照）．在宅ケアを必要とする高齢者は，その状態も背景にある疾患もさまざまであり，個別的な対応が求められる．

　在宅ケアにおいては，高齢者本人だけでなく介護を担う家族への支援も重要である．要介護者等からみた主な介護者の続柄をみると，6 割以上が同居している人で，配偶者，子，子の配偶者が多くなっている．また，性別については，女性が約 7 割となっている．要介護者等と同居している主な介護者の年齢は約 7 割が 60 歳以上であり，いわゆる「老老介護」のケースが相当数存在している（第 4 章Ⅱ-②を参照）．老老介護では，介護者自身も疾患や障害を抱えていたり，子どもが介護している場合でも，仕事との両立が必要であったりなど，介護者の抱える問題は大きい．家族介護者が安心して介護を継続していけるように家族にも目を向けて支援を行うことが重要である．

〔3〕在宅ケアにかかわる人々

　地域で生活する高齢者とその家族の生活を支えるために，多くの人々がかかわっている．さまざまな専門職が高齢者や家族に対して支援を行っているが，専門職同士がそれぞれの役割を果たし，スムーズな連携を図っていくことが重要である．そのためには，まずそれぞれの専門職が互いの専門性を理解し，尊重することが必要である（表 6-5-3）．

　また，在宅で生活を継続していくうえでは，医療や福祉の専門職だけでなく，民生委員や地域のボランティア，近隣住民，さらに新聞配達や配食サービスのスタッフなど非専門職のかかわりも大きい．これら多くの人々のかかわりの中で，在宅高齢者とその家族の生活が支えられている．

〔4〕在宅ケアに求められるもの

　在宅ケアは，対象者の生活の場で提供されるため，さまざまな特徴がある．

　1 つは環境の違いである．自宅の構造や周辺の地域の環境，一緒に生活する家族の状況は対象者により異なる．例えば，脳梗塞による麻痺のため歩行障害が生じているといったケースでは，自宅の広さや段差の有無といった環境の違いや，同居の介護者がいるのか，独居なのかといった家族の状況の違いにより必要なケアが異なる．そのため，ケアの提供の際には，それぞれの環境に合わせた方法を工夫して行う必要がある．

　2 つ目は時間の制約である．在宅ではケアが提供されるのは週に数日，1 日の内の数時間など限られた時間となるため，ケアの提供には時間の制約がある．病院や施設では 24 時間連続したケアが提供されるが，在宅では部分的にしかかかわることができない場合が多い．生活の中心は対象者とその家族であり，対象者やその家族ができるだけ自立して生活を継続していけるようなかかわりが重要である．ケアが提供されない時間帯であっても，対象者や家族が自分自身で判断し実

192 第6章 老年看護の対象とのかかわり

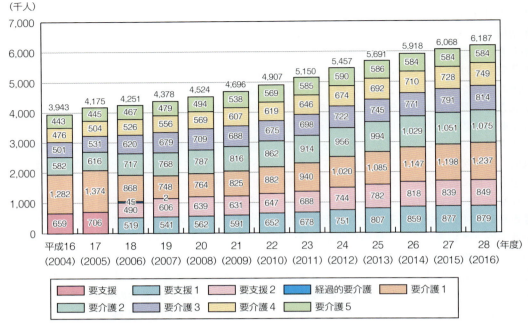

図 6-5-3 第1号被保険者（65歳以上）の要介護度別認定者数の推移
（内閣府（2019）．令和元年版高齢社会白書．図1-2-2-8．内閣府ホームページより転載）

表 6-5-2 要介護等認定の状況

単位：千人，（ ）内は％

| 65〜74歳 || 75歳以上 ||
要支援	要介護	要支援	要介護
239 (1.4)	507 (2.9)	1,489 (8.8)	3,953 (23.3)

資料：厚生労働省「介護保険事業状況報告（年報）」（平成28年度）より算出
（注1）経過的要介護の者を除く．
（注2）（ ）内は，65〜74歳，75歳以上それぞれの被保険者に占める割合

（内閣府（2019）．令和元年版高齢社会白書．表1-2-2-9．内閣府ホームページより転載）

施できるように説明や助言を行うことは重要な役割の1つである．また，直接ケアを提供する場面においても，すべてのケアを担うのではなく，対象者や家族ができることを少しでも増やしていけるようにかかわることが在宅生活の継続につながる．

3つ目に，非専門職を含めた多くの人々のかかわりがある．しかもそれぞれ所属する事業所が異なることも多い．しかしながら，ケアにかかわる人がそれぞれ別々の方向で支援を行っても効果的な支援にはつながらない．そのため，在宅においてはチームケアが重要となるが，それぞれ

表6-5-3 在宅ケアにかかわる専門職

医師 （医師法）	医療および保健指導をつかさどることによって公衆衛生の向上および増進に寄与し，もって国民の健康な生活を確保する
歯科医師 （歯科医師法）	歯科医療および保健指導をつかさどることによって，公衆衛生の向上および増進に寄与し，もって国民の健康な生活を確保する
薬剤師 （薬剤師法）	調剤，医薬品の供給その他薬事衛生をつかさどることによって，公衆衛生の向上および増進に寄与し，もって国民の健康な生活を確保する
保健師 （保健師助産師看護師法）	保健師の名称を用いて，保健指導に従事することを業とする者
看護師 （保健師助産師看護師法）	傷病者もしくは褥婦に対する療養上の世話または診療の補助を行うことを業とする者
栄養士 （栄養士法）	栄養士の名称を用いて栄養の指導に従事することを業とする者
管理栄養士 （栄養士法）	管理栄養士の名称を用いて，傷病者に対する療養のため必要な栄養の指導，個人の身体の状況，栄養状態等に応じた高度の専門的知識および技術を要する健康の保持増進のための栄養の指導ならびに特定多数人に対して継続的に食事を供給する施設における利用者の身体の状況，栄養状態，利用の状況等に応じた特別の配慮を必要とする給食管理およびこれらの施設に対する栄養改善上必要な指導等を行うことを業とする者
歯科衛生士 （歯科衛生士法）	歯科医師の指導のもとに，歯牙および口腔の疾患の予防処置に関する行為を行うことを業とする者
理学療法士 （理学療法士及び作業療法士法）	理学療法士の名称を用いて，医師の指示のもとに，理学療法（身体に障害のある者に対し，主としてその基本的動作能力の回復を図るため，治療体操その他の運動を行なわせ，および電気刺激，マッサージ，温熱その他の物理的手段を加えること）を行なうことを業とする者
作業療法士 （理学療法士及び作業療法士法）	作業療法士の名称を用いて，医師の指示のもとに，作業療法（身体または精神に障害のある者に対し，主としてその応用的動作能力または社会的適応能力の回復を図るため，手芸，工作その他の作業を行なわせること）を行なうことを業とする者
言語聴覚士 （言語聴覚士法）	言語聴覚士の名称を用いて，音声機能，言語機能または聴覚に障害のある者についてその機能の維持向上を図るため，言語訓練その他の訓練，これに必要な検査および助言，指導その他の援助を行うことを業とする者
社会福祉士 （社会福祉士及び介護福祉士法）	社会福祉士の名称を用いて，専門的知識および技術をもって，身体上もしくは精神上の障害があることまたは環境上の理由により日常生活を営むのに支障がある者の福祉に関する相談に応じ，助言，指導，福祉サービスを提供する者または医師その他の保健医療サービスを提供する者その他の関係者との連絡および調整その他の援助を行うことを業とする者
介護福祉士 （社会福祉士及び介護福祉士法）	介護福祉士の名称を用いて，専門的知識および技術をもって，身体上または精神上の障害があることにより日常生活を営むのに支障がある者につき心身の状況に応じた介護(喀痰吸引その他のその者が日常生活を営むのに必要な行為であって，医師の指示のもとに行われるものを含む)を行い，ならびにその者およびその介護者に対して介護に関する指導を行うことを業とする者
介護支援専門員 （介護保険法）	要介護者または要支援者からの相談に応じ，および要介護者等がその心身の状況等に応じ適切なサービスを利用できるよう市町村，居宅サービス事業を行う者，介護保険施設等との連絡調整等を行う者

194 第6章 老年看護の対象とのかかわり

専門性が異なり，所属する施設も異なる人々が連携・協力していくことには困難が伴う．介護保険制度においては，介護支援専門員（ケアマネジャー）がケアプランを立案しサービスの調整を行うため，連携の中心となることが多いが，例えば医療依存度が高い高齢者などでは，看護師が介護支援専門員に助言を行うなどの役割を担うこともある．このように連携の要となる人を中心に，在宅ケアにかかわる人々が連携・協働していくことで，効果的なチームケアが実現できる．

❷ 在宅での看護

〔1〕 訪問看護の制度

在宅看護を提供する方法として訪問看護がある．訪問看護とは，医師の指示に基づき，看護師等が利用者の居宅を訪問して，療養上の世話または必要な診療の補助を行なうものである．1991（平成3）年の老人保健法の一部改正により老人訪問看護制度が創設され，1992（平成4）年，老人訪問看護ステーションからの老人訪問看護が開始された．さらに1994（平成6）年には健康保険法が改正され，高齢者だけでなくすべての年齢層に対して訪問看護が提供できるシステムとなった．2000年には介護保険制度創設により，訪問看護は居宅サービスに位置づけられ，介護保険制度による訪問看護が提供されている．

訪問看護の提供機関としては，①訪問看護ステーション，②医療機関（病院・診療所），③行政（保健所・保健センター），④地域包括支援センター，⑤民間の訪問看護事業所がある．③④が提供する訪問看護は，訪問指導や家庭訪問ともよばれる．また，訪問看護が提供される場は利用者の自宅に限らず，介護老人福祉施設（特別養護老人ホーム），グループホームやケアハウスなどの居住系の施設においても提供されている．近年，介護老人福祉施設やグループホームが高齢者の看取りの場となることも多く，看護職の配置が少ない施設において，訪問看護の果たす役割は大きい．

〔2〕 訪問看護サービスの利用

訪問看護サービス利用の主な流れは図6-5-4のとおりである．訪問看護を利用するためには，主治医による「訪問看護指示書」が必要である．また，介護保険制度で訪問看護サービスを利用する場合，居宅介護支援事業所のケアマネジャーまたは地域包括支援センターの保健師等によるケアプランに訪問看護サービスを組み入れる必要がある．

訪問看護サービスの利用者は，約3割が医療保険での利用，約7割が介護保険での利用である．要支援・要介護認定を受けている場合，基本的には介護保険による利用が優先されるが，末期の悪性腫瘍など厚生労働大臣が定める疾病等（表6-5-4）に該当する場合，また急性増悪等による「特別訪問看護指示書」の発行された期間は医療保険での利用となる．

訪問看護のサービス内容は，病状観察，清潔や排泄のケア，褥瘡処置，カテーテル管理，リハビリテーション，ターミナルケア，家族支援など多岐にわたる．

〔3〕 他職種との連携

在宅では，対象者の生活の継続のためにさまざまな職種がかかわっており，看護師だけがケアを行っているわけではない．訪問看護以外に訪問介護や通所サービス，ショートステイや福祉用具等，さまざまなサービスを利用していることもある．対象者にかかわる専門職同士が連携を図り，同じ目標に向かって支援を行っていくことが必要であるが，基本的に同じ時間帯にサービスを提

V 継続看護 195

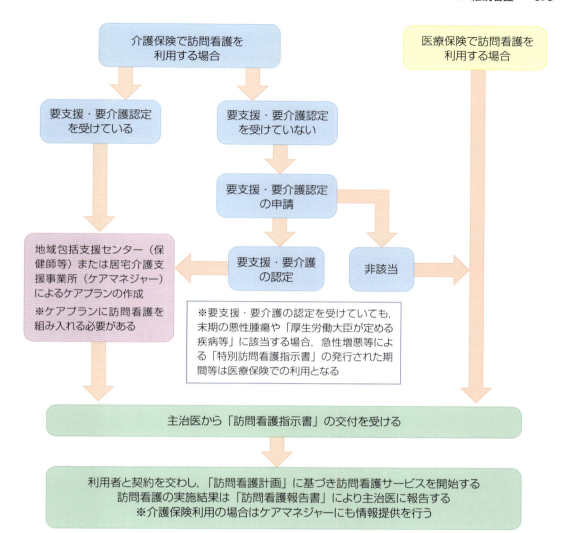

図 6-5-4 訪問看護サービスの流れ

表 6-5-4 厚生労働大臣が定める疾病等

①末期の悪性腫瘍 ②多発性硬化症 ③重症筋無力症 ④スモン ⑤筋萎縮性側索硬化症 ⑥脊髄小脳変性症 ⑦ハンチントン病 ⑧進行性筋ジストロフィー症 ⑨パーキンソン病関連疾患 ⑩多系統萎縮症 ⑪プリオン病 ⑫亜急性硬化性全脳炎 ⑬ライソゾーム病 ⑭副腎白質ジストロフィー ⑮脊髄性筋萎縮症 ⑯球脊髄性筋萎縮症 ⑰慢性炎症性脱髄性多発神経炎 ⑱後天性免疫不全症候群 ⑲頸髄損傷 ⑳人工呼吸器を装着している状態

196　第6章　老年看護の対象とのかかわり

供することはないため，直接対面して情報共有や相談等を行う機会は限られる．効果的な連携を図るために，専門職同士の情報共有や連絡方法をあらかじめ決めておくことや，サービス担当者会議等の機会を有効に活用していく必要がある．

〔4〕看護職同士の連携

在宅サービスでは，さまざまな場面で看護職がかかわっており，訪問看護だけでなく，通所サービスや訪問入浴サービスなどにも看護職は存在する．例えば褥瘡のケアが必要な対象者の場合，訪問看護で実施しているケアが，ほかのサービス利用時にも同じように実施されることが望ましい．そのため，それぞれのサービスの看護職同士が連携を図り，統一したケアが実施できるようにしていくことが必要である．

また，看護職同士の連携として重要なのが，入退院時における病院の看護師との連携である．入院時には，入院までの病状の変化や在宅でのケアの状況，家族の介護状況や居住環境など入院中に必要と考えられる情報を提供することが必要である．退院に向けては，病院から在宅へのスムーズな移行ができるよう，入院中から病院の看護師と情報の共有を図り，退院後の生活について具体的に話し合っていく．例えば，在宅生活は難しいと思われるようなケースでも，さまざまな社会資源を活用することで，在宅生活が可能となる場合もある．また，退院後に医療的なケアを継続して行っていくことが必要なケースでは，病院の看護師と訪問看護師が連携を図ることで，継続的な看護を提供できる．しかし，同じ看護師という職種であっても，病院と在宅というように立場や組織が異なるため，連携の難しさもある．それぞれの立場や思いを尊重し，病院の看護師と訪問看護師とが連携して病院−在宅の移行支援を行っていく必要がある．

❸ 高齢者に対する訪問看護の特徴

訪問看護では，多くの場合，高齢者の自宅に訪問するのは週に数回であり，1回の訪問は30分から1時間程度である．看護師が直接かかわらない時間のほうが長いため，訪問時には今後起こりうるリスクを的確にアセスメントし，予防的なかかわりを行っていくことが求められる．また，緊急時に本人や家族が落ち着いて対応できるよう，対処方法について具体的に伝えておく必要がある．訪問看護で直接かかわる時間は限られるが，他に利用しているサービス事業所の専門職等とも連携しながら情報収集を行い，総合的にアセスメントを行っていく．

在宅では，ケアの主体はあくまでも本人とその家族である．訪問看護では，本人とその家族が安心して療養生活が継続できるように寄り添って支えていくという姿勢が重要である．

事例4	急性期病院から退院し在宅療養をするMさんへの訪問看護

患者紹介：Mさん（入院から退院までの経緯は，①医療施設における看護の「事例2」を参照）．

80歳代後半，男性．

家族構成：妻，長男夫婦と同居．

退院後，週2回通所リハビリテーションに通い，30分から60分未満の訪問看護を週2回利用することになった．福祉用具については，入院前よりも歩行が不安定となったため歩行器のレン

タルを追加した．退院時に介護支援専門員を中心としてサービス担当者会議を行い，在宅での生活の目標とそれぞれのサービスでの役割を確認した．

1．アセスメント

訪問時には，誤嚥性肺炎の徴候や中心静脈栄養実施に伴うトラブルおよび合併症の徴候，歩行状態の変化などについて観察する．退院前に口腔ケアや食事介助について指導を受けているため，指導されたことが在宅で適切に行われているか確認する．必ずしもケアの場面を直接観察できるわけではないため，家族から具体的に聴取することが必要である．また，新たに歩行器の使用を開始しているため，自宅の環境で危険な場所はないか，使用方法は適切かなどについて観察を行う．通所リハビリテーションの看護師やリハビリテーション関連職とも情報共有を行い，訪問時以外の状況もふまえて総合的なアセスメントを行っていく．

2．家族への支援

退院直後は，慣れない医療的なケアに戸惑いや不安を感じることが予測される．退院前に指導を受けていても，ケアの方法に慣れるまでには時間がかかる．不安が大きい場合は，ケアを一緒に行いながら手技の確認をし，繰り返し助言を行う．また，慣れてくるとケアの方法が自己流になってしまう場合もあるため，清潔操作等がきちんと守られているか定期的に確認する必要がある．

3．緊急時への備え

医療依存度の高い高齢者は，状態の急変などが起こりやすい．在宅では，医療者がつねにそばにいるわけではないため，緊急時に備えて対処方法を指導しておくことが必要である．発熱やCV挿入部の皮膚の異常，事故抜去など，具体的にどのように対処すればよいのか伝えておく．何かあったときにあわてずに連絡ができるよう，主治医や訪問看護ステーション，輸液ポンプのレンタル業者，調剤薬局等の連絡先を一覧表にしてわかりやすい場所に掲示しておくとよい．

❹ 地域密着型居宅サービス

〔1〕小規模多機能型居宅介護

小規模多機能型居宅介護は，中重度となっても在宅での生活が継続できるよう，施設への「通い」を中心として，短期間の「宿泊」や利用者の自宅への「訪問」を柔軟に組み合わせて提供するサービスである．1つの施設で「通い」「宿泊」「訪問」のサービスを提供するため，同じスタッフが対応できるというメリットがある．また，2012（平成24）年には，看取り期などの医療ニーズが高い利用者にも対応できるよう，小規模多機能型居宅介護に訪問看護を組み合わせて提供する看護小規模多機能型居宅介護（2015年に複合型サービスから名称変更）が創設された．

〔2〕認知症対応型グループホーム

認知症対応型共同生活介護（グループホーム）は，認知症の利用者が共同で生活する住居で，食事や入浴などの日常生活上の支援や，機能訓練などを行うサービスである．少人数（5～9名）の利用者が，家庭的な環境と地域住民との交流のもとで，介護スタッフの支援を受けながら料理

や掃除などの役割をもって生活を送るため，認知症の進行を緩やかにすることが期待できる．グループホームでは看護職員の配置は義務づけられていないが，入居者の重度化等の背景から「医療連携体制加算」が創設され，看護職員の配置や訪問看護ステーション等との契約により看護師を確保することで，医療依存度の高い入居者や看取り期の入居者の受け入れも可能となった．

[引用文献]
1) 杉本正子（2016）．杉本正子，眞舩拓子編．在宅看護論 第6版．p.6，ヌーヴェルヒロカワ．

[参考文献]
1．厚生労働省ホームページ．地域包括ケアシステム．
2．内閣府．高齢社会白書 各年．内閣府ホームページ．
3．古橋聡子，当間麻子（2016）．角田直枝編．よくわかる在宅看護：知識が身につく！ 実践できる！ 改訂第2版．pp.127-135，学研メディカル秀潤社．

 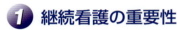

継続看護に望まれるケア

1 継続看護の重要性

　高齢者は，老化に伴いさまざまな健康上の問題を抱えていることが多い．また，予備力の低下もあるため，何らかのきっかけで重大な健康障害に発展するリスクは非常に高く，入院期間も長期化しやすい．疾患によっては後遺症が残ったり，退院後も継続した治療が必要となることも多い．
　近年の社会背景から，在院日数の短縮化が求められているが，高齢者が退院後の生活に適応していくことには困難が伴う．特に，入院前に比べて身体機能が大きく低下する場合や，退院後も医療的なケアの継続が必要な場合，独居や高齢世帯など介護力が十分でない場合などでは，退院後の生活への適応に困難が予測される．そのような患者については，できるだけ早期に把握し，入院初期から退院後の生活を考慮した支援を行っていく必要がある．入院中に，退院後どのような生活を送りたいのかについて，本人やその家族と十分に話し合い，必要に応じて利用可能な社会資源の紹介なども行う．また，退院前訪問や，退院前カンファレンスなどを通して，入院中から在宅ケアにかかわる専門職と連携を図っていくことが重要である．入院中の患者に対し，医療機関の医師や看護師等と在宅療養を担う医師や看護師等が共同して指導を行った場合に，退院時共同指導料（医療機関），退院時共同指導加算（訪問看護）が算定でき，病院と在宅との連携が評価されるようになっている．病院と在宅の専門職が適切に連携を図り，生活の場が変わっても，継続したケアが受けられるような支援体制が望まれる．

2 自立・自律への支援

　高齢者にとって，自立・自律を目指した支援は非常に重要である．老化に伴い，さまざまな機能低下が起こるが，さらに健康問題が生じて入院が必要になると，これまでの生活と大きく環境が変わることへの戸惑いや治療による制約から活動が制限され，さらなる機能低下を引き起こす．

それは身体面に限らず，心理面にも影響を及ぼす．機能低下により，退院後の生活への適応が困難となることが予測されるため，高齢者ができるだけ自立した生活ができるよう，入院中からの自立に向けた支援を行うことが重要である．

〔1〕日常生活の支援

高齢者は，入院による安静から廃用症候群を引き起こしやすく，日常生活動作の自立度が低下しやすい．入院中は活動範囲が制限されやすいが，毎日の清潔や排泄のケアは，移動の動作も伴うため高齢者にとっては活動の機会になる．ケアを行う際にはすべてを介助するのではなく，時間がかかっても自力でできることはできるだけ自分で行ってもらうようにし，過剰なケアにならないようにすることが必要である．また，病院と在宅では居住環境が大きく異なるため，病院では自力でトイレまで歩行できていても，自宅ではトイレまでの距離や，段差があるなどの理由で自立が困難となる場合もある．リハビリテーションを行う場合は，在宅の環境を想定した方法で実施することが望ましい．在宅生活においては，高齢者の自立度の低下が，家族の介護負担の増大に直結し，在宅生活の継続が困難となる可能性もあるため，ケアにおいて特に自立・自律の視点は重要である．

〔2〕医療的ケアの継続

治療上の理由から，退院後も医療的なケアの継続が必要となる場合がある．例えばストーマの管理，経管栄養，喀痰吸引などがあげられる．在宅では，それらのケアは主に本人または家族が担うことになる．高齢者本人または家族が在宅で医療的なケアを適切に実施できるよう，入院中から指導を行っていく必要がある．また，高齢者施設へ入所となる場合も，看護師だけでなく介護職員が医療的ケアにかかわる場合がある．社会福祉士および介護福祉士法の一部改正により，研修を受けるなどの一定の条件のもと，喀痰吸引や経管栄養を介護職員等が実施することが認められた．退院後，在宅や施設でも必要なケアが継続していけるよう，看護師は介護職と連携を図っていくことが必要である．

〔3〕家族への支援

退院に向け，家族は介護に不安を抱えることが多い．食事の介助やおむつ交換，入浴の介助などは，介護を行う家族にとって不安や負担の大きいケアである．介護者が高齢であったり，仕事を抱えていて十分な介護ができないなど，介護力に問題がある場合も少なくない．入院中から，介護者の介護力を見極めたうえで，時間をかけて介護方法の指導を行っていく必要がある．また，家族に対しても，機能の維持・向上のためには，できるだけ自立を促すような介護を行うことが効果的であるということを十分説明し，退院後も自立に向けたケアが継続できるようにしていくことが必要である．

③ 看護・介護の課題

医療制度の改革により，早期の退院が求められ，継続看護の視点がより重要となっている．退院後の生活を見据えて，支援を行っていくことが必要であるが，その体制は十分とはいえない．短い入院期間の中で，退院に向けての支援を行っていくことは非常に困難であり，十分な支援が

行えないままに退院となるケースも多いと考えられる．退院支援・継続看護についての研修プログラムの学修成果の報告では，プログラム終了後に「退院後の生活を考慮したケアの評価」や「患者の自立を促すケア」などの行動に結びついていたことが示されている．看護師が退院支援・継続看護に関する知識・技術を習得することで，効果的な継続看護の実践につながるといえる．また，退院後，在宅生活の継続のためのケアマネジメントは，介護保険制度を利用する場合，介護支援専門員が中心となるが，2017（平成29）年度までの介護支援専門員の職種別合格者数を見ると，最も多いのが介護福祉士であり4割以上を占める．医療職でない介護支援専門員が医師や看護師との連携に戸惑いを感じることも少なくない．病院と在宅の移行において，スムーズな連携を図るためには，互いの立場を理解することが重要であり，看護師同士の連携だけでなく，介護支援専門員や介護職などを含めた他職種と連携を図るための知識・技術を身につける必要がある．

④ 看取りの問題

　高齢者の増加とともに，わが国は多死社会を迎えつつある．1950年代までは在宅死が8割以上を占めたが1970年代後半に病院死との逆転があり，近年では病院で死を迎えることがあたりまえの状況となっていた．しかし，今後多死社会を迎えることで，看取りの場が不足することが予測され，在宅や高齢者施設など，病院以外での看取りが増加することが考えられる．内閣府「高齢者の健康に関する意識調査（2012年度調査）」によると，高齢者の半数以上が自宅で最期を迎えたいと希望しており，次いで「病院などの医療施設」となっているが，「高齢者向けのケア付き住宅」や「特別養護老人ホームなどの福祉施設」をあげる人も存在する（第1章Ⅰ-④-❷多死社会における死亡場所の変化を参照）．制度においては，ターミナルケア加算や，看取り介護加算など，在宅や高齢者施設での看取りが報酬面でも評価されるような体制づくりが進められている．とはいえ，在宅で24時間継続して看護を提供することは難しく，在宅で終末期を過ごすことは，家族介護者への負担となりやすい．また，高齢者施設では，医師は常駐しておらず，看護職の配置も少ない状況で，終末期の高齢者を支えることに不安を抱く介護職も多い．在宅や高齢者施設での看取りの体制はまだ十分とは言えないのが現状であり，今後さらなる体制の整備が求められる．

⑤ 高齢者に対するイメージ変革

　高齢者というと，「弱い」「何もできない」など，否定的なイメージをもたれやすい．加齢により身体機能は低下するものの，判断力や問題解決力などは高齢になっても保持されるといわれている．高齢者が増加し，若い世代の人口が減少していくことを考えると，こういった高齢者の力を積極的に活用することが必要となる．しかし，内閣府の行った調査では，社会的活動について「特に活動していない」と回答した高齢者が約7割を占めており，特に75歳以上の女性で活動していない人の割合が高かった（図6-5-5）．加齢に伴い身体的な理由で社会的活動に参加できないケースも多くあると考えられるが，高齢者の社会的活動への参加を阻害する要因を明らかにし，元気な高齢者が社会で活躍できる環境づくりが必要である．また，要介護状態となった高齢者であっても，囲碁や将棋，編み物や裁縫などが得意な高齢者もおり，全てのことができなくなるわけではない．まずは，高齢者にかかわる看護師が高齢者に対する否定的な見方をやめ，できることに目を向けて，それを伸ばしていけるようにかかわっていくことで，高齢者のイメージの変革につ

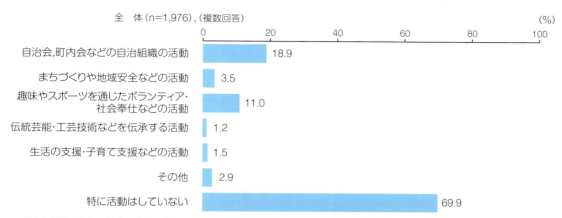

図 6-5-5　住んでいる地域での社会的活動（貢献活動）状況
（内閣府（2017）．平成28年 高齢者の経済・生活環境に関する調査結果．図2-3-1を転載）

ながる．さらに，それは高齢者の自尊心の保持にも影響し，高齢者全体の生活の質の向上につながると考える．

[参考文献]

1. 岡田麻里，長江弘子，谷垣靜子ほか（2016）．A病院における病棟看護師の退院支援・継続看護研修プログラムの学習成果：ワークシートと6か月後の面接調査の分析から．日本在宅ケア学会誌，20（1），pp.63-71．
2. 厚生労働省（2017）．第20回（平成29年度）介護支援専門員実務研修受講試験の実施状況について．厚生労働省ホームページ．
3. 内閣府（2012）．平成24年度 高齢者の健康に関する意識調査結果：3．医療に関する事項．内閣府ホームページ．
4. 内閣府（2017）．平成28年 高齢者の経済・生活環境に関する調査結果．内閣府ホームページ．

VI 健康的で尊厳ある暮らしに向けて

① コミュニケーションへの援助

1 看護におけるコミュニケーションとは

　社会生活は人と人とのコミュニケーションによって成り立っている．コミュニケーションとは言語・非言語を用いて，自分の意思，感情，気持ちなどの情報を他者に伝え，他者から発せられた意思，感情，気持ちなどの情報を理解することであり，人間が生きていくうえで，最も重要な要素の1つである．

　コミュニケーションの手段には，言語的コミュニケーションと非言語的コミュニケーションがある．言語的コミュニケーションは，送り手（自分）が言葉を発すること，受け手（相手）がその言葉を理解することで成り立つ．会話の場合もあれば，手紙，メール，出版物，文書など，さまざまな手段がある．非言語的コミュニケーションは，表情，視線，手の動き，からだの動き，声の大きさや高さ，服装，化粧などにより相手に情報を伝達することをいう．言語によるコミュニケーション以上に伝達力があり，重要な役割をはたす．

　またコミュニケーションは，1対1，1対複数，集団対集団，大勢が同時に行うことがあり，異世代間や外国語でのコミュニケーションもある．それぞれの場面に適したコミュニケーション手段が選択される．

　看護の場面では，患者と看護職者との間で相互のコミュニケーションが行われる．言語・非言語によるコミュニケーションを通じて，患者の意思，感情，気持ちがメッセージとして発信され，看護職者は，患者から受け取ったメッセージを解釈し，支援につなげている．看護におけるコミュニケーションとは，患者の発信するメッセージを看護職者が理解し，看護職者から患者に適切な情報，医療・看護を提供することで，患者が満足感のある医療・看護を受けるため，また相互の信頼関係を構築するためにも不可欠である．

2 コミュニケーションの基本

〔1〕他者の話を聴く（傾聴）

　コミュニケーションの基本は相手の話の内容に関心をもちよく聴き，感情を感じ取り正しく理解することが重要となる．相手の話にあいづちをうちながら，話し終わるまでじっくりと聴きとるようにすると，相手は受容されたという満足感と信頼感を得ることができる．途中でさえぎったり，結論を急がせることはしないようにすることで相手を尊重していることを示すことができ

る．傾聴をするときには，明るい表情や態度で聴くことが望ましい．

〔2〕非言語的コミュニケーションを観察する

相手の視線などの表情，口調，手の動きなどの身振り（非言語的コミュニケーション）をよく観察し，相手の感情，体調や状況を理解するように努める．

〔3〕問いかけをする

相手の話を正しく理解するために，よく理解できなかったところや，あいまいな点があれば，5W1H を活用して質問をする．相手の伝えたいことは，いつ（when），どこで（where），だれが（who），何を（what），なぜ（why），どのように（how）したのか，したいのか，を明らかにする．質問は，問いつめるような口調にならにように注意する．5W1H は，自分の伝えたいことを相手に話すときにも活用する．時々相手が話した内容を「～ですね」と繰り返したり，要約して返すようにするなど，相手の話の内容を確認するようにすると正しく理解できる．

〔4〕敬意をあらわす，ほめる

相手やその場の状況を配慮した敬語やていねいな言葉を使うようにする．また，会話の中で好感がもてることや感動することがあれば，それを自然なかたちでほめることで会話がスムーズになることがある．

〔5〕励ます・提案をする

相手が困っていることやよくない状況があって話をしているときには，前向きな言葉で励まし，状況を改善するために相手ができそうなことがあれば，相手の立場にたって「できる」「できるかもしれない」ことを提案する．

〔6〕声かけ

会話は伝えたいことがあるときにだけ行われるものではない．信頼関係を構築するためには，ふだんからの会話が重要となる．通常のあいさつのほか，天候や体調，趣味の話など，ちょっとしたことを取りあげ，日常の会話を楽しめるようにする．

❸ 高齢者の特徴

〔1〕加齢によるコミュニケーションへの影響

多くの高齢者は，送り手としても受け手としても，情報伝達能力の低下がみられる．

感覚機能の低下では，聴力の低下，視力の低下がある．聴力の低下では相手の発している言葉を聞き取れなくなる．視力の低下は，相手の表情を読み取ること，小さな文字を読解することが難しくなっていく．情報の送り手としては，歯の喪失では発語がしにくくなる．認知機能の低下がある場合には，言われていることが理解できない，言いたいことを表現できない，思い出せない，意思を伝える意欲がなくなるなどのことがある．

また，加齢とともに他者への気遣いが強くなり，他者へ迷惑をかけないようになどの配慮から自らの気持ちを十分に伝えることへの遠慮が態度として示されることがある．

〔2〕構音障害

発声をするために必要な声帯，軟口蓋，舌，口唇・口輪筋や，それらをつかさどる脳神経がさまざまな原因で障害されると，構音障害（ろれつの回らない状態）となる．

〔3〕失語症

脳卒中などにより大脳の一部が障害されると，失語症になることが多い．失語症は，声を出すことはできるが，他者に意味が伝わる言葉を発することができなくなったり，音は聞こえていても意味を理解することができなくなったりする．また失語症は，ほとんどの場合で，文字を書くことができなくなる失書の症状を伴う．全失語では話すことも言葉を理解することもできなくなる．

代表的な失語症には，ブローカ失語とウェルニッケ失語がある．ブローカ失語は話をするための機能が障害されるため，言葉の意味は理解できるが言葉をうまく発することができなくなる．ウェルニッケ失語は言葉の理解が障害されているため，流暢に話すことができていても，意味のある話をすることができなくなり，錯語（言い間違い）が多くなる．失語症の診断では，自由に話をしてもらう（自発言語），物品（時計，めがね，椅子など）をみせて名前を言ってもらう（物品呼称），簡単な命令に従ってもらう，「はい」か「いいえ」で回答できる質問に回答してもらう（言語理解），検査者が言った言葉をくりかえして言ってもらう（復唱）などの検査を行い，認知症との鑑別，失語症のタイプと重症度を判断する．

❹ 高齢者とのコミュニケーション

高齢者と看護職者のコミュニケーションは，看護職者が必要な問いかけをし，返事をもらう会話だけではない．ふだんからの言葉かけと会話がその人をより理解することにつながり，ケアの提供やケアの一つひとつに対する意思決定の支援に役立つことにもなる．また，高齢者の人生経験から，人間として学ぶことも多い．

〔1〕高齢者の尊厳を守る

一人ひとりの尊厳を守ることをつねに念頭におくことが重要である．さまざまな人生を歩んできた高齢者はそれぞれ異なる人生観，価値観や宗教観などをもち，生活習慣を身につけている．一人の人間として，その人の考えや生活習慣を尊重し，敬意をもって会話を進めるようにする．特に患者—看護職者の関係では，看護職者が看護ケアを提供するため，患者は受け身になることが多い．相手を指導するような言動を避け，その人の意思を尊重し，十分な理解と同意を得るためのコミュニケーションを心がける必要がある．

〔2〕会話の実際

表6-6-1は，看護職者と患者との効果的なコミュニケーション技術をまとめたものである．話をするときは，なるべく相手の目を見て，同じ目の高さに合わせ，名前を呼ぶ際には，姓か氏名で呼ぶようにする．聴力の低下した高齢者は，言葉を聞きとれていないことがある．ゆっくりと，はっきりと発声することが重要となる．相手の聴力に応じて大きな声をだすことも必要になる．敬意をあらわす言葉づかいも重要である．

Ⅵ　健康的で尊厳ある暮らしに向けて　**205**

表 6-6-1　効果的なコミュニケーション技術

1. 話題の導入
   例）「今日はずいぶん暑いですね」
2. 観察したことを表現する
   例）「あら，ヘアスタイルを変えましたね」
3. 問いかけ
   例）「昨日はよく眠れましたか」
4. 受けとめる
   例）うなずく，「そうでしょうね」，「わかります」
5. 明確化
   例）「今，家族と言われましたが，それはどなたのことですか？」
6. 焦点化
   例）「そのところを，もう少し詳しく話してくれますか」
7. 会話を促進する
   例）「続けてください」，「それからどうなったのでしょう」
8. 励ます
   例）「大丈夫です」，「安心してまかせてください」
9. 効果的な沈黙
10. タッチング
    相手の肩や手にそっと触れる
11. 患者の感情表現を促す
    例）「○○さんは，今どんなお気持ちですか？」
12. 患者が考えていることを表現できるように促す
    例）「そのことについて，○○さんは，どのように考えていらっしゃいますか？」
13. 看護職者が感情表現をする
    例）「私は，○○さんにそう言われて嬉しいです」
14. 看護職者が自分の考えを表現する
    例）「私は○○さんの考えをうかがって，○○さんはご自分のことをよくわかっていらっしゃるんだな，と思いました」
15. 看護職者の自己提供
    例）「私はいま時間がありますので」，「私でよければお手伝いいたします」
16. よい点を伝える
    例）「午前中はお風呂に入りましたね」
17. 変化していることを表現する
    例）「入院した当初は朝起きられないとおっしゃっていましたね．ここ 2，3 日は，自分から起きていらっしゃいます」

（川野雅資（2015）．川野雅資編．精神看護学Ⅱ．p.13, ヌーヴェルヒロカワより転載）

　言葉かけの基本はあいさつで，「おはようございます」の一言は，日常生活の継続に必要であり，肯定的な働きかけのはじまりである．看護ケアでは，ケアの前やケアをしているときに看護ケア行為の協力を得るための声かけがある．高齢者にわかりやすい言葉を用いて，高齢者がやりたいという気持ちになるように説明を工夫できるとよい．看護ケアが終了した際には，終了したことを伝えるとともに協力に対して感謝の言葉を伝え，次回の約束をするようにする．

206　第6章　老年看護の対象とのかかわり

　高齢者の言葉は聞きとりにくいことがある．傾聴では，表情やジェスチャーなどの非言語的コミュニケーションも読みとるようにする．看護職者は，高齢者の話を「明確化」「焦点化」したり，自分の感情や考えを伝えたりしてあいづちをうち，会話を促進し，話し終わるまでじっくりと聴くことを心がける．

　相手の肩や手にそっと触れるタッチングは安心感を与え，よりよいコミュニケーションの促進と信頼関係を築くために有効である．また，高齢者に疲れた様子や不快な表情などがみられた場合は休憩し，会話の再開は体調を考慮して行う．

❺ 言語リハビリテーション

　失語症や構音障害がある場合，言語聴覚士が言語機能の評価やリハビリテーションを行う．脳卒中などの後遺症の場合，言語リハビリテーションとともに，必要に応じて全身運動や作業動作回復のために理学療法士，作業療法士によるリハビリテーションが実施される．

　構音障害の言語リハビリテーションは，呼吸法のほか，発声，共鳴（鼻咽腔の閉鎖訓練），構音（口の開閉，唇・舌・頬の動き）などのリハビリテーションが行われる．構音障害は，発声器官の障害で発音がうまくできなくなったことでコミュニケーションが障害されるが，言葉の理解はできるので，日常生活でも，文字を書いたり，文字が書いてあるものを指さすなどで，ある程度自分の意思を伝えることができる．また聞きとりにくい言葉がほぼ一定しているため，周囲の者は徐々にある程度理解できるようになる．

　失語症では，話す，聞く，読む，書く機能のすべてが障害される．医師と言語聴覚士により失語症のタイプと重症度が診断される．失語症のリハビリテーションでは，発話（名前を言う，あいさつをするなど），復唱（言語聴覚士が言った言葉を復唱する），音読（声を出して読む），呼称（ものの名前を言う），書字（自分の名前，物の名前を書く）などの訓練を行う．日常会話では以下の点に留意してコミュニケーションをとるようにする．静かな落ち着いた環境で会話するようにする．会話をすることに集中してもらう．わかりやすい短い言葉を使い，はっきりと，ゆっくりと話す．ジェスチャーをしたり，絵や実物を見せながら話を進める．「はい」「いいえ」で答えられる質問をする．話を理解できたかどうかを確認する．

② 自立支援・介護予防への援助

❶ 自立支援・介護予防とは

　2000（平成12）年に施行された介護保険法の基本的な考え方は，自立支援，利用者本位，社会保険方式の3つである．介護保険法において自立支援とは，「単に介護を要する高齢者の身の回りの世話をするということを超えて，高齢者ができるだけ自立した生活を送れるよう支援することを理念とするもの」である．また，介護予防とは，「要介護状態の発生をできる限り防ぐ（遅らせる）こと，そして要介護状態にあってもその悪化をできる限り防ぐこと，さらには軽減を目指すこと」と定義される．

　国際連合は1991年の国際高齢者年に「高齢者のための国連原則」として，自立（independence），参加（participation），介護（care），自己実現（self-fulfilment），尊厳（dignity）の5つの原則を

示している．つまり，高齢者は周囲の支援や自助努力により自立して尊厳をもって生活することが原則とされている．

❷ 自立支援・予防への国の取り組み

　介護保険制度の基本的な考え方に基づき，地域の力を活用しながら，地域の実情に応じて，高齢になっても生きがいをもって地域の中で元気に活動できるよう，健康づくりや介護予防対策が実施されている．今後の後期高齢者の急速な増加に対し，介護予防を目的とした援助は，高齢者の心身の健康の維持やQOLの維持，向上に役立つものであり，医療費や介護にかかわる費用の節減につながるものである．

　2006（平成18）年，厚生労働省は，介護予防が必要である65歳以上の高齢者を早期に発見し，介護を必要とする生活を未然に防ぐための基本チェックリスト（表6-6-2）を示した．基本チェックリストは，日常生活関連動作，運動器の機能，低栄養状態，口腔機能，閉じこもり，認知症，うつに関連する25の質問からなり，それらのリスクのある人を早期に発見するためのもので，介護予防のための運動や機能回復訓練，栄養改善，口腔ケア等の支援を実施するために使用されてきた．基本チェックリストは，2017年からの新しい総合事業では要介護認定の手続きに含まれることになり，介護予防により積極的に活用されるようになった．

　また新しい総合事業では，都道府県や市町村の自治体が地域の特性に応じたさまざまな介護予防対策を行うこととなった．機能回復訓練などの高齢者本人へのアプローチだけでなく，高齢者本人を取り巻く家族，地域，社会環境へのアプローチを重視し，専門職との協働による住民運営の通いの場を充実させ，人と人とのつながりを通じた地域づくりによる介護予防の推進が図られている．

　専門職による取り組みとしては，運動機能の向上のための転倒骨折予防教室，高齢者筋力向上トレーニングなどがある．また地域のボランティア組織やNPO法人，民間企業，協同組合，社会福祉法人などの取り組みとして，体操，楽器演奏などの実施，交流サロン，コミュニティカフェの開催，趣味や生きがいづくり活動，家事援助，食材配達，外出支援などがある．

　高齢者の多様なニーズに応じて，今後もさまざまな自立支援・介護予防の活動が増加していくと考えられる．

❸ 日常生活動作のアセスメント

　高齢者の日常生活への支援を考えるときに，高齢者の毎日の生活の行動で実践できていること・実践していることと，介護や見守りが必要な行動を注意深く見極め，できている・していることが継続的に実践できるように自立支援していくことが重要である．そのためには日常生活のセルフケアレベルを詳細にアセスメントする必要がある．前述の基本チェックリストでは25の質問で構成されるが，機能的自立度評価表（FIM：Functional Independence Measure）は，日常生活行動として，食事，整容，入浴，更衣，トイレ動作，移動，排便・排尿，移乗，歩行，階段等を全介助から自立までの7段階で評価する．また在宅では単身者や高齢者夫婦のみの世帯が増加している．家族の介護力も査定する必要がある．

208   第6章　老年看護の対象とのかかわり

表6-6-2　基本チェックリスト：質問項目とリスク判定基準（厚生労働省）

記入日：平成　　　年　　　　月　　　　日（　　　　）

氏名		住所		生年月日	
希望するサービス内容					

No.	質問項目	回答：いずれかに〇をお付けください	
1	バスや電車で1人で外出していますか	0. はい	1. いいえ
2	日用品の買い物をしていますか	0. はい	1. いいえ
3	預貯金の出し入れをしていますか	0. はい	1. いいえ
4	友人の家を訪ねていますか	0. はい	1. いいえ
5	家族や友人の相談にのっていますか	0. はい	1. いいえ
6	階段を手すりや壁をつたわらずに昇っていますか	0. はい	1. いいえ
7	椅子に座った状態から何もつかまらずに立ち上がっていますか	0. はい	1. いいえ
8	15分間位続けて歩いていますか	0. はい	1. いいえ
9	この1年間に転んだことがありますか	0. はい	1. いいえ
10	転倒に対する不安は大きいですか	0. はい	1. いいえ
11	6カ月間で2～3kg以上の体重減少がありましたか	0. はい	1. いいえ
12	BMI（体格指数）が18.5未満ですか	0. はい	1. いいえ
13	半年前に比べて固いものが食べにくくなりましたか	0. はい	1. いいえ
14	お茶や汁物等でむせることがありますか	0. はい	1. いいえ
15	口の渇きが気になりますか	0. はい	1. いいえ
16	週に1回以上は外出していますか	0. はい	1. いいえ
17	昨年と比べて外出の回数が減っていますか	0. はい	1. いいえ
18	周りの人から「いつも同じ事を聞く」などの物忘れがあると言われますか	0. はい	1. いいえ
19	自分で電話番号を調べて，電話をかけることをしていますか	0. はい	1. いいえ
20	今日が何月何日かわからない時がありますか	0. はい	1. いいえ
21	（ここ2週間）毎日の生活に充実感がない	0. はい	1. いいえ
22	（ここ2週間）これまで楽しんでやれていたことが楽しめなくなった	0. はい	1. いいえ
23	（ここ2週間）以前は楽にできていたことが今ではおっくうに感じられる	0. はい	1. いいえ
24	（ここ2週間）自分が役に立つ人間だと思えない	0. はい	1. いいえ
25	（ここ2週間）わけもなく疲れたような感じがする	0. はい	1. いいえ

判定基準	リスク該当項目
質問項目No.1～20までの20項目のうち10項目以上に該当	生活機能全般
質問項目No.6～10までの5項目のうち3項目以上に該当	運動機能
質問項目No.11～12の2項目のすべてに該当	栄養状態
質問項目No.13～15までの3項目のうち2項目以上に該当	口腔機能
質問項目No.16に該当	閉じこもり
質問項目No.18～20までの3項目のうちいずれか1項目以上に該当	認知症
質問項目No.21～25までの5項目のうち2項目以上に該当	うつ

VI 健康的で尊厳ある暮らしに向けて **209**

④ サービス提供機関による支援

　サービスを受ける利用者が継続的に少しでも自立できることを支援するためには，各種のサービスを提供する機関は，見守りや部分的な支援によって利用者の自立・自律の取り組みを支援する必要がある．特に介護支援専門員（ケアマネジャー）は，高齢者個々人のケアマネジメントにおいて，効果的な支援を提供できている機関かどうかをモニタリングする必要がある．

　身体機能が低下してきた高齢者は，さまざまなことを「年だからしかたない」と諦めやすく，自分の意思を伝えることが少なくなりやすいため，サービス提供者は，生活内のさまざまな行動において高齢者の意思を確認し，高齢者が自分の意思を表出しやすくするよう傾聴し，意思決定できるような機会をつくるように心がける必要がある．特に高齢者が人生経験の中から自らの強みを意識できるように意思の表出を支援することによって，物事をより主体的に取り組めるようになる（ストレングス・モデル）．

　また，高齢者が日々の生活の中で実現可能な小さな希望や目標をつくり，その実現に向けて励まし，「できた」という成功体験が得られるように，できている行動を認識できるように支援することで，さらに自立に向けての意欲の向上となる．

　高齢者が楽しく充実したと感じながらサービスに参加しているか，定期的にサービス内のプログラムの効果を評価し，改善計画をしているかなどもモニタリングをする必要がある．

⑤ 福祉用具の活用と住宅改修

　介護保険法では，福祉用具とは「心身の機能が低下し日常生活を営むのに支障がある要介護者等の日常生活上の便宜を図るための用具，および要介護者等の機能訓練のための用具であって，要介護者等の日常生活の自立を助けるためのものをいう」と定義されている．特殊ベッド，床ずれ防止用品，手すり，歩行器，車椅子，スロープ，自助具（生活補助具）などで，介護保険によりレンタルできるものがある．自助具とは，その人が困難になった動作を補えるように開発された生活用具である．スプーン，箸，皿などの食器，掃除・洗濯用具，歯ブラシ，くし，爪切りなどがある．できる限り自分の力で自分の身の回りのことができるような自立支援を促進するためには，自助具を含む福祉用具の活用は必須である．

　福祉用具を使用することのメリットは，本人の障害や能力に合った用具を用いることによって，自立的・自律的に行動できることが増え，自尊心や自己効力感の向上や達成感などにつながり，生活を快適に豊かにすることである．これらはさらにリハビリテーションへの意欲へと導き，日常生活行動の拡大・自己実現への行動へと結びつく．「○○ができないから△△を使用する」という消極的な考えからではなく，「○○を実現したいから△△を使用する」というような自分の自己実現となる目標を達成するための手段として活用する考え方が大切である．また家族などの介護者にとっては，福祉用具の使用は介護の身体的負担だけでなく心理的な負担の軽減にもなる．

　デメリットとしては，本人の自立への意識が不足している中で福祉用具を使用した場合に，本人のもっている能力を低下させ，いっそう介護が必要な状況をつくり出す可能性があることである．つまり，福祉用具をどのような目的でどのように活用するのかという考え方を，支援する側が明確にもっておく必要がある．例えば，電動車椅子と車椅子の選択時に，安楽のためには前者が望ましい一方で，前者は上肢の筋力の低下となるが，後者は上肢の機能維持においては望まし

210 第6章 老年看護の対象とのかかわり

いこととなる．すなわち，安楽を優先させすぎると身体の機能維持が保ちづらくなる場合がある．

福祉用具の選定において，看護職者がその必要性があると判断した場合には，介護支援専門員，福祉用具専門相談員，理学療法士，作業療法士などと相談し，本人が実際に試してから選定することが望ましい．看護職者は，選択した自助具・福祉用具が本人の身体や生活状況に合っているか，また適切な使い方ができているかを丁寧に観察し，何か問題が生じれば改善ができるように本人や他職種へ提案していく必要がある．

自宅の住宅改修においても高齢者の障害の程度，能力・自立度，家族の話をもとに，住宅改修のニーズと生活目標を把握しながら導入を検討する．住宅改修は，本人の心身の状態，自宅の建築状況，家族の介護，経済状況の視点から総合的に判断し改修方法を決定することが望ましい．その後の心身の変化に応じて変更することも予測しながら定期的なモニタリングを行う必要がある．特に障害や進行性疾患のある高齢者の場合には，疾患の特性を理解し予後の状態を考慮した住宅改修が必要となるため，医師や理学療法士，作業療法士にも相談をする．

❻ リスクマネジメントとリスクの回避

運動機能，視覚・聴覚機能が低下している高齢者に特有なリスク要因として，不慣れな場所，足元が暗い場所，騒音のある環境などがあり，骨折や寝たきりの原因となる転倒や転落のリスクが高くなる．また視覚とともに味覚の劣化によって，食品の品質低下に気がつきにくい．唾液の分泌低下や嚥下機能の低下によって，容易に誤嚥しやすい状態となるため，免疫力の低下している状態では誤嚥性肺炎のリスクが高くなる．呼吸機能や循環機能の低下により，運動量の減少が起こり廃用症候群のリスクが大きくなる．栄養・代謝機能の低下や，運動量の低下からの食欲低下，嚥下困難は，低栄養のリスクが高くなる．認知機能が低下することにより，記憶や見当識，注意力が減退し，周囲の環境への適応が困難となり，交通事故や火災などの事故のリスクが高くなる．

このように高齢者は健康リスクだけでなく，生活リスクも同時に発生することから，高齢者が自立した生活を維持できるように，ADLや認知機能，問題解決力・判断力も含めて細かくアセスメントし，リスク回避ができるように早期に予防的ケアを提供することが重要である．

［参考文献］
1．厚生労働省ホームページ．
2．市川洌編著（2003）．福祉用具プランニング入門．厚生科学研究所．
3．シルバーサービス振興会編集（2018）．新訂 福祉用具専門相談員研修用テキスト第2版．中央法規出版．

③ 食事への援助

❶ 高齢者にとっての食事

食事とは，生命維持や健康増進のために不可欠なだけでなく，嗜好に合わせた食事により満足

Ⅵ　健康的で尊厳ある暮らしに向けて　**211**

感を得る，食事の団欒による充実感を味わうなどの心理的意義も高く，食事は生活に潤いを与え，生活の意欲をもたらすものである．また，食事は多様な要因に影響を受け，食行動にかかわる心身の機能（摂食・嚥下機能，食事動作，抑うつ）など身体的要因に限らず，嗜好や食習慣，食文化，買い物や料理などの食準備，食事時の団欒，経済力などの心理・社会的な要因にも影響を受けやすいため，個々の特徴を踏まえた視点が重要となる．

　厚生労働省による健康日本21（第2次）の基本的な方針では，健康寿命の延伸と健康格差の縮小が示され，その対策として食事内容の見直しや習慣的な活動が重要とされている．健康寿命とは「健康上の問題で日常生活が制限されることなく生活できる期間」であり，平成30年版高齢社会白書では高齢者の健康寿命と平均寿命の差は男性8.84年，女性12.35年であり約10年の幅を縮小する対策が必要とされている．高齢者の健康長寿には肥満予防以上に，フレイルとの関連性が高い低栄養予防への対応が重要とされており，食生活の見直しが望まれる．食生活について各自が見直す際には，老化予防を目指した食生活指針（表6-6-3）などの指針を活用していくのも有効である．

表 6-6-3　老化予防を目指した食生活指針

1. 食事は1日に3回バランスよくとり，食事は絶対に抜かない．
2. 動物性たんぱく質を十分にとる．
3. 魚と肉は1対1の割合でとり，魚に偏らないようにする．
4. 肉は，さまざまな種類や部位を食べるようにする．
5. 油脂類の摂取が不足しないように注意する．
6. 牛乳は毎日200mL（1本）以上飲む．
7. 野菜は，緑黄色野菜や根菜類など，たくさんの種類を食べ，火を通して調理し，摂取量を増やす．
8. 食欲がないときは，おかずを先に食べ，ご飯を残す．
9. 調味料を上手に使い，おいしく食べる．
10. 食材の調理法や保存法を覚える．
11. 和風，洋風，中華など，さまざまな料理をつくるようにする．
12. 家族や友人と会食する機会を増やす．
13. かむ力を維持するため，義歯の点検を定期的に受ける．
14. 健康情報を積極的に取り入れる．

（東京都健康長寿医療センター研究所（2015））

❷ 高齢者の食生活の状況

〔1〕食習慣や食への意識

　高齢者は食事に関する意識が高く，若者が朝食を食べる機会が少ない傾向にあるのに比べ70歳以上の高齢者は8割以上が朝食を含む3食を食べ，食事の内容も6割以上が主食・主菜・副菜を3つそろえて食べることが1日に2回以上あると回答している．一方で，高齢者の栄養障害の特徴としてたんぱく質・エネルギー低栄養状態が指摘されており，これは，加齢による咀嚼力の低下や嗜好性の変化，コレステロール値上昇を気にして肉類や卵類を控えることなどが要因とされる．3食の食事を摂取していても，食事内容の偏りにより栄養障害が生じている場合もあり，バ

212　第6章　老年看護の対象とのかかわり

ランスのよい食事摂取のための献立を示すなど，わかりやすく実践しやすい指導が必要とされている．

　食物を食べたいという願望・欲求が食欲であるが，食欲を司る視床下部は脳の底部にあり，空腹中枢と満腹中枢があり，このバランスが崩れると食欲不振や食欲過多へ移行する．食欲不振は，食べたいと感じる体内環境や食事環境が整っていることが大切である．加齢による味覚，嗅覚，視覚，聴覚の低下はおいしさを感じることに影響を与え，歯牙の欠損による食事形態の変化，胃液分泌の減少による消化不良の胃もたれ，蠕動運動の減少や運動量の低下による便秘が食欲不振につながる．また，退職や子どもの独立，配偶者との死別などの喪失体験や抑うつが食欲にも影響を与える．食欲過多では，現代の高齢者は戦中・戦後の時代を生き抜いた世代であり，食べ残すことを「もったいない」と思うこと，間食を食べる，食べるスピードが早いなどの習慣が食事量を増やしている場合がある．

〔2〕食事生活に影響を与える社会的背景

　後期高齢者の急増に伴い単身の高齢者世帯や夫婦のみ世帯も急増すると予測されている．単身世帯は調理能力の低下に基づく低栄養の増加が懸念されており，また，子ども世帯との同居家族がいる場合でも食事をともにしない孤食者の増加も課題とされている．孤食とは，1人で食事を摂ることであり，内閣府「平成24年度高齢者の健康に関する意識調査」では，70歳以上でふだん食事を「家族とは一緒に食べていない」者は，男性12.0％，女性20.6％を示し，高齢者の1～2割程度に孤食者を認める．孤食の高齢者では，家族などと食事をともにする「共食」の高齢者よりBMI値が低いことや食事の多様性に乏しくなりやすいこと，主観的幸福感が低くなりやすいとされ，栄養不足へ移行する危険も高い．高齢者の孤食を防ぐためには，家族や友人，近隣の人との共食を推奨することや，自治体主催の食事会などにより，ともに食事をする機会を増やしていく対策が求められている．また，共食は，食事のマナーや旬の食材，行事食，郷土料理の話など高齢者がもつ豊富な食の知識を次世代へ引き継ぐ役割を果たす場にもなる．

　高齢者は，加齢に伴い身体機能の低下や移動手段の制限により，買い物が不便になる買物弱者に陥りやすく，食事回数の減少や栄養の偏りに影響を及ぼしやすい．買物弱者には，配食や宅配サービスなどの活用，地域団体の支援などによる移動販売や移動バスの環境整備などの対策が必要となる．さらに，厚生労働省「平成26年国民健康・栄養調査」では，世帯所得が低いほど穀類の摂取量が多く，肉類と野菜類の摂取量が少ないことを示しており，年金生活など経済事情が食事準備に影響しやすい．このように，高齢者の社会的特性が食事生活に与える影響は大きいため情報収集するときの重要な視点となる．

③ 高齢期の栄養

　食事は栄養状態へ直接的に関与することから，高齢者の食事内容を確認して必要栄養量を摂取できているか確認していく必要がある．高齢者の摂取食品状況として，動物性食品や油脂類よりも植物性食品を用いた料理を好む傾向が示されている．肉類，油脂類，乳類の摂取頻度が低下して，たんぱく質，カルシウム，鉄，ビタミンの不足を生じるリスクをもつ．

　バランスのとれた食事摂取指導には，わかりやすさも重要であり厚生労働省・農林水産省が提示している「食事バランスガイド」（図6-6-1）などを活用してサポートしていくのもよい．食事

Ⅵ 健康的で尊厳ある暮らしに向けて　213

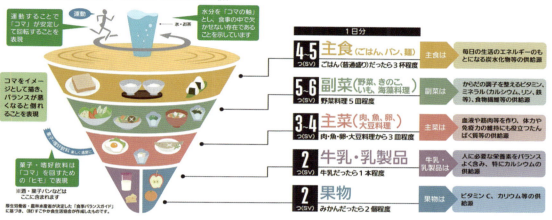

図6-6-1　食事バランスガイド
（農林水産省：シニア世代の健康な生活をサポートする食事バランスガイド）

バランスガイドは，主食（ごはん，パン類），副菜（野菜，きのこ，いも，海藻料理），主菜（肉，魚，卵，大豆料理），牛乳・乳製品，果物の5つの料理区分で示し，それぞれをどの程度たべるとよいかの目安を示したガイドである．

〔1〕高齢者のエネルギー

　エネルギーの摂取量および消費量のバランス維持を示す指標はBMI（body mass index）を使用する（表6-6-4）．目標とするBMIの範囲内に体重を設定し，体重測定をする習慣をつけるなど，肥満や低栄養予防のためにエネルギーバランスをセルフコントロールする意識づけが重要である．また，高齢者は加齢に伴い，骨格筋や細胞数の減少により基礎代謝量が低下するため必要エネルギー量も減少するが，身体活動が活発な高齢者では加齢による変化は小さく個人差がある．活動状況に応じてエネルギー量を確認することも必要である（表6-6-5）．

〔2〕高齢者の栄養素

　生命の維持に必要な3大栄養素はたんぱく質，脂質，炭水化物（糖質）であり，摂取基準値は成人と変わらない値である（表6-6-6）．しかし，加齢に伴う筋肉量の低下（サルコペニア），カルシウム吸収機能の低下による骨粗鬆症の発症，低栄養が要介護状態を招きやすく，予防を視点と

214　第6章　老年看護の対象とのかかわり

表6-6-4　目標とするBMIの範囲

年齢	目標とするBMIの範囲（kg/m²）
50〜69歳	20.0〜24.9
70歳以上	21.5〜24.9

表6-6-5　エネルギー必要量

性別	男性			女性		
身体活動レベル	Ⅰ（低い）	Ⅱ（普通）	Ⅲ（高い）	Ⅰ（低い）	Ⅱ（普通）	Ⅲ（高い）
50〜69歳	2,100	2,450	2,800	1,650	1,900	2,200
70歳以上	1,850	2,200	2,500	1,500	1,750	2,000

表6-6-6　栄養素の基準値

栄養素		男性		女性	
		50〜69歳	70歳以上	50〜69歳	70歳以上
たんぱく質（g/日）	推奨量	60	60	50	50
脂質（%）	目標量	20〜30	20〜30	20〜30	20〜30
炭水化物（%）	目標量	50〜65	50〜65	50〜65	50〜65
カルシウム（mg/日）	推奨量	700	700	650	650
ビタミンD（μg/日）	目安量	5.5	5.5	5.5	5.5
ナトリウム（mg/日）	目標量	8.0未満	8.0未満	7.0未満	7.0未満

（厚生労働省．日本人の食事摂取基準2015年版）

した栄養摂取が重要となる．

　たんぱく質：内臓たんぱく質代謝はほとんど変化しないが，骨格筋の減少で筋たんぱく質代謝は低下するため，活動量の少ない高齢者，要介護状態の高齢者は，低栄養予防のためにたんぱく質の推定必要量は大きくなる．

　脂質：加齢とともに体組成における脂肪の構成割合は増加する．肥満傾向にある場合は，食事内容の見直しにより脂質のとりすぎに留意する必要がある．

　糖質：加齢によりインスリン分泌量が低下するため食後血糖値が上昇しやすく，体組成として脂肪割合が多くなるとインスリン抵抗性が増大することなどにより耐糖機能が低下する．間食による糖質過剰に留意する必要がある．

　カルシウム：カルシウムは，世代問わず不足しがちな栄養素であるが，高齢者は腸管からのカルシウム吸収が低下し，エストロゲン値の減少が骨粗鬆症を助長させることから，積極的な摂取が推奨されている．牛乳・乳製品，小魚，海草，豆類，野菜などに多く含まれている．また，ビタミンDはカルシウム吸収を促進する働きがあり，ビタミンDの不足は骨折のリスクを増加させる．日照の機会が乏しい施設入所高齢者や外出機会のない高齢者の場合は日光浴やビタミンDを含む食品の摂取に心がける．

　ナトリウム：味蕾数の減少などによる味覚の低下は，味つけの濃さに関連し，塩分量の多い食事内容となりやすい．亜鉛不足や降圧剤や血糖降下剤の影響で味覚障害が生じている場合もあるので注意が必要である．塩分を長期間過剰にとり続けると，高血圧，心臓病，脳卒中など生活習慣病のリスクを高める．塩分の多い麺類汁物は飲みほさない，だしや香辛料で味つけをするなど

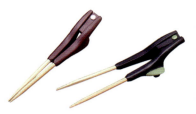
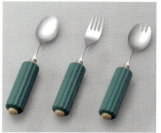
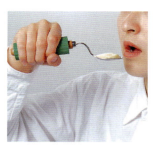

①バネがついていて，少しの力で食べ物がつかめる箸
②柄が太く軽い．握りやすいスプーン，フォーク
③使う人に合わせて自由に曲げられるスプーン

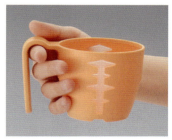
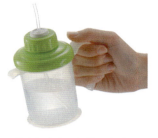
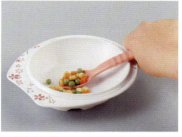

④中身の量が外からわかり，握りやすいマグカップ
⑤寝たままでも飲みやすいふたやストローがついたコップ
⑥傾斜があり，最後の食べ物までスプーンですくいやすい皿

（写真提供：①㈲ウインド，②③斉藤工業㈱，④⑥三信化工㈱，⑤㈱リッチェル）

図 6-6-2　食事のための自助具の例

調理方法や味つけ方法で塩分量を控えるようにする．

❹ 高齢者の特性に合わせた食生活の援助

　加齢により機能低下が生じたとしても，自ら経口的に栄養補給をすることは，食事の楽しみや生きる活力をもたらす．食行動の機能低下に対しては，<u>自助具</u>（図6-6-2）を活用して自立支援を行う．また，摂食・嚥下機能の低下による食形態の変更が必要な場合は，介護食やトロミ剤を活用することで，在宅療養においても手間なく準備でき，食べたいと思える形状の食事の選択を行うことができる．介護食は，農林水産省が「スマイルケア食」として枠組みを整備し，健康維持上栄養補給が必要な人向けの食品に「青」マーク，噛むことが難しい人向けの食品に「黄」マーク，飲み込むことが難しい人向けの食品に「赤」マークを表示するとしている（図6-6-3）．また，食事環境も重要であり，家族や友人など身近な人と食事をする共食をすすめるための調整も必要である．

[参考文献]

1. 藤澤良知編著（2017）．高齢者の栄養と介護問題．栄養・健康データハンドブック 2017/2018 版．pp. 430-456, 同文書院．
2. 吉岡慶子，大和和子（2017）．高齢者の栄養．吉岡慶子，三成由美，徳井教孝編著．改訂ラ

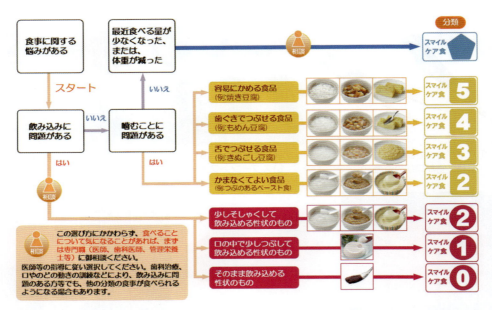

青マーク：噛むこと・飲み込むことに問題はないものの，健康維持上栄養補給を必要とする方向けの食品
黄マーク：噛むことに問題がある方向けの食品
赤マーク：飲み込むことに問題がある方向けの食品

図 6-6-3　スマイルケア食の選び方
（農林水産省ホームページより転載）

　　　　イフステージ別栄養管理・実習．pp. 187-202，建帛社．
3．鈴木隆雄監修（2014）．国民の栄養白書 2014-2015 年版：地域社会の再建でめざす新たな未来：高齢者の栄養と健康問題，日本医療企画．
4．山田律子（2016）．第 1 編　生活行動情報の着眼点 3　食事．山田律子，井出訓編．生活機能からみた老年看護過程＋病態・生活機能関連図（第 3 版）．pp. 17-25，医学書院．
5．厚生労働省（2014）．日本人の食事摂取基準 2015 年版．

 ## 排泄への援助

1 高齢者にとって排泄とは

　排泄は，身体にとって不要となった代謝産物（老廃物）等を体外に尿・便として排出する行為である．排泄は，高齢者が心理的・社会的，身体的，スピリチュアル的に健康で安寧に暮らすために必要不可欠な行為であり，自立して排泄できることは高齢者にとって切実な願いでもある．

　排泄行動は，多くの人が成長する過程で獲得し，いったん獲得した後は日常生活で苦もなく，あたり前に行うことができる．また，決められた場所，適切な状況で排泄することは，社会の一員として生活するうえで守るべきルールの 1 つであり，それを遵守できるかどうかは，高齢者の尊厳を左右する重要な要素である．しかし，高齢者が加齢や疾患に伴う身体機能の低下を機に自立して排泄行動ができなくなると，他者の手を借りなければならない状態になる．そうなると，

高齢者はあたり前にできていた排泄行動ができない自分に直面し，自らの尊厳を低下させることになりかねない．

　現在の高齢者の多くは，人に迷惑をかけてはいけないと教えられて育った世代であり，他者から排泄の援助を受けたり，自分の排泄物を処理されたりすることに申し訳ない気持ちになったり，不甲斐ない自分に腹立たしさや情けなさを感じたりする．その結果，高齢者は失禁しても自分で何とか処理しようと，他者に援助を求めるのが遅くなることがある．看護師は，それらの行動の背景にある高齢者の心情に目を向け，高齢者の自尊心を尊重してかかわることが肝要である．

② 排泄による生活への影響

　程度の差はあるが，排泄は高齢者の生活に影響を及ぼすことが多く，高齢者は自らの排泄に関心を寄せている．中には，尿漏れするのではないかと気にして四六時中トイレに行ったり，尿漏れを人に知られたくないと他者と会うのを避けたりする高齢者がいる．また，「便が出ない」ことに気をもみ，いつ催すかわからない便意を待って家にこもった生活をしたり，便が出ないことで食欲が低下して食事摂取が進まなかったりする高齢者がいる．

　このように高齢者は，自らの排泄や排泄による困りごとの影響を受けて生活範囲が狭められたり，これまでと同じ生活が送れなくなったりする等の制約を受けるため，看護師は，現在の排泄状況が高齢者の生活にどのような影響を及ぼしているかを正確にアセスメントすることが求められる．例えば，検温時に排便の有無・性状や排尿の回数等を聞くだけで終わらせず，排泄に関して気になることはないか，排泄で困っていることはないか，排泄が生活に及ぼしている影響について丁寧に聞いていく．そして，それらの影響等を緩和・消失させることで，高齢者ができるだけ心地よく，安心して暮らせるように支援することが必要である．

③ 高齢者の強みを活かす排泄援助

　高齢者は水分摂取量・食事摂取量が減少したり，活動量が低下したりすることで便秘になりやすいうえ，便秘になることで身体を動かさず，食欲が減退して十分な食事摂取量を確保できなくなって便塊が形成されず，便秘が慢性化する悪循環に陥ることがある．この連鎖を断ち切るためには，高齢者から排泄状況，排泄が生活に及ぼす影響，生活状況等について聞き，これまでの生活を見直して運動や食事等の習慣を変える必要がある．しかし，すでに高齢者自身が工夫し，対処を試みていることがあるため，看護師は，高齢者自身の健康法等の対処を聞き，それを長年続けてきた労をねぎらい，高齢者の強みとして認めていく．

　ただし，高齢者の中にはテレビや週刊誌等から得た情報が自分にとって適切かどうかを取捨選択することなく，そのまま実施する人もいる．例えば，テレビの健康番組で高齢者は便秘を起こしやすいので，水分を多く摂取した方がよいと放映されると，1日の水分摂取量を制限されている高齢者が便秘を予防しようとして制限量以上の水分を摂取することがある．一般的によいとされていることでも，個々の高齢者には害となる場合があるため，高齢者がこれまでに行ってきた健康法についてよく聞き，その是非を問う必要がある．そして，高齢者がこれまで実施してきた対処が適切であれば，「なるほど，それはいい方法ですね」等と賞賛し，今後も続けるように勧める．一方，誤った対処であれば，誤った対処と判断した理由を伝え，適切な対処がないかを高齢

218　第6章　老年看護の対象とのかかわり

者とともに考え，実行可能な代替法を選択できるように援助していく．高齢者は，これまで続けてきた自らの健康法を否定されると自分の存在を拒否されたように感じる場合がある．看護師は，高齢者自身の排泄に関する工夫や対処の適否を判断する前に，高齢者の工夫や続けてきた努力を強みとしてとらえることで，高齢者が適切な対処法をこれからも続けたり，新たな対処法を受け入れたりできるように援助することが求められる．

❹ 高齢者が自立して排泄できるようにする援助

　高齢者が自立して排泄できるようにするためには，まず高齢者本人のもっている力に着目することが重要である．高齢者が排泄を自立して行うために，高齢者が尿意・便意を感じられるか，トイレまで移動できるか，下着の着脱ができるか，起居動作ができるか，尿・便を排出できるか，後始末できるのかという一連のプロセスについて高齢者ができることとできないことを明確にする．次にどのような援助をしたら，高齢者が自分で安全に行えるのかについて具体的な援助方法を検討し，高齢者の意見を聞きながら実践する．

　上記のプロセス全てを自分1人で行うことが難しい高齢者には，その中で何ができるのかという視点を重視し，排泄の一部を自立できるように支援する．例えば，起居動作はできなくても，自分で便座に座って尿・便を排出できるのであれば，足底部をしっかりと床につけて便座に座っているか，無理のない角度で手すりを持っているか，安定した姿勢を保持できているか等を確認し，高齢者が自らのもっている力を発揮できるようにする．

　看護師は，看護問題を明らかにし，それに対する看護計画を立案して実行するという問題解決思考に基づいて実践することが多いため，高齢者のできないところに着目して取り組むことには長けているが，高齢者のできることに目を向けることにはそれほど多くの時間を割いていない可能性がある．そのため，看護師は高齢者のできることを見いだし，それを活用するために，「どのようなことができるのか」「どうしたらできるようになるのか」という視点から高齢者を観察することが必要である．

　また，認知症がある高齢者に対して「言ってもわからない」「すぐ忘れてしまう」「どうせできない」といった誤ったとらえ方をすると，その高齢者のできることを見落とし，高齢者が本来できることまで過剰に援助して，高齢者のできることを奪う可能性がある．認知症がある高齢者はもちろん全ての高齢者に対して，何ができるのか，どうすればできるのかを具体的に考えて，高齢者のできることを高齢者本人が安全に実施できるようにし，高齢者のできることを増やすことを目指す．

　高齢者が排泄を自立するためには，高齢者が自分でやろうとすることも必要であるが，高齢者の意欲は，看護師等の援助者の言葉かけによって容易に高まったり，低められたりする．例えば，これまで自分で下着を下ろせなかった高齢者が自分で衣服を着脱できるようになった時，看護師が高齢者と「よかったですね」とともに喜び，「今日は，自分で下着を下ろしてくださったので助かりました」と感謝の言葉をかけることで，高齢者の意欲が高まることがある．逆に，高齢者が「トイレに行きたい」と話しても，看護師から「おむつの中にしてください」などと返答されて落胆し，排泄への意欲をそがれることがある．高齢者が排泄を自立できるようにすることは，ADLの自立だけではなく，その先に高齢者の尊厳を保持するという狙いがあることを念頭に置き，高齢者に寄り添って援助する必要がある．

❺ 座位での排泄を目指した援助

　高齢者が尿漏れや失禁等を呈すると，すぐにおむつをあてるという選択肢があげられる．しかし，おむつをあてることは，高齢者にとってつらいことであり，日中は下着で過ごしてトイレで排泄するなど，おむつをあてる以外の選択肢がないかを十分に検討する．また，おむつを使用する場合でも，おむつ交換をするからおむつの中に排泄すればよいと考えるのは，排泄の自立の阻害のリスク，高齢者の自尊心の低下のリスク，皮膚障害のリスクがあり，不適切である．可能な限り，トイレに座って排泄することを目指すことが必要である．

　トイレやポータブルトイレに座って排泄することは，体内から便を排出するのに適した姿勢である．排便時に足底部を床につけて便座に座り，やや前傾姿勢になると，便を排出するための腹圧をかけやすくなる．また，直腸と肛門のなす直腸肛門角は，仰臥位では90°と直角になるため便が排出されにくいが，やや前傾姿勢の座位になると直腸肛門角が約130°まで開き，仰臥位の時より便を排出しやすい鈍角となる（図6-6-4）．座位で排泄できれば，トイレなどのプライバシーが保護された環境で排泄することも可能である．看護師は，高齢者が安定した座位を保持するため，足底部が床についているか，ついていなければ足台を置いて腹圧をかけやすくし，座ったままでつかめる位置に手すりを設置して，高齢者がトイレで排泄できるようにする．

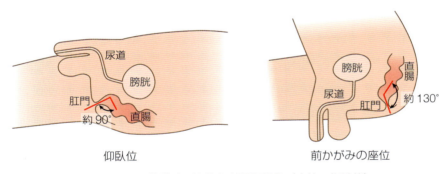

図6-6-4　排泄時の姿勢と直腸肛門角（座位・仰臥位）

❻ 個々の高齢者のアセスメントに基づいた援助

　排泄は高齢者の健康を把握する情報の1つであり，便や尿を気持ちよく排出できると高齢者はほっとし，「今日は身体の調子がよい」と感じられる．看護師は，高齢者が気持ちよく排便できるように，個々の高齢者の排便周期から次の排便を予測しつつ，最近，食事摂取量が少なく，腹部の触診でも便塊が触れないので，いつもの2日間隔では排便がないかもしれない等とアセスメントする．そして，食事摂取量が少ないのはなぜか，どうしたら食べられるのか，環境の変化が便を出にくくさせているのではないか等を総合的にアセスメントして，食事，環境，運動等の面から個々の高齢者に必要な援助を行っていく．

　一方，高齢者の排便状況だけをみて，3，4日間排便がなければ下剤投与もしくは浣腸するという一律の対応は，個々の高齢者の排便周期を乱す可能性がある．また，下剤投与が適切に行われなければ，下痢や便失禁から皮膚障害を起こしたり，失禁して高齢者の自尊心を低下させたりする．

下剤は，3，4日間排便がないから投与するのではなく，この高齢者に今，投与することが効果的であるというアセスメントが重要であり，個々の高齢者をよく観察して判断したうえで援助しなければならない．

❼ 家族への援助

　2013（平成25）年国民生活基礎調査の「介護者の組み合わせ状況」では，要介護者等が家族・親族等や訪問介護事業者から受けている介護内容について介護者の組み合わせを調査した．同調査では，排泄介助を行うのは「事業者のみ」が25.4％，「事業者と家族などの介護者」が20.6％，「主な家族等介護者のみ」が47.9％であった．一方，入浴介助は「事業者のみ」が64.1％，「事業者と家族などの介護者」が5.5％，「主な家族等介護者のみ」が24.4％であり，排泄介助は入浴介助に比べて家族が担う割合が高く，家族の負担が大きいことがうかがえる（図6-6-5）．

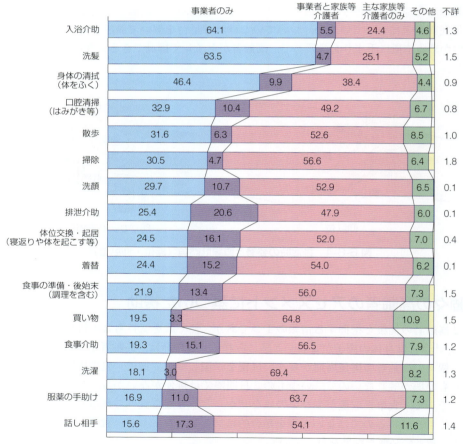

図 6-6-5　介護内容別にみた介護者の組合せの状況の構成割合

平成25年

注：「その他」とは，「主な家族等介護者とその他の家族等介護者」「その他の家族等介護者のみ」をいう．
（厚生労働省．平成25年国民生活基礎調査「6 介護者の組合わせの状況」．厚生労働省ホームページより転載）

高齢者が自立して排泄できるかどうかは，家族にとって重要な問題であり，医療機関や施設で「（高齢者本人が）トイレに自分で行けるようになったら，自宅で介護する」という家族の言葉を耳にすることがある．排泄は1日に何回も行い，しかも高齢者は若年層に比べて夜間の排尿回数が多く，昼夜を問わず援助し続けなければならない．看護師は，介護者の排泄援助について具体的に知り，腰痛を予防するためのボディメカニクスを活用した介助方法や，尿や便を漏らさないおむつのあて方等を伝え，介護者の負担を少しでも軽減する必要がある．

　高齢者が排泄の失敗を繰り返し，排泄物による汚染が広がるのを目にして，介護者は思わず高齢者を怒鳴りそうになるかもしれないが，排泄の失敗を怒鳴ったり，嘲笑したりすることは心理的虐待に相当する．家族が高齢者への排泄の援助を引き金にして高齢者虐待をすることがないように，家族に任せきりにせず，通所介護や訪問介護等を利用して家族が休息できる時間を確保することも必要である．

⑤ 高齢者の清潔と衣生活への援助

 ## 身体の清潔への援助

〔1〕身体の清潔を保つことの意義
　身体の清潔を保つことは，人間が生活を営むうえでの基本であり，高齢者にとっては長い年月をかけ，習慣化された日常生活動作でもある．身体の清潔を保つことは，皮膚や粘膜の生理機能を維持し感染を予防するといった生理的な側面だけではなく，爽快感を得たり，人との交流を活性化させるなど，心理・社会的な側面からも意義のある行為である．

①**生理的側面**
・皮膚や粘膜の生理機能を維持し，感染を予防する．
・血液循環や代謝を促進させる．
・副交感神経を優位にすることで，心身の緊張の緩和や安眠につながる．

②**心理的側面**
・身体を清潔にすることにより，爽快感を得たり，自信をもつことができ，心理的な満足感や意欲の向上につながる．
・単調な入院・入所生活においては，入浴などによって得た爽快感や人との交流から，気分転換ができる．

③**社会的側面**
・身体の清潔を保持することは，対人関係における安心感につながり，人との交流を活性化させる．
・入浴など清潔保持のための動作を自分で行うことにより，生活場面での活動性が維持・拡大され，社会参加につながる．

〔2〕身体の清潔を保持するための援助の実際
(1) 入　浴
　入浴には，上に記したようにさまざまな意義がある一方で，浴室と脱衣所の温度変化や湯温の高い湯への入浴など，循環動態に大きく影響し，温度に対する順応性の低下や心肺機能の低下が

ある高齢者にとっては負担となる側面がある．さらに，加齢に伴い，円背など姿勢の変化や関節可動性の低下もみられるため，入浴環境を整えることは，入浴を安全・安楽に行うためだけでなく，高齢者の自立を促すうえでも重要な要素である．

湯温の調整：37〜41℃の場合は副交感神経優位となり，心拍数減少・血管拡張・血圧低下がみられるがその変化は緩やかであり，その他にも消化管運動の促進と心理的にはリラックス効果が期待できる．温度の好みには個人差があるが，42℃以上では交感神経優位となり，心拍数増加・血管収縮・血圧上昇，消化管運動を抑制，心理的には緊張状態を高めていく．そのため，高齢者，特に心血管，脳血管障害のある高齢者が湯温の高い湯船に浸かる場合は注意が必要である．高齢者の皮膚の特徴として，**ドライスキン**があげられ，これは皮膚の萎縮によって，汗や脂質成分が減少し，バリア機能である皮脂膜が形成されにくいことやセラミドの減少により角層の水分保持能が低下することにかかわっている．湯温の高い湯に浸かることによって，皮脂膜が除去され天然の保湿因子が溶け出し，皮膚のバリア機能を破壊するといった悪循環を生むことから，ドライスキンのある高齢者の場合は，湯温は38℃前後とすることが望ましい．また，高齢者は，加齢に伴い皮膚感覚の受容器である終末神経が減少し，皮膚感覚が鈍くなるため，入浴時には熱傷にも注意する必要がある．

室温の調整：脱衣所及び浴室を26〜28℃に加温することで，室温と湯温の差を少なくし，入浴直後の温熱刺激を軽減させることができる．

入浴環境の整備：健康状態や障害の程度をアセスメントし，入浴環境を整えることは，残存機能を活かし，本人のできる動作を引き出すとともに，介護者の負担軽減にもつながる．在宅療養における入浴場面での支援では，理学療法士や作業療法士，ケアマネージャーと連携し，本人や家族を含めて，福祉用具（図6-6-6）や住宅改修等，社会資源の活用を検討するとともに，本人が実際の生活場面の中で実施することができるかどうか検討し，援助していく．

静水圧作用への注意：入浴の循環器系への影響として，静水圧作用がある．水中では，水の深

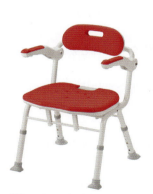
①シャワーチェア

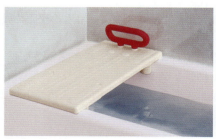
②バスボード

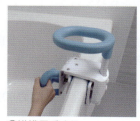
③浴槽用手すり

（写真提供：①②アロン化成㈱，③㈱幸和製作所）

図6-6-6　浴室で使う福祉用具の一部

さが 1m 増すごとに，体表 1cm^2 あたり 100g の静水圧がかかる．そのため，湯に浸かる体表面積が広いほど静水圧が強くかかり，下半身からの静脈還流が増加し，結果として血圧の上昇と心拍出量の増加がもたらされる．また，静水圧は浴槽から出るために立位になった際に急激に解除されるため，心臓への静脈還流が減少し，失神やめまいが生じることがある．このことから，浴槽から出る際には急な立ち上がりを避け，座位にて安静をとった後にゆっくりと行動すること，心機能が低下している高齢者や虚弱な高齢者の場合は，半身浴など静水圧の影響が小さくなる方法の検討が必要である．

水分補給：入浴によって，不感蒸泄が増加し，体内の水分が喪失する．高齢者は体内水分量が成人に比較し少ない上に，口渇中枢の感受性が低下している．脳梗塞や心筋梗塞の合併予防のためにも，入浴前後に水分補給することを習慣化していく．

(2) 洗浄と保湿

洗浄剤の選択：洗浄剤には弱酸性とアルカリ性のものがあり，高齢者の脆弱な皮膚にはダメージが最小限となる弱酸性の洗浄剤が推奨されている．汚染を落とす観点からみると，アルカリ性の洗浄剤の方が適しているため，場合によっては細菌が繁殖しやすい部位にはアルカリ性の洗浄剤を用いるなど，汚染の程度に合わせて使い分けることが望ましい．

洗浄方法：強くこすることは，皮膚への刺激になり，スキンテア*をまねく恐れがあるので注意する．また，皮脂を過剰に除去することにもつながるため，洗浄は泡を十分に立て，柔らかい木綿のタオルなどを用いて愛護的に洗う．洗浄後は，洗浄剤の成分が皮膚に残ることがないよう十分に洗い流し，水分をよく拭き取る．洗浄剤や水分が残ると，皮膚トラブルの原因となる．しわやたるみのある部分や陰部，手足の指の間などは特に注意する．

保湿：皮膚の乾燥を予防するために，入浴後はできるだけ早く保湿剤を塗布する．しわやたるみがある部分は皮膚を伸展し，強く擦り込むのではなくなじませるように塗布する．また，尿・便失禁がある場合には撥水効果のある皮膚保護剤を塗布し，皮膚を排泄物の刺激から保護する．

(3) 足・爪の手入れ

高齢者の足病変に関連する要因には，加齢による影響（退行性の関節疾患，骨粗鬆症，神経知覚の減弱など）に加え，既存の慢性疾患による影響（糖尿病，心疾患，末梢動脈疾患，静脈疾患など），ケア要因（視力の低下や足部の感覚障害など），生活習慣（喫煙や長時間の立位など）が複雑に絡み合っている[1]．2003 年度より厚生労働省の「介護予防・地域支え合い事業」に「足指・爪のケアに関する事業」が加えられたことが示すように，健康な足を保つことは，日常生活動作の維持や転倒予防，さらには QOL の向上につながると考えられている．しかし，加齢の影響である視力の低下や脊椎の狭小化による運動制限，手指の巧緻性の低下などにより，セルフケアを行うことが困難となるケースがある．今回は，足浴と爪切りについて解説する．

入浴することができない場合，部分浴として足浴を行い，足の皮膚の清潔を保持する．足浴には清潔保持だけでなく，循環の促進，保温，入眠を促すためのリラックス効果もある．湯の温度は 37 〜 39℃ とし，5 〜 10 分間程度，バケツや足浴器に足をつける．足浴の後には，洗浄剤で爪の周囲や足趾間，踵部などを洗い，洗浄剤の成分が残らないよう洗い流す．洗浄後は乾燥したタ

＊スキンテア（skin tear）：主として高齢者の四肢に摩擦やずれによって発生する外傷性の創傷．

オルで水気を拭き取る．足趾間に水分が残ると，浸軟を引き起こしたり感染症の一因にもなるため，足趾間も1本ずつ丁寧に拭き取る．

　爪切りは，高齢者の爪は乾燥しており割れやすくトラブルの原因となるため，入浴や足浴の効果によって爪が柔軟になった状態で行う．また，同時に角質も柔らかくなるため，爪切り前に爪の角質を除去し，爪と皮膚を分ける作業を行うことで，誤って爪と一緒に皮膚を切ってしまうことを防ぐ．爪を切る際には，深爪にならないよう注意し，まずはスクエアカットにした後，角が尖っていると危険であるためスクエアオフに整える（図6-6-7）．高齢者の特徴として，爪の肥厚や陥入爪などの変形がある．肥厚爪の原因の1つとして爪白癬などの感染症があるため，必要に応じて受診してもらい原因を特定したうえで，ケア方法を選択する必要がある．

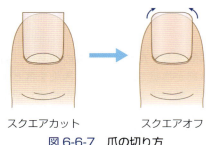

図6-6-7　爪の切り方

(4) 顔（耳を含む）のケア

　起床後，洗顔や整髪を行い，男性であれば髭を剃るといった行為は，日常生活を営むうえで私たちがあたり前にしていることであるが，心身機能の低下などにより困難となっている高齢者も多くいる．また，眼や鼻，耳の清潔保持ができないと，例えば耳垢など溜まった分泌物によって感覚器としての機能が低下する．セルフケアができない理由や残存機能についてアセスメントを行う．環境を整えることにより，自分でできるようになる場合もある．また，自分で行うことができない場合でも，日常生活の一部として援助することにより覚醒を促したり，生活のリズムをつくることにつながる．耳垢の除去に関しては，高齢者の耳垢は乾燥していることが多いため，入浴後など耳垢が柔らかくなった状態で行う．耳垢が大きな塊である場合や除去しにくい場合は，耳鼻科の受診を勧める．

❷ 衣生活への援助

〔1〕衣生活を援助することの意義

　衣服には身体の清潔を保持するだけでなく，体温調節や外的刺激から身体を保護する機能がある．また，衣服の嗜好は人それぞれであり，その人らしさの表現や自分で着る物を選択することによる満足感にもつながる．高齢者の衣生活を援助することには以下のようなさまざまな意義がある．

①生理的側面
　・皮膚から排泄された汗や不感蒸泄を吸収することで，身体の清潔を保持する．
　・衣服を着ることにより，体温調節を行う．
　・汚れ，有害物質，熱などの外的刺激から身体を保護する．

②心理的側面

・衣服や皮膚面を清潔に保つことにより，心地よさや爽快感を得ることができる．
・着用する衣服を自分で選択することにより，満足感を得ることができる．

③社会的側面

・社会生活において，その場に適した衣服を選択することにより，社会生活を円滑にし，社会性を保つことができる．
・高齢者自身の好みに合わせた衣服を着用することでその人らしさを表現することができる．また，生活状況に応じた衣服を選択することにより，生活のリズムを整えることができ，健康状態や残存機能に合わせた衣服を選択することにより，日常生活における活動性を維持・拡大することができる．

〔2〕衣類を選択するうえでのポイント

　身体機能の程度や障害の有無によって活動量や生活状況はさまざまである．①身体の状況，②TPO（時，場所，場面），③本人の好みなどから，素材・機能やデザイン，組み合わせを考慮して衣服を選択する．主なポイントは以下のとおりである．

(1) 素材・機能

　高齢者の特徴として，皮膚の脆弱性やドライスキンがあるため，衣服の素材としては，吸水性や吸湿性があり，肌触りがよく（細い糸で織られたもの），皮膚を刺激しないものであることが望ましい．失禁のある高齢者の場合，繰り返しの洗濯によっても傷みにくい，耐久性のある素材であることも条件となる．吸水性に優れている素材は一般的に綿素材であるとされている．

　自宅で暮らす高齢者で，注意力が低下している場合，調理の際に衣類に着火し火傷することがある．その場合は，防炎加工のされた素材であることも選択肢の1つである．

　また，高齢者は体温調節機能が低下し外気に影響を受けやすいため，季節や室温に合わせた衣服の選択は重要である．夏は通気性があり，冬は保温性のある肌着を選択することや，上着，ベストやストールなどのはおりものを活用して調整する．また，熱中症を予防するために，夏場の外出時には帽子を着用するとよい．

(2) デザイン

　手指の巧緻性の低下，間接可動域の制限，麻痺がある高齢者にとっては，着脱のしやすい衣服は，自立を維持・向上するためにも重要なポイントである．前開きやファスナーのあるもの，生地に伸縮性があるもの，適度なゆとりがあるものがよい．体型に合わない衣服を着用すると行動が妨げられたり，歩行時に裾に躓き転倒する危険性がある．裾が長くなく，体型に合った衣類を選択するようにする．

　ベッド上で過ごすことが多い人でも，1日のリズムを整え，日常生活を円滑にするために，日中は寝衣ではなく普段着に着替えることが望ましい．また，リハビリテーションを行う際には動きやすい衣類を選択したり，外出や面会，季節の行事などレクリエーションの際には本人がよそ行き用と考えている好みの衣類を選択するなど，生活の場面に合わせた衣類の選択が必要である．

　衣類はその人らしさの表現でもあるため，色，柄，デザインなど高齢者の好みや習慣に合わせて選択することも衣類の選択の視点の一つである．

226　第6章　老年看護の対象とのかかわり

〔3〕自立の維持・向上にむけて

　高齢者自身が衣生活についてどのようにとらえているか，心身機能，麻痺や拘縮などの機能障害をアセスメントし，適切な衣服を選択するとともに残存機能を活用することができるよう，理学療法士や作業療法士らと連携し，自助具を活用したり更衣をしやすい住環境の工夫を行う．家族の思いや介護負担感について聞くとともに，自立の維持・向上に向けて援助することの意味やその効果について共有していくことも必要である．

[引用文献]

1）池田清子（2013）．日本フットケア学会編，西田壽代監修．はじめよう！フットケア 第3版．pp. 18-22，日本看護協会出版会．

[参考文献]

1. 岡田淳子（2006）．清潔ケアのエビデンス：入浴・清拭．深井喜代子監修．実践へのフィードバックで活かすケア技術のエビデンス．pp. 65-76，へるす出版．
2. 美和千尋，岩瀬敏，小出陽子ほか（1998）．入浴時の湯温が循環動態と体温調節に及ぼす影響．総合リハビリテーション，26（4），pp. 355-361．
3. 美和千尋，岩瀬敏，小出陽子ほか（1999）．入浴時の浴室温が循環動態と体温調節機能に及ぼす影響．総合リハビリテーション，27（4），pp. 353-358．
4. 溝上祐子（2008）．溝上祐子，河合修三編著．知識とスキルが見てわかる：専門的皮膚ケア．pp. 58-63，メディカ出版．

⑥ 生活リズムを整える援助

　人の日常生活は，活動と休息のリズムを基盤として営まれている．しかし，このリズムも加齢とともに変調をきたすため，高齢者がうまく生活リズムを調整し，維持することができれば，健康生活を送ることにつながり，さらにはQOLの維持・向上にも大きく関係する．

　本項では，活動と休息の2つの側面から述べる．

❶ 高齢者にとっての活動とは

　厚生労働省は2001年から開始された21世紀における国民健康づくり運動（健康日本21）の身体活動・運動分野において，高齢者では日常生活における身体活動の維持が重要であることから，「外出について積極的な態度をもつ人の増加」「1日当たり平均歩数の増加」など具体的な目標を提示した．内閣府が2014（平成26）年に実施した「高齢者の日常生活に関する意識調査」では，「日常的に外出したい」と希望する人が全体の61.3％という結果であった．また，外出の頻度については，「ほとんど毎日」と回答した人が40.0％で最も多く，次いで「週に2～3日」が24.3％であった．2014（平成26）年の「国民健康・栄養調査」（厚生労働省）によれば，70歳以上の高齢者の1日あたりの平均歩数は，男性では5,276歩，女性では4,195歩で，2011年から2年間で男性は13歩増加，女性は128歩減少していることが示されている．

VI 健康的で尊厳ある暮らしに向けて **227**

　人は高齢になるほど自分の健康に関心が向き，できる限り長く生き生きと活動できることを願うようになる．しかし，一般的に人は20歳を過ぎる頃から体力が衰え始め，加齢に伴って運動能力や身体活動能力は低下してくる．さらに，高齢になると，生活範囲の狭小化や活動量の減少など日常生活の変化に伴って運動不足による疾病や廃用症候群のような障害をまねくことになる．

　そこで，高齢者の活動は，2つの大きな目的によって行われる．すなわち，第1の目的は体力低下の防止をはかり，身体活動に必要な体力を維持することである．第2には，運動不足や活動量の減少によって生じる疾病や障害をできるかぎり防止し，健康の維持をはかることである．

❷ 活動に関する基本

　活動は，一般的にはスポーツ活動や特定の種目による運動をさす場合と，仕事を除く日常生活のあらゆる身体活動の意味で使用する場合とがある．

　高齢者においては，日常生活行動が自分自身で行えることが生活の基本となるので，ここでは後者の意味で，活動ということばを用いる．

　以下，活動による心身への影響について述べる．

〔1〕 体力の維持と機能低下の防止

　人間の身体は，ルー（Roux, W.）の法則[1] に従えば，適度に使用すれば身体機能は向上するが，使用しなければ機能低下や機能障害をまねくことになる．すなわち，身体全体の活動を継続して行うことは，体力低下や障害の防止に役立つ．このことは，普段健康であった高齢者が，病気のために3～4日間臥床した状態が続くと，容易に筋力低下や筋肉の萎縮，関節の拘縮などをきたすことからも判断できる．

〔2〕 疾病の予防

　高齢者に多くみられる虚血性心疾患や脳血管性疾患などは，動脈硬化を基礎疾患としている．動脈硬化は加齢現象によるとともに，日常生活における運動不足や活動量の減少が疾病発生の危険因子の一つとしてあげられている．また，閉経後の女性に多くみられる骨粗鬆症なども，運動不足による影響が大きく関与していることが明らかにされている．

　適度な運動は，呼吸・循環系機能，運動機能を良好に維持するばかりでなく，疾病の発生を防止したり，発症を遅らせたりすることに重要な役割を果たしている．

〔3〕 精神・心理面における効果

　高齢者は運動能力や身体活動能力が低下してくると，一般に生活行動が他者に依存的になりやすい．このことは，日常の身体活動がある程度支障なく行えると，精神面での自立につながり，高齢者に精神的，情緒的な安定をもたらすことになる．また，運動を行うことによって生じるさわやかさ，心地よさは，ストレスの発散や気分転換にもなる．

〔4〕 老化速度の遅延

　加齢現象は止めることはできないが，活動によって心身の活性化が増すことによって，老化の速度を遅らせることができる．人の血管は一般的には20歳代からすでに老化が始まっているとい

228　第6章　老年看護の対象とのかかわり

われている．その例として，若いときからスポーツや運動を継続的に行ってきた高齢者では，そうでない高齢者に比べて血管の変化がゆるやかで，運動機能をはじめとする各種の心身機能も高いことが認められている．これは弾力性のある血管が血液の運搬能力にすぐれ，活動に必要な酸素や栄養素を各臓器や組織に十分供給することができるためである．

〔5〕QOL の向上

高齢者にとっての身体活動は，生活の自立を意味する．健康で活動的な高齢者は，行動範囲も広く，人との交流も活発である．しかし，病気や退職などによって社会的活動や役割から遠のいた高齢者では，活動範囲も狭くなり人との交流の機会も少なくなってくる．このように，日常生活で身体活動を促進することは，高齢者の自主性や生きがいにもつながり，QOL の向上に役立つ．

❸ 高齢者に適した運動とは

健康づくりを目的とする場合には，身体へ過度の負担がかからないように，安全性を第一に考慮した運動であることが重要である．すなわち，有酸素運動（エアロビクス）とよばれるもので，身体全体を動かし，身体に必要なエネルギーを酸素によって燃焼させる運動である．これには，歩行，ジョギング，水泳などが該当する．なかでも歩行（ウォーキング）は，いつでもどこでも，特別な設備などを必要としないで行うことができ，高齢者自身が体力に応じて加減できることからも，手軽な運動といえる．また，最近流行している呼吸法やストレッチなどの要素を取り入れた高齢者体操も，硬くなった筋肉や骨・関節の可動性を高めるうえで望ましい運動といえる．

一般的な高齢者の運動の目安は，表6-6-7のようになるが，これはあくまでも目安であることを十分考慮に入れて，活用することが大切である．

❹ 活動への援助

看護職者がコミュニティーで広い意味での活動の援助にかかわる場面として，次のようなものがある．

〔1〕運動指導

地域の中高年を対象に，健康づくりの一環で市町村の保健センターなどで運動指導や体力づくりの教室が開催される．既成の老人クラブにアプローチしたり，特定の教室を開設してそこに希望者が集まってくる場合もある．

高齢者の運動処方に関しては，循環器疾患や骨関節障害に対する安全性を配慮すべきであり，運動強度が高めのスポーツを行う場合には事前に問診や血圧，心電図測定など基本的なメディカルチェックを行っておくことが望ましい．運動量は運動強度・運動時間・運動頻度から構成されるが，高齢者の場合，運動強度は低くして，頻度と時間を長くするのがより効果的で安全である．個人の運動処方においては体力や運動習慣に個人差が大きいので，可能なら専門家にアドバイスを受けられるようにする．高齢者に適した運動としては有酸素運動があげられる．この運動の基本は歩行である．1回10〜30分程度を1日2〜3回，週に3〜5回でも効果があるといわれている．その他の高齢者向け有酸素運動には，ジョギング，自転車ペダリング，水泳，ダンスや民

VI 健康的で尊厳ある暮らしに向けて　　**229**

表6-6-7　一般的な高齢者の運動の目安

A．運動強度
　　　最大酸素摂取量の40〜60%

B．1回の運動持続時間
　　　10分以上

C．運動頻度
　　　原則として毎日行う

D．1週間の合計運動時間
　　　140分

謡の踊りなどがある．

最近の高齢者の運動指導では，有酸素運動のほかに上下肢および体幹の大きな筋肉の**筋力増強訓練**が推奨されている．筋力増強訓練は骨を強くし，筋肉の萎縮や関節硬化，平衡感覚の改善により転倒を予防する効果も期待される．運動を実施する際には，血圧や脈拍が定常状態に達するのに時間がかかるので，ウォーミングアップとクールダウンの時間を成人よりも長くとるようにする．

〔2〕デイケア，デイサービスにおけるアクティビティケア

（1）アクティビティケアとは

デイサービスやデイケアでは，利用者に対して，体操，機能訓練，ゲーム，レクリエーションとよばれるさまざまな活動プログラムを提供している．これらのプログラムは，利用者が楽しみながら参加し，他の利用者と交わることを通して，生活全体を活性化するために行われるものであり，これらの目的で行われる諸活動の全体を**アクティビティケア**とよんでいる．身体活動だけでなく，心身のリラックスをはかる休養もアクティビティケア（アクティビティサービス）の一つとしてとらえている．

（2）アクティビティケアの選択

アクティビティケアは用意されたメニュー（種目）を通して提供される．多くは集団活動という形で提供されるが，基本的には利用者個々の状態に応じたメニューが提供される必要がある．それには，個人の性格や行動特性，趣味を含む生活歴や家族状況，家庭での生活状況，現在の身体的状況や精神・心理的状態，さらにADLの状態が事前に把握され，それにもとづいた個別の目標が設定され，目標を達成するためのメニューが選択される．

また，メニューを提供するにあたって重要なことは，そのメニューが利用者にとって参加しやすく，また**参加の動機づけ**がしやすいものでなければならないということである．参加しやすさという点では，個々の身体的・精神的な能力に応じてメニューを提供する必要がある．ただし，そのメニューを完全に遂行できる人だけを参加させるということでなく，すべての動作が行えない場合でも，その人のできる範囲で動作を行ってもらったり，一部を手助けして，しかも全体としては参加していると感じられるように配慮することが大切である．

動機づけとして何よりもすぐれているのは**楽しさ**であり，メニューそのものが楽しく行えるよ

うに工夫していくことが大切である．また，これらの活動をグループとして行うことも動機づけとして重要である．これらのサービスを利用する人は，多かれ少なかれ閉じこもりがちであることから，グループ活動を通して仲間づくりができるように支援する．

（3）アクティビティケアの展開

メニューは，そのなかにいくつかの段階をもつプログラムとして展開される．プログラムは，導入，展開，終了の3つの部分からなり，それぞれが重要な意味をもつ．あるゲームを想定してみると以下のようになる．

導入：導入はあいさつからはじまり，雰囲気づくり，活動の目的・方法・ルールの説明が入り，動機づけの部分となる．

展開：展開はゲームそのものを行い，進行させていく部分である．常に参加者の状態に気を配っていく必要があり，声かけ，励まし，援助を通して円滑に進行するよう配慮していく．

終了：終了はゲームへ参加したことの満足感や充実感を確認する機能をもつ．チームでの対抗戦ではチームメンバーの連帯感を育む効果もあり，結果の発表とともに，利用者の感想や意見を活発に発表してもらうようにする．

これらの段階を円滑に進めていくには，進行係を決めてプログラムをリードしていくようにする．他のスタッフも参加グループに入って個々に気を配り，励ましたり，ときには参加者の補佐役にまわったりする．また全体を盛り上げることに協力していく．

〔3〕在宅療養における身体活動

援助の方向性として，高齢者の生活空間を広げながら日常の基本動作の自立をはかるようにすることが大切である．高齢者は筋力低下により，室内においてもつまずいたり，転倒するなどの危険性があるので，移動時にはあわてず行動したり，ベッドや階段の昇降の際にはさくや物につかまるなど，日常の動作において自覚的行動がとれるようにする必要がある．また，生活のメリハリをつけるように，日，週，月，季節，年の単位で生活リズムをつくるようにする．

これらの目的を達成する手段の一つにデイケアやデイサービスの利用があげられる．また，生活のなかに楽しみや励みとなることを見いだすことが大切である．直接，それらの希望についてたずねたり，これまでの趣味や経験を生かして行えることはないか一緒に考え，現状と先の見通しを判断しながら望みを達成できるように支援していく．特に，手芸や園芸，家事など何らかの作業を一緒に行い完成させることは高齢者の大きな励みとなる．訪問看護においては，これらの作業にじっくり付き合うことに限りがあるが，家族にアドバイスしたり作業療法士やホームヘルパーなどと連携をもって支援していくようにする．

〔4〕援助のポイント

高齢者の活動への援助にあたっては，身体への負担度を最小限にして，効果は最大限に得られるように下記のようなことを考慮して行うことが大切である．

（1）安全性への配慮

高齢者は呼吸・循環系機能など身体の予備力が低下していたり，貧血など潜在的な疾患のあることを常に頭においておく必要がある．そのため，高齢者の健康状態，既往疾患の有無，日頃の体調，日常生活での活動量などを十分把握しておく．また，医師による健康診断を受けておくよう指導することも大切である．

（2）個別性への配慮

高齢者では同じ年齢であっても個人差が大きいことが特徴である．このことは，山登りをするような活動的な高齢者もいれば，反対に家に閉じこもりがちで，あまり活動的でない高齢者もいるように，身体機能における差異だけでなく，個々人の活動に対する考え，好みの違いにもよる．したがって，援助にあたっては，個人に関する情報を十分考慮して，運動の種類や実施時間，頻度，実施方法を決定する必要がある．

（3）異常時の対処方法

高齢者の運動中には外傷や骨折などのように思わぬ事故や，冠動脈疾患，脳血管性疾患による突然死などの危険に遭遇することがよくあるので，日頃からあわてないように十分注意をしておく必要がある．

運動に伴う身体への負担度は，脈拍数の変動や疲労感などを目安にするとよい．心拍数は，運動強度，心臓の酸素消費量との相関が高いことから，身体への負担度や危険性を知るうえで有効である．例えば，60 〜 69 歳の高齢者が最大酸素摂取量の 40％相当の運動を行うと想定した場合，予測心拍数は 103 拍 / 分となり，50％程度の運動強度では 113 拍 / 分，60％程度の運動強度では 122 拍 / 分の心拍数が予測される．さらに，70 〜 79 歳の高齢者では，40％相当の運動強度では予測心拍数は 99 拍 / 分で，50％相当の運動強度では 108 拍 / 分，60％程度の運動強度では 116 拍 / 分の心拍数が予測されている．そこで，高齢者や家族には正しい脈拍測定の仕方を指導しておくことが大切である．

また，運動中に体調の変化を自覚した場合には，休息をしたり，運動を中止する必要のあることを高齢者とその家族に指導しておく．また，運動後の疲労感が数時間以上も残るようであれば，それは過剰と判断できるので，高齢者には自己の体調の変化や自覚的症状に注意を払うように指導をしておくことも重要である．

（4）楽しく，慣れ親しむことへの配慮

高齢者にとって運動は，生活の一部分として，慣れ親しんで行うことが大切である．最近の健康ブームのなかでは，運動さえすれば健康が維持できるかのような傾向がみられるが，高齢者が楽しみながら心身の活性化をはかれるように，遊びの要素を取り入れるなどの工夫が必要である．体力的に強い高齢者では，ゲートボール，ゴルフなどは仲間との交流もでき，好ましい種目といえる．

（5）運動継続への指導

運動は一度に多く長時間行うよりも，同じ運動量であれば，何回かに分けて継続して行うことがより効果的であることを説明し，理解してもらうことが大切である．

5 高齢者にとっての休息とは

生きているということは活動を意味するが，いくら健康な人であっても休息をとらずに活動し続けることは不可能である．そのため，人は休息をとって活動で生じた心身の疲労を回復し，さらに活動に必要なエネルギーをたくわえて，明日への活力の再生産を行っている．

高齢者は加齢現象に伴って身体の予備力が低下しているので，日常生活において無理な活動をすると疲労が蓄積し，回復にも影響を及ぼすことになる．

睡眠は最も効果的な休息状態であるといわれているが，高齢者のなかには睡眠不足を始めとし

て，何らかの睡眠障害を自覚している高齢者が多い．こうした状態は，活動へのエネルギーの充足が不十分となるばかりでなく，健康を阻害したり疾病を生じることにもなる．したがって，高齢者が健康生活を維持するうえでは，活動と休息のリズムを生活のなかでバランスよく調整して，適切な休息をとることが重要である．

❻ 休息に関する基本

　高齢者にとって適切な休息とは，一体どのような状態をいうのであろうか．

　休息とは，単に身体活動を休止している静的状態をさすものではない．もっとも適切な休息とは，休息をすることにより，身体的，精神的，社会的にポジティブな効果が得られる状態でなければならない．すなわち，身体面では疲労感や倦怠感が軽減され，身体の違和感，体調不良などが自覚されない状態である．精神面では緊張状態から解放され，身体の軽やかさ，心地よさが感じられるような状態といえる．社会的側面では，生活の充足感が知覚され，自分らしくふるまえたり，活動への意欲が増すような状態をさしている．

　睡眠については，朝の目覚めがスッキリしていて心地よく，ある種の充足感，満足感が感じられる状態である．こうした状態を一言で表現すると，心身ともに癒された状態ということができる．

❼ 休息への援助

　高齢者が日常生活のなかでとる休息には，活動と活動の合い間にとるような場合と，1日の生活時間の約3分の1を占める睡眠とがある．

　実際に援助をするにあたってのポイントを以下に述べる．

〔1〕活動と休息のリズム調整

　高齢者の生活リズムは，それまでの生活習慣，仕事・社会的役割の有無などによって影響を受けるので，きわめて個別的で多様性が認められる．したがって，この活動と休息のバランスを調整するには，一人ひとりの高齢者の生活特性を考慮してかかわることが大切である．例えば，社会的活動や仕事に従事している活動的な高齢者であっても，活動の合間の軽い休息や午睡は必要であり，うまく休息をとることによって気分転換や心身のリフレッシュをはかることができる．しかし，「健康を維持するためには，1日最低何時間の睡眠や休息をとらなければならない」というように，看護職者の画一的，押しつけ的な対応にならないように注意する必要がある．

〔2〕環境の調整

　疲れたときには高齢者が，いつでもどこででも休息がとれるように環境を整えることが大切である．家庭では休みたいときに自由に臥位姿勢をとることができるが，施設を利用したり，大勢の人たちと活動を行っている高齢者の場合には，休みたいと思っていても周囲に気を使ってがまんしたり，無理をする傾向がみられる．そこで高齢者がよく利用する施設や場所では，高齢者が気軽に休息がとれるようにくつろげるスペースを設けたり，座り心地のよい長椅子や肘かけ椅子などを置くといった配慮が必要である．

〔3〕 安楽な姿勢・体位の工夫

　高齢者のなかには，関節の拘縮や変形をきたしている場合があるので，個人の体の状態を十分把握しておく必要がある．また，長時間，同一姿勢をとらせないように工夫したり，クッションや枕などをうまく活用することも効果的である．

〔4〕 快適な睡眠への援助

　睡眠のとり方や睡眠パターンは，高齢者の長い生活歴のなかで形成されてきたものであり，個別性が大きい．しかし，一般的な高齢者の睡眠は，眠りが浅く（浅眠），いったん眠りに入っても睡眠の途中で目が覚めたり（中途覚醒），早く目が覚める（早期覚醒）などの特徴がみられる．そのため，健康な高齢者であっても睡眠に対する不満や睡眠不足による訴えは多い．
　快い睡眠をもたらす要因は，表6-6-8のようにさまざまな因子の関与が考えられるが，加齢に伴う睡眠パターンの変化に対しても，適切な援助によって快い眠りをもたらすことは可能である．

表 6-6-8　快い睡眠をもたらす因子

身体的要因	①適度な疲労感がある ②入眠を妨げる因子がない 　・足や身体に冷感がないこと 　・空腹感，満腹感がないこと ③身体症状や身体的異常がない 　・発熱，疼痛，倦怠感などがないこと
精神的要因	①不安，悩み，心配事がない ②リラックス状態にある
環境要因	①寝室の条件 　・慣れた，落ち着ける場所であること 　・騒音がなく，静かであること 　・適度な暗さがあること 　・プライバシーが守れること ②温湿度条件 　・適度な温湿度が保たれていること ③物的条件 　・使い慣れた寝具類であること 　・着慣れた，身体のサイズに合ったパジャマ，寝巻きの着用
生活要因	①生活リズムに乱れがない 　・いつもと同じ時刻に就寝，起床ができること ②いつもと同じ日中の活動量がある ③就寝前に行う生活習慣が守られる 　・少量の寝酒，温かい飲み物の摂取 　・気軽な読書，音楽を聴くこと 　・家族との談笑

234　第6章　老年看護の対象とのかかわり

　快い眠りは，日中の適度な活動による疲労によってもたらされるので，日常生活で活動量の少ない高齢者には，軽い体操などの活動を促してみるのも効果的である．また，不眠を訴える高齢者のなかには，睡眠不足は健康によくないとの思いがあり，そのことが不安や心配を助長している場合がある．また，無理に眠ろうとすることによって，睡眠を意識させることになり，睡眠障害をきたすなどの悪循環をもたらしていることもある．

　高齢者固有の睡眠パターンや生活背景を理解して，安楽な睡眠が得られるように援助することが大切である．

〔5〕気分転換の指導

　日常生活のなかでは，身体面での休息は考慮されていても，精神・心理面への配慮は軽視されやすい．高齢者は人生を達観しているように受けとられがちであるが，急速に変化をしていく現代社会のなかでは，高齢者もさまざまな精神的ストレスをもって生きていることを忘れてはならない．

　一般的に，多くの高齢者は，散歩や読書，音楽などのように自己の趣味や個人的な関心と結びついた方法を日常生活のなかに取り入れて気分転換や心身のリラックスをはかっている．ここでは，高齢者が一人で行えるリラクセーション方法の一つである自律訓練法について紹介する（表

表6-6-9　一人でできる自律訓練法

目的	心身の緊張を緩和させ，リラックス状態を得る．
準備	①静かで，落ち着ける場所を選ぶ． ②ベルト，ネクタイ，時計などをはずす． ③空腹時をさけ，排尿を済ませておく．
方法	①椅子に腰をかける．またはベッドか布団に仰臥位になる． ②軽く目を閉じて，全身の力を抜いて，深呼吸を2〜3回繰り返す． ③リラックスした状態をイメージして，気持ちを落ち着かせ，頭の中で「気持ちが落ち着いている」と繰り返す． ④気持ちが落ち着いたら，椅子の場合は両腕を膝か肘掛けの上に（仰臥位では，ベッドか布団の上に）のせ，肩，腕，手から力を抜く．そして自分のきき手に注意を集めて，頭の中で「右手が重たーい」と，ゆっくり繰り返しながら，実際にそう感じるように努める． ⑤実際に重たいと感じられるようになったら，反対側の手に移る． ⑥右足，左足も同じようにする． ⑦全行程が終わったら，両手の開閉運動を5〜6回，腕の屈伸運動を3〜4回行い，「打ち消し」の動作をする．深呼吸をしながら背伸びをして，目を開く．
実施上の留意点	①実施は，覚醒時，食後，就寝前に行うことが望ましい． ②練習は毎日同じ時間に，数分から数十分続け，少なくとも数カ月は継続して行う．

6-6-9). これは，自己暗示法を活用して，自ら身体の緊張状態を緩和し心身のリラックス状態を得ようとするものである．こうした方法を高齢者自身が積極的に習得して，より豊かに充足感のある生活を創造していくことは意義深いことである．

〔6〕社会的資源の活用

在宅ケアの場合，高齢者本人はもちろんであるが，介護に明け暮れている家族の QOL を向上させることも重要な目標である．そのためには，24 時間の生活リズムを整える援助とともに，週の日程にデイサービスや訪問看護，ホームヘルプサービスといった介護保険による在宅サービスやボランティアの援助を取り入れることによって生活のリズムをつくるようにする．月単位，あるいは年間計画でショートステイを利用するコーディネートが必要な場合もあるだろう．

[引用文献]
  1) 池上晴夫 (1990). 新版 運動処方. p. 219, 朝倉書店.

[参考文献]
  1. 日本医師会編 (1994). 健康運動のガイドライン. 医学書院.
  2. 江本愛子編著 (1995). 活動と休息：寝たきりにしない. 講談社.

第7章

老年期に特有な健康障害と看護

[学習目標]

1. 老年症候群を理解できる.
2. 高齢者によくみられる症状について，それぞれの定義とメカニズム，特徴，アセスメント，予防と看護を理解できる.
3. 高齢者に多い疾患について，それぞれの定義とメカニズム，特徴，アセスメント，予防と看護を理解できる.
4. 高齢者が遭遇する頻度が多い事故について，背景・要因，予防のためのアセスメントとケア，発生時のケアを理解できる.
5. 災害に被災した高齢者の健康課題と看護を理解できる.

I

老年症候群

① 老年症候群とは

　老年症候群（geriatric syndrome）とは，高齢者に多くみられ，医療だけでなく介護・看護が必要な症状や徴候の総称である[1]．高齢者に特有な病態状態として geriatric conditions とも表現される．代表的な症候としては，摂食・嚥下障害，失禁・頻尿，便秘，体重減少，貧血，めまい，歩行障害，転倒などがあげられる．老年症候群は，加齢による心身機能の低下や加齢に伴う疾患を背景に発症し，生活機能低下や QOL の低下を助長させる要因となっている．さらに，老年症候群の放置による機能低下は，健康寿命の短縮や要介護状態をまねきやすく，早期対応の重要性が認識されている．

　老年症候群に共通する特徴として，原因が多岐にわたること，慢性的な経過をたどること，高齢者の自立を著しく阻害すること，簡単には治療や対処法が見いだせないことなどがある[2]．

　1 人の高齢者がもつ老年症候群の数は年齢に比例して増加し，85 歳で平均 8 個以上が認められる．また，基本的日常生活機能（Barthel index）の低下した高齢者ほど老年症候群を多くもつことが確認されている[3]．

② 老年症候群の分類

　老年症候群は 50 以上の症候があるが，出現頻度には一定の特徴があり，大きく 3 つに分類される．①主に急性疾患に付随する症候で，若い人と同じくらいの頻度で起きるが，対処方法は若い人と違って工夫が必要な症候，②主に慢性疾患に付随して現れる症候で，65 歳以上の前期高齢者から徐々に増加する症候，③75 歳以上の後期高齢者から著明に増加する症候（廃用症候群）で，ADL の低下と密接な関連を持ち，対処として介護が重要な症候である．老年症候群は 75 歳以上とは限らないが，図 7-1-1 を見ると 75 歳以上から急増することがわかる．

③ 老年症候群の要因

　老年症候群は，多くの因子が複雑に絡み合って発症し，また，一連の時間的関連をもって連鎖反応的に生じている．転倒を例にすると，転倒は筋力低下や骨粗鬆症を基盤とすることが多いが，脳血管疾患，めまい，歩行障害，起立性低血圧，視力低下，認知症に伴う注意障害などのさまざまな要因が関与する[4]．そして転倒による骨折が生じると，歩行の不安定，再転倒への恐怖心から活動域が縮小し，それが食欲低下・低栄養，廃用による心身機能の低下をもたらし，寝たきり

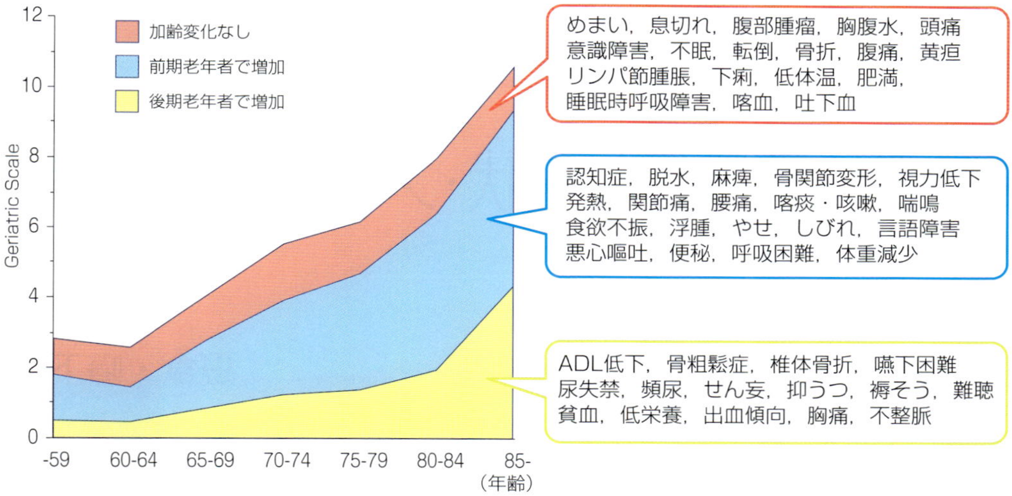
加齢変化なし
前期老年者で増加
後期老年者で増加
Geriatric Scale
12
10
8
6
4
2
0
-59
60-64
65-69
70-74
75-79
80-84
85-
(年齢)
めまい，息切れ，腹部腫瘤，胸腹水，頭痛
意識障害，不眠，転倒，骨折，腹痛，黄疸
リンパ節腫脹，下痢，低体温，肥満，
睡眠時呼吸障害，喀血，吐下血
認知症，脱水，麻痺，骨関節変形，視力低下
発熱，関節痛，腰痛，喀痰・咳嗽，喘鳴
食欲不振，浮腫，やせ，しびれ，言語障害
悪心嘔吐，便秘，呼吸困難，体重減少
ADL低下，骨粗鬆症，椎体骨折，嚥下困難
尿失禁，頻尿，せん妄，抑うつ，褥そう，難聴
貧血，低栄養，出血傾向，胸痛，不整脈

図7-1-1　3つの老年症候群

（鳥羽研二（1997）．施設介護の問題点．日本老年医学会雑誌，34（12），pp. 981-986 より転載）

や感染症といった悪循環の連鎖に至る．

また，加齢による身体生理機能の変化により薬物動態が変化し，若年者ではみられない薬物有害事象が発現して引き起こす薬剤起因性老年症候群も注目されている．老年症候群を引き起こす原因薬剤は抗精神薬が最も多く，抗精神薬は，せん妄，睡眠障害，尿失禁の症候に対し使用される頻度が高いことから高齢者に用いられやすい薬剤であるため注意が必要である．

[引用文献]

1）日本老年医学会編集，鳥羽研二（2013）．老年症候群 1. 老年症候群とは，老年医学系統講義テキスト，西村書店，pp. 92-95.

2）Tallis, R., Fillit, H., and Brocklehurst, J. C.（Eds.）（1998）．Brocklehurst's textbook of geriatric medicine and gerontology. 5th edition. Churchill Livingstone.

3）日本老年医学会編，鳥羽研二（2008）．高齢者に特有な症候 1. 老年症候群，老年医学テキスト，メジカルビュー社，pp. 66-71.

4）日本医師会編，神崎恒一（2009）．I. 高齢者診療にあたっての基礎知識　老年症候群とは，高齢者診療マニュアル，メジカルビュー社，pp. 28-29.

II 高齢者に特徴的な症状・メカニズムと看護

① 摂食・嚥下障害

1 定義とメカニズム

　摂食・嚥下とは，食べ物を認知して口腔内に取り込み，咽頭から食道を経て胃に至るまでの一連の過程をいう．摂食・嚥下障害は，この一連の過程のいずれかで障害が生じている状態を示し，高齢者は，加齢による機能の低下や疾患により支障をきたしやすい．

　Leopoldらは，摂食・嚥下の過程を食塊の位置から5期に分けており，臨床ではこの分類が広く用いられている．摂食・嚥下の5期とは，先行期（認知期），準備期（咀嚼期），口腔期，咽頭期，食道期のことである（図7-2-1）．

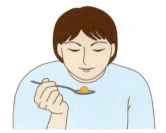

先行期（認知期）：食物であることを認知し，形態や量（硬さ，味，温度，匂い）から食べ方を判断して口に運び取り込む．

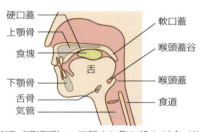

準備期（咀嚼期）：口腔内に取り込んだ食べ物を唾液と混ぜ込みながら咀嚼を行いペースト状にし，飲み込みやすい食塊を形成する．

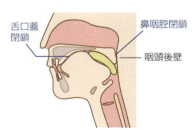

口腔期：食塊を舌中心部に集め咽頭へ送る．舌を硬口蓋に押し当て（舌口蓋閉鎖），軟口蓋と咽頭後壁を閉じる（鼻咽腔閉鎖）ことにより舌上にある食塊を咽頭へ送り出す．

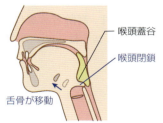

咽頭期：食塊を嚥下反射による嚥下関連筋群の協調運動で中咽頭から食道に送り込む．舌骨が前上方に動き喉頭が挙上し，喉頭蓋が反転して喉頭を閉じ（喉頭閉鎖），同時に食道口が拡大し食塊が食道へ送り込まれる．

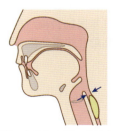

食道期：食道から胃へ食塊を送り込む蠕動運動の過程．

図7-2-1　摂食・嚥下メカニズム

❷ 高齢者の特徴

〔1〕加齢に伴う摂食・嚥下機能への影響

　高齢者は脳血管障害などの基礎疾患による影響，多種類の内服薬併用による影響，加齢に伴う機能低下による影響など摂食・嚥下機能低下を複合的にとらえることが必要である．

　老人会に所属する 65 歳以上の高齢者で「ご飯を食べてむせる」がよくある・時々あると回答したのは全体の 12.7％であり，年代別にみると，75 歳以上で 17.4％，85 歳以上で 22.0％と年齢を増すごとに増加している[1]．摂食・嚥下機能は加齢の影響により Leopold の 5 期各期で特徴的な様相を示し（表 7-2-1），むせ込むといった誤嚥へ直接的に影響をする咽頭期の障害については，特に留意が必要となる．咽頭期の嚥下反射は，通常，舌骨上筋群が収縮して舌骨は前上方に移動し，舌骨に連動して甲状軟骨が挙上，これと同時に喉頭の上方移動により喉頭蓋が喉頭を塞ぎ，食道上部括約筋が弛緩し食道入り口が拡大する．喉頭の位置が加齢により下降すると，喉頭の閉鎖不全が生じて誤嚥が起こりやすくなる．また，高齢者は嚥下と呼吸のリズムを崩して誤嚥が起こりやすい．正常な嚥下では，最大吸気から少し息を吐いて息を止めた状態（嚥下性無呼吸）で嚥下反射が起こり，嚥下終了後に残りの息を吐くといった一連の動きが付随運動で起こる．しかし，高齢者は嚥下圧が低下して嚥下時間が長期化したり，複数回嚥下が生じたりすると嚥下無呼吸後に吸気が生じやすく誤嚥を招く可能性が生じる[2]．

表 7-2-1　加齢に伴う摂食・嚥下機能への影響

摂食・嚥下過程の各期	加齢に伴う影響	高齢者の主な状態
先行期（認知期）	・手指の巧緻性の低下，脳血管障害後遺症により道具をうまく使えない ・脳血管障害や認知症などの疾患により，食べ物の認知ができない，空間無視，集中力の低下	・食べ物をうまく口に運べない ・食事を食べようとしない ・食事に集中しない，中断してその場を離れる
準備期（咀嚼期）	・歯牙の欠損，咀嚼筋低下による咀嚼力の低下 ・唾液分泌量の低下 ・舌と口腔周囲筋の低下により，滑らかな食塊が形成されにくく，食塊は舌上に集めにくくなる	・硬いものを残す ・咀嚼時間が長い ・口腔前庭に食物残渣が多くなる
口腔期	・下顎や舌の協調運動の低下により，食塊を咽頭に送り込む力が低下する	・なかなか飲み込めない ・上を向いて飲み込もうとする ・嚥下後に口腔内全体に食物残渣が残る
咽頭期	・嚥下反射の遅延 ・喉頭位置の下垂による喉頭閉鎖運動の遅延 ・舌口蓋閉鎖，鼻咽頭閉鎖，喉頭蓋閉鎖不全による嚥下圧の低下 ・嚥下時の呼吸型の変化による嚥下後の吸気	・むせ込み ・嚥下後の痰のからみ，声の変化 ・咽頭貯留音が確認される
食道期	・食道括約筋の弛緩や食道蠕動運動の低下による食物の残留や逆流が生じやすい ・逆流性食道炎への移行しやすい	・胸やけ，胸のつかえ感を訴える ・逆流や嘔吐物の誤嚥

〔2〕摂食・嚥下障害がおよぼす影響

高齢者の摂食・嚥下障害は，経口摂取量の減少による低栄養や脱水，窒息，誤嚥による誤嚥性肺炎などにより，生命に影響する症状移行に陥りやすい．

誤嚥は，嚥下前誤嚥，嚥下中誤嚥，嚥下後誤嚥の3つに分類される．嚥下前誤嚥は，口腔期から咽頭期に生じる誤嚥で，食塊が咽頭に送られ嚥下運動が開始される前に気管に流れ込む状態をいう．嚥下中誤嚥は，嚥下反射時に喉頭閉鎖ができずに食物などが気管に入り込む状態をいう．嚥下後誤嚥は，嚥下後に咽頭部に残留したものが気管に入る状態をいう．通常，誤嚥が生じた場合，咳嗽反射により誤嚥したものを排出するが（顕性誤嚥），嚥下機能障害が生じている高齢者の場合は，咳嗽反射が弱くなり，喉頭蓋谷や梨状陥凹の残留物が気管に流れ込み誤嚥しやすい．さらに，睡眠時に唾液や胃食道から逆流したものが，咳嗽反射がなく気管に入り込む不顕性誤嚥もある．高齢者は，このような顕性・不顕性誤嚥が生じやすく，肺炎原因菌の多くが口腔内常在菌であることが指摘されている[3]ことから，誤嚥による肺炎の危険性が高いことがわかる．

❸ アセスメントのポイント

高齢者自身が異変に気づかないことや飲み込みにくさを我慢したり，加齢によるものと思い込むことで嚥下機能低下を助長させる可能性がある．そのため，客観的な評価をすることが機能の維持向上および誤嚥や窒息の予防につながる．

〔1〕病歴や身体徴候

既往歴や現病歴で脳血管疾患の合併がないか，認知機能低下や食欲低下をもたらす基礎疾患がないか確認する．内服薬によっては嚥下機能を悪化させる副作用があり，抗不安薬，抗うつ薬，睡眠薬，抗けいれん薬などに注意が必要である．一方，嚥下機能を向上させる代表的な薬剤として，咳反射・嚥下反射を亢進するアンジオテンシン変換酵素（ACE）阻害薬がある．

〔2〕摂食・嚥下機能の客観的評価

（1）先行期（認知期）

覚醒状態が悪いと誤嚥リスクを高めるため，食前に意識レベルを評価し，覚醒状態であるか確認する．認知機能の低下がある場合は食べ物の認知ができるか，視力障害のある場合は，食べ物が見えているか確認する．また，脳血管障害による半側空間無視についても把握する．食事動作のアセスメントも重要であり，姿勢の保持に影響する麻痺や痺れ，筋力，関節可動域などを把握する．また，適切な食具選択のため，麻痺や手指の巧緻性，握力，上肢・肩の関節可動域などを評価する．要介護高齢者は，体力がなく疲れやすいことが，食事量減少をもたらしやすく，食前の活動量や体力についても確認する．

（2）準備期（咀嚼期）

食物を咀嚼して唾液と混ぜてペースト状にしたものを舌上に食塊形成する段階であり，舌運動と口唇閉鎖，頬筋が重要な役割を担う．舌運動は，タ行・カ行・ラ行の発音，舌の突き出し，上下左右運動により評価できる．タ行発音は上顎前歯部に舌先を接触させて発音し，カ行発音は奥舌で軟口蓋に接触させて発音，ラ行は舌を硬口蓋に接触させて巻き舌する動作であり，舌の動きが悪いと発音が不明瞭となる．口唇閉鎖は，パ行・マ行の発音ができるか否かで評価ができる．

頬筋力は，頬の膨らまし，へこまし運動ができるか否かで確認ができる．

(3) 口腔期・咽頭期

　口腔期では舌根の後方運動による舌口蓋閉鎖と鼻咽腔閉鎖により咽頭に食塊を送り込む．食塊は咽頭から喉頭蓋谷に流れ，喉蓋閉鎖により気道を閉鎖すると食道が拡大し，陰圧により食道へ流れ込む．舌口蓋閉鎖不全が生じると，食塊を口腔内に保持できずに咽頭に流れ込み，嚥下運動の前に気管に流れ込むことで，嚥下前にむせ込みが生じる嚥下前誤嚥が生じる．この喉頭蓋の閉鎖時には，甲状軟骨と舌骨の挙上を外観から観察することができるため，嚥下機能の客観的評価の一つとして反復唾液嚥下機能検査（RSST：repetitive saliva swallowing test）を用いた評価ができる（図7-2-2）．その他，嚥下機能の客観的評価方法として，水飲みテストやフードテスト，嚥下造影検査（VF：Video Fluoroscopic examination of swallowing），嚥下内視鏡検査（VE：Video Endoscopic of swallowing）などがある．鼻咽腔閉鎖不全では，食物が鼻腔内に逆流するため，食後の鼻汁があるか否かにより確認することができる．

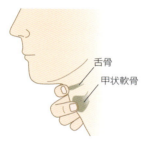

第2指で舌骨，第3指で甲状軟骨を触知し，30秒間に何回嚥下できるか評価する．嚥下時に舌骨が第2指をしっかりと越えたら1回と数える．
30秒以内に3回未満で異常とされる．

図7-2-2　反復唾液嚥下機能検査テスト

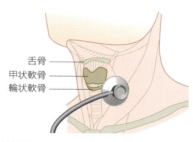

輪状軟骨直下気管外側の皮膚面に聴診器をあて，呼吸音，嚥下音を確認する．

図7-2-3　頸部聴診法

　咽頭期における嚥下障害を判定する比較的簡易な方法として，頸部聴診法がある．頸部聴診により，呼吸音の性状や嚥下音の長さなどを聴き，異常がある場合には，喘鳴や呼吸音で湿性音が確認される（図7-2-3）．

(4) 食道期

　食事後に食物や胃液の逆流を生じる場合があり，嘔気や嘔吐，胸やけの有無を確認する．

④ 予防と看護
〔1〕食時前のケア

(1) 姿勢の調整

　食事の基本姿勢は足底が着く肘掛け付きの椅子に深く座る．この時，足関節，膝関節，股関節

244 第7章 老年期に特有な健康障害と看護

すべてが90度となる座位（**90度座位**）で，食事中に少し前傾姿勢を保てる体位は食事動作がしやすくなる．嚥下時に顎を引いた頸部前屈となる姿勢が確保できると誤嚥の危険性が少ない．円背のある高齢者は，座高が低くなることからテーブル位置が高くなり食事動作がしにくくなるため，クッション等を用いて座位の安定を図り，テーブルの高さを調整する必要がある．座位保持が不安定である場合や嚥下障害のある場合は，リクライニング**30〜45度のファーラー位**で頸部前屈位の体位調整をすると食塊が食道に流れやすく，誤嚥を回避しやすい．

　食時前に姿勢調整や口腔・嚥下体操を行い機能向上に努めることや，覚醒の促しにより安全な食事摂取の準備をすることで誤嚥の予防となる．口腔内が乾燥している場合は，唾液腺（舌下腺，耳下腺，顎下腺）をマッサージすることで唾液分泌を促進する．食時前の口腔ケアは，口腔内を清潔にして細菌を減少させ誤嚥による感染発症の予防に効果的である．また，口腔内粘膜の刺激やマッサージにより唾液分泌を促し口腔内の自浄作用を高めるとともに，知覚刺激による覚醒を促したり，口腔周囲筋の機能回復を促したりする役割を果たす．

（2）環境調整

　嚥下障害のある高齢者には，食事に集中でき落ち着いて食べられる環境に調整する．嚥下時に話しかけると誤嚥を招きやすいため，会話のタイミングに注意が必要である．また，個人の機能にあった食具や食形態の選択，水分粘度調整も重要となる．食具は，食器が動かない滑り止め付き，スプーンですくいやすい皿，把持しやすい柄が太めのスプーン・フォーク，口の大きさに適した深さや大きさのスプーンなど，舌の動きや嚥下機能に合わせて選択する．食形態を嚥下機能に応じて選択する際には，摂食嚥下ピラミッドによる段階食を参考に検討することも有効である[4]．摂食嚥下ピラミッドは，レベル0摂食開始食の嚥下訓練ゼリーからミキサー食，粥食，軟菜食を経て，レベル5普通食の6段階に分類される．

〔2〕食事中のケア

　高齢者が自己摂取するときは，一口摂取量，食べ物を口に運ぶスピード，嚥下のタイミングなどを観察する．一口量が多くなると咽頭通過が困難となりやすく，一度に飲み込める適量を一口量として調整する．摂食を介助する場合は，個人にあった一口量を口に運び，嚥下を確認してから次の一口を運ぶ．嚥下後に頸部聴診を行い，咽頭貯留が確認された時には，一口に対し複数回の飲込み（複数回嚥下）や唾液の飲み込み（空嚥下）を促し，嚥下するときに顎を引き飲み込む（うなずき嚥下）方法が効果的である．また，片麻痺のある場合は麻痺側からの誤嚥が生じやすいため，嚥下時に麻痺側に首を回旋して健側での嚥下を促す（横向き嚥下）方法を用いるのもよい．誤嚥の予防をしてもむせ込みが起ることもある．むせ込みは，気管に入りかけた物を吐き出そうとする防御反応であるため，むせ込みが落ち着くまで見守り，呼吸リズムが整ったのを確認して食事を再開する．むせ込み後に呼吸リズムの乱れや顔色の悪さが継続している場合は食事を中断する．

〔3〕食後のケア

　食後は，口腔ケアにより食物残渣を取り除き，口腔内の細菌数を減少させることで不顕性誤嚥の危険性を低下させる．口腔内細菌の塊であるバイオフィルムは，歯ブラシによるブラッシングがフィルム破壊に有効であり，磨き残しの口腔ケアにより口腔内の清潔を保つことが重要である．食後すぐの臥床は，胃食道からの逆流による誤嚥を助長するため，食後30分程度は臥床しないよ

うに指導する.

[引用文献]

1) 鎌倉やよい, 藤本保志, 深田順子（2000）. 嚥下障害ナーシング：フィジカルアセスメントから嚥下訓練へ. 医学書院, pp.42-43.
2) 鎌倉やよい, 深田順子（2006）. 高齢者総合機能評価：摂食・嚥下機能アセスメント. 臨床看護, 32（4）, p.607.
3) 福泉隆喜, 西原達次（2010）. 感染症：口腔内細菌に起因する要介護高齢者の誤嚥性肺炎. Progress in Medicine, 30（11）, pp.39-42.
4) 栢下淳編著（2013）. 嚥下食ピラミッドによるレベル別市販食品 250 第 2 版. 医歯薬出版.

[参考文献]

1. 向井美惠（2003）. 向井美惠, 鎌倉やよい編, 摂食・嚥下障害の理解とケア. 学習研究社, p.7.
2. 才藤栄一, 植田耕一郎監修（2016）. 摂食嚥下リハビリテーション第 3 版. 医歯薬出版.
3. 市村久美子（2010）. 実践事例満載で, よく身につくリハビリナースの摂食・嚥下障害看護：見方がわかれば, 援助が変わる！. リハビリナース,（19）, pp. 1-238.
4. 野原幹司編集（2011）. 認知症患者の摂食・嚥下リハビリテーション. 南山堂.

② 排尿障害

① 定義とメカニズム

　腎臓でつくられた尿は尿管を通って膀胱に運ばれ, 排尿筋の弛緩と尿道括約筋の収縮によってためられる. 正常な排尿では, 膀胱体部に尿が約 150 〜 200mL たまると最初の尿意を感じるが, 通常 400mL 程度まで尿をためることができる. 尿意の伝達によって排尿中枢が興奮することで排尿筋の収縮と尿道括約筋の弛緩をきたし, 尿が排出される. これらの正常な排尿の過程が疾患や加齢性変化等の原因によって障害されると排尿障害を招く.

　近年, 学術分野では膀胱に尿をためられないことを蓄尿障害, 膀胱から尿を排出できないことを排出（排尿）障害と分けるようになりつつある. しかし, 老年看護学領域の看護職は, 高齢者本人や家族はもちろん介護職等の医療職以外の多職種と協働して排尿に関連する問題に取り組むことが求められる. そのため, 本項では高齢者ケア現場で広く用いられている「膀胱に尿をため, 排出する過程で生じる障害」という意味で排尿障害を使用し, 学術分野で称される蓄尿障害と排出（排尿）障害の両者を含むこととする.

　高齢者に多い排尿障害として尿失禁と過活動膀胱があげられる.

　尿失禁は不随意に尿が排出される状態であり, 腹圧性尿失禁, 切迫性尿失禁, 混合性尿失禁, 溢流性尿失禁, 機能性尿失禁がある（表 7-2-2）.

　過活動膀胱は, 尿意切迫感を主体とした症状症候群であり, 頻尿や切迫性尿失禁を伴うことがある. 尿が膀胱内に十分にたまる前に排尿筋が収縮し, 急に尿意切迫感が生じるので, 日常生活において尿漏れをしてしまうのではないかと不安を抱きやすい. 高齢者が過活動膀胱になると尿

246 第7章 老年期に特有な健康障害と看護

表 7-2-2 尿失禁の種類

腹圧性尿失禁	咳やくしゃみをしたり，重いものを持ったりして腹圧が上昇したときに不随意に生じる尿漏れ．加齢や出産等による骨盤底筋群の脆弱化が要因となることが多い．
切迫性尿失禁	我慢できない強い尿意の発生と同時に不随意に生じる尿漏れ．尿意を感じてからトイレに移動する間も我慢できずに尿が漏れる．中枢神経系の疾患を有する高齢者に多い．
混合性尿失禁	我慢できない強い尿意の発生時だけではなく，くしゃみなど腹圧の上昇時にも不随意に生じる尿漏れ．
溢流性尿失禁	尿を排出することができず，膀胱内に充満した尿が膀胱容量を超えてあふれるように生じる尿道からの尿漏れ．前立腺肥大を有する高齢者に多い．
機能性尿失禁	認知機能低下，身体機能低下等によってトイレの場所が分からなかったり，トイレへの移動が間に合わなかったりして生じる尿漏れ．

表 7-2-3 過活動膀胱症状質問票（Overacitve Bladder Symptom Score：OABSS）

以下の症状がどれくらいの頻度でありましたか．この1週間のあなたの状態にもっとも近いものをひとつだけ選んで，点数の数字を○で囲んでください．

質問	症状	頻度	点数
1	朝起きた時から夜寝る時までに，何回くらい尿をしましたか	0	7 回以下
		1	8〜14 回
		2	15 回以上
2	夜寝てから朝起きるまでに，何回くらい尿をするために起きましたか	0	0 回
		1	1 回
		2	2 回
		3	3 回以上
3	急に尿がしたくなり，我慢が難しいことがありましたか	0	なし
		1	週に 1 回より少ない
		2	週に 1 回以上
		3	1 日 1 回くらい
		4	1 日 2〜4 回
		5	1 日 5 回以上
4	急に尿がしたくなり，我慢できずに尿をもらすことがありましたか	0	なし
		1	週に 1 回より少ない
		2	週に 1 回以上
		3	1 日 1 回くらい
		4	1 日 2〜4 回
		5	1 日 5 回以上
合計点数			点

過活動膀胱の診断基準　　尿意切迫感スコア（質問3）が2点以上かつOABSS合計スコアが3点以上

過活動膀胱の重症度判定　　OABSS合計スコア
　　　　　　　　　　　　　　軽症：5点以下
　　　　　　　　　　　　　　中等症：6〜11点
　　　　　　　　　　　　　　重症：12点以上

（日本排尿機能学会過活動膀胱ガイドライン作成委員会編（2015）．過活動膀胱診療ガイドライン 第2版．p.105，リッチヒルメディカルより転載）

Ⅱ　高齢者に特徴的な症状・メカニズムと看護　　**247**

表 7-2-4　下部尿路症状

蓄尿症状：膀胱蓄尿相にみられる症状で，昼間頻尿と夜間頻尿も含む
　昼間頻尿：日中の排尿回数が多すぎるという患者の愁訴である
　夜間頻尿：夜間に排尿のために 1 回以上起きなければならないという愁訴である
　尿意切迫感：急に起こる，抑えられないような強い尿意で我慢することが困難である

排尿症状：排尿相にみられる症状
　尿勢低下：尿の勢いが弱いという愁訴であり，通常は，以前の状態あるいは他人との比較
　　　　　　による
　尿線途絶：尿線が排尿中に 1 回以上途切れるという愁訴である
　腹圧排尿：排尿の開始，尿線の維持または改善のために力を要するという愁訴である
　排尿遅延：排尿開始が困難で，排尿準備ができてから排尿開始までに時間がかかるという
　　　　　　愁訴である
　終末滴下：排尿の終了が延長し，尿が滴下する程度まで尿量が低下するという愁訴である

排尿後症状：排尿直後にみられる症状
　残尿感：排尿後に完全に膀胱が空になっていない感じがするという愁訴である
　排尿後尿滴下：排尿直後に不随意的に尿が出てくるという愁訴である（男性は，便器から
　　　　　　　　離れた後，女性は立ち上がった後のことを意味する）

（本間之夫，西沢理，山口脩（2003）．下部尿路機能に関する用語基準：国際禁制学会標準化部会報告．日本排尿機能学会誌，14（2），pp.278-289 をもとに作成）

漏れの不安から，外出を控える等の生活行動を狭めることにつながりやすい．過活動膀胱は，過活動膀胱症状質問票（Overacitve Bladder Symptom Score：OABSS）（表 7-2-3）の質問 3 の尿意切迫感スコアが 2 点以上でかつ過活動膀胱症状質問票の合計点が 3 点以上で診断され，合計点 5 点以下を軽症，6-11 点を中等症，12 点以上は重症に分類される[1]．

　国際禁制学会による用語基準には，排尿障害の定義が示されていないが，尿の排泄に関する症状として下部尿路症状という用語が使用されている．下部尿路症状には，蓄尿症状，排尿症状，排尿後症状がある．下部尿路症状の頻度，程度，影響について正確に把握することで，病態を正しく理解し，個々の高齢者にあったケアを提供することが可能になる．

　国際禁制学会標準化部会によれば，症状とは「ある疾患または状態の変化を主観的に示すものであり，患者またはパートナーによって認知される．これは医療の専門家への受診の動機となる」[2]と示されている．ただし，下部尿路症状は個人の主観で定性的であるともいわれ，下部尿路症状のみで診断をすることは一般的ではない．下部尿路症状がどのような原因で生じるかについては検査データや排尿日誌（排尿時間，1 回排尿量，失禁量，尿意，水分摂取量，その他の症状等について時系列で示したもの）等から総合的に判断する．症状に関する用語の定義を国際禁制学会標準化部会の報告[2]より引用し，表 7-2-4 に示す．

❷ 高齢者の特徴

　加齢に伴う泌尿器系の変化には，糸球体濾過率の低下，膀胱の伸縮力低下，尿道括約筋の収縮力低下等があげられる．男女別では男性が前立腺の肥大化，女性は骨盤底筋群の筋力低下がみられる．高齢者は泌尿器系の疾患に加えて，脳血管疾患やパーキンソン病等の神経系の疾患に罹患

248　第7章　老年期に特有な健康障害と看護

していることも多く，高齢者の排尿障害を招く原因は多様で複合的にならざるを得ない．下部尿路症状だけではなく，排尿に伴う動作（以下，排尿動作と略す）や認知機能等に関する情報も併せて収集することが必要である．また，高齢者は加齢に伴う膀胱の容量の低下に加えて，腎臓の働きが低下することで夜間に尿がつくられ，夜間頻尿を呈するようになる．夜間頻尿は，高齢者の睡眠を妨げ，生活の質を低下させたり，転倒の要因になったりする．

2016（平成28）年の国民生活基礎調査[3]によると，「尿失禁（尿がもれる）」の有訴者率（人口千対）は65歳以上が34.9，75歳以上が53.2，「尿が出にくい・排尿時痛い」の有訴者率は65歳以上が22.0，75歳以上が28.7，「頻尿（尿の出る回数が多い）」については65歳以上が76.1，75歳以上が98.2と報告され，加齢とともに下部尿路症状を呈する割合が上昇する傾向が示されている．また，日本排尿機能学会の大規模な疫学調査[4]では，排尿症状のQOLに対する影響に対して，「生活全般」と答えた回答割合が最も多く，日常生活への影響が大きいことが推測される．それにもかかわらず，同調査で受診しない理由について「困っていない」と回答する割合が最も高く，次に多い順に「歳をとれば当然」「病気ではない」「恥ずかしい」という回答であった．高齢者は，排尿障害の影響を生活全般で受けているものの，自分で処理したり，病気ではないと思ったりして受診しない可能性があると示唆される．また，あきらめや羞恥心のために行動を起こさない高齢者がいることを前提にして，看護職は高齢者の排尿障害を的確にアセスメントできる能力を身につけ，高齢者が適切なケアや治療を受けられるように支援する．

❸ アセスメントのポイント

排尿障害のアセスメントをするにあたり，まずデリケートな問題であることを念頭におき，高齢者の羞恥心やプライバシーに配慮することが重要である．症状等について聞く場合は大部屋等を避け，安心して話せる環境を整えてからこれまでの経験を聞きつつ，どのような状態になることを望んでいるかを確認する．排尿障害のアセスメントは，表7-2-5の情報を収集し，多様な情報を関連づけながら現在の状態と必要な援助について具体的に考えていく．

〔1〕身体的側面についてのアセスメント

身体的側面については，排尿の状態に加えて全身状態を把握することが必要である．高齢者は，尿失禁の中でも機能性尿失禁と診断されることが多いので，排尿動作の何ができて何ができないのかを明らかにし，排尿動作の自立に向けた援助を検討する．例えば，便器からの起居動作はできるが，ベッドからトイレまで移動できない場合，環境を調整してベッドサイドにポータブルトイレを設置したり，トレイまでの移動距離が短い部屋に移動させたりして高齢者本人が確実にできるように支援を具体化する．

〔2〕環境的側面についてのアセスメント

退院等に伴う生活の場の移行時は，環境的側面の見直しが重要である．例えば，高齢者が病院から退院して自宅に戻る際，病院の洋式便器では起居動作ができていたが，入院中に下肢筋力が低下して自宅の和式便器では起居動作ができなくなる場合がある．高齢者や家族の希望，経済状況を踏まえながら和式便器から洋式便器へ改修したり，補助便座を使用したりする必要性を検討し，高齢者の排尿動作の自立の観点から次の生活の場を整えていく．また，医療機関への入院や

Ⅱ　高齢者に特徴的な症状・メカニズムと看護　**249**

表7-2-5　排尿障害のアセスメントに必要な観察項目

身体的側面	全身状態：ADL，バイタルサイン，尿の性状（色，臭い，混濁，浮遊物），検査データ（尿検査，尿流量検査，残尿測定，血液検査）. ＊尿路感染を起こしていないかを把握する.
	排尿の状態：尿意，腹部膨満，尿意切迫感，排尿困難，排尿痛，腹痛，尿勢低下，尿勢分割／錯乱，尿線途絶，排尿腹圧，残尿感，排尿後滴下，尿漏れ，尿失禁，排尿量（　mL／回，　mL／日）排尿回数（　回／日，回／夜間），飲水量（　mL／回，　mL／日）. ＊排尿日誌等を用いて排尿パターンを把握する.
	排尿動作：尿意の知覚，ベッド等からトイレ・ポータブルトイレへの移動，衣服（下着を含む）の着脱，便器からの起居動作，後始末，トイレ・ポータブルトイレからベッド等の移動）. ＊排尿動作を把握する（トイレットペーパーをちぎる等の巧緻性を伴う動作も含む）.
	皮膚の状態：発赤，発疹，湿潤・乾燥の程度，表皮剝離，褥瘡. ＊皮膚障害（褥瘡等）を把握する.
環境的側面	入院等による変化，居室とトイレ間の距離・段差，照明，トイレの広さ・手すりの位置・高さ，便器（和式・洋式）・高さ，脱ぎ着しやすい衣類
社会的側面	家族・介護者との関係，他者との交流，排尿の状態による外出への影響，外出時の尿失禁等への対処方法.
心理的側面	排尿行動に対する意欲，抑うつ傾向，羞恥心，排尿障害に対する思い.
認知的側面	尿意の知覚，尿意の訴え，トイレの場所の認識・記憶，失認，失行.

　施設への入所等で生活の場が変化した場合，自立して排泄していた高齢者が環境になじめず，失禁することがある．数回の失禁で高齢者の排尿障害や排尿動作を判断せず，尿失禁を引き起こす可能性としてリロケーションダメージ，便秘，尿路感染症等を想定しながら，本来，何ができるのか，どのように環境を整えたらできるのかを検討する．

〔3〕心理的側面についてのアセスメント

　心理的側面については，「下の世話をされるようになったらおしまいだ」と思う高齢者は少なくなく，自分で何とかしなければと思い，人に言わないことがある．尿漏れがあっても受診せず，おむつをあててしのぐ高齢者もいるが，適切に対応しなければ尿路感染や皮膚障害につながる可能性がある．また，高齢者は尿意を感じてから排尿を我慢できる時間も短くなるため，失禁することを恐れて外出を控え，家にひきこもる可能性がある．排尿障害によって他者との交流が減っていないかを聞き，現在の対処が適切か，より適切な対処がないかを高齢者の希望を聞きながら高齢者とともに検討する．

　そのほかにも，排尿障害を引き起こす可能性がある泌尿器系の疾患（膀胱炎，膀胱がん，前立腺炎，前立腺肥大症，前立腺がん，尿道炎等）や，排尿動作に影響を及ぼす疾患（脳血管疾患，脳腫瘍，パーキンソン病等）の有無，排尿障害に影響する可能性のある薬剤の内服の有無を確認し，今後どのような治療やケアが必要かを多職種とともに明らかにする．

④ 予防と看護

〔1〕尿路感染症の予防

　高齢者は，感染防御機能の低下，泌尿器系疾患の罹患，排尿障害等のために尿路感染症を起こしやすい．尿失禁等でおむつを使用する高齢者は，もったいないからと長時間同じおむつを使用していることがあるので，尿路感染症予防のために定期的におむつを交換し，陰部を清潔に保持する．高齢者は，尿路感染症に罹患しても自覚症状が乏しかったり，いつものことと我慢したりして受診せず，尿路感染症の再燃を繰り返すことが懸念される．また，前立腺肥大症で残尿量が多くなると，尿路感染症を起こしやすくなるので，高齢者の訴え，下部尿路症状，排尿時・排尿後の様子を観察し，適切な治療を受けられるように支援する．

〔2〕便秘の予防

　高齢者は直腸に便が停滞することで，便塊が尿道を圧迫して尿もれや排尿困難を起こす場合がある．また，高齢女性で骨盤底筋群の脆弱化が著しい場合，便秘の怒責によって子宮脱を招く可能性がある．加齢に伴う変化，疾患や障害を考慮しつつ便秘を予防する食生活と運動習慣を実施できる体制を整える．

〔3〕脱水の予防

　高齢者は頻尿や失禁を避けようとして飲水を制限することがある．必要な水分摂取量を確保できないと脱水になるので，本人の生活リズムの中で飲水する機会を意図的につくるように支援する．ただし，夜間頻尿を呈する場合は，高齢者が安心して水分摂取できるように午後3時頃以降の飲水量を減らし，午前中にできるだけ水分を摂取するように工夫する．逆に，脱水予防のために多飲する高齢者がおり，頻尿等の症状を呈することがあるので，高齢者の1日の飲水量を確認し，高齢者の生活に合わせて水分摂取の量とタイミングを調整できるよう支援する．

〔4〕排尿誘導

　尿意の訴えがある場合はもちろん，訴えがない場合も高齢者のそわそわと落ち着かない様子やズボンのゴムを触る等の様子から排尿したいのではないかと推測し，個々の高齢者に特有な尿意のサインをつかんで排尿を誘導する．それと同時に，起床時や昼食後に排尿するなどの個々の排尿パターンを把握してトイレ誘導の時間を見計らって誘導することも必要である．また，排尿動作が億劫な高齢者には，脱ぎ着しやすい衣類を紹介して排尿動作の煩わしさを軽減し，排尿動作で衣服が汚れないようにして，自分で排尿しようとする意欲がもてるようにかかわる．

〔5〕骨盤底筋訓練

　骨盤底筋訓練は，骨盤底筋の緊張低下による腹圧性尿失禁に対して効果的である．座位を保持できれば，椅子に深く腰かけて，肛門と膣をきゅっと上に引っ張るような気持ちで締める．5秒間ぎゅっと締めてから力を抜いてリラックスし，骨盤底筋の収縮と弛緩を反復する．座位が保持できない場合は，仰臥位になって下肢を肩幅に開いて膝を立てた状態で同様に5秒間ぎゅっと締める．1セット約10回を1日に5〜6回程行うが，骨盤底筋訓練は継続することで効果が出るので，高齢者が日常生活の合間に実施できるように支援する．

[引用文献]
1) 日本排尿機能学会過活動膀胱診療ガイドライン作成委員会（2015）．過活動膀胱診療ガイドライン 第2版．リッチヒルメディカル，pp.102-122.
2) 本間之夫，西沢理，山口脩（2003）．下部尿路機能に関する用語基準：国際禁制学会標準化部会報告．日本排尿機能学会誌，14（2），pp.278-289.
3) 厚生労働省．平成28年国民生活基礎調査．厚生労働省ホームページ．
4) 本間之夫，柿崎秀宏，後藤百万ほか（2003）．排尿に関する疫学的研究．日本排尿機能学会誌，14（2），pp.266-277.

③ 排便障害

1 定義とメカニズム

排便障害には，主に便秘，下痢，便失禁がある．

便秘は，通常の排便回数が減り，排便困難や不完全な便の排出や，非常に硬い便の排出を伴う状態をいう．臨床では便秘を3日以上排便がない状態とする場合もあるが，排便周期は個人差が大きい．便秘の種類は代表的なものに**器質性便秘**と**機能性便秘**がある（表7-2-6）．器質性便秘は，炎症性腸疾患や大腸腫瘍といった疾患により，大腸が狭くなることによって生じる．機能性便秘は，消化管の機能によって生じる便秘で，原因によってさらに3つに分けられる．高齢者のほとん

表7-2-6　便秘の分類

便秘の種類		病態	主な原因
器質性便秘		大腸が狭くなり，通過障害が生じる	炎症性腸疾患，大腸腫瘍など
機能性便秘	弛緩性便秘	腸管運動の低下などの大腸の機能に関連して生じる	食事や運動の生活習慣など
	直腸性便秘	便意の鈍麻などの直腸の機能に関連して生じる	直腸壁の知覚障害，便意の我慢の習慣化，腹筋などの筋力低下など
	痙攣性便秘	腸のけいれんにより便が滞ることにより生じる	S状結腸のけいれん性収縮など

252　第7章　老年期に特有な健康障害と看護

の便秘が機能性便秘とされ，その中でも弛緩性便秘と直腸性便秘が多い．

　下痢は，軟らかい無形便の排出がみられる状態をいう．下痢の種類は，主に浸透圧性下痢，分泌性下痢，滲出性下痢，腸管運動異常性下痢の4つがある（表7-2-7）．とくに高齢者の場合は下剤の不適切な投与による浸透圧性下痢に注意が必要である．

　便失禁は，液状または固形の便が，社会的，衛生的に問題となる状況で不随意に漏れる状態をいう．便失禁は，便秘や下痢などと関連しておこる．便失禁の種類では，漏出性便失禁や切迫性便失禁，そして漏出性便失禁と切迫性便失禁の混合型が多い．さらに，高齢者では肛門括約筋収縮力の低下による腹圧性便失禁，直腸性便秘による溢流性便失禁や機能性便失禁の割合も増える（表7-2-8）．

　高齢者は複合的な排便障害がおこりやすい（図7-2-4）．寝たきりの高齢者に多い嵌入便は，直腸性便秘のひとつであり，直腸内で便がたまって大きな塊となった状態をいう．

❷ 高齢者の特徴

　高齢者は加齢に伴う変化により，排便障害になりやすい要因を数多くもっている．

　排便は食事との関連が強く，食事内容や食事量，食物の消化吸収機能による影響を受けやすい．食事では，高齢者は嚥下機能の低下や歯牙の欠損などにより，咀嚼力が低下する．また，唾液などの消化液の分泌が減少することによっても，消化機能の低下がおこる．家族・友人との死別による孤食や偏った食事などの食事スタイルも影響する．水分摂取では高齢者は渇中枢の感受性低下，トイレ移動の負担やトイレ介助に対する遠慮から摂取を控えることもあり，脱水になりやすい．

　さらに，排便習慣は活動状況や心理的影響，排泄環境などによってつくられる．加齢に伴う筋力低下や関節の異常は，排便動作や排便時の腹圧や姿勢にも影響を与える．また，直腸壁の知覚障害による便意の鈍麻，肛門括約筋の筋力低下がおこり，排便障害が生じやすい．身体機能の低下や退職などの社会的役割の喪失による活動量の低下，さらにストレスがあると自律神経の機能が低下して腸蠕動機能も低下する．高齢者の多くが複数の薬剤を使用しており，処方されている薬剤の副作用によって排便障害を招いていることもある．下剤の過剰使用による薬剤耐性も高齢者によくみられる．

❸ アセスメントのポイント

　まずは排便状況を把握するために，日々の便の性状や量，排便パターンなどの排便状態，腸蠕動，腹部膨満感や下腹部の膨隆などの腹部の状態，本人の苦痛や不快感，不安の観察を行っていく必要がある．便性状の表現ではブリストル便性状スケールがよく用いられる（図7-2-5）．排便量の表現では施設により表現が異なっており，施設内で共通認識がもてるようにする必要がある．排便量の表現例としては，付着程度，拇指頭大1個分，片手1杯より少ない，片手1杯以上，両手1杯以上，などがある．検査では，排便障害に応じて腹部X線検査，腹部超音波検査，大腸内視鏡検査，注腸X線検査，直腸診などが行われる．

　便秘や下痢，便失禁についても現在の状態を把握し，その状態を増長させている要因を的確にアセスメントすることが重要である．アセスメントでは排便状況の観察に加えて，疾患による排便障害の程度，身体機能，食事，運動などの生活習慣や生活環境，服薬状況，排便に対する理解や考えについて把握する必要がある．排便に対する本人の思いを大切にしながら，よりよい排便

表7-2-7 下痢の分類

下痢の種類	病態	主な原因
浸透圧性下痢	小腸で吸収されない高浸透圧物質により水の再吸収が阻害され，体液が腸管内へ移行することによって生じる	下剤の過剰使用，アルコール多飲など
分泌性下痢	毒素による小腸粘膜障害やホルモンの影響で，腸液が過剰に腸管内へ分泌されることによって生じる	黄色ブドウ球菌，病原性大腸菌など
滲出性下痢	腸粘膜の障害による腸管壁の透過性の亢進や吸収の障害によって生じる	細菌・ウイルス性腸炎，食事アレルギー性腸炎，炎症性腸疾患，悪性腫瘍など
腸管運動異常性下痢	腸管運動の亢進や低下による腸内細菌の異常な増殖，胆汁酸や脂肪酸の変性によって生じる	腸管運動亢進（甲状腺機能亢進症），腸管運動低下（糖尿病，アミロイドーシス），強皮症など

表7-2-8 便失禁の分類

便失禁の種類	病態	主な原因
漏出性便失禁	便意を伴わず，気づかないうちに便が漏れる	内肛門括約筋の損傷や機能の低下，内肛門括約筋の損傷，骨盤内臓神経の機能低下や損傷，直腸肛門感覚の低下など
切迫性便失禁	便意を感じるが，トイレまで我慢できずに便が漏れる	外肛門括約筋の損傷や機能低下，陰部神経の損傷や機能低下，直腸の貯留能の低下や進展性の低下など
腹圧性便失禁	腹部に力がかかった際に便が漏れる	外肛門括約筋の機能低下など
溢流性便失禁	便が溜まり，便が溢れ出る	直腸壁の知覚障害による便意の鈍麻，また神経障害がない場合でも便意の我慢が習慣化して，直腸内に便がたまることによるものなど
機能性便失禁	排便動作がうまくいかないことにより，便が漏れる	運動機能低下や認知症などの判断力の低下など

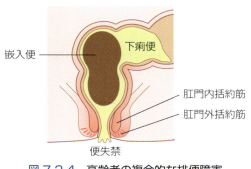

図7-2-4 高齢者の複合的な排便障害

嵌入便では排便がないことから，便を軟化させる機械性下剤や腸蠕動を亢進させる刺激性下剤が投与されることがある．しかし，下剤は直腸内には作用せず，大腸内の便に作用することにより浸透圧性下痢がおこり，肛門括約筋の弛緩などと合わさり，便失禁が生じる．

タイプ1	コロコロ便	硬くてコロコロした兎糞状の便
タイプ2	硬い便	ソーセージ状であるが硬い便
タイプ3	やや硬い便	表面にひび割れのあるソーセージ状の便
タイプ4	普通便	表面がなめらかで柔らかいソーセージ状，あるいは蛇のようなとぐろを巻く便
タイプ5	やや軟らかい便	水分が多く軟らかい便，はっきりとしたしわのある軟らかい半固形の便
タイプ6	泥状便	境界がほぐれて，ふにゃふにゃの不定形の小片便，泥状の便
タイプ7	水様便	水様で，固形物を含まない液体状の便

図7-2-5 ブリストル便性状スケール

254　第7章　老年期に特有な健康障害と看護

コントロールに向けて多角的な視点からアセスメントを行う.

④ 予防と看護

　排便障害の治療法は保存的療法から外科的療法まで幅広い. 改善困難な排便障害も多い中で, 高齢者には低侵襲の治療法から試みられる. そのため, 保存的治療である生活習慣の改善, 薬物での排便コントロールなどが主となる. 高齢者の特徴や状態に応じた適切なケアが望まれる.

〔1〕食事と水分摂取

　まず食事摂取できる姿勢や食事内容, 食事環境を整えていくことから始める必要がある. 食物の十分な咀嚼は消化液の分泌や腸管運動を促進させるため, 義歯の装着や口腔内保清などの口腔内環境を整えることも重要である. 食事内容では, 消化機能に応じた食事形態を選択し, 食物繊維などの便通をよくする食品や腸内細菌を整える食品を摂取できるようにする. 水分必要量は30mL/kg/日を目安とする. しかし, 高齢者は水分摂取を控える傾向や嚥下障害がある場合があるため, 本人の状態に適した水分摂取方法を工夫していく必要がある.

〔2〕運　動

　高齢者では活動量が低下することにより, 全身的な筋力の低下がおこる. 排便動作時に必要な筋力維持のためにも, 定期的な運動習慣を心がけられるようにする. また, 排便を促す際には, 腹部の血流をよくし, 腸蠕動を促進させる温罨法や腹部マッサージ, 腹筋を動かす体幹のねじりや股関節の曲げ伸ばしなどの運動を実行可能な方法で取り入れることが重要である.

〔3〕排便習慣と排泄環境

　排便は, 適度な硬さで, 本人が苦痛なく排泄できることが重要であり, その人にあった排便方法を検討する必要がある. 高齢者では排便を我慢する習慣がつくられやすいため, 便意を生じたタイミングでトイレへ行けるようにする. 規則的な排便習慣を意識し, 決まった時間にトイレに座る習慣をつけるなど工夫する. また, トイレ環境に不便や不安などを感じていないかを把握し, できるだけトイレで排泄できるように支援する. 排泄は羞恥心や遠慮を伴うため, トイレでの排泄ができれば本人の心理的な負担も減り, さらに座位の姿勢は腹圧がかけやすく, 身体的な負担も少ない. 状況に応じておむつやポータブルトイレの使用もやむ負えない状況もあるが, 本人の身体機能に合わせた排泄の自立は自尊心を尊重したケアにつながる.

〔4〕薬物の使用

　生活習慣の改善を行ったうえで, さらに排便コントロールが必要な場合には薬剤の使用を考えていく必要がある. 便秘に対しては, 便を軟化させる機械性下剤 (塩類下剤, 膨張性下剤) や腸に作用して腸蠕動などを亢進させる刺激性下剤 (アントラキノン系, ジフェニルメタン系) が使用される. 嵌入便に至る可能性がある直腸性便秘には, 刺激性下剤の中でも直接腸粘膜を刺激させる坐薬や浣腸, あるいは摘便を行う. アントラキノン系刺激性下剤の使用では, 薬剤の耐性ができて腸管運動の機能低下がおこりやすい. そのため, 薬剤による排便コントロールでは機械性下剤で調整し, 必要に応じて刺激性下剤の使用や量を検討していくことが望ましい.

〔5〕排便時のケア

　排便障害では，排便による皮膚への刺激により，皮膚トラブルがおこりやすい．また，排便時のにおいなどは本人の不快感と同時に，入院環境では周囲を不快にさせていないかと感じて，申し訳ない気持ちを抱きやすい．排便が心地よいものとなるように，排泄後は速やかに清潔を保つことができるようにケアを行い，皮膚の観察を行う．においに対しては換気や消臭剤を使用するなどして拡散を防ぎ，本人が気持ちよく排泄できるように努める．

[参考文献]
1. 徳井教孝, 三成由美 (2012). 便秘の定義と便秘体質. 中村学園大学薬膳科学研究所研究紀要, 5, pp.49-54.
2. 松枝啓 (1984). 下痢の病態生理：下痢の分類. medicina, 21 (8), pp. 1352-1355.
3. 日本大腸肛門病学会編集 (2017). 便失禁診療ガイドライン 2017 年版. 南江堂.
4. 中島紀惠子, 石垣和子監修 (2010). 高齢者の生活機能再獲得のためのケアプロトコール：連携と協働のために. 日本看護協会出版会, pp. 135-170.

低栄養

1 定義とメカニズム

　低栄養とは，その人に必要なエネルギー消費量に対して，食事摂取量の不足によって摂取エネルギー量が不足している身体状態である．

　高齢者の低栄養ではたんぱく質・エネルギー低栄養状態（protein-energy malnutrition：PEM）が問題となる．PEM とは，その人に必要な身体内のたんぱく質とエネルギー量が不足した状態をいう．

　PEM は 3 種類に分類される．食欲低下や摂食・嚥下障害などによる摂取エネルギー不足を主体とするマラスムス型，肝臓でのたんぱく質の合成量が低下することによるたんぱく質の不足を主体とするクワシオコル型，これらの混合型であるマラスムス・クワシオコル混合型である．高齢者にはマラスムス・クワシオコル混合型が多くみられる．

2 高齢者の特徴

　高齢者の低栄養は，加齢による要因，疾病要因，精神・心理的要因，社会的要因など，多くの要因がある（表 7-2-9）．

　低栄養状態は，脱水，褥瘡，誤嚥性肺炎，感染症などの合併症の発症リスクが高く，筋肉量低下，筋力低下，活動性低下が起こるサルコペニア（sarcopenia）の発症につながる．長期化することで ADL，QOL が低下し，さらに，低栄養状態が悪化し，さまざまな症状も悪化することになる．低栄養は，早期発見ならびに予防が重要である．

表 7-2-9　高齢者の低栄養の要因

- 加齢による要因：味覚・嗅覚の低下，義歯の問題，食欲低下，消化機能の低下など．
- 社会的要因：独居，貧困，介護・支援不足，社会的孤立など．
- 精神・心理的要因：抑うつ，認知症，孤独感など．
- 疾病要因：摂食・嚥下障害，臓器不全，炎症性疾患，悪性腫瘍，薬の副作用など．

❸ アセスメントのポイント

〔1〕栄養ケア・マネジメントシステム

　高齢者施設や医療機関での栄養管理は，個々人の栄養ケアを効率的に実施するための栄養ケア・マネジメント（nutrition care and management：NCM）のシステムで，多職種からなる栄養サポートチーム（nutrition support team：NST）によって行われる．NCM は，栄養スクリーニング，栄養アセスメント，栄養改善サービス計画（食事・栄養食事相談・多職種協働による課題の解決），実施・チェック，モニタリング，評価というプロセスで行われる（図 7-2-6）．

〔2〕栄養スクリーニング

　栄養ケアの対象となるかどうかを入院時や入所時に評価する栄養スクリーニングを実施する．このときに簡易的な評価ツールが用いられる場合がある．広く一般的に用いられている主観的包括的アセスメント「Subjective Global Assessment：SGA」（表 7-2-10）は，体重減少率，食物摂取状況，消化器症状，機能状態（移動性），疾患および栄養必要量との関連，身体所見（脂肪や浮腫など）から包括的に栄養状態を評価する．また，別の栄養スクリーニングツールとして，簡易栄養状態評価表「Mini Nutritional Assessment-Short Form：MNA®」（表 7-2-11）もある．これは，

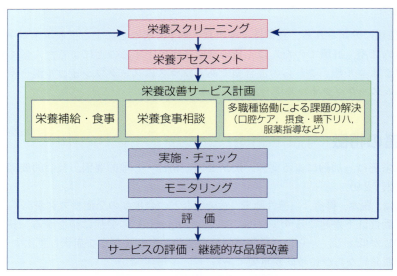

図 7-2-6　栄養ケア・マネジメントの構成要素：早期栄養ケアのためのシステム

（「介護予防マニュアル」分担研究班，杉山みち子（2009）．栄養改善マニュアル（改訂版）平成21年3月，p.8，厚生労働省ホームページより転載（厚生省老人保健事業推進等事業（1997）高齢者の栄養管理サービスに関する研究報告書を改変））

II 高齢者に特徴的な症状・メカニズムと看護 **257**

表7-2-10 Subjective Global Assessment (SGA)

A. 病歴
1. 体重変化
　　過去6カ月の体重減少：＿＿＿＿kg，減少率：＿＿＿＿％
　　過去2週間の体重変化：□増加　　□無変化　　□減少
2. 食物摂取変化（平常時との比較）
　　□変化なし
　　□変化あり：（期間）＿＿＿＿＿（月，週，日）
　　食事内容：□固形食　　　□完全液体食
　　　　　　　□低カロリー食　　□飢餓
3. 消化器症状（過去2週間持続している）
　　□なし　　□悪心　　□嘔吐　　□下痢　　□食欲不振
4. 機能性
　　□機能障害なし
　　□機能障害あり：（期間）＿＿＿＿＿（月，週，日）
　　タイプ：□制限ある労働　　□歩行可能　　□寝たきり
5. 疾患と栄養必要量
　　診断名：＿＿＿＿＿＿＿＿＿
　　代謝性ストレス：□なし　　□軽度
　　　　　　　　　　□中等度　　□高度
6. 疾患と栄養必要量
　　診断名：＿＿＿＿＿＿＿＿＿
　　代謝性ストレス：□なし　　□軽度
　　　　　　　　　　□中等度　　□高度

B. 身体
　（スコア：0＝正常；1＝軽度；2＝中等度；3＝高度）
　皮下脂肪の喪失（三頭筋，胸部）：＿＿＿＿＿＿
　筋肉喪失（四頭筋，三角筋）：＿＿＿＿＿＿
　くるぶし部浮腫：＿＿＿＿＿，
　仙骨浮腫：＿＿＿＿＿，腹水：＿＿＿＿＿

C. 主観的包括評価
　□栄養状態良好
　□中等度の栄養不良
　□高度の栄養不良

SGAの項目にない神経・精神的問題やBMI（または下腿ふくらはぎの周囲長による判断）が項目として含まれていることが特徴である.

〔3〕栄養アセスメント

　栄養スクリーニングのあとに，高齢者の低栄養状態の要因を検討するための栄養アセスメントを行う．栄養アセスメントは，高齢者の低栄養の要因の加齢による要因（味覚・嗅覚の低下，義歯の問題，食欲低下，消化機能の低下など），社会的要因（独居，貧困，介護・支援不足，社会的孤立など），精神・心理的要因（抑うつ，認知症，孤独感など），疾患要因（摂食・嚥下障害，臓器不全，炎症性疾患，悪性腫瘍，薬の副作用など）の有無を1つずつ確認する．栄養ケアが必要と判断された場合には，栄養改善計画に必要な認知機能の評価と，消化器疾患，骨粗鬆症，脂質・糖代謝異常の有無を把握する．また，たんぱく質栄養状態の評価では，血漿たんぱく質の血清ア

258　第7章　老年期に特有な健康障害と看護

表7-2-11　簡易栄養状態評価表

簡易栄養状態評価表
Mini Nutritional Assessment-Short Form
MNA®

Nestlé
Nutrition Institute

氏名：[　　　　　　　　　　　　]

性別：[　　] 年齢：[　　] 体重：[　　] kg 身長：[　　] cm 調査日：[　　　　]

下の□欄に適切な数値を記入し、それらを加算してスクリーニング値を算出する。

スクリーニング

A 過去3ヶ月間で食欲不振、消化器系の問題、そしゃく・嚥下困難などで食事量が減少しましたか？
0 = 著しい食事量の減少
1 = 中等度の食事量の減少
2 = 食事量の減少なし

□

B 過去3ヶ月間で体重の減少がありましたか？
0 = 3kg 以上の減少
1 = わからない
2 = 1〜3kg の減少
3 = 体重減少なし

□

C 自力で歩けますか？
0 = 寝たきりまたは車椅子を常時使用
1 = ベッドや車椅子を離れられるが、歩いて外出はできない
2 = 自由に歩いて外出できる

□

D 過去3ヶ月間で精神的ストレスや急性疾患を経験しましたか？
0 = はい　　　　2 = いいえ

□

E 神経・精神的問題の有無
0 = 強度認知症またはうつ状態
1 = 中程度の認知症
2 = 精神的問題なし

□

F1 BMI　体重(kg)÷[身長(m)]² □
0 = BMI が19 未満
1 = BMI が19 以上、21 未満
2 = BMI が21 以上、23 未満
3 = BMI が23 以上

□

BMI が測定できない方は、**F1** の代わりに **F2** に回答してください。
BMI が測定できる方は、**F1** のみに回答し、**F2** には記入しないでください。

F2 ふくらはぎの周囲長(cm) : CC
0 = 31cm未満
3 = 31cm以上

□

スクリーニング値
(最大：14ポイント)

□ □

保存します
印刷します
リセットします

12-14 ポイント： □　栄養状態良好
8-11 ポイント： □　低栄養のおそれあり (At risk)
0-7 ポイント： □　低栄養

Ref.　Vellas B, Villars H, Abellan G, et al. *Overview of the MNA® - Its History and Challenges.* J Nutr Health Aging 2006;10:456-465.
　　Rubenstein LZ, Harker JO, Salva A, Guigoz Y, Vellas B. *Screening for Undernutrition in Geriatric Practice: Developing the Short-Form Mini Nutritional Assessment (MNA-SF).* J. Geront 2001;56A: M366-377.
　　Guigoz Y. *The Mini-Nutritional Assessment (MNA®) Review of the Literature - What does it tell us?* J Nutr Health Aging 2006; 10:466-487.
　　Kaiser MJ, Bauer JM, Ramsch C, et al. *Validation of the Mini Nutritional Assessment Short-Form (MNA®-SF): A practical tool for identification of nutritional status.* J Nutr Health Aging 2009; 13:782-788.
　　® Société des Produits Nestlé, S.A., Vevey, Switzerland, Trademark Owners
　　© Nestlé, 1994, Revision 2009. N67200 12/99 10M
　　さらに詳しい情報をお知りになりたい方は、**www.mna-elderly.com** にアクセスしてください。

（Nestle Health Science より許可を得て転載）

Ⅱ　高齢者に特徴的な症状・メカニズムと看護　　**259**

ルブミンが重要な指標となっている．血清アルブミンは，他の血漿たんぱく質と比べ半減期が 17
〜 23 日と長く，正常範囲が 3.5 〜 5.0g/dL であり，3.5g/dL 未満になると PEM の中等度リスクと
判定される．血清アルブミンに比べて半減期が短いトランスフェリン（8 〜 10 日），プレアルブ
ミン（2 〜 3 日），レチノール結合たんぱく（0.4 〜 0.7 日）は急性期の状態や，在院日数の短い場
合にモニタリングする必要がある．

❹ 予防と看護

〔1〕栄養必要量の算定

　高齢者の個々の 1 日のエネルギー消費量（total energy expenditure：TEE）を推定し，栄養必
要量（糖質量，たんぱく質量，脂質量）を算定する．TEE は，基礎代謝基準値（kcal/kg 体重／日）×
参照体重（kg）× 身体活動レベルで算出する．基礎代謝基準値（kcal/kg 体重／日）を表 7-2-12 に，
身体活動レベルを表 7-2-13 に示す．

〔2〕栄養食事相談

　高齢者の栄養食事相談の目的は，その高齢者の生活全体の中で食生活に関する問題や課題とな
る状況を把握し，高齢者自身が望ましい食行動をとることができるように支援することである．
最終的な目標は，高齢者の自己実現を含めた QOL の向上・維持であり，そのために高齢者個人が
適切な食行動をとりながら心身のよりよい健康状態を目指せることである．
　栄養食事相談の対象は，高齢者自身の場合だけでなく家族の介護者の場合を含む．特に栄養食
事相談は，高齢者や家族との信頼関係に基づいたコミュニケーション技術が重要とされる．長年
の生活の中で習慣となった食行動は，個別性が高く，容易な変容は困難であることが多いため，
まずは食行動を含む食生活について傾聴によって共感的理解を示しながら信頼関係を構築するよ
うに心がける．そのうえで，栄養や食事の問題と課題を把握後には，望ましい食生活・食行動を
可能にする具体的な支援方法を高齢者や家族と一緒に検討する．その内容によっては，栄養食事
に関する専門家である管理栄養士と一緒に相談に乗ることが重要である．

〔3〕多職種協働による課題の解決

　低栄養状態にある高齢者は，脱水，褥瘡，誤嚥性肺炎などの合併症の発症リスクが高いため，
これらの合併症の予防や，低栄養状態の改善のために，多職種による栄養ケアが必要となる．低
栄養の要因となった疾病治療については，医学的観点からの医師が判断し，エネルギー代謝，消
化機能，摂食・嚥下機能，口腔機能，身体機能などの評価は，看護師だけではなく薬剤師，理学
療法士や作業療法士，言語聴覚士，歯科医師や歯科衛生士など多方面からのアプローチにより評
価し，個別のケアプランが実施される．管理栄養士は，栄養状態の総合評価とともに，摂食・嚥
下機能の状態に合わせ，高齢者の嗜好，栄養バランス，ならびに食形態を考慮した食事の提供を
行う．

〔4〕身体機能に応じた栄養ケア

（1）麻痺などがある場合

　高齢者の身体機能に合わせて摂取しやすくするために，おにぎりなどのつかみやすい食形態に

260　第7章　老年期に特有な健康障害と看護

表7-2-12　参照体重における基礎代謝量

性　別	男　性			女　性		
年齢（歳）	基礎代謝基準値（kcal/kg体重/日）	参照体重（kg）	基礎代謝量（kcal/日）	基礎代謝基準値（kcal/kg体重/日）	参照体重（kg）	基礎代謝量（kcal/日）
50～69	21.5	65.3	1,400	20.7	53.0	1,110
70以上	21.5	60.0	1,290	20.7	49.5	1,020

（厚生労働省（2014）日本人の食事摂取基準2015年版，厚生労働省ホームページより抜粋して転載）

表7-2-13　身体活動レベル別にみた活動内容と活動時間の代表例

身体活動レベル[1]	低い（Ⅰ）1.50（1.40～1.60）	ふつう（Ⅱ）1.75（1.60～1.90）	高い（Ⅲ）2.00（1.90～2.20）
日常生活の内容[2]	生活の大部分が座位で，静的な活動が中心の場合	座位中心の仕事だが，職場内での移動や立位での作業・接客等，あるいは通勤・買い物・家事，軽いスポーツ等のいずれかを含む場合	移動や立位の多い仕事への従事者．あるいは，スポーツなど余暇における活発な運動習慣をもっている場合
中程度の強度（3.0～5.9メッツ）の身体活動の1日当たりの合計時間（時間/日）[3]	1.65	2.06	2.53
仕事での1日当たりの合計歩行時間（時間/日）[3]	0.25	0.54	1.00

1）代表値．（　）内はおよその範囲．
2）Black, et al., Ishikawa-Takata, et al. を参考に，身体活動レベル（PAL）に及ぼす職業の影響が大きいことを考慮して作成．
3）Ishikawa-Takata, et al. による．

（厚生労働省（2014）日本人の食事摂取基準2015年版，厚生労働省ホームページより転載）

したり，食具を工夫する．

（2）摂食・嚥下機能障害がある場合

　きざみ食は口腔内で拡散しやすいため，とろみ剤を使用し食べ物に粘度をつけ，食品の凝集性を高めるようにし，学会分類2013（食事）早見表（表7-2-14）を参考に高齢者の嚥下機能にあった食形態を検討する．水分もむせや誤嚥を生じやすいため，とろみ剤を積極的に使用するようにする．食事全体のエネルギー量や，たんぱく質量，微量栄養素が不足する傾向になるので，栄養補助食品を活用し不足しがちな栄養素を補完できるようにする．

　経口摂取は，栄養補給の目的だけでなく，味覚を楽しむことを通じて大脳の刺激を促し，唾液

学会分類2013（食事）早見表

表7-2-14　学会分類2013（食事）早見表

コード [I-8項]	名称	形態	目的・特色	主食の例	必要な咀嚼能力 [I-10項]	他の分類との対応 [I-7項]
0j	嚥下訓練食品0j	均質で、付着性・凝集性・かたさに配慮したゼリー。離水が少なく、スライス状にすくうことが可能なもの	重度の症例に対する評価・訓練用　少量をすくってそのまま丸呑み可能　残留した場合にも吸引が容易　たんぱく質含有量が少ない		（若干の送り込み能力）	嚥下食ピラミッドL0　えん下困難者用食品許可基準I
0t	嚥下訓練食品0t	均質で、付着性・凝集性・かたさに配慮したとろみ水　（原則的には、中間のとろみあるいは濃いとろみ*のどちらかが適している）	重度の症例に対する評価・訓練用　少量ずつ飲むことを想定　ゼリー丸呑みで誤嚥したりゼリーが口中で溶けてしまう場合　たんぱく質含有量が少ない		（若干の送り込み能力）	嚥下食ピラミッドL3の一部（とろみ水）
1j	嚥下調整食1j	均質で、付着性、凝集性、かたさ、離水に配慮したゼリー・プリン・ムース状のもの	口腔外で既に適切な食塊状となっている（少量をすくってそのまま丸呑み可能）　送り込む際に多少意識して口蓋に舌を押しつける必要がある　0jに比し表面のざらつきあり	おもゆゼリー、ミキサー粥のゼリー　など	（若干の食塊保持と送り込み能力）	嚥下食ピラミッドL1・L2　えん下困難者用食品許可基準II　UDF区分4（ゼリー状）　（UDF: ユニバーサルデザインフード）
2-1	嚥下調整食2-1	ピューレ・ペースト・ミキサー食など、均質でなめらかで、べたつかず、まとまりやすいもの　スプーンですくって食べることが可能なもの	口腔内の簡単な操作で食塊状となるもの（咽頭では残留、誤嚥をしにくいように配慮したもの）	粒がなく、付着性の低いペースト状のおもゆや粥	（下顎と舌の運動による食塊形成能力および食塊保持能力）	嚥下食ピラミッドL3　えん下困難者用食品許可基準III　UDF区分4
2-2	嚥下調整食2-2	ピューレ・ペースト・ミキサー食などで、べたつかず、まとまりやすいもので不均質なものも含む　スプーンですくって食べることが可能なもの	口腔内の簡単な操作で食塊状となるもの（咽頭では残留、誤嚥をしにくいように配慮したもの）	やや不均質（粒がある）でもやわらかく、離水もなく付着性も低い粥類	（下顎と舌の運動による食塊形成能力および食塊保持能力）	嚥下食ピラミッドL3　えん下困難者用食品許可基準III　UDF区分4
3	嚥下調整食3	形はあるが、押しつぶしが容易、食塊形成や移送が容易、咽頭でばらけず嚥下しやすいように配慮されたもの　多量の離水がない	舌と口蓋間で押しつぶしが可能なもの　押しつぶしや送り込みの口腔操作を要し（あるいはそれらの機能を賦活し）、かつ誤嚥のリスク軽減に配慮がなされているもの	離水に配慮した粥　など	舌と口蓋間の押しつぶし能力以上	嚥下食ピラミッドL4　高齢者ソフト食　UDF区分3
4	嚥下調整食4	かたさ・ばらけやすさ・貼りつきやすさなどのないもの　箸やスプーンで切れるやわらかさ	誤嚥と窒息のリスクを配慮して素材と調理方法を選んだもの　歯がなくても対応可能だが、上下の歯槽堤間で押しつぶすあるいはすりつぶすことが必要で舌と口蓋間で押しつぶすことは困難	軟飯・全粥　など	上下の歯槽堤間の押しつぶし能力以上	嚥下食ピラミッドL4　高齢者ソフト食　UDF区分2およびUDF区分1の一部

学会分類2013は、概説・総論、学会分類2013（食事）、学会分類2013（とろみ）から成り、それぞれの分類には早見表を作成した。
本表は学会分類2013（食事）の早見表である。本表を使用するにあたっては必ず「嚥下調整食学会分類2013」の本文を熟読されたい。なお、本表中の［　］表示は、本文中の該当箇所を指す。
*上記0tの「中間のとろみ・濃いとろみ」については、学会分類2013（とろみ）を参照されたい。[I-9項]
本表に該当する食事において、汁物を含む水分には原則とろみを付ける。[I-9項]
ただし、個別に水分の嚥下評価を行ってとろみ付けが不要と判断された場合には、その原則は解除できる。
他の分類との対応については、学会分類2013との整合性や相互の対応が完全に一致するわけではない。[I-7項]

（日本摂食・嚥下リハビリテーション学会医療検討委員会（2013）．日本摂食・嚥下リハビリテーション学会嚥下調整食分類2013．日本摂食嚥下リハビリテーション学会誌，17（3），p. 259より転載）
*【　】内の表示は学会分類2013の本文（参考文献3）を参照.

や消化酵素を分泌し腸蠕動を促進する効果がある．誤嚥等のリスクを予防しながら，可能な限り経口摂取が継続できるように工夫することが求められる．経口摂取での栄養補給が不十分な場合には，経管栄養などの代替の栄養補給法を検討する．本人の意思決定が困難な認知症者や終末期の場合には倫理的な問題が生じることがあるため，本人・家族がのぞむ意思決定を支援できるように，家族やチームメンバー内で検討をする必要がある．

〔5〕予　防
　低栄養を予防するためには，日頃からの食生活・食行動を観察し，その変化を早期発見するとともに，本人・家族への食事・栄養に対する教育が重要である．

（1）高齢者の食生活・食行動，心身状態の変化の観察のポイント
　①食欲不振が数日間持続する場合には，その原因に対する治療を早急に行い，少しでも食欲が増加するように，本人の嗜好を重視した献立を提供し食欲の改善を試みる．食欲を促進するために適度に身体を動かすことや，離床などの規則正しい生活を導く．②摂食・嚥下障害を予測し，食事摂取状況を観察し，現在の食事内容や食形態が，咀嚼や嚥下機能の状態にあっているかを検討する．③少量でたんぱく質やエネルギーの高い食品を選択するようにする．④便秘や下痢などの消化器症状がないか，また1週間に1度は体重測定を行い，体重減少がないかを確認する．⑤多職種チームによるケアが行われている場合には，健康状態や食事や栄養に関する情報を互いに共有し，小さな変化に気がつけるようにする．

（2）高齢者や家族への教育のポイント
　①高齢者本人や家族へPEMの予防について具体的に助言し，協力を得られるように説明する．②必要なエネルギー量やたんぱく質などを中心にバランスのよい食事摂取状況になるよう，毎日の献立に留意する．具体的には毎食たんぱく質を摂取できるように意識する．③食事からは充足できない微量栄養素については，栄養補助食品やサプリメントの利用が検討できるように，商品や購入の方法等の説明をする．

［参考文献］
1. 杉山みち子，五味郁子（2005）．細谷憲政監修．高齢者の栄養管理：寝たきり解消の栄養学．日本医療企画．pp. 5-10，41-46.
2. 在宅チーム医療栄養管理研究会監修（2014）．スリーステップ栄養アセスメント（NA123）を用いた在宅高齢者食事ケアガイド 第3版．p. 149，第一出版.
3. 日本摂食・嚥下リハビリテーション学会医療検討委員会（2013）．日本摂食・嚥下リハビリテーション学会嚥下調整食分類2013．日本摂食嚥下リハビリテーション学会誌，17（3），pp. 255-267．日本摂食・嚥下リハビリテーション学会ホームページ.

⑤ 脱水症

定義とメカニズム

　脱水症とは，多様な要因によって水分やNaを中心とする電解質等の体液が失われることである．脱水症は，水分や電解質の失われ方によって以下の3つに分類され，それぞれ観察される症状が異なる．①主に水分が失われるのが高張性脱水，②水分と電解質の両方が同時に失われるのは等張性（混合性）脱水，③主に電解質が不足する低張性（Na欠乏性）脱水である．脱水症の3つの分類ごとに，臨床症状と臨床検査所見を表7-2-15に示す．

　高齢者は脱水の特異的な症状を示さず，何となく元気がない，いつもより口数が少ない，声をかけても返事がないなどの非特異的な症状しか観察できないことがあり，脱水症の発見が遅れやすい．高齢者にいつもと違う言動が観察された場合，脱水症ではないかと疑い，飲水をしているか，食欲が低下していないか，夏季に冷房を使用せずに過ごしていないかなどの情報を積極的に収集してアセスメントする必要がある．また，予備力の低い高齢者は，脱水症の特異的な症状が示されないまま，状態が急変することもあるので注意する．

表7-2-15　脱水の分類別臨床症状と検査所見

臨床症状	高張性脱水	低張性脱水	等張性脱水
口渇	++	−	+
めまい	−	++	+
悪心	−	++	+
頭痛	−	++	±
けいれん	−	++	±
倦怠感	±	++	±
精神疾患症状	錯乱・興奮	無関心〜昏睡	±
臨床検査所見			
口腔・舌の乾燥	↑↑	→	↑
皮膚緊張度	→	↓	↓
血圧	→	↓↓	↓
尿量	↓	→	↓
尿比重	↑	↓	↑↓
尿中ナトリウム濃度	↑	↓	↑↓
ヘマトクリット/血清アルブミン/血清総たんぱく	↑↑	↑↑↑	↑
血清ナトリウム	↑↑	↓	↑
血清尿素窒素	↑	↑↑↑	↑↑
血清浸透圧	↑	↓	→

（小林義雄（2009）．脱水．林泰史，大内尉義，上島国利，鳥羽研二監修・編集．高齢者診療マニュアル．日本医師会雑誌，138（特別号（2）），p.S95より転載）

② 高齢者の特徴

　高齢者は，加齢に伴うさまざまな身体的変化を要因として脱水症を起こすことがある．例をあげると，加齢による体内水分量の低下，尿濃縮力の低下，渇中枢の機能低下等が高齢者の脱水症の要因になりうる．ほかにも高齢者自身による水分摂取の抑制や薬剤の影響によって脱水症を招く可能性がある．

〔1〕 筋肉量の減少による体内水分量の低下

　加齢に伴う筋力の低下によって，高齢者は水分保持能力のある筋肉が減り，逆に脂肪が増えることによって体内水分量が低下する．一般的に成人の体内水分量が約60％であるのに対し，高齢者の体内水分量は約50～55％に低下する．体内水分量の低下を詳しくみてみると，細胞外液に比べて細胞内液が減少する点が高齢者の特徴である．

〔2〕 尿濃縮力の低下

　加齢に伴う腎臓機能の低下や抗利尿ホルモンの感受性の低下等により，高齢者は尿濃縮力が低下する．尿細管における水分等の再吸収が十分になされなくなると，希釈な尿が多量に体外に排泄され，水分の排出過多が起こり，脱水症になりやすい．

〔3〕 渇中枢の機能低下（渇中枢の感受性の低下）

　脳の視床下部にある渇中枢は，加齢に伴って感受性が低下し，閾値が高くなる．高齢者は体内水分量が低下しても，若年層に比べて血漿浸透圧がより高くならなければ口渇感を感じにくくなる．その結果，飲水行動に結びつかず，高齢者は水分の摂取量が減少して脱水症になりやすくなる．

〔4〕 食欲低下に伴う食事摂取量の減少

　加齢に伴って飲み込みにくいなどの摂食嚥下機能の低下，胃がもたれるなどの消化吸収機能の低下，味やにおいがわかりにくくなる味覚・嗅覚などの感覚器の機能低下が起こる．これらの機能低下によって高齢者は，食欲の低下を招きやすく，食事摂取量が減少する傾向にある．通常，食事摂取により1日あたり約1,000mLの水分を摂取しているため，食事摂取量が減少すると，相対的に食事に含まれる水分量の摂取量も低下し，脱水症を起こしやすくなる．

〔5〕 水分摂取の抑制

　要介護高齢者は介助者に排尿介助をしてもらうことに気兼ねして水分摂取を自ら抑制することがある．要介護高齢者は，排尿介助だけではなく，水を飲むという飲水行動でも他者の介助を必要とする場合が多く，「迷惑をかけたくない」と遠慮して水分摂取を控える傾向がある．一方，ADLが自立している高齢者も，排泄行動を煩わしく思ったり，尿失禁を恐れたりして，水分摂取を控えることがある．

〔6〕 薬剤の影響

　高齢者は，高血圧や心不全等の基礎疾患の治療のため，複数の内服薬を服用していることが多い．その中でも利尿剤は血圧の低下と心負荷の軽減等を目的として投与されることが多いが，高齢者は代謝機能が低下しているため，利尿剤によって尿が過剰に排出されて脱水症を招くことがある．

Ⅱ 高齢者に特徴的な症状・メカニズムと看護 **265**

❸ アセスメントのポイント

　高齢者は慢性疾患等に罹患しているために，脱水症になる以前より血液検査等のデータが正常範囲を逸脱している場合が多い．1つの検査データの値から脱水症であると早急に判断することは避け，高齢者が示すさまざまなデータを総合的かつ継時的にとらえてアセスメントすることが必要である．そして，まずは脱水症であるかどうかを見極め，脱水症と推測されたら，次に脱水症の種類を検討し，必要な対応がとれるように迅速に準備を進める．

　脱水症であるかどうかを見極めるために必要な情報は，高齢者の主訴，バイタルサイン，検査データ等多様である．ただし，高齢者が脱水症を起こす場所は，屋外や在宅等のように医療機器等がない場合が多く，限られた条件の中で積極的にデータを収集することが必要である．

　機器や器具等のない状況下で観察できる項目として，意識レベル，頻脈，発熱，活気の有無，口唇の乾燥，口腔内の乾燥，唾液分泌量，舌の乾燥および表面の亀裂の有無，腋窩の乾燥，チアノーゼ，四肢冷感，頸静脈の怒張および輪郭の有無，皮膚の乾燥，皮膚の弾力性の低下，皮膚ツルゴール，毛細血管再充満速度の延長等がある．これらの中でも，口唇・舌・口腔内の乾燥，腋窩の乾燥，皮膚のツルゴール，四肢冷感は脱水症との関連が強いと報告されている[1,2]．

　高齢者が仰臥位になれる場合は，仰臥位で顔だけがやや左を向くような姿勢になってもらい，頸静脈を観察する．通常，頸静脈は静脈血で満たされ，輪郭と波動が確認できるが，血管性の脱水を起こすと頸静脈の輪郭が見えないもしくは見えにくくなることがある[3]．頸静脈の観察と同時に，腋窩の乾燥，皮膚のツルゴール，四肢冷感等のデータを積極的に収集する．在宅や高齢者施設では血液検査等を行うことができないので，その場にある血圧計等の限られた道具を有効に活用し，的確な判断をするための情報を収集する．

　高齢者本人，家族，介護者，施設のスタッフ等から情報が得られる場合は，口渇感の有無，水分摂取量，尿量，尿の性状（色等），嘔吐や下痢の有無，食欲の有無，食事摂取量，投与中の薬剤（利尿剤，脳圧降下剤の有無），創傷や褥瘡の有無（浸出液の有無），体重減少の有無，いつもと異なる言動の有無等について聞き，観察で得られた情報とあわせてアセスメントする．ただし高齢者の場合，尿濃縮力低下のため脱水の程度が中〜高度に進行しても乏尿にならなかったり[4]，渇中枢機能が低下して口渇を訴えなかったりすることがあるので，注意が必要である．

　医療機器等の整備された環境下では，バイタルサイン，血液検査（血清タンパク質，アルブミン，ヘマトクリット，ヘモグロビン，尿素窒素，クレアチニン等）や尿検査（比重，色等）の値を経時的に確認し，他の情報と関連づけてより的確なアセスメントを行えるようにする．

　近年，脱水症の前段階をかくれ脱水とよび，谷口らは「体液喪失を疑わせる自覚症状が認められないにもかかわらず，血清浸透圧値が基準値上限を超えた $292 \sim 300 mOsm/kg \cdot H_2O$ の状態」と定義する報告もある[5]．高齢者を脱水症になる手前の段階で発見して，水分や電解質を適切に補給することができれば，脱水症への移行を防ぐ介入が可能になる．

❹ 予防と看護
〔1〕脱水症の予防

　脱水症を予防するためには，日常生活の中で水分の補給，環境調整，衣服の選択・調整を適切に行い，かつそれを継続していくことが必要である．高齢者本人だけではなく，高齢者を支える家族，介護者，施設のスタッフの理解を促し，協力が得られる体制を整える必要がある．

266 第7章　老年期に特有な健康障害と看護

（1）日常生活に水分補給を組み込む

　高齢者は，摂食嚥下機能が低下している場合があり，水分を摂取するという行為そのものが困難な人がいる．また，高齢者の中には一度に多量の水分を飲むことが難しい人がいるので，水分摂取する回数を多くして1日の総水分摂取量1,000〜1,500mLを目安に確保できるようにする（基礎疾患等のために飲水量の制限がある場合を除く）．その際，注意が必要なのは，人の手を借りてまで水分摂取するのは申し訳ないと気兼ねする高齢者がいることである．高齢者は，自分でできることは自分で行うことを希望し，他者にできるだけ迷惑をかけないようにしたいと思うことが多い．そこで，高齢者の手の届く範囲に水分を準備するなどの細やかな配慮をして，高齢者ができるだけ自立して水分を摂取できるように環境を整える必要がある．そして，個々の高齢者の生活パターンを把握して，どのタイミングであれば水分を摂取できるかを高齢者本人と話し合い，いつ，どのくらいの量の水分を摂取するかを高齢者自身が決定し，実際に生活の中で実行できるように支援する．また，高齢者が自らすすんで水分摂取するためには，個々の嗜好にあわせた飲み物をいつでも気軽に摂取できる環境を整えることも有用である．ただし，糖尿病等の基礎疾患を有する高齢者にはジュース等は控えることや，夏季には飲み物の腐敗予防にも留意し，高血糖や食中毒にならないように安全性への配慮が必要である．

　高齢者に水分の経口摂取を勧めるにあたり，摂食嚥下障害のある高齢者，下痢・嘔吐をしている高齢者にはそれぞれ異なった配慮が必要である．脱水症を起こしやすいと推測される高齢者には，脱水症の症状が出現していないかに目を配りながら，口渇感を感じにくい等の高齢者の特徴をふまえて，必要な水分摂取量を確保できるように積極的に支援する．高齢者本人だけではなく，周囲の家族，介護者，施設のスタッフも脱水症になる危険を感じていないことも多いため，繰り返し水分摂取の必要性を伝え，生活の中に飲水行動が定着できているかを確認することが必要である．

　摂食嚥下障害のある高齢者には，摂取する水分の形態を個々の高齢者の摂食嚥下機能にあわせて調整する．誤嚥を起こさず安全に必要量を摂取できるように支援する．下痢・嘔吐をしている高齢者は，体内から水分や電解質の喪失が急激に起こる可能性があるので，できるだけ水分や電解質を摂取できるようにする．嘔吐している高齢者で，水分の経口摂取が困難な場合は，全身状態を把握して必要時には輸液療法を開始することも視野に入れる．

（2）環境調整

　加齢に伴って温覚等の皮膚感覚が機能低下し，高齢者の多くは「温かさ」や「冷たさ」への反応が鈍くなる．そのため，真夏に冷房がかかっている部屋の中では，若年者が快適と感じている温度であっても，高齢者は寒いと感じることがある．また，冷房は自然の風ではないから体に悪いと思っていたり，経済的な理由で冷房の使用を控えたりする高齢者もいる．近年，温暖化の影響等で屋内であっても真夏は室温が高くなるので，高齢者に冷房，扇風機等を適切に使用する必要性を理解してもらい，自ら納得して実行できるようにする．

（3）衣服の選択・調整

　高齢者は，寒さへの対策として重ね着をすることが多い．冬季だけでなく，夏季にも冷房対策をとして，若年者より数枚身に着けている洋服の数が多いことがあるので，脱ぎ着しやすい羽織等の上着でこまめに調整できるようにする．また，認知症のある人は，季節に合った服装を選択

することが困難な場合があるので，気温や湿度にあった服装をできるように支援する．

〔2〕脱水症と診断された高齢者への看護

　脱水症と診断されたら，まずは水分および電解質を補給する準備をする．脱水症が重度になると死に至る危険性があるため，必要時，全身状態を管理できる体制を整える．

（1）水分および電解質の補給

　可能であれば経口摂取を勧めるが，経口摂取できないもしくは急を要する場合は輸液療法によって水分および電解質を補給する．ただし，高齢者は予備力が低く，急激な補液は心負荷がかかる可能性があるので，補液の時間あたりの投与量を適切に管理し，全身状態を継時的に把握することが必要である．

（2）室内の環境調整

　室内の温度だけでなく，湿度が高いと脱水症を起こしやすい．高齢者の過ごしやすさを大事にしながら，適切な温度，湿度で過ごせるように環境を整える．

（3）皮膚・粘膜の保護

　加齢に伴う皮膚の脆弱化に加え，脱水症になることで高齢者の皮膚は，乾燥してさらに傷つきやすくなる．高齢者の皮膚を損傷させないようにするため，皮膚の清潔を保持するのはもちろん，保湿をすることも重要である．高齢者の皮膚は乾燥することで痒みが出現し，本人が意識しないままに引っかいて擦傷ができることがある．脱水症と診断される高齢者は，栄養状態もよくない可能性があり，小さな傷から褥瘡が発症することもありうる．そのため，高齢者には皮膚への刺激が少ない衣服の着用を促したり，保湿クリーム等を塗布したりすることで，皮膚の保湿に努め，ドライスキンの発生を予防することも必要である．

　脱水症になると口腔内の乾燥が顕著になり，唾液の分泌量も低下するために，口腔内は汚染されやすい状態になる．口腔の汚染を予防し，粘膜を保護するためには口腔ケアが必要であるが，高齢者本人は脱水症で活動性が低下し，自分で口腔ケアを行えないことがある．そのため，高齢者本人の状態を確認しながら口腔ケアが実施できるように，必要な介助を行っていく．

（4）二次障害発生の予防

　高齢者が脱水症になると，意識障害，せん妄，活動性の低下等が出現して予期せぬ転倒等の二次障害につながることがある．高齢者が転倒して骨折をすると，寝たきりになる可能性が高いので，転倒を起こさないように環境を整える．ただし，転倒しないように過度の安静を強いると，高齢者は筋力低下をきたしてしまう．全身状態，既往歴，脱水症になる前の高齢者のADL，高齢者本人の意欲等を把握し，安全性を確保したうえで，早期離床を図り，高齢者が目標をもって治療に向き合えるように支援することも必要である．

（5）脱水症の背後に何か隠れているのでは？

　脱水症と診断されて治療・ケアを受けている高齢者に対して，脱水症の背後に何か重要な疾患が隠れているのではないかと疑ってみる．もしかすると，摂食嚥下障害のために水分摂取が不足

していたかもしれないし，脳血管疾患を発症していたのかもしれない．現在，表面化しているのは脱水症であるが，その背後に何か隠れているのではないかという視点で高齢者をとらえ，必要な対応へと結びつけることが重要である．

[引用文献]
1) 長沼理恵，表志津子，塚崎恵子（2006）．在宅要介護高齢者の夏季における脱水発生に関する実態調査：デイサービス利用者を対象として．金沢大学つるま保健学会誌，29（2），pp. 105-112．
2) 梶井文子（2003）．健康高齢者の脱水状態の早期発見のためのアセスメント項目の開発に関する研究．日本健康栄養システム学会誌，3（3），pp. 225-234．
3) 藤崎郁（2017）．フィジカルアセスメント完全ガイド第3版．学研メディカル秀潤社，pp. 101-102．
4) 井藤英喜（1991）．老人によく見られる症状と徴候：脱水．エキスパートナース，7（15），pp. 96-99．
5) 谷口英喜，秋山正子，五味郁子，木村麻美子（2015）．高齢者用かくれ脱水発見シートの開発：介護老人福祉施設の通所者を対象とした検討．日本老年医学会雑誌，52（4），pp. 359-366．

貧　血

1 定義とメカニズム

〔1〕定　義

貧血（anemia）とは，末梢血液の単位容積内の赤血球数（一定量の血液の中に含まれる赤血球の数），血色素（ヘモグロビン），ヘマトクリット値（一定量の血液の中に含まれる赤血球の容積の割合）の低下した状態で，一般に血液単位容積内のヘモグロビン濃度が低下した状態をいう．WHOでは，成人女性12g/dL未満，成人男性13g/dL未満を貧血としているが，ヘモグロビン濃度は加齢とともに減少し，性差も少なくなるため，高齢者ではヘモグロビン濃度11g/dL未満を貧血の診断基準とすることが多い．

〔2〕メカニズム

血清鉄は血液に含まれる鉄分で，ヘモグロビンの原料となる．そのため，血清鉄が不足するとヘモグロビン濃度が低下し，貧血（鉄欠乏性貧血）を発症する．血清鉄の欠乏による貧血には，鉄欠乏性貧血のほかに二次性貧血がある．鉄欠乏性貧血では，胃潰瘍，胃がん，大腸がんなどによる消化管出血などが原因になることが多く，泌尿器系の出血の場合もある．二次性貧血は，他の疾患が原因で起こる貧血で，主な原因疾患に感染症，膠原病，悪性疾患，腎疾患，肝疾患などがあり，慢性炎症を伴う場合がある．

高齢者の貧血の発生機序は，①老性変化による造血機能障害や鉄の吸収障害，②鉄分の含有量の少ない食事摂取，③胃切除術後などの消化管での鉄の吸収障害，④慢性的な出血の持続などがあげられる．

Ⅱ　高齢者に特徴的な症状・メカニズムと看護　**269**

　老性変化による造血機能障害や鉄の吸収障害では，骨髄の造血機能の低下から血球成分の生成が低下するため，赤血球やヘモグロビンによる酸素 O_2 の運搬が減少する．鉄分の含有量の少ない食事摂取は，酸素の運搬に不可欠な鉄分の経口摂取量が低下するため，酸素の運搬に支障をきたす．胃切除術後などの消化管での鉄の吸収障害では，鉄分の吸収に関与する葉酸の吸収が低下するため引き起こる．慢性的な出血の持続では，出血による血液成分自体の喪失により赤血球数の減少から貧血を引き起こす．

〔3〕検査・診断

　診断では血液検査が行われる．検査項目は，赤血球数，ヘマトクリット値，ヘモグロビン値（一定量の血液の中に含まれるヘモグロビンの濃度），血小板数や血沈のほか，原因特定のために，平均赤血球容量（MCV：赤血球の平均的な大きさ），血清鉄，血清フェリチンが重要である．

〔4〕治　療

　薬物療法では，クエン酸第一鉄ナトリウムを成分とした鉄剤の内服を1日1〜2回行う．お茶やコーヒーなどのタンニン酸やカフェインを多く含むものとの同時摂取は，吸収を妨げる可能性があるのでできるだけ避けた方がよい（禁止する必要はない）．副作用として，嘔気・下痢・便秘などの症状があらわれることもあるので消化器症状の観察を十分に行う．内服できない場合や効果が弱い場合には，静脈内注射法により投与する．

　食事療法は，鉄成分の多く含む食材を選択して摂取する．ヘム鉄の含有量の多い肉類や魚介類を摂り，良質な動物性たんぱく質やビタミンC，ビタミン B_{12} を含む食品を同時に摂取するとよい．

❷ 高齢者の特徴

　高齢者は，骨髄，肝臓，腎臓，甲状腺などの機能の低下に伴って造血機能が低下し，赤血球数が減少し貧血が起こる．また，高齢者は二次性貧血の頻度が高い．

　貧血の一般的な初期症状には，顔色不良，動悸，息切れ，頭痛，めまい，易疲労感などがあるが，高齢者では罹患している慢性疾患の症状と区別ができなかったり，症状の進行がゆるやかだったりするため，貧血の発見が難しく，血液検査の結果によりみつかることもある．高齢者に通常と違う様子がみえた時には，貧血の疑いを考慮する必要がある．

❸ アセスメントのポイント

〔1〕症状の有無と程度の観察

　初期症状では，組織の酸素欠乏の症状として，口唇，口腔粘膜，眼瞼，結膜の蒼白がみられる．そして，循環の酸素欠乏の変化として，動悸，息切れ，浮腫，脳細胞への酸素欠乏の症状として，頭痛，めまい，耳鳴り，集中力や思考力の低下が出現する．また，筋肉組織の酸素欠乏の症状では，こむらがえりや筋けいれん，両下肢倦怠感などがみられる．末梢組織の酸素欠乏の症状としては，下肢冷感，爪の変化で匙状爪（さじじょうつめ）が起こることもある（図7-2-7）．酸素供給のための代償機構として心拍出量が増加し心疾患と同様な症状があらわれることもある．

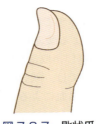

図7-2-7　匙状爪

〔2〕食事摂取状況・食事内容

活動量に適した食事量と実際の消費エネルギー量を考慮する．高齢者は，入院前の生活習慣が食事摂取に大きく影響することもあり，人によっては必要所要量を摂取することが困難な場合もある．鉄分の吸収を妨げる食習慣はなかったのか，食事摂取に偏りがなかったのか，過去の生活習慣を尊重したうえで摂取している食事内容を観察し，変更可能か否かの判断を行う必要がある．また，認知機能の低下などにより本人は食べたと言っていても実際は食べていなかったりする場合もあるので，家族や介護者に実際の状況を確認する．

〔3〕浮腫の有無と程度

食事摂取量の低下から鉄の吸収を妨げ，同時に低栄養状態となることで，浮腫を伴うことがある．鉄分の吸収を含めて栄養状態を観察し，トータルな全身状態の観察を行う必要がある．また，浮腫がある場合には，その部位の観察も十分に行う．

〔4〕日常生活動作と程度

貧血の症状が出現すると，活動時に息苦しさなどを感じたり，動悸，息切れなどが起き，日常生活にも影響をもたらす．食事，排泄，入浴時等の日常生活動作にどの程度影響しているのか，また今までの生活習慣を維持するうえで，本人にとっての苦痛がどの程度であるかを観察する必要がある．検査データでは，かなりの進行がうかがえていても，その活動量の生活に順応している場合もある．

❹ 予防と看護

〔1〕鉄分の吸収を促進する食生活の再調整

鉄分の多い食事を摂取していても，老性変化による消化吸収力の低下から100％の栄養が吸収されない場合がある．しかし，本人の意向を確認したうえで，できるだけ消化吸収を助ける食品を摂取できるように説明する．例えば，動物性たんぱく質であれば，豚レバーや牛肉の赤身，かつお，まぐろなどの赤身の肉類や魚介類を勧める．同時に，ビタミンCを含む食品として，みかんやりんごなどの柑橘系の果物，ビタミンB_{12}を含む食品としてイクラ，しじみ，あさり，干し海苔などである．また，お茶やコーヒーは鉄の吸収を阻害する要因となるので，食前後1時間は控えるようにする．

〔2〕活動と休息のバランスを調整する

貧血の症状が進むと，少しの動作であっても息切れやめまいを感じて活動量の減少につながることがある．貧血の症状が伴うと長時間の活動は困難になる．しかし，高齢者は自分なりの今までの生活習慣による生活に適応しており，さほど苦痛に感じていない場合もある．こまめに休息をとることで次の活動を効率よく行うことができるので，本人にとっての適度な活動と休息のバランスを調整することが大切である．また，長時間安静にしすぎることで生活不活発病の原因になり，全身の筋力の低下から活動を制限することにもつながりかねない点にも配慮は欠かせない．

〔3〕効果的な内服を促す

経口鉄剤を服用した場合には，内服後に便が黒色になることがあるが，便の着色については問題ないことを説明する．下痢や便秘になることがあるが，症状が続く場合には脱水やイレウスに進行することもあるので，早めに医師や薬剤師に相談するように説明する．また，お茶やコーヒーなどとの同時摂取はできるだけ避けた方がよい．

〔4〕定期的な受診の確認

内服の調整や全身状態の観察を行うために，受診は定期的に行う．また，受診時の身体的負担も考慮して，受診時間の予約をする．

[参考文献]

1. 馬場直子（2011）．鉄欠乏性貧血．小野寺綾子，陣田泰子編．成人内科Ⅲ：新看護観察のキーポイントシリーズ．pp.12-17，中央法規出版．
2. 村井善郎（2009）．貧血．林泰史，大内尉義，上島国利，鳥羽研二監修・編集．高齢者診療マニュアル．日本医師会雑誌，138（特別号（2））, p. S98.

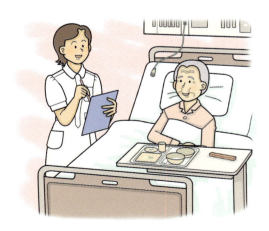

瘙痒感

1 定義とメカニズム

〔1〕定　義

　瘙痒感（かゆみ：itching, pruritus）とは，皮膚や表在粘膜をかいたり，こすったりしたくなるような不快な感覚である．皮疹（じんま疹・湿疹など）がないのにかゆみが持続している状態を皮膚瘙痒症といい，高齢者で皮膚の乾燥を原因とするものを**老人性皮膚瘙痒症**という．一般的に皮膚の角質の水分は，表皮脂質と角質細胞間にある脂質などにより保持されているが，高齢になると表皮の皮脂が減少し，角質の水分が減少しやすくなる．そのため皮膚が乾燥して**ドライスキン**（乾燥皮膚）になりやすくなる（図7-2-8）．さらに，皮脂の分泌が減少し皮膚が乾燥した状態を乾皮症という．

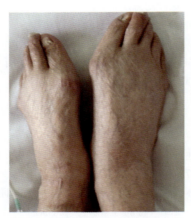

図 7-2-8　乾燥した高齢者の皮膚

〔2〕メカニズム

　花粉や紫外線などの刺激物の刺激により，皮膚に存在する免疫細胞がヒスタミンを分泌し，知覚神経に作用することでかゆみが発生する．かゆみには，①紫外線やほこり，花粉，発汗などのアレルゲンによる外的な原因による刺激と，②疲労やストレスなどによる内的な原因による皮膚のバリア機能の障害によるものに二分される．また，近年においては活性化したアストロサイトが脊髄後角でのGRP受容体からのかゆみ神経伝達を増強し，慢性的なかゆみを増悪していることが報告されている[1]．

〔3〕検査・診断

　老人性皮膚瘙痒症の原因には，以下の4点がある．該当する原因を確認する．①持続した乾燥肌（ドライスキン），②心理的ストレス，③腎臓病や糖尿病などの疾患，④内服薬の副作用．

〔4〕治　療

　ドライスキンが原因の場合，薬物療法には外用薬と内服薬がある（表7-2-16）．外用薬は，皮膚

表 7-2-16　皮膚瘙痒症の薬剤処方例

外用薬
・乾皮症に対して
　●ヒルドイドソフト軟膏〔ヘパリン類似物質〕　1日数回
・皮疹のない場合（いずれかを選択）
　●レスタミンコーワ軟膏〔ジフェンヒドラミン〕　1日数回
　●オイラックスクリーム〔クロタミトン〕　1日数回
・掻破による湿疹変化がある場合
　●フルメタ軟膏〔モメタゾンフランカルボン酸エステル〕　1日2回

内服薬（以下のいずれかを選択）
　●アレロック OD 錠（5mg）〔オロパタジン塩酸塩〕　1回1錠　1日2回　朝・就寝前
　●ザイザル錠（5mg）〔レボセチリジン塩酸塩〕　1回1錠　1日1回　就寝前
　●タリオン OD 錠（10mg）〔ベポタスチンベシル酸塩〕　1回1錠　1日2回
　●ツムラ当帰飲子エキス顆粒（2.5g）　1回2.5g　1日2〜3回　食前または食間
　　　＊抗ヒスタミン薬が副作用で使えないとき単独投与．あるいは抗ヒスタミン薬との併用も可．
　●レミッチカプセル（2.5 µg）〔ナルフラフィン塩酸塩〕　1回1カプセル　1日1回　夕食後
　　　＊血液透析患者で，既存治療で効果不十分な場合に限る．

（高木肇（2017）．皮膚瘙痒症．泉孝英編．ガイドライン外来診療 2017．p.274，日経メディカル開発より転載．）

の乾燥や皮膚のバリア機能の回復のために，入浴後などに塗布して保湿する．保湿剤は，入浴直後に塗布すると浸透性や伸展性がよく効果的である．また，皮膚を掻破した場合はステロイド外用薬を塗布して創部の回復を促す．内服薬は，かゆみの除去のために，抗ヒスタミン薬が使用される．

❷ 高齢者の特徴

　前述したように，高齢になると表皮の皮脂が減少し，皮膚が乾燥しやすくなることによってかゆみが生じる．さらに，入浴によって皮脂の分離がおこり乾燥を助長することで，かゆみが増強する．また，体温調節機能の低下により，エアコンや電気毛布を使用している場合や，認知機能の低下や長期臥床状態にあり室温や湿度などの室内の環境調整を自ら行うことが困難な場合に室内が乾燥し，全身の皮膚が乾燥してドライスキンとなり，かゆみを招くことがある．
　心理的ストレスや腎臓病，糖尿病など疾患の症状としてかゆみが出現することや内服薬の副作用からの場合もある．高齢者が発症しやすいかゆみを伴う皮膚疾患には，疥癬，類天疱瘡，カンジダ症や白癬症などがある．

❸ アセスメントのポイント
〔1〕 瘙痒感の症状，程度，原因

　かゆみのある部位，かゆみの程度，かゆみの増強する時間帯を観察する．気候，入浴などの関連因子をふまえて，皮膚の乾燥状態，落屑の有無や程度，掻破痕，出血の有無について全身を観

察する．既往歴，現在治療中の疾患や内服薬の情報を収集し，全人的にかゆみの原因をアセスメントすることが重要である．

〔2〕心理的ストレスの有無

心理的ストレスはかゆみが増強する誘因となる場合がある．また，かゆみがあるために，それがストレッサーとなり夜間の不眠の原因になったりする．心理的ストレスの原因をさぐり，はっきりしている場合はストレス源を除去するよう努める．

〔3〕治療の効果

外用薬や内服薬の効果を症状の程度と合わせてアセスメントする．あまり効果がでていない場合においても，塗布方法や内服時間を変更することで効果が期待できることもある．適切な薬剤の使用になっているかをアセスメントする．

〔4〕睡眠状況と日常生活への影響

かゆみが強い場合には，夜間の睡眠を妨げ日常生活に支障をきたす場合がある．また，かゆみにより就寝中などに気づかないうちに皮膚を掻破している場合もあるので，寝具や寝衣に出血痕がないか観察する．かゆみによる日常生活への影響をアセスメントして，支障がある場合には誘因となっているものを把握する．

④ 予防と看護

〔1〕皮膚の保湿と乾燥防止

エアコン，電気毛布や寝具などの室内環境の調整や入浴直後の保湿を行い，皮膚の乾燥を可能な限り防止する．自分自身で不可能な場合は，看護者が調整する．また，適切な環境が保たれているかどうかの判断を看護者はつねに行うことが必要である．

〔2〕入浴時の保湿

室内の湿度は，加湿器を使用して適度な湿度を保つ．入浴時の湯温は熱すぎるとかゆみが増強するため，ぬるめの湯温に設定する．石けんは皮脂を必要以上に除去するため避け，使用するのであれば弱アルカリ性成分のものを使用する．皮膚を摩擦する場合は，ナイロンのタオルは皮膚を刺激してかゆみを増強するので，強くこすらないか綿タオルで優しく摩擦する．入浴直後の薬効の強いときに外用薬を塗布するとともに全身の皮膚の状態を観察する．

〔3〕効果的な塗布・内服を促す

かゆみが強い場合は，内服薬を処方される場合もある．その場合は，定期的に内服ができているのか確認することや自己管理ができているのか，家族にも確認しておく．外用薬や軟膏は，背部や下肢など塗布しにくい場所には看護者が援助する．

〔4〕ストレスの少ない生活リズムの構築

ストレスは，かゆみを増強する因子になるので，ストレスがある場合は心理的ストレスの原因

をさぐり，はっきりしている場合はストレス源を除去するよう努める．また，気分転換ができるように高齢者が集中できることを探してみる．

〔5〕安寧な睡眠時間の確保

就寝前に内服や軟膏の塗布を援助する．寝具や寝衣は，清潔で適温を保持できるものを選択する．汗をかいた場合は，随時寝具や寝衣を交換し清潔な衣環境を提供する．入眠中にかゆみがあり爪で皮膚を掻破しないように爪は伸びすぎていないか観察し，長い場合は適度な長さに整える．

[引用文献]
1) 津田誠，白鳥美穂（2016）．慢性的なかゆみの新しい神経メカニズム．生化学，88（5），pp. 654-656．日本生化学会オンラインジャーナル（2017.12.5 閲覧）．

[参考文献]
1. 礒山正玄（2016）．老人性皮膚瘙痒症（老人性乾皮症）．山田律子，萩野悦子，内ケ島伸也，井出訓編．生活機能からみた老年看護過程＋病態・生活機能関連図 第3版．pp. 233-244，医学書院．

疼　痛

1 定義とメカニズム

〔1〕疼痛の定義

人は「痛み」を感じることで，身体に起こった何らかの異常や異変について察知することができると考えられており，痛みは生命の危険を回避する生体防御機構としての重要な役割を担っている．

国際疼痛学会では，「痛みとは実際に何らかの組織損傷が起こった時，あるいは組織損傷が起こりそうな時，またはそのような損傷の際に表現されるような不快な感覚体験および情動体験[1]」と定義している．痛みは主観的な症状とされており，組織損傷の警告信号ととらえられているが，組織損傷が生じていない場合においても痛みを訴える場合もあるため，ストレスなどの心理的要因も関連していると考えられている．

〔2〕疼痛の種類

（1）疼痛の原因による分類

疼痛は原因により，①侵害受容性疼痛，②神経障害性疼痛，③心因性疼痛の3種類に大きく分類される．

侵害受容性疼痛は，炎症や刺激によって活性化された発痛物質が末梢神経にある「侵害受容器」という部分を刺激することで感じる痛みのことである．切り傷，打撲，頭痛，腹痛，関節リウマチなど，急性の痛みが多く，通常は，疼痛の原因になっている炎症が治まると痛みも緩和される特徴がある．治療は，原因の除去と疼痛の程度に応じて消炎鎮痛剤やモルヒネなどが使われる．痛みが強く，原因の診断がついている場合には神経ブロックによる痛みの管理を行うこともある．

神経障害性疼痛は，何らかの原因により神経が障害されることによって起こる痛みのことをいう．例としては，脊髄損傷後の疼痛，糖尿病性神経障害に伴う痛み，帯状疱疹後の神経痛などがある．難治性であり，消炎鎮痛剤やモルヒネなどは効果が出にくいといわれており，鎮痛補助薬として抗うつ薬や抗けいれん薬などを用いる場合がある．

心因性疼痛とは，不安や社会生活で受けるストレスなど，心理・社会的な要因で起こる痛みのことをいう．治療方法としては，認知行動療法などが用いられている．

（2）疼痛の発生部位による分類

疼痛は発生部位によっても分類され，体性痛と内臓痛に大別される．体性痛とは，皮膚，骨，筋組織などに由来する痛みで，疼痛部位は限局される傾向にある．内臓痛とは，消化管などの内臓に由来する痛みで疼痛部位が不明確な場合が多い．

（3）疼痛のパターンによる分類

疼痛は「痛い」という不快症状のパターンによって，持続痛と突出痛に大別される．持続痛とは，「24時間のうち12時間以上経験される平均的な痛み」として患者によって表現される痛みと定義されており，突出痛とは，持続痛の有無や程度，鎮痛薬治療の有無にかかわらず発生する一過性の痛みの増強と定義されている[2]．また，けがをしたときや手術後など，急に発症する痛みを急性痛とよび，一般的には発症から3カ月以内の痛みのことをあらわしている．痛みの原因が治った後も3カ月以上持続する痛みのことは一般的に慢性痛とよばれている．

〔3〕疼痛の発生機序

打撲や組織の切開などによる機械的刺激，ブラジキニンなどの発痛物質による化学的刺激，高温の熱による熱刺激などの侵害刺激によって侵害受容器が興奮し，インパルス（電気信号）が大脳に伝達されることによって痛みを感じると考えられている．

疼痛に関する刺激を脊髄に伝える神経は一次侵害受容線維とよばれており，Aδ線維とC線維の2種類がある．Aδ線維は直径5μm以下，平均伝導速度15m/秒のもので，受容器の興奮を素早く脊髄へ伝える．C線維は直径1.5μm以下，平均伝導速度は1m/秒であり，受容器の興奮を比較的ゆっくり脊髄へ伝える働きをもつ．

② 高齢者の特徴

痛みとは主観的な経験であると認識されているが，認知症などの認知機能障害のために痛みをうまく伝えられない高齢者は多い．一般的に高齢者は痛みの感じ方が鈍いと考えられている傾向にある．しかし，加齢に伴いfast painとよばれる鋭い痛みを伝える神経機能が低下することで疼痛閾値は上昇するが，周期が遅い有痛刺激が持続した場合には疼痛閾値が下降するため，高齢者は痛みに強いとも弱いとも判断しがたい．また，高齢者はいくつかの疾患に罹患していることが多いため，痛みの原因は複雑であると考えられる．高齢者の場合，社会的背景として「孤独」があり，社会的孤立から高齢者は「痛みの訴え」を他者とのコミュニケーション手段として用いている可能性も考えられるため，心理・社会的な要因についても考慮する必要がある．

3 アセスメントのポイント

疼痛管理を行う際には，包括的に疼痛評価を行うことが重要である．主観的な感覚である痛みを他者が的確に評価するためには，疼痛評価ツールの使用を検討することが有効である．疼痛評価時には，①疼痛が生じている部位，②疼痛の強度，③疼痛の持続時間，④疼痛の性状について確認を行うことが大切である．

〔1〕疼痛部位の評価方法

疼痛部位を把握する際には，本人から痛みのある部位を聴取するだけではなく，皮膚の状態（発赤・腫脹・熱感など），身体の一部をさするような動作の有無など普段と違う様子はないかについても注意深く観察を行う．

〔2〕疼痛強度の評価方法

鎮痛薬の使用時には，疼痛強度に応じて薬剤が選択されるため，疼痛強度の評価は治療方法を決定するためにも非常に重要である．

信頼性，妥当性ともに検証され，臨床の場で用いられている疼痛強度を測定する指標としては，Numerical Rating Scale（NRS），Visual Analogue Scale（VAS），Verbal Rating Scale（VRS）などがある（図7-2-9）．また，顔の表情で痛みの強度をあらわす Faces Pain Scale（FPS）も臨床の場で広く用いられている疼痛評価指標である．

① NRS：全く痛みがないを0，今までで最悪の強い痛みを10として11段階で痛みの強度をあらわす．

② VAS：10cmの直線上で，一番左端0cmの位置を「痛みがない」の状態，一番右端10cmの位置を「最悪の痛み」と設定し，感じている痛みの強さに近い位置を直線の上に印をつけてもらう疼痛評価指標．

③ VRS：痛みの強さをあらわす言葉を等間隔で並べ，自分が感じる痛みをあらわす言葉としてどれが一番適しているかを選んでもらい評価する．

④ FPS：笑った顔（0）からしかめっ面（4），泣き顔（5）まで6段階の顔のイラストから，現在の痛みに一番合う顔を選んでもらうことで痛みを評価する．小児の痛みを評価する場合は有用と考えられているが，痛み以外の気分を反映する可能性が指摘されている．

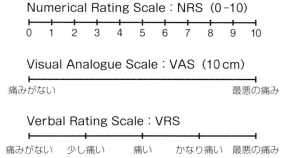

図7-2-9 代表的な疼痛評価スケール

〔3〕疼痛症状出現時の特徴

疼痛症状があらわれるのはどのようなときか，疼痛の持続時間はどの程度か，疼痛が増強するのはどのような場面かなどの項目について把握を行う．

〔4〕疼痛の性状

脈打つような痛み，突き刺されるような痛み，重苦しい痛み，うずくような痛みなど，どのような性質の痛みを感じているかの情報収集を行う．

〔5〕高齢者の疼痛評価時の観察項目

看護職の多くは高齢者の疼痛の部位の訴えがその時によって変わることなどを不定愁訴としてとらえてしまいがちである．しかし，高齢者から痛みの訴えがあった場合は，どうしてそのような訴えが起こっているのかを表情や動作などからアセスメントを行う必要がある．

高齢者は言語障害や認知症の症状によって痛みや不快感を看護職にうまく伝えられない場合が多い．そのため，認知症高齢者の疼痛評価を行う際には，発声や表情，動作・行動の変化や生理的変化など普段とのちょっとした変化にも目を向けて観察を行うことが大切である．また，人間関係によるストレスや孤独感などが痛みの訴えとしてあらわれている可能性もあるため，環境や人間関係の変化などについても看護師は把握しておく必要がある（表7-2-17）．

④ 予防と看護

高齢者の場合，看護師の手を煩わせたくないという思いから痛みを訴えることを躊躇することや，認知機能の低下から口頭で痛みをうまく伝えられない場合も多い．認知症の有無にかかわらず，高齢者の行動に変化があった場合は，評価を段階的に行い，その評価結果に応じた対応を行う必要がある．

〔1〕薬物療法

疼痛への対処方法としては，薬物療法と非薬物療法があり，薬物療法では鎮痛薬の使用を主に行う．がん性疼痛に対する鎮痛薬の使用については，世界保健機関（World Health Organization：

表7-2-17　高齢者の疼痛評価時の観察項目

	観察項目
生理的変化	体温・脈拍・呼吸の変化，顔色の変化，血圧の変動，食欲の変化，睡眠パターンの変化，便失禁，尿失禁，発汗など
表情・身振りの変化	眉間にしわを寄せる，口元をゆがめる，体を丸める，膝を抱える，体の一部をさする，体が片方に傾く，足を引きずるなど
行動の変化	動作の活発化，動作の減少，落ち着かない，叫び声をあげる，体に触れようとすると拒絶する，普段行っている活動に参加しないなど
環境・人間関係の変化	同室者や他の入居者との関係性，家族の面会状況，他の入居者の家族の面会状況，職員との関係性など

（田中和奈（2017）．高齢者入居施設における終生期の疼痛管理．臨床老年看護，2017年3・4月号，p.52，日総研より転載）

表 7-2-18 鎮痛薬使用の 5 原則

・経口的に（by mouth）
・時刻を決めて規則正しく（by the clock）
・除痛ラダーにそって効力の順に（by the ladder）
・患者ごとの個別な量で（for the individual）
・そのうえで細かい配慮を（attention to detail）

（世界保健機関編（1986），武田文和訳（1996），がんの痛みからの解放：WHO 方式がん疼痛治療法 第 2 版，p. 16，金原出版より転載）

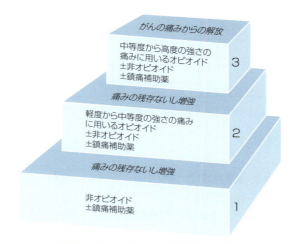

図 7-2-10 WHO 三段階除痛ラダー
（世界保健機関編（1986），武田文和訳（1996），がんの痛みからの解放：WHO 方式がん疼痛治療法 第 2 版，p. 17，金原出版より転載）

WHO）が提唱する「鎮痛薬使用の 5 原則」（表 7-2-18）と疼痛強度に応じた鎮痛薬の選択と段階的な使用方法を示した「WHO 三段階除痛ラダー」（図 7-2-10）が用いられている．

〔2〕非薬物療法

鎮痛薬を使用する以外の疼痛緩和方法としては，疼痛の増強因子を回避するために疼痛部位に負荷をかけない体勢保持や体位変換の援助を行うとともに，対象者にあった非薬物療法の探索を行うことが望ましい．疼痛緩和のための非薬物療法としては，温罨法や冷罨法，マッサージや筋弛緩法の活用，アロマセラピーなどが主に用いられている（表 7-2-19）．

［引用文献］

1) IASP Taxonomy Working Group（2011）．Part III Pain terms. In Classification of chronic pain（2nd ed.（Revised））．IASP Press. https://www.iasp-pain.org/PublicationsNews/Content.aspx?ItemNumber=1673（2017.9.19. アクセス）．
2) 日本緩和医療学会緩和医療ガイドライン作成委員会編（2014）．がん疼痛の薬物療法に関するガイドライン 2014 年版．p. 13，金原出版株式会社．

表 7-2-19　疼痛緩和のための非薬物療法

非薬物療法の種類	期待される効果
温罨法	血流改善による筋緊張緩和，発痛物質の排泄促進
冷罨法	痛覚線維の伝達速度の減少
疼痛部位をさする・マッサージ	脊髄に入る痛みの情報量制限
呼吸法 イメージ療法 筋弛緩法 ユーモア・笑いの活用	意図的なリラクセーション反応を起こすことで，痛みにより起こる緊張や不安を軽減
アロマセラピー	精油成分による消炎・血管拡張・交感神経遮断・発痛物質の排泄促進作用に加えてマッサージや香りによる鎮痛効果などの総合的作用で鎮痛効果が出現

（田中和奈（2017）．高齢者入居施設における終生期の疼痛管理．臨床老年看護，2017 年 3・4 月号，p.53，日総研より転載）

[参考文献]
1. 高橋龍太郎（2008）．図説 高齢者のこころとからだ（10）痛む（疼痛）．ジェロントロジーニューホライズン，20（1），pp. 370-374.
2. 建部佳記，野添新一（2002）．高齢者の慢性疼痛性障害．Geriatric Medicine, 40（10），pp. 1413-1418.
3. World Health Organization（2009）．WHO's pain relief ladder. Retrieved from http://www.who.int/cancer/palliative/painladder/en/（2017.1.9 アクセス）．
4. McClean, W., & Cunningham, C.（2007）．Changes in behavior in older people and people with dementia. What if it's pain? The Dementia Services Development Centre.
5. ジェニー・ストロングほか編（2002）．熊澤孝朗監訳，山口佳子編訳（2010）痛み学：臨床のためのテキスト．名古屋大学出版会．

⑨ 睡眠障害

 ## 定義とメカニズム

〔1〕睡眠の種類と働き

　睡眠とは，意識水準の一時的な低下現象であり，刺激などを与えることによって覚醒が可能な状態のことを示している．
　睡眠は，**レム睡眠**（REM：rapid eye movement）と**ノンレム睡眠**（Non-REM：non-rapid eye movement）の二種類に大別される．レム睡眠では，骨格筋など筋肉の疲労回復が行われ，ノンレム睡眠では脳の疲労回復が行われる．レム睡眠とノンレム睡眠は交互にあらわれ，1 セット 90 分間の睡眠周期が繰り返される．ノンレム睡眠の深さは，睡眠の浅い「睡眠段階 1」からより睡眠の深い「睡眠段階 4」まで 4 段階に分類されている．高齢者の場合，加齢に伴い睡眠前半でのレ

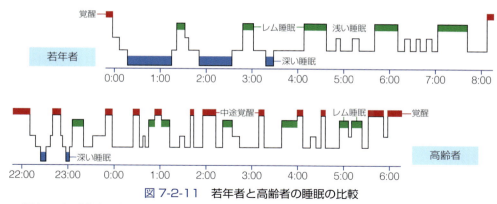

図 7-2-11　若年者と高齢者の睡眠の比較

(榎本みのり. 高齢者の睡眠. 厚生労働省：生活習慣病予防のための健康情報サイト e-ヘルスネット (情報提供).
https://www.e-healthnet.mhlw.go.jp/information/heart/k-02-004.html)

ム睡眠の出現が増加する一方，睡眠後半でのレム睡眠の持続性が低下するといわれている（図 7-2-11）．

〔2〕睡眠障害

睡眠は，覚醒時に働き続けた脳と筋肉をゆっくり休ませるために必要な行為である．そのため，十分な睡眠時間が確保できない場合は，自律神経やホルモンバランスが乱れるなど，心身に不調が生じる可能性がある．

睡眠障害は，米国睡眠学会の睡眠障害国際分類 第 3 版によって，①不眠症，②睡眠関連呼吸障害，③中枢性過眠症，④概日リズム睡眠障害，⑤睡眠時随伴症，⑥睡眠関連運動障害の 6 つのカテゴリーに分類されている[1]．

(1) 不眠症

不眠の症状には，入眠困難，中途覚醒，早朝覚醒の 3 種類がある．入眠困難と判断される基準は，高齢者の場合は就床してから入眠までに 30 分以上かかる場合とされている．中途覚醒とは，入眠後から起床するまでの間に何度か目が覚める状態のことを示す．早朝覚醒とは，起床予定の時間より 2 時間以上前に目が覚めてしまい，その後入眠できない状態である．

(2) 睡眠関連呼吸障害

睡眠関連呼吸障害の主なものには，睡眠時無呼吸症候群（SAS：sleep apnea syndrome）がある．睡眠時無呼吸症候群とは，睡眠中に無呼吸や低呼吸状態が一晩に 30 回以上，あるいは 1 時間に 5 回以上繰り返される場合に診断される．主症状としては，いびき，昼間の眠気，起床時の頭痛などがある．

(3) 中枢性過眠症

中枢性過眠症の代表的な疾患にはナルコレプシー（narcolepsy）がある．ナルコレプシーとは，夜間十分に睡眠時間をとっていても，昼間に耐えられないほど強い眠気（睡眠発作）が生じ，起きているのが困難になる症状のことである．ナルコレプシーは，情動脱力発作（カタプレキシー：

282 第7章　老年期に特有な健康障害と看護

cataplexy）を伴うものと伴わないものに大別される．情動脱力発作とは，喜怒哀楽などの一時的な感情が強くあらわれたときに全身の力が抜けてしまう発作のことである．てんかん発作との相違点としては，てんかんの場合は発作時に意識を消失するが，ナルコレプシーで出現する情動脱力発作時には意識がはっきりとしており，筋肉に力が入らない以外の異常は認められないことである．

（4）概日リズム睡眠障害

　人間の身体は，日中活動して夜間は休息するという約24時間周期の体内時計（生体時計）を元来備えていると考えられている．体内時計とは，脳内の視床下部の視交叉上核に存在する概日リズム（サーカディアンリズム）を形成するための約24時間周期のリズム信号を発信する機構のことである．人間の生命活動には概日リズムが大きく関係しているため，このリズム信号の発信が乱れることで睡眠に障害がでることがあり，これを概日リズム睡眠障害という．

（5）睡眠時随伴症

　眠っている間に生じる望ましくない身体現象の総称を睡眠随伴症とよび，ノンレム睡眠中に起きるノンレム関連睡眠随伴症と，レム睡眠中に起きるレム関連睡眠随伴症，その他の睡眠随伴症に大別される．

　ノンレム睡眠中に起きるものとしては，睡眠時遊行症（夢遊病）などがある．睡眠中に歩き回るほか，寝室内で放尿をしてしまうような行動もあり，起こしても覚醒させることは非常に困難である．レム睡眠中に起きるものとしては，レム睡眠行動障害（RBD：rapid eye movement sleep behavior disorder）がある．レム睡眠行動障害では激しい寝言や叫び声などの症状がある．睡眠時随伴症の診断には，てんかんや意識障害との鑑別のために，夜間睡眠ポリグラフ検査（PSG：polysomnography）が行われる．

（6）睡眠関連運動障害

　睡眠関連運動障害は手や脚の筋肉にけいれんなどが生じることで眠りが妨げられる睡眠障害で，主なものにむずむず脚症候群や周期性四肢運動障害がある．むずむず脚症候群は下肢静止不能症候群ともよばれ，就床時，下肢に虫がはうような不快感が起こることで，じっとしていられず眠れなくなる睡眠障害である．周期性四肢運動障害は，寝ているときに上肢や下肢の筋肉にけいれんや不随意運動が起こるために眠れなくなる睡眠障害である．

❷ 高齢者の特徴
〔1〕加齢に伴う睡眠の変化

　高齢者の場合，眠気をもたらすメラトニンというホルモンの分泌が減少することや，高齢者に多い疾患やその治療薬の影響によって，睡眠障害が起こりやすいと考えられている．一般的に，高齢者は夜間の総睡眠時間が減少する一方で，午睡が増加するなどの睡眠構造の変化がある．このような変化は，脳代謝の低下によるものと考えられている．概日リズムを外的に同調させる環境因子として，光同調因子がある．高齢者では，日中の活動量低下や感覚器の機能低下によって，光同調因子が減弱するために生体リズムが変化し，覚醒リズムを不規則にしていると考えられて

いる．また，夜間だけではなく1日のうちに何度も眠るなどの多相性睡眠になりやすい．睡眠の深さが浅くなる傾向にあるため，ぐっすり眠ったという感覚である熟眠感を得にくいという特徴がある．

〔2〕高齢者の睡眠障害の要因

高齢者の場合，心疾患や呼吸器疾患，皮膚疾患，泌尿器疾患など複数の疾患に罹患している場合が多く，頻尿や呼吸困難，瘙痒感などの症状が不眠の要因となることがある．夜間の頻尿や尿失禁などによって中途覚醒が起こりやすく，概日リズムの乱れから昼夜逆転など夜間の不眠が生じやすい．高齢者の睡眠障害の要因を図7-2-12に示す．

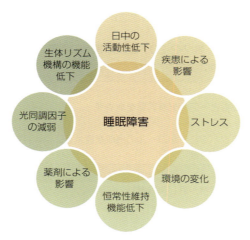

図7-2-12　高齢者の睡眠障害の要因

3 アセスメントのポイント

〔1〕睡眠状態

高齢者の睡眠状況を評価する際には，熟眠感の有無，入眠するまでにかかった時間，総睡眠時間，中途覚醒の回数，起床時間などを把握し，夜間の睡眠状態を把握することが重要である．

〔2〕生活行動パターン

日中の活動量や午睡の状況，就寝前に飲食する習慣の有無，夜間の排泄パターンなど，睡眠に影響を与える可能性のある生活行動についての情報収集を行う．

〔3〕服薬中の薬物

高齢者は複数の疾患を有する場合が多いため，内服している薬剤についての相互作用や副作用についての把握を行うことも重要である．

284　第7章　老年期に特有な健康障害と看護

〔4〕睡眠環境

　就寝する部屋の室温，騒音の有無，室内の明るさ，使用している寝具など，睡眠環境に関する情報収集を行い，適切な環境が保たれているかについて把握する．

④ 予防と看護

　睡眠障害の看護としては，生活習慣や睡眠環境の改善を行うことが重要である．夜間の睡眠状況を改善するためには，昼間に多くの人と接することや午前中に日光をたくさん浴びるようにするなど，生活リズムの調整を行う．また，タバコに含まれるニコチンやカフェインを摂取すると入眠までに時間がかかることがあるため，就寝前には摂取を控えることが望ましい．

　質のよい睡眠を確保するためには，室温や照明の調整，適切な寝具の選択などを行い，睡眠環境を整える援助を行うことが大切である（表7-2-20）．

表7-2-20　睡眠障害への看護

生活リズムの調整
・日中の活動の促し
・午前中に日光浴をするなど一日の光暴露量を増やす
・毎日同じ時間に起床・就床する
・就寝前のカフェイン，タバコ，アルコールの摂取を控える
・就寝前のトイレ誘導・排泄介助
睡眠環境の調整
・夜間の静けさへの配慮（足音，話し声など）
・適切な寝具の選択
・適切な室温と湿度
（冬季：室温 20 ～ 22℃，湿度 45 ～ 60%，夏季：室温 26 ～ 28℃，湿度 50 ～ 65%）
・部屋の明るさの調整
・カーテンの使用
非薬物的介入
・アロマテラピーの活用（ラベンダー，カモミールなどリラックス効果のあるハーブの使用）
・就寝前のホットミルクの提供（牛乳に含まれるトリプトファンがメラトニンを生成）

［引用文献］

1) American Academy of Sleep Medicine. (2014). International Classification of Sleep Disorders. 3rd ed. (ICSD-3). American Academy of Sleep Medicine.

［参考文献］

1. 伊藤永喜，井上雄一（2015）．睡眠障害国際分類第3版（ICSD-3）：特集 高齢者の睡眠障害：健康睡眠を目指して．日本臨牀，73（6），pp. 916-923.
2. 小曽根基裕，黒田彩子，伊藤洋（2012）．高齢者の不眠．日本老年医学会雑誌，49（3），pp. 267-275.

3. 大川匡子, 井上雄一 (2007). 睡眠障害. 精神神経学雑誌, 109 (8), pp. 797-803.
4. 井出訓 (2016). 山田律子, 萩野悦子, 内ケ島伸也, 井出訓編. 生活機能からみた老年看護過程＋病態・生活機能関連図 第3版. 医学書院, pp. 9-16.

 # せん妄

 ## 定義とメカニズム

〔1〕定　義

　せん妄とは既存もしくは進行中の神経認知障害ではうまく説明できないような，もとの認知水準からの変化を伴った注意や意識の障害[1]であり，短期間のうちに障害が出現し1日の中で重症度が変動することに特徴づけられる．せん妄の診断基準には，米国精神医学会による精神疾患の診断・統計マニュアル（DSM-5）や世界保健機関による疾病および関連保健問題の国際疾病分類（ICD-10）によるものがある．

〔2〕メカニズム

　せん妄が発症するメカニズムには，準備因子，直接因子と誘発因子の3因子（表7-2-21）が考えられる．まず，背景に，①認知症や脳血管障害の既往など器質的な脳の脆弱性（準備因子）が

表7-2-21　せん妄の3つの要因

準備因子 （起こりやすい素因）	高齢 認知症・軽度認知障害 せん妄の既往 アルコール多飲 脳血管障害の既往
直接因子 （引き金となる）	脳機能の直接障害：脳血管障害，頭部外傷，脳腫瘍など 電解質異常：脱水，高Ca血症，低Na血症など 循環障害：貧血，低酸素血症など 感染症：尿路感染，誤嚥，褥瘡など 代謝性障害：血糖異常，肝不全，腎不全，ビタミン欠乏症など 内分泌疾患：甲状腺疾患，副甲状腺疾患など 薬剤：ベンゾジアゼピン系睡眠薬，オピオイド，ステロイド，抗ヒスタミン薬，抗コリン薬，H_2受容体拮抗薬，多剤併用など 手術侵襲
誘発因子 （促進，遷延化させる）	環境：夜間の照明，音，非生理的な環境 感覚遮断：視覚障害（白内障など），聴覚障害（難聴など） 睡眠覚醒リズム障害：夜間に覚醒を促す処置（持続点滴，検温，体位変換，おむつ交換など） 安静 身体拘束 コントロールされない身体症状：疼痛，呼吸困難，便秘，排尿障害など

286 第7章 老年期に特有な健康障害と看護

表 7-2-22　せん妄の症状

症状	具体的な臨床症状
意識の障害	反応に時間がかかる，ボーッとしている，もうろうとしている，声をかけないとすぐ寝てしまう．
注意の障害	行動：視線があわずきょろきょろしている，ルートを触る・体を起こす・横になるなど同じ動作を繰り返す． つじつまが合わない，まとまりがない会話．
感情の易変動	夕方になると怒りっぽくなる・興奮する，ナースコールを連打する．
睡眠覚醒リズム障害	夜間不眠，昼夜逆転．
認知機能障害	見当識障害，発語の障害（錯誤：言い間違え，保続：同じことを繰り返す），書字の障害．
知覚障害	幻覚（幻視，幻聴）．
思考障害	妄想，集中できない，考えがまとまらない．
精神運動興奮	過活動（そわそわと落ち着きがなくなる），低活動（活動が低下し，反応速度も低下する）．

表 7-2-23　せん妄のサブタイプ

過活動型	そわそわして落ち着きがないなどの精神運動興奮，活動性の増加がみられる．ルート類自己抜去や転倒転落などの医療事故につながりやすい．
低活動型	傾眠や発語の減少，食事摂取量低下など全般的な活動量の低下がみられる．危険や問題行動につながらないため見逃されやすい．
混合型	過活動型と低活動型の両方の症状がみられる．

あるところに，②脳血管障害，低酸素血症，感染症，脱水などの身体疾患や薬物などが直接的な原因（直接因子）となり，③入院による環境変化や視覚障害・聴覚障害などの感覚遮断，疼痛などの不快・苦痛などが促進，遷延化（誘発因子）することによって発症する．認知症のある高齢者が脱水で入院したり，高齢者が手術後に疼痛で不眠となることによって発症することが典型例である．多くはこれらの多数の要因が重なって発症するが，認知症が高度であったり，特定薬剤の離脱症状であったり，身体的状況が極端に悪いなど単一要因の関与が強い場合もある．

〔3〕症 状

　せん妄では知覚機能や注意の集中，持続が障害されるため，状況把握が困難となり，表出行動が状況と合わなくなる．このため，落ち着きがない，ボーッとしている，会話のつじつまが合わないなどの症状がみられる，情動不安定性，睡眠覚醒リズム障害，見当識障害や言い間違いなどの認知機能障害がみられ，幻覚や妄想などの精神症状，精神運動興奮をきたすこともある（表7-2-22）．これらの症状が1日の中で変動することが特徴である．

　臨床的には活動性の増加や精神運動興奮を伴う過活動型として認識されることが多い．このほかにも活動量の低下がみられる低活動型や，両者が混在する混合型というサブタイプに分類される．低活動型せん妄は，せん妄として認識されずに見逃されることも多く，食事がとれずに衰弱につながることもあるので注意を要する（表7-2-23）．

Ⅱ 高齢者に特徴的な症状・メカニズムと看護　287

〔4〕治　療

　せん妄の治療は，①せん妄の原因となる身体疾患を治療すること，②精神症状への対症療法，そして，③誘発因子の除去である．

　せん妄に対して保険適応のある薬としてはチアプリドが知られている．正式には保険適応外使用にはなるが，ハロペリドールの点滴，クエチアピン，リスペリドン，ペロスピロンなどの抗精神病薬の内服が初回投与に用いられる．

　睡眠覚醒リズム障害がある場合は，メラトニン受容体作動薬であるラメルテオン，オレキシン受容体拮抗薬であるスボレキサントが副作用の少ない比較的安全な薬剤として選択される．非ベンゾジアゼピン系薬剤であるエスゾピクロンを使用する場合もある．このほか催眠作用をもつ抗うつ薬であるミアンセリン，トラゾドン，ミルタザピンを選択することもある．ベンゾジアゼピン系薬剤は薬剤性せん妄を引き起こす可能性があるため慎重な投与が必要であるが，離脱せん妄をきたしている場合には該当薬剤の再開や代替薬の開始を検討することとなる．

❷ 高齢者の特徴

　高齢であることそのものがせん妄発症の大きな危険因子であり，65歳以上の入院患者の10～42％でせん妄が認められる[2]．加齢とともにせん妄の頻度が上昇することも知られており，65歳以上から1歳年齢があがるごとに頻度が2％上昇する[3]．予備能や適応力が低下し，身体疾患の影響や環境変化を受け，よりせん妄を発症しやすい．

　一方，せん妄を発症する高齢者の70％には背景に何らかの認知機能障害があることが指摘されており[4]，認知症や認知機能低下はせん妄発症の最大のリスク因子といえる．高齢者の13％が軽度認知障害，15％が認知症を有しているといわれる現状では，高齢者ケアにおいてはせん妄は看過できない課題である．

　高齢者がせん妄を発症するとドレーン・チューブ類の自己抜去や安静保持困難などにより治療やケアが妨げられ，転倒・転落やそれに伴う外傷などの有害事象が増加する．このため回復遅延や入院の長期化をもたらしたり，長期予後への悪影響をきたすことも知られている．

　高齢者のせん妄の直接因子としては脱水，感染，薬剤が一般的である．また加齢によって白内障などによる視覚障害や難聴の頻度が増え，生理的に便秘や排尿障害などをきたしやすいという誘発因子が多いことが特徴である．

❸ アセスメントのポイント

　せん妄には多くの要因があり，高齢者であること，老化に伴う認知症・認知機能低下そのものがせん妄の発症リスクとなる．せん妄ケアの目標は，①リスクをアセスメントすること，②予防可能なせん妄を予防すること，③早期に発見し対応すること，④悪化・遷延化を防ぐことである．

〔1〕せん妄のリスクアセスメント

　入院前後の情報収集時に，せん妄の準備因子（リスク因子）（表7-2-21）を把握し，ハイリスクである場合にはそれを多職種で認識することが重要である．

　入院時にすでにせん妄を発症していることがあるため，入院前の生活状況や認知機能を家族や

288　第7章　老年期に特有な健康障害と看護

表7-2-24　せん妄と認知症の鑑別

	せん妄	認知症
発症様式	急性の発症	緩やかな発症
特徴的な症状	意識を障害	記憶を障害
症状の持続	症状・重症度が変動	ゆっくり進行
可逆性	可逆性	非可逆性

施設職員等から聴取し，現在の状況と比較することが重要である．認知症とせん妄の鑑別（表7-2-24）は重要であるが，認知症あるいは認知機能低下のある高齢者がせん妄を合併しやすいことをつねに念頭におく必要がある．

〔2〕早期発見と評価尺度

　臨床でのせん妄の発見率は低く，医療従事者はせん妄を呈した症例の20〜50％程度しか症状を認識していないとする報告がある[5]．客観的な評価をするためにさまざまな評価尺度が開発され，使用されている．

　せん妄の評価尺度として，CAM（Confusion Assessment Method），NEECHAM Confusion Scale，DST（Delirium Screening Tool），DRS-R-98（Delirium Rating Scale Revised 98）などがある．ICUでのせん妄評価は，CAM-ICU（Confusion Assessment Method-for the ICU），ICDSC（Intensive Care Delirium Screening Checklist）などがある．これらを使用し客観的・継続的にせん妄を評価することで多職種と共通認識をもち，せん妄の治療とケアを行うことが可能となる．

　このほかに，家族や友人に「○○さんはいつもと違いますか？」と尋ねる Single Question in Delirium（SQID）があり，海外で使用されるツールであるが，縦断的な変化をとらえるために重要な視点である．

❹ 予防と看護

〔1〕せん妄の予防

　せん妄の予防的ケアは，発症リスクをアセスメントしハイリスク患者に対し主に誘発因子の除去に努めることである．高齢者は視覚障害や聴覚障害を有する場合が多く，これらに対し，普段使用している眼鏡や補聴器を使用する，大きな低い声でゆっくり話す，ジェスチャーを交えるなどコミュニケーション方法の工夫が必要である．また，入院による環境変化に対し，カレンダーや時計を設置するなどで見当識を補い，家族の協力を得ながら少しでも安心できるように環境を整えることが有効である．

　せん妄に対する薬剤の影響のアセスメントも重要である．高齢者はベンゾジアゼピン系薬剤やオピオイド，ステロイド，抗コリン作動薬などにより薬剤性せん妄が生じる場合がある．医師・薬剤師とともに原因となる薬剤の減量や中止を検討することも大切である．また，ベンゾジアゼピン系睡眠薬など新たにせん妄を誘発する可能性のある薬剤は追加せず，他のより安全な薬剤を選択することも重要である．

II 高齢者に特徴的な症状・メカニズムと看護　289

表 7-2-25　せん妄のケア

認知機能の低下, 見当識障害に対 するケア	・見えやすいところにカレンダー,時計を設置する. ・会話の中で,日時や場所,入院の目的と経過について繰り返し伝える. ・1 日のスケジュールを伝える,見えやすいところに貼る. ・家族や知人の面会を依頼する. ・安心できる慣れ親しんだ家族の写真などを準備してもらう. ・使い慣れたものを持ってきてもらう（湯のみ,箸,寝衣など）. ・テレビやラジオをつける（いつも見ていた番組など）. ・時間を含むコミュニケーションを心がける.（例「おはようございます」「おやすみなさい」「朝（昼・夕）ご飯ですよ」など）. ・昼夜の区別がつくよう昼は室内を明るく夜は暗くする. ・部屋の移動を最小限にする.
身体的要因に対 するケア	・脱水：飲水の励行,飲み物の準備. ・便秘：排便コントロール. ・疼痛：鎮痛剤の定期内服,非言語的な疼痛症状の評価. ・薬剤：多剤併用の見直し,ベンゾジアゼピン系睡眠薬の中止・減量. ・感染：感染徴候の検索と治療,ドレーン・チューブ類の早期抜去. ・低酸素血症：酸素投与. ・電解質異常：検査データの確認. ・合併症の併発,原疾患の増悪がないか. ・低栄養：適切な栄養管理,義歯の確認,口腔内の観察.
安静・不動に対 するケア	・早期離床. ・可動域の運動. ・ドレーン・チューブ類の早期抜去. ・身体拘束の最小化.
感覚遮断 （視力障害・聴覚 障害など）に対 するケア	・適切な照明,夜間に小さな明かりをつけておく. ・わかりやすい標識. ・普段使用している眼鏡や補聴器を使用する. ・大きな声でゆっくりとわかりやすい言葉で話しかける. ・見えやすく手の届きやすい場所にナースコールを配置する. ・耳垢除去.
睡眠障害に対す るケア	・昼間は明るく,夜間は周囲の状況がわかる程度の照明を保つ. ・夜間は騒音や話し声に注意を払う. ・モニター音のない一般室への移動を検討する（騒音の低減）. ・可能な限り睡眠時間中の処置,ケア（持続点滴,検温,体位変換,おむつ交換など）は避ける. ・利尿剤など睡眠を妨げない投薬計画を考える. ・家族や知人の定期的な面会. ・日中は離床し覚醒を促す. ・朝はカーテンを開ける. ・10 時から 11 時の間に日光浴を行う. ・15 時以降の午睡は避ける.
安全確保のため のケア	・ベッドを最低床とする. ・衝撃吸収マットを使用する. ・点滴は視界に入らないよう,包帯等で覆う,衣類の中を通す,点滴スタンドの位置を調節する. ・見守りが可能な時間に点滴を行う. ・ドレーン・チューブ類の早期抜去.

家族対するケア	・正しく，わかりやすく説明する. ・治療の見通しを伝える. ・安心できる環境をつくるため，家族の協力を依頼する. ・患者の興奮が強い場合は，家族だけで対応することのないよう配慮する. ・家族の身体的・精神的疲労についても留意する. ・かかわり方について具体的にアドバイスする.

〔2〕せん妄発症時の看護

せん妄を発症した場合，せん妄の徴候を早期に発見し，その原因をアセスメントし原因を除去する治療・ケアを早期に実施する.

せん妄による二次的障害を予防するため，環境整備やドレーン・チューブ類の整理に努め安全を確保する．せん妄の具体的なケアを表7-2-25に示す．身体疾患の治療と平行してせん妄の誘発因子を除去し，せん妄の遷延化・悪化を防ぐことがせん妄発症時の看護の目標となる．身体拘束はせん妄を悪化させる要因である．環境整備やドレーン・チューブ類の早期抜去等により身体拘束を最小化する必要がある.

なお，全身状態の悪化で回復困難な場合や終末期には不可逆的なせん妄が生じることがあり，この場合，症状や苦痛の緩和，家族とおだやかな時間を過ごすことがケアの目標となる.

[引用文献]

1) American Psychiatric Association 編，日本精神神経学会日本語版用語監修，高橋三郎，大野裕監訳，染矢俊幸，神庭重信，尾崎紀夫，三村將，村井俊哉訳（2014）．DSM-5 精神疾患の診断・統計マニュアル．医学書院，p. 591.

2) Siddiqi N., et al. (2006). Occurrence and outcome of delirium in medical in-patients: A systematic literature review. Age and Ageing, 35 (4), pp. 350-364.

3) Litaker, D., et al. (2001). Preoperative risk factors for postoperative delirium. General Hospital Psychiatry, 23 (2), pp. 84-89.

4) Wahlund L., & Björlin, G. A. (1999). Delirium in clinical practice: Experience from a specialized delirium ward. Dementia and Geriatric Cognitive Disorders, 10 (5), pp. 389-392.

5) Marcantonio, E. R., et al. (2012). Postoperative delirium: A 76-year-old woman with delirium following surgery. JAMA, 308 (1), pp. 73-81.

[参考文献]

1. American Psychiatric Association 編，日本精神神経学会日本語版用語監修，高橋三郎，大野裕監訳，染矢俊幸，神庭重信，尾崎紀夫，三村將，村井俊哉訳（2014）．DSM-5 精神疾患の診断・統計マニュアル．医学書院.

2. 日本総合病院精神医学会せん妄指針改訂班編(2015)．せん妄の臨床指針 増補改訂．星和書店.

3. 米国精神医学会著，粟田主一，佐藤光源責任訳（2000）．せん妄：米国精神医学会治療ガイドライン．医学書院.

Ⅱ 高齢者に特徴的な症状・メカニズムと看護　291

　　　　　　　　　　　　　　　　　　　　　　　　　　褥瘡

❶ 定義とメカニズム

〔1〕定　義

　褥瘡の定義は，日本褥瘡学会（2005）による「身体に加わった外力は骨と皮膚表層の間の軟部組織の血流を低下，あるいは停止させる．この状況が一定時間持続されると組織は不可逆的な阻血性障害に陥り褥瘡となる」[1]との定義が広く知られている．褥瘡は，組織の虚血性壊死状態であり，実際には，皮膚の発赤，びらん，水疱，潰瘍などの形で観察される．

〔2〕褥瘡発生の要因とメカニズム

　褥瘡発生の直接要因は外力である．外力は，体より外の力であり，この外力が身体の内部組織に入ると**圧縮応力**，**せん断応力（ずれ力）**，**引っ張り応力**に分かれる．これらの応力は，身体内部では複合的に，皮膚，軟部組織に加わって組織の虚血性壊死をまねく．例えば，仰臥位の際の仙骨部の場合，特に体重が垂直にかかるところは，圧縮応力が一番大きく，ここから離れると圧縮応力は小さくなるが，そこにはせん断応力とひっぱり応力が複雑に起きており，その結果，血流障害が生じる（図7-2-13）．

　また，褥瘡発生の直接要因は外力であるが，そこに，さまざまな要因が加わり褥瘡は発生する．日本褥瘡学会では，褥瘡危険因子評価のためのリスクアセスメント項目について，広範囲のデータベースからエビデンスのある文献を抽出し，日本の現状をよく知るエキスパートの意見も加え，褥瘡発生の概念図を作成している．この概念図は，患者個々の状態を示す個体要因と，患者を取

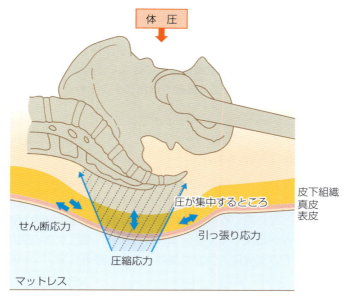

図7-2-13　体圧の集中する部位と応力

（近藤恵子（2014）．奥野茂代，大西和子編．老年看護学：概論と看護の実践 第5版．p.272，ヌーヴェルヒロカワより転載）

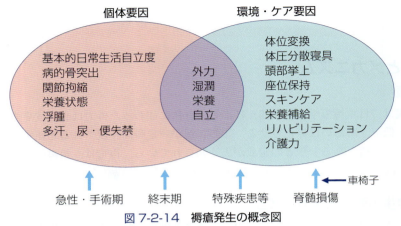

図 7-2-14 褥瘡発生の概念図
（日本褥瘡学会学術教育委員会（2003）．褥瘡発生要因の抽出とその評価．日本褥瘡学会誌, 5（1-2），p.139 より転載）

り巻く人物，状況的要因である環境・ケア要因により構成され，これに，各対象の特殊な要因が加わるとし，「急性・手術期」「終末期」「特殊疾患」「脊髄損傷（車椅子）」をあげている．個体要因と環境・ケア要因に共通する概念として，「外力」「湿潤」「栄養」「自立」があげられ，この4項目は褥瘡発生に大きく関係しているといえる（図7-2-14）．特に，個体要因にあげられた項目は，加齢に伴い高齢者に多く発生する症状でもある．

褥瘡は仙骨部，大転子部，踵部，尾骨部など骨の突出した部位に発生しやすい．日本人の高齢者はやせ型の人が多く，老衰や栄養不良に加え，長期臥床により筋肉量が減少すると骨突出部の軟部組織が減少し「病的骨突出」の状態になりやすい．つまり，「病的骨突出」は，日本人の高齢者にとって，褥瘡発生の大きなリスク要因であるといえる．

近年，ギプスや深部静脈血栓予防ストッキング，酸素マスクなどで発生する医療関連機器圧迫創傷（MDRPU：medical device related pressure ulcer）が注目されており，これらは必ずしも褥瘡と定義される「骨と皮膚表層との間の組織損傷」ではない．しかし，今後も高齢化の進行する現状の中，医療機器を使用し日常生活を送る高齢者は増加するため重要な問題であるといえる．

❷ 高齢者の特徴

〔1〕高齢者の皮膚の特徴（皮膚の老化）

高齢者の皮膚は，加齢に伴い表皮角質細胞のターンオーバーの遅延や角質細胞内天然保湿因子（NMF：natural moisturizing factor）の減少により水分保持能力が低下し皮膚表面が乾燥，粗糙化する．また，表皮，真皮ともに薄くなり，特に真皮では膠原線維の減少と弾力線維の変性により皮膚の萎縮，しわ，たるみが出現してくる．これらの加齢に伴う皮膚の変化は，皮膚の脆弱化につながる．つまり，高齢者の皮膚は，外力が加わることで容易に傷がついたり剥離しやすく褥瘡発生のリスクも高い．

〔2〕褥瘡の発生と関連のある疾患

褥瘡は，単なる局所の皮膚疾患ではなく，基礎疾患や全身状態との関連性に注目してとらえる

II　高齢者に特徴的な症状・メカニズムと看護　**293**

表 7-2-26　褥瘡発生の危険因子として特に注意すべき疾患

うっ血性心不全
骨盤骨折
脊髄損傷
糖尿病
脳血管疾患
慢性閉塞性肺疾患

（日本褥瘡学会編（2015）．褥瘡ガイドブック 第 2 版：褥瘡予防・管理ガイドライン（第 4 版）準拠．p. 149，照林社より転載）

必要がある．褥瘡発生と基礎疾患の関連についての分析疫学的研究によると，複数の大規模研究で褥瘡発生と有意な関連が報告されている疾患として，うっ血性心不全，骨盤骨折，脊髄損傷，糖尿病，脳血管疾患，慢性閉塞性肺疾患があげられている（表 7-2-26）．これらの疾患は褥瘡発生の危険因子として特に注意することが推奨されている疾患であり，高齢者に多い疾患でもある．

〔3〕栄養状態の低下

栄養状態は，褥瘡発生や治癒に大きく関係する．高齢者では摂食・嚥下障害など食事摂取量低下に結びつく障害をもつ者も多く，さらに脱水にもなりやすい．また，複数の疾患をもつ者も多く，栄養状態が低下しやすい．高齢者の栄養状態低下は，たんぱく質不足やエネルギー不足から生じるものが多い．

❸ アセスメントのポイント

〔1〕褥瘡発生予測のためのリスクアセスメント

褥瘡は発生させないこと，つまり予防が最も重要であり，そのためには褥瘡発生の危険性（リスク）がどの程度あるかを的確にアセスメントすることが，その後のケアにもつながっていく．図 7-2-14 の褥瘡発生の概念図でもわかるように，褥瘡はさまざまな個体要因，環境・ケア要因が重なり合って発生するため，これらの要因を多角的にアセスメントする必要がある．以下にアセスメントのポイントをあげる．

（1）基本的日常生活自立度

ベッド上で自力で体位変換できるか，機能的にできる状態であっても，痛みなどのために同一体位しか取れない状態でないか．また，車椅子も含め椅子上での座位の姿勢が崩れずに保持できるか，自分で座り心地をよくするために姿勢を変えることができるかなどをみる．

（2）病的骨突出

生理的骨突出部のうち，仙骨部が変化する軟部組織の量が最も大きい（殿筋の萎縮）ので，相対的に病的骨突出が著明となる．その他，大転子部，腸骨稜，座骨，肩甲骨，胸椎背部などに発症する．

294　第7章　老年期に特有な健康障害と看護

（3）関節拘縮

　高度の関節拘縮では，伸展側の軟部組織が過度に伸展され，骨関節部による内部からの圧迫を受け，血流不全を起こしやすい．また，関節拘縮により体位が崩れることにより，身体のほかの部位に持続的圧迫が加わり，通常は褥瘡ができにくい部位にも褥瘡が発生する．

（4）栄養状態低下

　褥瘡予防の観点だけでなく，高齢者の全身状態の安定のためには栄養状態の維持が重要である．状態が変化するたびに，栄養のアセスメントを行う．高齢者の栄養状態の低下を示すリスクファクターとして，血清アルブミン値の低下，貧血，るいそう，リンパ球数の低値，浮腫・脱水，食事自己摂取困難などがあげられる[2]．血清アルブミン値3.5g/dLでは褥瘡発生リスクが高いとされている．

（5）皮膚の湿潤

　多汗，尿・便失禁により起こる．皮膚湿潤により皮膚の防御機能が低下し，摩擦係数が高くなり皮膚損傷をまねく．特に，尿・便失禁は皮膚湿潤だけでなく，排泄物の化学的刺激により皮膚障害をまねく危険もある．

（6）浮　腫

　浮腫の有無により褥瘡発生率に20～30％の差があり，浮腫があると褥瘡発生がしやすいことが検証されている[2]．また，浮腫があるといったん発症した褥瘡は治りにくい．

（7）介護力

　在宅で療養する高齢者の場合，高齢者に問題がなくても介護者の介護の仕方により褥瘡を発生することがある．介護者が正しい知識をもって介護を行っているか，介護が継続できる健康状態であるか，社会資源を活用し介護負担を軽減し介護を継続しているかなど，介護者の介護状況についてもみていく必要がある．

〔2〕リスクアセスメント・スケール

　現在，適切な予防介入につなげる手段として褥瘡発生予測にリスクアセスメント・スケールを用いることが推奨されている．最も広く用いられているスケールはブレーデンスケールである．このスケールは，看護職者の観察項目が中心となっているため，褥瘡発生の予測だけでなく，ケアの優先順位や介入方法を決定するために使用できる．知覚の認知，湿潤，活動性，可動性，栄養状態，摩擦とずれの6つの観察・評価項目を点数化し，合計6点～23点の範囲で点数が低いほど褥瘡発生の危険が高いと判断できる（表7-2-27）．日本では褥瘡発生危険点は看護力が大きい病院では14点，看護力が小さい病院では17点を目安とする．

　このほか，高齢者にはK式スケール，OH（大浦・堀田）スケール，厚生労働省危険因子評価票などが用いられている．

Ⅱ　高齢者に特徴的な症状・メカニズムと看護　　**295**

表 7-2-27　ブレーデンスケールの評価項目と点数

知覚の認知	1. 全く知覚なし	2. 重度の障害あり	3. 軽度の障害あり	4. 障害なし
湿潤	1. 常に湿っている	2. たいてい湿っている	3. 時々湿っている	4. めったに湿っていない
活動性	1. 臥床	2. 座位可能	3. 時々歩行可能	4. 歩行可能
可動性	1. 全く体動なし	2. 非常に限られる	3. やや限られる	4. 自由に体動する
栄養状態	1. 不良	2. やや不良	3. 良好	4. 非常に良好
摩擦とずれ	1. 問題あり	2. 潜在的に問題あり	3. 問題なし	

❹ 予防と看護

　高齢者は，その特徴からも褥瘡発生のリスクが高いため，普段のケアの中で褥瘡好発部位の観察をこまめに行い皮膚の異常を早期に発見できる体制を作るなどケアチーム全体で褥瘡予防を意識したケアを行っていく必要がある．特に，高齢者が1日中ベッド上で過ごすようになる，自力での体動が少なくなるなど活動性，可動性の低下を認めた時は要注意であり，速やかに褥瘡発生のリスクをアセスメントし適切な褥瘡予防ケアを開始する．

〔1〕体圧分散のためのケア

　褥瘡発生の直接要因は外力である．褥瘡発生を予防するためには，外力の大きさを減少させる，外力の持続時間を短縮するなど局所に体圧が集中しないよう体圧分散を行う．

　体圧分散の方法として，体圧分散用具の使用，体位変換，ポジショニングがあげられる．体圧が集中する部位は，体位によっても異なるため，ベッド上臥床状態から車椅子に移乗することのある高齢者では車椅子乗車時の体圧分散についても検討する必要がある．

（1）体圧分散用具の使用

　体圧分散用具には，身体との接触面積を拡大することで圧力を減少させるもの，圧力の持続する時間を短く変化させて圧を調整するものがある．厚みや機能，材質の違いなどによりさまざまな種類があるため，ADL や褥瘡発生要因によって，高齢者に適したものを選択する．

（2）体位変換・ポジショニング

　体位変換は，最低2時間以内の間隔で行うことが勧められている．褥瘡発生リスクの高い高齢者では，体圧分散用具を併用していることが多く，その場合，適切な体圧分散用具を用いることで3時間〜4時間以内の間隔で体位変換を検討してもよいとされている．体位変換は，24時間行う必要があり，特に在宅で療養している高齢者を介護する家族の負担となる．現在，体位変換機能をもつマットレスが開発されており，このような器具を活用することや巡回ヘルパーの導入などにより介護者の負担軽減も検討しながら適切な体位変換の実施ができるようにしていく．

　臥位時のポジショニングの基本は，30度，90度側臥位が推奨される．しかし，高齢者の体型によっては腸骨部や仙骨部に高い外力がかかる場合もあるため，必ずしもこの角度がよいとは限らない．高齢者の体型や好みに応じた側臥位を選択することが重要である．

　座位時のポジショニングの基本は，適切な座位姿勢である．適切な座位姿勢とは，股関節90度，

膝関節 90 度，足関節 90 度になる姿勢である．この姿勢で座ると，大腿の後面で体重が支えられ，座位時に圧力が集中する骨突出部（尾骨，恥骨など）の圧を分散できる．車椅子乗車時は，適切な座位姿勢であるか確認していく必要がある．

〔2〕摩擦やずれを排除するケア

摩擦やずれは，自力での体動，体位変換，ベッドのギャッジアップなどにより発生する．特に，ベッドのギャッジアップ時は，身体がベッドに接触したまま移動するので皮膚が引っ張られ内部組織にせん断応力（ずれ力）がかかる．このずれ力が組織の損傷を引き起こすため注意が必要である．ベッドのギャッジアップは足側から少し上げて体がすべり落ちないようにし，頭部を上げては再び足側を上げる．ギャッジアップ後は必ず背抜きを行い，寝衣のしわや皮膚の引っ張りを解除する．摩擦は，自力あるいは他力で身体を移動するときに皮膚の表面が寝具にこすれる現象である．摩擦によって皮膚は損傷する．体位変換，清拭，更衣，入浴後などに発生しやすい．摩擦やずれを防止するため，体位変換は 2 名で行うことや，シーツやリネンは摩擦係数の少ない素材を選択することが望ましい．

〔3〕栄養状態の改善

栄養管理の基本は，①栄養状態をスクリーニングし，現状の補給栄養量の過不足を確認し，必要栄養量を算出する，②適切な栄養補給方法を検討し実施する，③摂取量，体重，血清アルブミン値，血清尿素窒素などを定期的にモニタリングする，④対象の状態が変化するたびに再評価し補正するという流れで実施する．栄養量が不足している場合，栄養補助食品の活用が効果的である．栄養補助食品は，栄養素別，病態別に作られており，高齢者の状態に合わせたものを選択する．また，高齢者は歯牙の欠損による咀嚼・嚥下機能の低下，消化吸収機能の低下，社会的あるいは心理的要因から食欲低下が起こりやすい．そのため，食欲低下の原因をアセスメントし，好みの食べ物の提供や食事形態の工夫，義歯の調整，食事時の環境調整，排便コントロール，気分転換など原因に合わせたケアを行う．

〔4〕スキンケア

スキンケアとは，皮膚の生理機能を良好に維持する，あるいは向上させるために行うケアである．褥瘡発生や発生後の進行の要因から，皮膚の湿潤を予防するスキンケアが重要である．

皮膚が湿潤すると表皮の角質層の水分が過剰になり，白くふやけた状態になる．この状態は専門的には「浸軟」と表現される．皮膚が浸軟すると摩擦力は 5 倍になるといわれており，皮膚の湿潤を防ぎ浸軟を起こさないようにすることが重要である．高齢者は，失禁状態，おむつの使用などで常に排泄物が皮膚に付着しているなど，皮膚の湿潤，浸軟につながる状況に陥ることがある．特に，尿や下痢便などアルカリ性物質が皮膚に付着したままであると組織の耐久性を低下させるため，速やかに取り除くことが必要である．皮膚の湿潤を予防するスキンケアとしては，洗浄剤を用いて排泄物を取り除き，その後，はっ水性クリームなどを塗布して排泄物がじかに皮膚に触れないよう保護するケアを行う．高齢者の皮膚は脆弱であるため，洗浄時は皮膚にダメージを与えないよう石けんを十分に泡立て厚みのある泡でこすらず洗い流す．

[引用文献]
1) 日本褥瘡学会編（2015）．褥瘡ガイドブック 第2版：褥瘡予防・管理ガイドライン（第4版）準拠．p. 8, 照林社．
2) 日本褥瘡学会学術教育委員会（2003）．褥瘡発生要因の抽出とその評価．日本褥瘡学会誌, 5(1-2), p.143.

[参考文献]
1. 岡田克之（2013）．特集 高齢者の褥瘡 1．褥瘡のリスクアセスメントと予防対策．日本老年医学会雑誌, 50（5）, pp. 583-591.
2. 大浦武彦（2016）．生体力学から見た褥瘡発生のメカニズムと創傷治癒．日本褥瘡学会誌, 18（1）, pp. 1-6.
3. 瀧川雅浩監修，富田靖，橋本隆，岩月啓編（2010）．第34章 ライフサイクルと皮膚疾患 Ⅲ 老人の皮膚疾患．標準皮膚科学 第9版．医学書院, pp. 565-568.
4. 日本褥瘡学会編（2015）．褥瘡ガイドブック 第2版：褥瘡予防・管理ガイドライン（第4版）準拠．照林社．

寝たきり・廃用症候群

1 定義とメカニズム

〔1〕寝たきりの定義と要因

　寝たきりとは，「（何らかの障害のために）いつも寝ている」「日常生活に何らかの介護を要する者」などさまざまにとらえられ，明確には定義されていない．1991年に旧厚生省（現在の厚生労働省）は「障害老人の日常生活自立度（寝たきり度）判定基準（表7-2-28）」を定めて寝たきり判定のための統一した基準を定めた．これによれば，ランクBならびにランクCに該当する者を寝たきり者とし，日常生活において何らかの介助を要し，かつ食事・排泄以外はベッド上で過ごすことの多い者から，常時ベッド上で過ごし，日常生活全般にわたって介助を要する者までを含めるとしている．

　高齢者が寝たきりとなる要因には，①身体的要因，②心理的要因，③社会環境要因の大きく3つがある．また，別のとらえ方では，①身体的要因と②心理的要因をあわせて，高齢者自身の内的な要因とし，③社会環境要因を高齢者を取り巻く外的な環境要因と分けてとらえることもできる（図7-2-15）．後者のとらえ方での外的な環境要因には，高齢者を介護する介護者も含まれる．したがってケア提供者のかかわりが外的な環境として，高齢者の寝たきり（寝かせきり）の要因になることを十分に認識する必要がある．

〔2〕廃用症候群の定義と要因

　廃用症候群について大久保[1]は，廃用症候群に関する文献をもとにした概念分析を行い，「不動と不活動という原因によって，全身の器官，組織にdeconditioningが生じ，その結果，複数の関連し合った徴候を示す二次的な退行現象である．それは，何人にも起こる危険性があり，徴候の

298　第7章　老年期に特有な健康障害と看護

表7-2-28　障害老人の日常生活自立度（寝たきり度）判定基準

生活自立	ランクJ	何らかの障害等を有するが，日常生活はほぼ自立しており独力で外出する 1. 交通機関等を利用して外出する 2. 隣近所へなら外出する
準寝たきり	ランクA	屋内での生活は概ね自立しているが，介助なしには外出しない 1. 介助により外出し，日中はほとんどベッドから離れて生活する 2. 外出の頻度が少なく，日中も寝たり起きたりの生活をしている
寝たきり	ランクB	屋内での生活は何らかの介助を要し，日中もベッド上での生活が主体であるが，座位を保つ 1. 車椅子に移乗し，食事，排泄はベッドから離れて行う 2. 介助により車椅子に移乗する
	ランクC	1日中ベッド上で過ごし，排泄，食事，着替えにおいて介助を要する 1. 自力で寝返りをうつ 2. 自力では寝返りもうたない
期　間		ランクA，B，Cに該当するものについては，いつからその状態に至ったか 　年　　月頃より（継続期間　年　カ月間）

※ 判定にあたっては補装具や自助具等の器具を使用した状態であっても差し支えない．

（旧厚生省，1991 策定）

悪循環から悪化もするが可逆性でもある」と定義づけている．高齢者にとっては2～3週間の安静であっても，廃用症候群として容易に無視できないほどの機能低下をもたらす．そして，引き起こされる病態は筋力低下，関節拘縮，骨粗鬆症，尿路結石，起立性低血圧，心拍数増加，褥瘡，求心神経過敏，持久力低下，肺うっ血，腸管蠕動亢進，認知力低下など多岐にわたる[2]．

② 高齢者の特徴

　なぜ寝たきりが高齢者にとって深刻な問題かということは，臥床による影響が廃用症候群をまねき，高齢者のQOLを著しく低下させることから理解できる．高齢者は加齢に伴う，さまざまな身体機能の変化の影響から，免疫力，予備力，回復力の低下をきたしていることが多い．そのため，疾患の影響を受けやすく，脳血管障害や骨折などによる麻痺や障害により安静を強いられる期間が長くなると容易に関節の拘縮や筋の廃用萎縮により寝たきりに移行してしまう．高齢者にとって，寝たきりの影響として生じる廃用症候群の出現は，さらなる寝たきりを助長する悪循環をもたらす．

　高齢者のこのような特徴をふまえ，治療と回復をめざす看護と同時に寝たきりへの悪循環を防止し，日常生活への自立を促進する看護が重要となってくる．

③ アセスメントのポイント

　高齢者の潜在能力，残存機能に着目し，高齢者主体の生活支援に基づいたアセスメントを行う．ICF（国際生活機能分類）による高齢者の能力をアセスメントする考え方は，障害という問題点に焦点をあてた従来の対象のとらえ方から，「人間が生活する上で使用しているすべての機能」に焦点をあてて対象をとらえようとするものである．これにより，高齢者の潜在能力や残存機能に着目しやすくなり，高齢者の主体的な生活支援が可能になる．

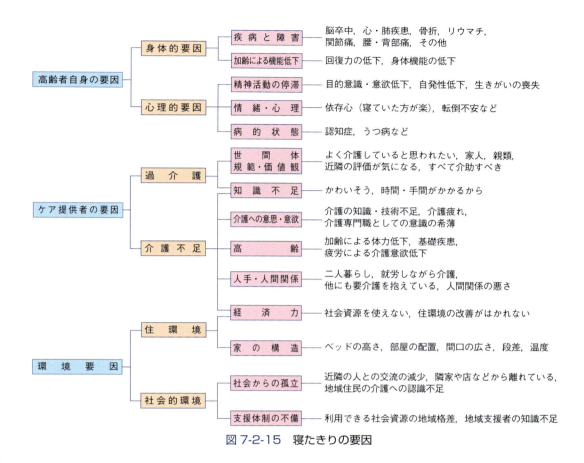

図 7-2-15　寝たきりの要因

　寝たきりがもたらす廃用症候群への移行を予防するうえでも，高齢者主体の生活支援をめざすICFの視点が活用できる．その際，高齢者の個人的要因と環境要因の双方に着目し，生活機能の低下をもたらす要因といった阻害因子と同時に，生活機能の維持・向上に向けた高齢者の意思と潜在能力といった促進因子を明確にすることが重要である（図 7-2-16）．

〔1〕高齢者の能力と生活機能の維持・向上にむけた活動，社会参加への意思

　高齢者の望む日常生活活動は何か，さらにどのような社会参加を望んでいるかといった高齢者の意思をアセスメントする．そのうえで，その実現のために必要な心身機能を高齢者がどの程度保持しているのかをアセスメントする（促進因子，強みの明確化）．

〔2〕生活機能の維持・向上を阻害する因子とそのリスク

　高齢者の望む活動，社会参加に向けて，障害による機能低下の程度とそれらが日常生活へどのように影響しているかという視点が重要である．

〔3〕介護者側の介護力と住環境，社会資源

　介護家族の家族構成，介護に関する知識や技術といった能力や寝たきり予防に対する意識，介

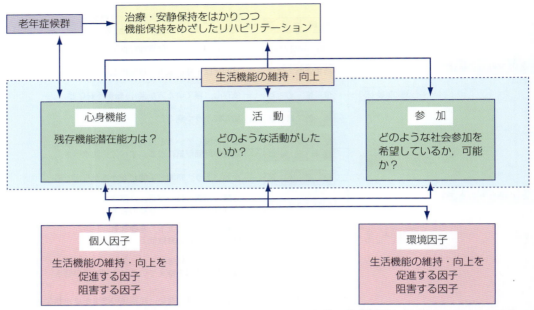

図 7-2-16　ICF からみた老年症候群から寝たきり移行を予防する看護のためのアセスメント視点

護負担，経済的状況をアセスメントする．さらに介護者自身の生活と住環境，地域とのつながりや利用可能な社会資源等をアセスメントする．

❹ 予防と看護

　疾病予防，介護予防，認知症予防，寝たきり予防など，こんにちの社会は予防の重要性を強調している．寝たきりの問題は本人のみならず介護する家族にとっても深刻であり，高齢者の QOL の維持向上を考えるとき，寝たきりを予防していくことは重要な課題である．

　しかし要介護状態となってしまった高齢者にとって予防活動の強調は，彼らのこれまでの自己管理や健康管理の失敗というメッセージを与えかねない．たとえ，寝たきり状態となってもその人らしさを十分に発揮しながら生活を送れるよう援助することもまた，老年看護の重要な課題である．

〔1〕原因疾患の予防

　高齢者が介護を要するようになった原因の疾患別の割合は，2016（平成 28 年）年の国民生活基礎調査によると第 1 位が認知症（18.7％）で，第 2 位には脳血管疾患（15.1％），第 3 位に高齢による衰弱（13.8％），第 4 位に骨折・転倒（12.5％）があげられている（図 7-2-17）．認知症は，脳神経の変性疾患を原因とするものと脳血管疾患によるものとに大きく分けてとらえられていることを考慮すると，要介護状態（寝たきり）の原因となる疾患の予防を考える際に重要なのが脳血管疾患の予防であることがわかる．よって生活習慣病といわれている高血圧，高脂血症の予防，あるいはコントロールが重要である．また，認知症においては，適切な診断・治療とケアの提供とともに，高齢者とその家族が地域とのつながりを保ちながら生活ができるように支援体制を充実させることが重要である．さらに関節疾患・骨折の予防として骨粗鬆症の予防，転倒の防止に向

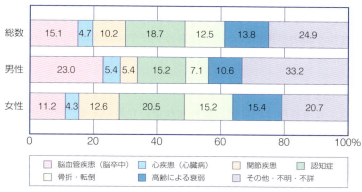

図 7-2-17　要介護者等の性別にみた介護が必要となった主な原因
(令和元年版 高齢社会白書. p. 32, 内閣府ホームページより転載)

けた取り組みもまた重要である．

〔2〕寝たきり予防へ向けた看護

(1) リハビリテーションによる身体機能の維持

　リハビリテーションには，身体機能の回復と維持をめざした専門的な機能的訓練や，障害をもちながらの日常生活行動の再構築をめざした生活リハビリテーションなどがあり，さまざまな考え方で提供されている．また，虚弱高齢者の基礎体力の維持向上をめざしたマシン・トレーニングであるパワーリハビリテーションが開発され，介護予防の観点からも活用されている．しかし，これらのトレーニングは利用者の意欲がその効果に影響を与えるといわれている．したがって，利用者とともにリハビリテーションの目標設定と効果の確認を行い，評価することが大切である．このようなリハビリテーションとあわせて，残存機能を活用しながら日常生活行動を再獲得していくようなリハビリテーション，いわゆる生活リハビリテーションにより日常生活の再構築と拡大を図ることが重要である．

(2) 意思を確認し，日常生活への主体的な行動を支える

　高齢者がどのような日常生活を望んでいるかをアセスメントし，その実現に向けた環境を整えていくことが高齢者の主体的な生活への支援につながる．例えば筋力低下や体力低下のある高齢者への食事の支援を考える場合，自力で摂取することに主眼をおいた支援とするのか，食事の全量摂取と体力の維持を図ることに主眼をおいた支援とするのかは，食事に対する高齢者の希望がどこにあるかによって変わる．なぜならば，食事という日常生活行為の主体はつねに高齢者だからである．

　高齢者の主体的な日常生活行動を引き出すことが廃用症候群の予防，寝たきりの予防のみならずQOLの維持・向上につながっていく．

(3) 環境の整備

　疾病や障害を抱えた高齢者が残存機能を活用しながら日常生活行動を安全に行えるよう，環境

を整えることは大切なことである．このような環境の整備には，廊下に手すりをつける，段差をなくすといった物理的な環境整備のほかに，食事のセッティングを行う，高齢者の行動を抑制しない，安全に配慮した見守りや声かけを行うといったケアも含まれる．

（4）家族・介護者への支援

要介護高齢者を抱える家族の介護負担は計り知れないものである．家族が介護していることを支持し，介護負担を軽減できるような援助が必要である．

家族の知識不足や介護力不足が高齢者の寝たきりの要因になっている場合でも，家族の介護状況を把握し，家族の気持ちを受け止めることからアプローチするとよい．そして社会資源を有効に活用し介護負担の軽減を図りつつ，適切な介護に関する知識・技術の提供といった教育的な援助を展開することが望ましい．また，要介護高齢者との人間関係や介護者の身体的，精神的な状況も大きく影響している場合が多い．

また家族のみならず，介護施設等で高齢者のケアにあたる介護員なども，その教育背景や資格によって高齢者のケアに関する知識・技術に差がみられる．ケアの質の向上と介護者の負担を軽減するためにも正しい知識と技術の提供といった教育が必要である．

[引用文献]

1) 大久保暢子（2006）．廃用症候群の概念分析：脳神経外科看護の視点からの考察．国際リハビリテーション看護研究会誌，5（1），pp. 29-44.
2) 園田茂（2015）．不動・廃用症候群．リハビリテーション医学，52（4），pp. 265-271.

[参考文献]

1. 大久保暢子（2014）．脳神経看護学における主要概念の関係性の検討：意識，廃用症候群，reconditioning．日本ニューロサイエンス看護学会誌，2（1），pp. 13-18.
2. 井口昭久（2008）．これからの老年学：サイエンスから介護まで 第2版．名古屋大学出版会．
3. 竹内孝仁（2004）．慢性期のリハビリテーション：パワーリハビリテーション．Brain Nursing, 20（1），pp. 37-41.
4. 諏訪さゆり，大瀧清作（2005）．ケアプランに活かす「ICF（国際生活機能分類）の視点」．日総研出版．
5. 河原加代子（2004）．生活の再構築を支える看護の継続性．Quality Nursing, 10（7），pp. 29-33, 文光堂．
6. 福井圀彦原著，前田眞治著（2016）．老人のリハビリテーション 第8版．医学書院．

III 高齢者の主な疾患と看護

認知症

1 定義とメカニズム

〔1〕認知症の定義

認知症とは「生後いったん正常に発達した種々の精神機能が慢性的に減退・消失することで，日常生活・社会生活を営めない状態」をいう[1]．代表的な認知症の診断基準には世界保健機関（WHO）による国際疾病分類 第10改訂版（ICD-10）とアメリカ精神医学会による精神障害の診断と統計の手引き第5版（DSM-5）がある．

認知症は，わが国では「痴呆症」とよばれていたが，侮蔑感を感じさせる表現であること，痴呆の実態を正確に表現していないこと，早期発見・早期診断の取り組みの支障になることなどから，2004年に厚生労働省の公布により「認知症」に変更された[2]．

〔2〕認知症の原因

認知症は，さまざまな原因で脳神経が変性し脳の一部が萎縮したり，脳卒中により脳の血管がつまり一部の細胞が死滅することにより発症する．高齢者の認知症には代表的なものに，①アルツハイマー型認知症，②レビー小体型認知症，③前頭側頭葉変性症，④脳血管型認知症がある．認知症の原疾患は，約120種類もあるといわれており，きわめて多様で，正常圧水頭症や頭部外傷になる慢性硬膜下血腫のように手術で軽快する認知症もある．

〔3〕認知症の症状

認知症の症状は，脳細胞の死滅によりすべての認知症の人に出現する中核症状と，本人の性格，環境やケア，人間関係に関連して起こる行動・心理症状に大別される．

(1) 中核症状

中核症状は脳の神経細胞の障害により起こり，記憶障害，記銘力障害，見当識障害，理解・判断力の低下，実行機能障害，失行，失認などがある．

記憶障害・記銘力障害：新しく体験したことを覚えられなくなる．

見当識障害：時間，年月日，季節，場所，人物がわからなくなる（①時間，②場所，③人の順に進行する）．

実行機能障害：計画を立ててものごとを行うことができなくなる．例：材料をそろえて手順にしたがい料理することができなくなる．

304 第7章　老年期に特有な健康障害と看護

　失行：運動器系の障害はないが，行動しようとする意思があってもその動作が行えなくなる．例：衣服の着方がわからなくなる，立方体の模写ができない．
　失認：感覚器系の障害はないが，認知力が機能せず，状況を正しく認知できなくなる．例：視力障害はないが，みせられたものが何かわからなくなる．
　錐体外路障害：随意運動にかかわる脳の錐体外路系の障害により固縮（強剛），無動などが起こる．
　失外套症候群：大脳皮質全般の障害により大脳の機能が失われ，自ら動いたり言葉を発したりできなくなる．

（2）行動・心理症状

　行動・心理症状（BPSD：behavioral and psychological symptoms of dementia）は，人とのかかわりや生活環境，身体合併症，不適切なケアの提供，薬物の副作用によって出現する症状である．行動症状では徘徊，暴言・暴力行為，汚れた下着を隠す，おむつをはずすなどの不潔行為，心理症状では不安，焦燥，抑うつ，幻視，幻聴，もの盗られ妄想，睡眠障害などがある．心理症状は，いままでできていたことができなくなり自信を失い不安定になることで出現する．これらの症状は，心理状態が穏やかに保たれ，環境やケア方法が改善すれば改善することがある．

〔3〕代表的な認知症の特徴

　代表的な認知症の特徴と対応を表7-3-1に示す．

（1）アルツハイマー型認知症

　アルツハイマー型認知症（Alzheimer dementia）は，最も多い神経変性疾患といわれ，認知症のうち約70％を占めている[3]．
　原因は，脳内でアミロイド β たんぱく質（A β）が線維を形成し凝集した老人斑とよばれるものが神経細胞に沈着することとされている．アミロイド β たんぱく質の沈着がアルツハイマー病の本質的原因となりうるかについては多くの議論がなされてきたが，アミロイド β たんぱく質の蓄積が初めに起こり，これが神経細胞やリン酸化タウからなる神経原線維変化などの病変を引き起こして認知症を発症するという「アミロイドカスケード仮説」が広く受け入れられている[4]．
　アルツハイマー型認知症の経過と主な症状を図7-3-1に示す．
　アルツハイマー型認知症は，記憶障害から始まることが多い．また，発症の前段階として，軽度認知障害（mild cognitive impairment：MCI）がある．軽度のもの忘れが起こる段階である．一般的に軽度の時期が2〜3年続き，発症後，3〜7年で中等度，高度へと進行する．しかし，生活環境やケアの影響などにより症状とその進行は個人差が大きい．中等度では即時記憶の低下，長期記憶の低下，失行，失認が起きる．また，精神症状として妄想，幻覚，徘徊などが生じ，介護する家族の負担はピークを迎えることが多い．高度にいたると，歩行障害が生じ徐々に言葉を発することが少なくなり，日常生活においてほとんどすべてに介助が必要で，尿失禁や嚥下障害を頻発するようになる．やがて，無言，無動，寝たきり状態となる．
　アルツハイマー型認知症症状の特徴である「もの忘れ」と，加齢に伴う「もの忘れ」には違いがある（表7-3-2）．アルツハイマー型認知症の例として，昨日の夕食は何を食べたかを尋ねると，食べていても食べたことすら忘れてしまうため，自分は「夕飯は食べていない」ということがある．また，もの忘れの自覚や自分が病気だという認識がなく，感情が乏しくなり，意欲低下などもみ

られる.

　診断は，臨床症状やCT検査，MRI検査，脳SPECT検査などの画像診断とあわせて，HDS-R
やMMSE（後述）などの認知機能評価尺度を使用して総合的に診断する．治療としては，薬物療法・
非薬物療法があるがいずれも進行を遅らせるためのものであり根本的な治療方法はまだ確立され
ていない.

（2）レビー小体型認知症

　レビー小体型認知症（dementia with Lewy bodies：DLB）は，1976年に小阪憲司氏（横浜市
立大学名誉教授）によって発見された認知症である．1996年に診断基準が公表され，2017年に改

表 7-3-1　代表的な4つの認知症の特徴と対応

項　目	変　性　性　認　知　症			脳血管性認知症
	アルツハイマー型認知症	レビー小体型認知症	前頭側頭葉変性症	
発症様式	記憶をつかさどる海馬の周辺から萎縮が徐々に進行する（アミロイドβの蓄積）	大脳皮質神経細胞の中にレビー小体という異常物質が蓄積し引き起こされる	前頭葉と側頭葉の萎縮がゆるやかに進行する	脳出血や脳梗塞などの発症と時間的関連あり．動揺性，階段状に悪化する
認知機能などの特徴	・近似記憶障害 ・視空間認知障害 ・失語・失行・失認など ・知的機能低下が全般的	・認知機能の変動の波がある ・幻視・幻覚がある ・パーキンソン症候群がみられる	・初期は認知機能が比較的に維持される ・自制力低下 ・易怒性などの性格変化や同じことを繰り返す常同行動，自発性の低下などが特徴で，反社会的行動をとることもあり社交性が消失	脳血管障害の部位，範囲などによりまだら的，限局的（知的能力低下が一部保持されている部分とそうでない部分が混在）
人　格	早期は本人の取り繕い反応などでわかりにくいが，徐々に崩壊する	早期より崩壊する	早期より崩壊する	比較的よく保たれる
神経学的局所症候	（－）	（＋）パーキンソン症候群	（－）	（＋）脳障害部位限定の麻痺や失行など
特徴的な診断所見	形態的変化：X線，CT，MRIで脳萎縮，脳室拡大（＋） 脳代謝：PETで頭頂葉，側頭葉の脳酸素代謝率の低下，脳血流量低下 その他：血中ないし随液中のα1-アンチキモトリプシン増加	脳代謝：SPECTやPETで頭頂葉や側頭葉，後頭葉（視覚との関連）の脳酸素代謝率の低下，脳血流量低下 その他：幻視やパーキンソン病様の運動症状	形態的変化：CT，MRIで前頭葉や前頭葉前部の萎縮 脳代謝：SPECTやPETで前頭葉，側頭葉の脳酸素代謝率の低下，脳血流量低下 その他：性格変化と社交性の消失（初期から）	形態的変化：X線，CT，MRIで血管病変（＋） 脳代謝：PETで両側前頭葉の脳酸素代謝率の低下，脳血流量低下 その他：高血圧，動脈硬化等の所見
対応のポイントなど	①不安の解消 ・存在不安の解消－なじみの人間関係，なじみの場づくり 　仲間，集団におけるなじみ関係 ②虚構の世界を受け入れる ・まわりの常識を押しつけない ・相手の世界（認識）に合わせる ③否定，叱責，説得をしない ＊本人の現存能力，強みを生かせる環境の工夫	①不安の解消 ・存在不安の解消－なじみの人間関係，なじみの場づくり 　仲間，集団におけるなじみ関係 ②幻視・幻覚を否定しない ・まわりの常識を押しつけない ・相手の世界（認識）に合わせる ③否定，叱責，説得をしない ＊転倒リスクへの対応	①不安の解消 　落ち着きのなさ，多動，徘徊などに対しなじみの人間関係，なじみの場づくり ②会話は，ゆっくり，明確に，短く簡潔にすることを心がける ③焦ったり，フラストレーションに陥ることを減らす ＊本人の現存能力，強みを生かせる環境の工夫	①不安の解消 　状況不安の解消－随時の不安の緩和 　特定の人とのなじみ関係 ②依存的心情を受け入れる ③多くの情報を与えて混乱させない ＊脳血管障害の治療と再発予防

（奥野茂代（2014）．老年看護学 第5版．p. 317，ヌーヴェルヒロカワより転載）

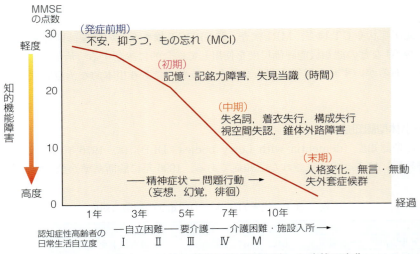

図 7-3-1　アルツハイマー認知症の経過を追った症状の変化

(遠藤英俊 (2011). 認知症の臨床評価について：2011年4月13日 平成23年度第1回慢性期入院医療の包括評価調査分科会資料 慢-2-2. p.3, 厚生労働省ホームページ)

表 7-3-2　認知症ともの忘れの違い

加齢に伴う物忘れ	認知症による物忘れ
経験したことの一部を忘れる	経験したこと全体を忘れる
目の前の人の名前が思い出せない	目の前の人が誰なのか分からない
物の置き場所を思い出せないことがある	置き忘れ・紛失が頻繁にある
何を食べたのか思い出せない	食べたこと自体を忘れている
曜日や日付を間違えることがある	月や季節を間違えることがある

訂され，REM 睡眠行動障害が追加された[5]．レビー小体とは神経細胞にできる特殊なたんぱく質で，大脳皮質や脳幹においてびまん性にあらわれ，パーキンソン病様の病理変化がみられる．わが国の認知症の原因疾患別頻度では，レビー小体型認知症は 4.3% を占める[3]．

　中核症状として認知機能低下の前に，幻視がしばしば出現するという特徴がある．例えば，壁に虫がはっているとか，子どもが枕元に座っているなど，実際にはないものがはっきりとした形で見えていて，そのものについて詳しく述べることができる．また，REM 睡眠行動障害の症状があらわれ，睡眠中に大きな寝言や奇声を発することがある．認知機能の低下は，はっきりしているときとぼーっとしているときの日内変動があり，一見まったく穏やかな状態から無気力状態，興奮，錯乱といった症状を 1 日の中で繰り返すことがある．手の震え，手足や筋肉のこわばり，動きの鈍さ，小刻み歩行，無表情などのパーキンソン症状が出現する．

　診断は，SPECT や PET が行われ，後頭葉を中心とした頭頂葉や側頭葉の血流低下・代謝低下などにより鑑別される．

(3) 前頭側頭葉変性症

　認知症の約 1.0% が前頭側頭葉変性症 (frontotemporal lobar degeneration：FTLD) といわれて

いる[3]．代表的なものとして，ピック病（Pick）がある．前頭葉と側頭葉が顕著に萎縮し神経細胞内にピック球という病変があらわれる．SPECT や PET 検査では前頭葉と側頭葉の血流が低下し，糖質代謝が認められる．40 歳から 60 歳代の若年者に多く発症し，性差はない．原因はまだはっきりしていない．

　初期から行動の異常，人格，性格が極端に変わるといった症状がみられる．万引きやお金を支払わずに飲食をしたりするなど，反社会的な行動や配慮を欠いた行動をとる．また，毎日同じ行動を繰り返し時刻表的な生活になる，自発性が低下，特定のものに執着するなどの症状があらわれる．

（4）脳血管性認知症

　脳血管性認知症（vascular dementia：VD）は，高血圧や糖尿病，動脈硬化が原因となり，脳卒中（脳梗塞，脳出血）を発症した後に起こる．認知症のうち，19.5％ が脳血管性認知症といわれている[3]．

　アルツハイマー型認知症とよく似た症状があらわれるが，アルツハイマー型認知症は徐々に悪化していくのに対し，脳血管性認知症は階段状に悪くなることが特徴である．感情がうまくコントロールできなくなり，ささいなことで怒ったり，急に泣き出したりするなどの症状があらわれることがある．また，脳の血行障害の部位により症状は異なり，「まだら」に記憶障害が出現することがある．

　診断は，脳血管障害の臨床症状やアルツハイマー型認知症と同様に CT，MRI，SPECT などの画像診断とあわせて，HDS-R や MMSE などの認知機能評価尺度を使用して総合的に診断をする．

❷ 認知症の治療

〔1〕 原因疾患に対する治療

　脳血管性認知症や糖尿病，水頭症，慢性硬膜下血腫などの治療が可能な認知症に対しては，原因疾患に対する治療が行われる．中核症状の記憶障害や見当識障害に対しては，進行を抑制する薬物療法と随伴症状への薬物療法が行われる．

〔2〕 薬物療法

　脳のアセチルコリンを増加して，神経伝達をスムーズにし認知症の進行を抑制する「塩酸ドネペジル（アリセプト®）」や「メマンチン（メマリー®）」「ガランタミン（レミニール®）」などの内服薬，貼用薬の「リバスチグミン（リバスタッチ®）」「イセクロンパッチ®」を使用し，併用することで相乗効果が期待できる．近年，後発薬の開発も進んでいる．個人の症状や状態の観察を十分に行いながら効果や副作用について医療者と患者・家族は情報の共有をしておく必要がある．

〔3〕 非薬物療法

　非薬物療法には，音楽療法，園芸療法，絵画療法，造形療法，回想法，人形療法（ドールセラピー）などがあり，それらは，ダイバージョナルセラピー，アクティビティケア，リアリティオリエンテーションなどに取り入れられている．これらの非薬物療法は，認知症高齢者の苦痛や不安の軽減，QOL の改善・向上を目的として行われる．

　ダイバージョナルセラピーとは，日本ダイバージョナルセラピー協会によると「各個人が，い

かなる状態にあっても　自分らしくよりよく生きたいという願望を実現する機会をもてるよう，その独自性と個性を尊重し，援助するために，「事前調査→計画→実施→事後評価」のプロセスに基づいて，各個人の "楽しみ" と "ライフスタイル" に焦点をあてる全人的アプローチの思想と実践である」と定義されている[6]．具体的には，園芸セラピー，アニマルセラピー，音楽セラピーなどが行われる．

　認知症高齢者へのアクティビティケアとは，個々の人のアクティビティを支援することで脳を活性化させ，身体機能の維持，生活の質の向上，認知症の進行を遅らせることなどを目的とするケアである．アクティビティとは，日本アクティビティ協会の定義によると「自己実現のための，全ての活動」とされている[7]．毎日の生活にその人にとってなじみのある活動や関心のある活動を取り入れる．具体的には，音楽，運動，園芸，絵画，化粧，家事などの活動を行うことへの支援をする．

　リアリティオリエンテーション（reality orientation）は，1968 年 Folsom（Folsom, J. C.）の提唱に基づく見当識障害を改善するための訓練で「現実見当識訓練」と訳されている．時間，年月日，季節，場所の感覚を戻し，現実認識を深めることを目的としている．少人数のリアリティオリエンテーションと 24 時間リアリティオリエンテーションの 2 種類がある．少人数のリアリティオリエンテーションでは，少人数の患者がセラピストの進行のもと決められたプログラムにそって個人および現在の基本的情報（名前，場所，時間，日時，人物など）を提供し訓練する方法である．一方，24 時間リアリティオリエンテーションでは，認知症高齢者とケア提供者との日常生活における基本的なコミュニケーションのなかで，認知症高齢者に「自分は誰か」「どこにいるのか」「今は何時か」といったことを認識する機会を提供し訓練する方法である．例えば，カレンダーで今日が何月何日なのかを確認したり，草花を見て季節を確認するなどで見当識を補う訓練をする．

❸ 認知機能評価尺度とアセスメント

〔1〕認知症評価尺度

　認知症の代表的なスクリーニング尺度としては，長谷川式認知症スケール（HDS-R）や Mini-Mental State Examination（MMSE）が用いられる．このほかに，進行や重症度を判定するもの，治療や看護・介護の効果を評価するものなどがあり，目的に合致した評価尺度を使用する必要がある．また，それぞれの評価尺度の特徴・目的・限界を理解したうえで，必要時は複数の尺度を用いて総合的に評価することが望ましい．

（1）長谷川式認知症スケール（HDS-R）

　認知症の診断に広く利用されている．「年齢」「日時の見当識」「場所の見当識」「言葉の記銘」「計算」「逆唱」「言葉の遅延再生」「物品再生」「言語の流暢性」の 9 問の問いからなり，30 点満点で 20 点以下の場合に認知症を疑う．

（2）Mini-Mental State Examination（MMSE）

　見当識，記憶力，計算力，言語力等により認知症の程度を評価する．1975 年から国際的に使用されている．日本では，2006 年に杉下らにより Mini-Mental State Examination Japan（MMSE-J）が開発され，信頼性・妥当性が報告されている[8]．検査は 11 問 30 点満点の質問形式によって行われる．検査実施時には質問内容を勝手にアレンジしないことや受験者の不安をあおらない，正

Ⅲ　高齢者の主な疾患と看護　　**309**

答に辿り着いてしまうヒントは与えない．10秒以上待っても答えが出なかった場合は0点とし，次の設問に進むなどの注意が必要である．

（3）認知症高齢者の日常生活自立度判定基準

厚生労働省が1993（平成5）年に作成した（表7-3-3）．認知症と診断された高齢者の日常生活自立度の程度（介護の必要度）をあらわすもので，介護保険制度の要介護認定で使用されている．

表 7-3-3　認知症高齢者の日常生活自立度

ランク	判定基準	見られる症状・行動の例
Ⅰ	何らかの認知症を有するが，日常生活は家庭内および社会的にほぼ自立している．	
Ⅱ	日常生活に支障をきたすような症状・行動や意思疎通の困難さが多少みられても，誰かが注意していれば自立できる．	
Ⅱa	家庭外で上記Ⅱの状態がみられる．	たびたび道に迷うとか，買物や事務，金銭管理などそれまでできたことにミスが目立つ等
Ⅱb	家庭内でも上記Ⅱの状態がみられる．	服薬管理ができない，電話の応対や訪問者との対応など一人で留守番ができない等
Ⅲ	日常生活に支障をきたすような症状・行動や意思疎通の困難さがみられ，介護を必要とする．	
Ⅲa	日中を中心として上記Ⅲの状態がみられる．	着替え，食事，排便，排尿が上手にできない，時間がかかる．やたらに物を口に入れる，物を拾い集める，徘徊，失禁，大声，奇声をあげる，火の不始末，不潔行為，性的異常行為等
Ⅲb	夜間を中心として上記Ⅲの状態がみられる．	ランクⅢaに同じ
Ⅳ	日常生活に支障をきたすような症状・行動や意思疎通の困難さが頻繁にみられ，つねに介護を必要とする．	ランクⅢに同じ
M	著しい精神症状や周辺症状あるいは重篤な身体疾患がみられ，専門医療を必要とする．	せん妄，妄想，興奮，自傷・他害等の精神症状や精神症状に起因する問題行動が継続する状態等

（厚生労働省ホームページより転載）

（4）リバーミード行動記憶検査（The Rivermead Behavioral Memory Test）

記憶障害の診断のために1985年にウイルソン（Wilson, B.）らによって開発された．日本版RBMT リバーミード行動記憶検査は綿森らにより作成され[9]，2002年に数井ら[10]によってその有用性が検証されている．検査項目は，①姓名，②持ち物，③約束，④絵，⑤物語，⑥顔写真，⑦道順，⑧用件，⑨見当識と日付により構成されている．0〜9点が自立困難な介護者を必要とする重度の記憶障害，10〜16点は中等度の記憶障害，17〜21点は軽度記憶障害，22点以上が正常と評価する．病棟内の自室やトイレ，訓練室への道順を正しく覚えているのは7点以上，9点以下では日常生活上の行動に指示や見守りが必要であり，10〜14点では病識はあるが自己認識が不十分であり他者のフォローが必要，15点以上では1人で通院が可能，17点以上では計画的な

310 第7章　老年期に特有な健康障害と看護

買い物が可能になる[10].

(5) Functional Assessment Staging（FAST）

　FAST は，国際的に使用されているアルツハイマー型認知症の進行度を評価する尺度である．米国の Sclan らによって開発された[11]．生活機能動作（もの忘れ，仕事，金銭管理，買い物，着衣，清潔等）について，本人の直接観察や家族・介護者からの情報により評価する．ステージ１から７までに分類され，1 は正常，2 は年齢相応，3 は境界領域，4 は軽度，5 は中等度，6 はやや高度，7 は高度のアルツハイマー型認知症と診断される．

(6) Clinical Dementia Rating（CDR）

　認知症の重症度を評価する．記憶，見当識，判断力と問題解決，社会適応，家族状況・趣味・関心，介護状況の6項目について，患者の観察や周囲の人からの情報で評価する．それらを総合して健康（CDR0），認知症の疑い（CDR0.5），軽度認知症（CDR1），中等度認知症（CDR2），高度認知症（CDR3）の5段階で評価する[12].

〔2〕アセスメントのポイント

　認知症高齢者のアセスメント項目は以下の通りである．
　①認知症状の経過，②治療の可否の診断，③関連する基礎疾患，④既往歴と治療状況，⑤認知症の重症度・認知症日常生活自立度，⑥中核症状・BPSD，⑦ ADI の状況，⑧生活歴・時代背景，⑨生活習慣・生活環境，⑩家族関係・介護者の有無・介護力，⑪社会背景，⑫高齢者の価値観・希望（その人のねがい），⑬社会資源など
　また，認知症高齢者の残存能力（もてる力）や自立している部分および介助や援助が必要な部分をアセスメントすることがその人らしさを尊重した看護を提供するためには重要である．さらに，認知症の種類や原因によって引き起こされている症状は何か，その解決方法はないのかといった視点でアセスメントをすることが必要である．

④ 看護のポイント

〔1〕認知症ケアメソッド

　認知症ケアにおける包括的ケアメソッドとしては，バリデーション，ユマニチュード，パーソン・センタード・ケアなどが開発されている．ここでは，ユマニチュードとパーソン・センタード・ケア，および，パーソン・センタード・ケア実践のための認知症ケアマッピングについて述べる．
　わが国では，ユマニチュード（Gineste, Y. & Marescotti, R., 1981）が近年注目されている．ユマニチュードは，知覚，感情，言語による包括的コミュニケーションに基づいたケア技法である．「人とは何か」「ケアする人とは何か」を問い，「見つめること」「話しかけること」「触れること」「立つこと」の4つを基本の柱とし，認知症の人との接し方についての150以上の具体的な技術で構成されている[13].
　パーソン・センタード・ケアとは，キットウッド（Kitwood, T.）が1980年代末に提唱した認知症をもつ人を1人の"人"として尊重し，その人の視点や立場に立って理解し，ケアを提供しようという認知症ケアの考え方の1つである．キットウッドの思想を継承するブルッカー（Brooker, D.）は，パーソン・センタード・ケアの実践について，VIPS の4つの要素を掲げている．VIPS

とは，V（valuing people：人々の価値を認める），I（individualised care：個人の独自性を尊重する），P（personal perspectives：その人の視点に立つ），S（social environment：相互に支え合う社会的環境）である[14]．

　　認知症ケアマッピング（DCM：dementia care mapping）は，認知症ケアの質の向上のための観察評価手法である．鈴木らは，2008 年に信頼性・妥当性を明らかにしている[15]．DCM では，認知症の人を連続して 6 時間以上観察し，5 分ごとのその人の行動，状態（「よい状態（well-being）」から「よくない状態（ill-being）」までのどの段階にあたるか），介護者とのかかわりを記号化，数値化して記録し，表にあらわす（マッピング）．この表にあらわされた結果を分析し，パーソン・センタード・ケアの考え方にそって認知症をもつ人を中心としたケアが実行されているか，認知症をもつ人の尊厳が保たれているかを評価する．客観的な記録と評価によりケアの質の向上につなげることが認知症ケアマッピングの目的である．

〔2〕コミュニケーションの基本

　　認知症高齢者とのコミュニケーションの基本的態度については以下のとおりである．
・言語だけに頼らず非言語的コミュニケーションを重視する．
・看護者が認知症高齢者に対して伝える工夫をする．
・難聴や失語症などを確認して，すべて認知症を理由にしない．
・認知症高齢者にとってのなじみの関係を大切にする．
・自尊心を傷つけることなく 1 人の人として尊厳のある態度で接する．
・同じことを何度も聞いても初めてのこととして付き合う．
・怒らない，慌てさせない（せかさない）．

〔3〕対応の原則

　　上記，コミュニケーションの基本的態度をもとに対応の原則をまとめる．
　　まずその人の認知症の程度，見当識障害，視空間認知障害などをアセスメントすることが必要である．安全の配慮を行い，生活環境を整えること，生活場面でいかに「できること」を活用するかが重要であり，そのためには環境の調整が必要になる．安全対策を優先するばかりで不要な拘束を行ったりしていないか，言葉で認知症高齢者を傷つけていないか，理解しやすい位置情報であるか，手すり設置や段差の考慮，機能的に身体を動かせるような空間の確保など，その人の生活にそった環境調整をすることが必要である．
・認知症の原因を探り，認知症の程度，見当識障害，視空間認知障害などを把握する．
・認知症高齢者の生活史や生きてきた時代背景・環境を把握し，理解しておく．
・認知症高齢者の行動や言動をしっかり把握し，ケアする者と共有する．
・事実の誤認や失敗行動，間違いにも激しく注意・叱責・否定はしない．
・1 人の人として対応し，子ども扱いしない．
・1 人の人として尊厳のある態度を徹底する．

〔4〕「快」と「不快」を見極める

　　認知症高齢者にとって，「快」な状況はどのようなときか，「不快」な状況はどのようなときなのか，毎日のケアのなかでしっかりと情報収集し，アセスメントした内容を多職種間で共有して

おく. 必要時には,「センター方式」や「ひもときシート」などの多職種と共有できる情報収集シートを活用することも大切である. そのためには, 日々のケアを行うなかで起こっている事象について,「何かいつもと違う」といった些細なことでもアンテナをはってキャッチしておくことが必要である.

〔5〕 なじみの関係・環境を整える

認知症高齢者の今までの生活史や生活環境を本人または家族から情報収集し, 自宅で使用していた食器やコップなど親しみのあるものを可能な範囲で持参することを勧める. 入院や入居といった新しい環境で落ち着かず BPSD が出現し, 毎日介護していた家族の顔を見なくなったことにより不安が増すこともある. 認知症だからといって付き添いを義務づけるのでなく, 認知症高齢者本人の心身の安寧のために一時的に付き添いを依頼することも必要なときがある.

〔6〕 生活リズムの再構築

認知症高齢者にとって急な入院や急激な環境の変化は, 見当識障害や失認の症状から, リロケーションダメージを受けやすい. 昼・夜の生活リズムを崩しやすく, 生活リズムの乱れは, 認知症高齢者を不安にさせ, 落ち着きのない状態に陥らせる. このような悪循環は, BPSD の出現, 増悪につながり, 介護している家族にも影響をおよぼすことになる. このようなとき, 看護職はアクティビティケアやリアリティオリエンテーションの実施, 生活環境の調整と事故防止, 廃用症候群の予防など, その人のための個別のケアを展開する必要がある.

〔7〕 家族のための支援

従来の認知症ケアにおいての家族支援は, 介護する家族の形態の「老々介護」「認々介護」が課題であった. しかし, 現在では若年性認知症患者を若い世代の娘や嫁が介護している現状があり「若々介護」という認識も広がってきている. また, 1世帯だけでなく自分の両親と配偶者の両親といった二重介護や遠距離介護となることもある. 介護負担による家族関係の破綻や認知症介護に対する知識不足から, 高齢者虐待を引き起こし, ひいては介護殺人といった社会現象も生み出す社会に変化してきている.

しかし, 当事者である家族は介護の負担感を感じていても,「こんなものだ」「自分だけが特別なのだ」と, 自覚がないままに介護による疲労が蓄積し, 事故につながることも少なくない. 看護職者は, 介護する家族の気持ちをしっかり受け止め, 認知症カフェや介護相談などできるだけ疲労感を自覚・放出できる機会をつくるように支援することと情報提供を行うことが必要である.

〔8〕 ともに歩むパートナーの選択

2017 年の第 32 回アルツハイマー病国際会議(京都)では, 世界各国から約 200 人の若年性認知症患者を含めた当事者の参加があり, その数は過去最高数となったことが報告された[16]. この会議で,「認知症になったら終わりではなく, 認知症と共に生きるという道がある, 私たち(当事者)とともに歩んでほしい」「自分たち不在の決定をしないでほしい」というスピーチがあり話題となっていた. このように, たとえ認知症になったとしても認知症の人に優しい地域や「ともに伴走してくれる」パートナーが存在すれば, 就労や生活することも不可能ではないことを示唆している.

〔9〕倫理的な配慮

　認知症高齢者は，見当識障害や判断力の低下から，日常生活での福祉サービスの利用や終末期における治療方針等の意思決定が難しい場合がある．しかし，たとえ認知症になったとしても1人の人としての権利は保証されるべきであり，自己決定できるような支援が必要である．

　2016年に日本老年看護学会は，急性期病院における認知症高齢者の看護の質向上を喫緊の課題ととらえ，「認知症になったとしても，自分自身が脅かされることなく適切な治療を受け，すみやかに元の居場所に戻りたい」という国民共通の願いを実現するための立場表明を公開している．「表明する立場」の8項目を表7-3-4に示す．

　看護職の資質としては，このように認知症の人の倫理的配慮のもとにケアに携わるという自覚をもち続ける必要がある．

〔10〕入院中のケアの原則

　認知症高齢者は，入院するといった住み慣れた環境以外での生活においてはリロケーションダメージを受けやすい．急激な環境の変化やなじみのない人的環境下において，認知症高齢者が適応できる環境調整および配慮が必要である．そのためには，認知症高齢者に病状や治療をわかりやすく説明すること，統一した対応を行うこと，その人の意思を確認すること，その人の人生や生活，価値観を尊重した時代背景や生活史を取り入れたケアを提供することが求められる．また，その人の「できること」「手助けがあればできること（苦手なこと）」を適切に把握したうえでケア提供をする．そのためには，アセスメントの留意点として，その人のペースに合わせる，認知症高齢者に起こりやすい危険性を予測する，ADL や IADL の状態や変化を観察することが必要である．

表 7-3-4　「急性期病院において認知症高齢者を擁護する」日本老年看護学会の立場表明 2016

表明する立場
立場1　認知症高齢者へのマイナスイメージを払拭する
立場2　治療優先環境のもとで認知症高齢者本人を擁護する
立場3　治療後の回復像に基づく生活像を家族と共有して早期退院を目指す
立場4　急性期病院という制約下での本人重視の医療・ケアの推進策を提示する
①身体拘束を当たり前としない医療・ケア
②高齢者の混乱や家族の我慢を助長する対応に気づく医療・ケア
③認知症高齢者の生活像を描写する医療・ケア
④生活像に基づく予期的個別ケアをチームで推進する医療・ケア
⑤認知症高齢者に適さない医療・ケア環境ならびに慣習の改善
立場5　認知症高齢者に付き添う家族の忍耐と重圧への理解を深める
立場6　認知症と認知症ケアに関する知識を刷新する
立場7　ガイドライン策定や診療報酬改定に向けたエビデンスを提示する
立場8　学術的知見の蓄積により認知症看護の体系化を図る

（日本老年看護学会．2016年8月23日公開．日本老年看護学会ホームページより転載）

〔11〕意思決定のための支援

　認知症高齢者の意思決定に関して以下の視点が必要である.

　認知症高齢者は，すべてが何もわからなくなるのではなく，感情や気持ちはもっているが，言語による表現が困難になっていく．そうなると，記憶が曖昧になることへの不安や自尊感情の低下を招きやすい．看護職は，できるだけ認知症高齢者の意思をくみ取り尊重できるようにその人にとってわかりやすい言葉や表現を用いて意思の表明を助ける努力をする必要がある.

　高齢者は終末期になると，他人の世話にはなりたくないと思ったり，できるだけ身内には最期まで迷惑をかけたくないと思っている．しかしながら，記憶障害や見当識障害から，これから自分はどのように暮らしていきたいか，看取り時に，どこで誰とどのように過ごしたいかを，家族やケア提供者に意思表示ができなくなっていく．そこで，アドバンスケアプラニング（advance care planning：ACP）の考え方を取り入れた事前指示書やリビングウィル（living will）などの紙面での確認が必要になってくる．本人の意思を尊重した最善のケアを提供できるように看護職者は最期までケアの工夫を行っていく必要がある.

〔12〕チームアプローチ

　認知症のケアにはさまざまな専門職によるチームアプローチが不可欠である．チームの構成員には，医師，看護職，介護職，理学療法士，作業療法士，管理栄養士などの医療職や福祉職，さらに，介護支援相談員，MSW などの退院・在宅療養を見据えた職種や家族，ボランティアなどとの連携も必要となってくる．本人・家族が多職種と連携し，入院早期から退院後の生活について熟考しておくことが大切である．そのためには，看護職は，本人・家族，病院内外の多職種から情報収集しておく.

　また，身体疾患の治療では，医療者や家族の都合だけで方針を決定していないかを随時，見直す必要がある．身体疾患の治療のメリットとデメリットについて，本人や家族を含む多職種チームで多角的に，必要時には何度も検討することも必要である.

❺ 認知症の予防

　認知症は 75 歳を超えると急激に発症率が高まるため，認知症予防は 65 歳から取り組む必要がある.

　国の介護予防事業及び介護予防・日常生活支援総合事業（地域支援事業）の一環として市町村等で実施している認知症の予防のためのプログラムには，認知症になる恐れの高い人を対象としたハイリスク・アプローチと，健康な高齢者を含めたすべての高齢者が対象となるポピュレーション・アプローチがある．認知症は長期にわたる脳の病理的変化を経て発症するため，予防活動は長期に継続する必要がある．そのためには，その人にとって興味があり，生きがいとなるような方法で実施できることが望ましい．ポピュレーション・アプローチ（生きがい型，目的型，訓練型）とハイリスク・アプローチについて，対象者，活動例，長所，短所を表7-3-5に示す.

　また，アルツハイマー型認知症の発症要因は，コントロールできない遺伝的要因や老性変化のほかに，コントロール可能な高血圧症・糖尿病・肥満症などの生活習慣病が発症の促進要因になっている．羽生[17] によると，一部の降圧剤（脳移行性の高い Ca 拮抗薬や ACE 阻害薬，ARB）やインスリン抵抗性改善薬（チアゾリジン），スタチンなどの中には，認知症の発症を抑制したり，進行の抑制が期待されるものもあるため，生活習慣病を合併した認知症患者では，血圧や血糖，

Ⅲ　高齢者の主な疾患と看護　**315**

表 7-3-5　認知症予防・支援におけるハイリスク・アプローチとポピュレーション・アプローチの長所と短所

	生きがい型のポピュレーション・アプローチ	目的型のポピュレーション・アプローチ	訓練型のポピュレーション・アプローチ	訓練型のハイリスク・アプローチ
対象	・主として健康で認知症予防に関心をあまりもたない高齢者	・認知症予防に関心をもつ健康および軽度認知障害の高齢者	・認知症予防に関心をもつ健康および軽度認知障害の高齢者	・認知症予防に関心をもつ軽度認知障害の高齢者
例	・囲碁，将棋，麻雀 ・園芸 ・料理 ・パソコン ・旅行 ・ウォーキング，水泳，ダンス，体操，器具を使わない筋力トレーニング	・認知症予防に特化した園芸，料理，パソコン，旅行プログラム ・ウォーキング，水泳，ダンス ・食習慣改善プログラム ・回想法プログラム ・芸術療法プログラム	・認知機能訓練を目的とした計算ドリル，ゲームなど	・日常生活動作訓練 ・認知機能訓練 ・記憶訓練 ・計算訓練 ・有酸素運動 ・体操
長所	・動機づけが容易 ・自立的な長期の継続がしやすい ・指導者など既存の社会的資源が利用できる ・プログラムを比較的多くの人たちに普及させることができる ・健康な人たちの軽度認知障害への移行を予防する可能性がある	・動機づけが容易 ・自立的な長期の継続がしやすい ・要求される指導技術が高くない ・対象者1人当たりに必要とされる指導者の数が少ない ・プログラムを比較的多くの人たちに普及させることができる ・健康な人たちの軽度認知障害への移行を予防する可能性がある ・対象者1人当たりのコストが低い	・動機づけが容易 ・自立的に取り組める ・要求される指導技術が高くない ・対象者1人当たりに必要とされる指導者の数が少ない ・プログラムを比較的多くの人たちに普及させることができる ・健康な人たちの軽度認知障害への移行を予防の可能性がある ・対象者1人当たりのコストが低い	・プログラムが均一化しやすい
短所	・個人的な生きがいに応じたプログラムの多様性が求められる	・個人的な生きがいに応じたプログラムの多様性が求められる ・指導技術をもつ人材を育成する必要がある	・長期の継続が困難 ・指導技術をもつ人材を育成する必要がある	・生活習慣の変容が困難 ・動機づけが困難 ・自立的な長期の継続が困難 ・専門的指導技術が必要 ・対象者に必要とされる指導者の数が多い ・対象者1人当たりのコストが大きくかかる

（「認知症予防・支援マニュアル」分担研究班（2009）．認知症予防・支援マニュアル 改訂版．p. 15．厚生労働省ホームページより転載）

脂質値のコントロールとともに，より効果的な薬剤選択が求められると報告されている．また，その背景にはインスリン抵抗性が関与し，運動不足や食習慣の乱れはインスリン抵抗性を低下させるため，認知症の予防には筋肉を使った有酸素運動が有効であるとしている[18]．

［引用文献］

1) 厚生労働省．認知症とは．みんなのメンタルヘルス．厚生労働省ホームページ．

2) 厚生労働省（2004）．「痴呆」に替わる用語に関する検討会報告書．厚生労働省ホームページ．

3) 朝田隆（2013）．都市部における認知症有病率と認知症の生活機能障害への対応 平成23年度〜平成24年度総合研究報告書：厚生労働科学研究費補助金（認知症対策総合研究事業）．pp. 7-8.

4) 大内尉義，秋山弘子，折茂肇（2010）．新老年学第3版．pp. 57-58，東京大学出版会．

5) McKeith, I. G., Boeve, B. F., Dickson, D. W., et al (2017). Diagnosis and management of dementia with Lewy bodies: Fourth consensus report of the DLB Consortium. Neurology, 89（1），pp. 88-100.

6) 日本ダイバージョナルセラピー協会ホームページ．http://dtaj.or.jp/index.html（2018.1.18. アクセス）．

7) 日本アクティビティ協会ホームページ．http://www.jp-activity.jp/about/index.html（2017.11.16 アクセス）．

8) 杉下守弘，逸見功，JADNI研究（2010）．MMSE－J（精神状態短時間検査-日本版）の信頼性と妥当性について：A preliminary report．認知神経科学，12（3・4），pp. 186-190.

9) Wilson, B. A., Cockburn, J., & Baddeley, A. 著．綿森淑子，原寛美，宮森孝史ほか訳．日本版 RBMT リバーミード行動記憶検査：The Rivermead Behavioural Memory Test．千葉テストセンター．

10) 数井裕光，綿森淑子，本多留実ほか（2002）．日本版リバーミード行動記憶検査（RBMT）の有用性の検討．神経研究の進歩，46（2），pp. 307-318.

11) Sclan, S. G., Reisberg, B. (1992). Functional assessment staging (FAST) in Alzheimer's disease: Reliability, validity, and ordinality. International Psychogeriatrics, 4 Suppl 1, pp. 55-69.

12) 本間昭，大塚俊男（1991）．高齢者のための知的機能検査の手引き．ワールドプランニング，pp. 65-69.

13) 本田美和子，イヴ・ジネスト，ロゼット・マレスコッテイ（2014）．ユマニチュード入門．pp. 40-41，医学書院．

14) ドーン・ブルッカー著，水野裕監修，村田康子，鈴木みずえ，中村裕子ほか訳（2010）．VIPS ですすめるパーソン・センタード・ケア，クリエイツ．pp. 16-23，クリエイツかもがわ．

15) 鈴木みずえ，水野裕，Brooker, D. ほか（2008）．Quality of life 評価手法としての日本語版認知症ケアマッピング（Dementia Care Mapping: DCM）の検討：Well-being and Ill-being value（WIB値）に関する信頼性・妥当性．日本老年医学会雑誌，45（1），pp. 68-76.

16) 公益社団法人認知症の人と家族の会（2017）．国際アルツハイマー病協会第32回国際会議活動報告書．http://www.alzheimer.or.jp/pdf/adi2017/adi2017report_web.pdf（2017. 8.30. アク

セス）．
17）羽生春夫（2012）．生活習慣病からの対応．日本老年医学会雑誌，49（3），pp. 284-287．
18）園田悠馬（2015）．有酸素性持久運動プログラムが要介護認定者の脳機能に及ぼす影響．滋賀医科大学雑誌，28（1），pp. 1-8．

［参考文献］
1．レビー小体型認知症研究会（2005）．診断基準．http://www.d-lewy.com/about.html/（2017.5.14. アクセス）
2．中谷こずえ，臼井キミカ，安藤純子ほか（2016）．認知症のケアメソッド「バリデーション」「パーソンセンタードケア」「ユマニチュード」の文献検討によるメソッド比較，中部学院大学・中部学院大学短期大学部研究紀要，（17），pp. 73-79．
3．池添志乃，野嶋佐由美（2009）．生活の再構築に取り組む家族の介護キャリアの形成困難における悪循環．家族看護学研究，14（3），pp. 20-29．
4．Gilissen, J., Pivodic, L., Smets, T., et al. (2017). Preconditions for successful advance care planning in nursing homes: A systematic review. International Journal of Nursing Studies, (66), pp. 47-59.
5．神﨑恒一（2012）．アルツハイマー病の臨床診断．日本老年医学会雑誌，49（4），pp. 419-424．
6．島橋誠（2012）．看護の基本姿勢 入院時アセスメントと看護ケアのポイント（特集 一般病棟の認知症患者：日常生活と療養を支える）．Nursing Today, 27（1），pp. 10-17．
7．宮田千春，木下彩栄（2016）．アルツハイマー病の最新治療と予防法．臨床老年看護学, 23（2），pp. 2-9．

② 脳血管障害

1 定義とメカニズム

〔1〕脳血管障害の定義

　脳血管疾患，脳卒中（cerebrovascular disease, stroke）とは，脳の血管が詰まり虚血することによる脳梗塞，脳の血管が破れ出血することによる脳出血・くも膜下出血など，脳の組織への酸素や栄養が不足し脳に障害を生じる疾患の総称である．

〔2〕脳血管疾患の疫学

　患者数の割合は脳梗塞が76％を占め，脳梗塞のうち，アテローム血栓性脳梗塞33％，心原性脳塞栓症28％，ラクナ梗塞31％，その他8％である（一過性脳虚血発作を除く）．脳出血は，高血圧性脳出血68％，クモ膜下出血20％，その他12％である[1]．

　脳血管疾患の総患者数は約118万人，推計患者数は外来が16万人，入院が9万人[2]，発症年齢のピークは70歳代で，70歳以上が全体の60％を占め，年齢とともに脳梗塞の割合が増加するが，くも膜下出血，脳動静脈奇形は30〜40歳代がピークである．また，2017（平成29）年の死因の第3位[3]，死亡総数は約11万人で，その内訳は，脳梗塞が約6.2万人と最も多く，高血圧性脳出

血約 3.3 万人，くも膜下出血約 1.2 万人，その他 0.3 万人[3] である．さらに，介護が必要となった主な原因疾患の約 18%と認知症に次いで多く，また，介護度が高いほど脳血管疾患の占める割合が多くなっている[4]．

〔3〕脳血管疾患発症のメカニズム

危険因子は，加齢，男性，高血圧，糖尿病，脂質代謝異常，喫煙，心房細動，大量飲酒，メタボリックシンドローム，ストレス，脱水，炎症，血液凝固系異常などである．発症・再発予防は，高血圧のコントロールが最も重要であり，これら生活習慣の改善や基礎疾患の治療が重要である．ただし，くも膜下出血，脳動静脈奇形などは必ずしも上記に該当しない．

以下に，一過性脳虚血発作，脳梗塞（アテローム血栓性脳梗塞，心原性脳塞栓症，ラクナ梗塞），高血圧性脳出血，くも膜下出血，慢性硬膜下血腫，脳動静脈奇形の病態を示す．

(1) 一過性脳虚血発作 (transient ischemic attack：TIA)

一時的に脳血流がなくなることで神経脱落症状があらわれ，数分〜24 時間以内に症状が消失する発作で，発作後約 15%が 3 カ月以内に脳梗塞を発症する．

(2) 脳梗塞 (cerebral infarction)

脳梗塞は脳の動脈が血栓や塞栓により狭窄または閉塞を起こし，その灌流領域の虚血から脳の組織が壊死した状態である．長期の高血圧により動脈壁が肥厚し，動脈狭窄や詰まりが生じる．また，心臓内や大動脈で形成された血栓が脳動脈に流れ込み，脳動脈の先端で引っかかり脳動脈を塞ぐ．発症の原因により以下の 3 タイプがある．

アテローム血栓性脳梗塞（atherothrombotic cerebral infarction）：糖尿病や高コレステロール血症などにより，頭蓋外血管や中大脳動脈などのより大きな動脈・脳血管のアテローム硬化により閉塞が生じる．また，TIA が先行し，安静時発症が多く，発症は緩徐でも段階的に増悪することもある．意識障害は比較的軽度である．

心原性脳塞栓症（cardiogenic infarction）：心房細動などにより心臓内に形成された血栓が脳動脈に流れ，頸動脈や脳血管の閉塞を起こす．原因は心房細動が半数を占め，弁膜症や急性心筋梗塞などもある．発症は起床直後や日中の活動時の突然性完成型であり，意識障害が高度で重症である．

ラクナ梗塞（lacunar infarction）：高血圧により，脳深部の穿通動脈が詰まることで生じる，直径 1.5cm 以下の小さな脳梗塞である．基礎疾患に高血圧や糖尿病を有することが多い．無症状や軽症が多く，早期ハビリテーションにより日常生活の自立が保たれる．

(3) 脳出血 (intracerebral hemorrhage：ICH)

脳出血は，本項では高血圧性脳出血（hypertensive cerebral hemorrhage：HCH）について述べる．高血圧性脳出血は，再発率，死亡率が高い．発症率は欧米人より日本人などのアジア人の方が 2 〜 3 倍多い．

高血圧が長年続いて，脳深部の細い穿通動脈が脆くなり出血が生じる．多くは，意識障害，出血した脳の反対側の半身の麻痺などを生じる．主な出血部位別の内訳[1] と症状を下記に示す．

被殻出血（29% 〜）：内包の障害により反対側の麻痺・感覚障害や失語症などが出現する．また，優位半球（通常，左脳）の出血では非流暢性失語が，非優位半球の右脳の出血では半側空間無視

や病態失認などの失認症状が出現する.

視床出血（26%）：内包の障害による反対側の半身の麻痺・感覚障害が出現する. 視床は全知覚の中継点のため強い知覚障害（視床痛）を伴うことがある.

皮質下出血（19%）：大脳の表面近くの出血である. 半数は高血圧性であり，脳動脈瘤，脳動静脈奇形などからの出血もある. 頭痛，けいれんや軽い意識障害などが出現する. 出血量により血腫除去術を行うことで，多くは予後がよい.

小脳出血（8%）：頭痛，嘔吐，眩暈で発症し，眼振，四肢の運動失調や体幹失調，構語障害などが出現する. 直接脳幹部圧迫をきたすため危険な脳出血である.

脳幹部（橋）出血（9%）：高度な意識障害で発症し，発症後短時間で昏睡状態に陥り，予後は極めて悪い. また，不安定な呼吸，両側の縮瞳が出現する.

（4）くも膜下出血（subarachnoid hemorrhage：SAH）

脳とくも膜との間のくも膜下腔に出血が生じる. 原因の90%は，生まれつきの脳動脈瘤が突然破裂して起きる.

（5）その他

慢性硬膜下血腫（Chronic subdural hematoma：CSDH）：軽く頭をぶつけた数カ月後に，脳の表面の硬膜下に血腫ができる. 高齢者にみられる.

脳動静脈奇形（Cerebral arteriovenous malformation：AVM）：生まれつき，脳内の動脈と静脈が脳内の異常な血管の塊（ナイダス：nidus）でつながっていて，ナイダスが破れると脳出血やくも膜下出血を起こす.

〔4〕診 断

病歴聴取，神経学的所見，血液検査，画像（CT・CTA・MRI・MRA）診断，脳血管造影，超音波検査（頸部エコーなど），ラジオアイソトープ検査，心電図など総合的に行われる.

〔5〕治 療

急性期は，救命治療と再発予防のための呼吸・循環などの全身管理と抗脳浮腫療法，合併症予防と対症療法である. 回復期以降は再発予防，リハビリテーション，廃用性症候群予防や対症療法が行われる.

（1）脳血管疾患の共通の治療

病型や個人差はあるが，おおよその病期に分けて示す.

①急性期

梗塞や出血の拡大は8〜48時間，脳浮腫は3日〜7日がピークである.

呼吸・循環等の全身管理：酸素投与や点滴投与等により梗塞や出血の拡大を防ぐ.

抗脳浮腫療法：高張グリセロール，マンニトールの静脈投与が行われる.

外科的治療：脳室ドレナージ術，外減圧開頭術を行う場合がある.

合併症対策：呼吸器感染，尿路感染，転倒，皮膚損傷などの予防と治療を行う. 急性期から，肺炎予防に理学療法や呼吸リハビリテーション，消化管出血の予防に抗潰瘍薬の点滴投与，また，嚥下障害は誤嚥性肺炎の原因となるため，経口摂取開始前には適切な検査と栄養摂取方法の検討

320　第7章　老年期に特有な健康障害と看護

と支援などを行う．

　リハビリテーション：全身状態を評価し，発症後早期から合併症予防も含めて行う．

②慢性期

　障害の回復は概ね3〜6カ月でプラトー（横ばい状態）となる．発症前と同等の回復は少ない．再発作予防として，生活習慣や危険因子の管理指導，心房細動や基礎疾患の治療・管理，抗血小板薬，抗凝固薬の服薬管理が必要である．生活機能，社会的役割やQOLの維持・向上，廃用性症候群の予防に向けて，療養環境を考慮し，障害受容の支援と包括的リハビリテーションを行う．また，うつや意欲の減退に抗うつ薬や脳循環代謝改善薬の処方を行う．

（2）脳梗塞の治療

　血栓溶解療法：発症4.5時間以内の組織プラスミノゲンアクチベータ（t-PA）による血栓溶解療法，プロウロキナーゼやミュータントなどの点滴投与が行われる．

　抗凝固療法：発症48時間以内で1.5cmを超すアテローム血栓性脳梗塞に高トロンビン薬，心原性脳梗塞にヘパリンの点滴投与が行われる．

　脳保護薬投与：エダラボンの投与が行われる．

　外科的治療：頸動脈内膜剥離術，頭蓋外−頭蓋内バイパス術なども行われる．

（3）脳出血（高血圧性脳出血）の治療

　超急性期〜急性期は，呼吸・循環など全身管理，再出血・血腫拡大の予防抗脳浮腫治療などの薬物治療が最優先であるが，外科的治療なども検討される．

　血圧管理：カルシウム拮抗薬降圧薬の点滴投与を行う．

　抗脳浮腫療法：薬物治療，重度な場合は頭蓋内圧モニター留置による脳圧管理，脳低温療法やバルビタール療法，低体温療法なども行われる．

　上部消化管出血の予防：胃潰瘍などを併発予防に抗潰瘍薬を投与する．

　けいれんの管理：けいれん発作後てんかんを残すことが多いので抗てんかん薬を投与する．

　外科的治療：脳室ドレナージ術，開頭血腫除去術，定位的血腫除去術などがある．

❷ 高齢者の特徴

　脳血管疾患高齢者は，突然の発症と生命の危機を経て，多くは後遺症を残す．また，発症後長期にわたり，障害の受容，生活習慣の改善と再発予防，廃用性症候群や合併症予防などが必要である．重症であれば遷延性意識障害となることもある．そのため，脳血管疾患高齢者はQOLが低下し，自尊心や社会的役割が失われやすく，うつ状態や廃用性症候群への悪循環に陥る可能性が高い状態にある．

❸ アセスメントのポイント

　病歴，生活歴，神経学的所見，バイタルサインなどを総合的に評価する．脳血管疾患全体における神経症状の発症頻度は，片麻痺49％，構音障害24％，意識障害20％，失語17％，半側空間無視14％，感覚障害と頭痛が各々7％，嚥下障害2％である[1]．

〔1〕評価方法

意識水準，瞳孔の対光反射，運動，感覚，言語，視野，失認（消却）などの評価は，世界的なストロークスケールである National Institute of Health Stroke Scale（NIHSS）（表 7-3-6），意識水準は Japan Coma Scale（JCS）（表 7-3-7）にて経時的に評価する．

また，基本的日常生活活動能力はバーセルインデックス（Barthel Index：BI）（表 7-3-8），生活機能の重症度は modified Rankin scale（mRS）（表 7-3-9）などを用いて評価する．入院時の NIHSS 得点と退院時の mRS は正の相関がある[1]ため，入院時から退院後の生活障害を予測することが重要である．また，リハビリテーションの進み具合，廃用症候群の程度もあわせて評価する．

高次脳機能障害は，NIHSS，線分二等分検査，模写検査（図 7-3-2），失語症や失行の検査バッテリなどを用いた評価や，日常生活における症状の出方を観察・評価する．

〔2〕アセスメント項目

①病歴（発症時の状況，病状など），既往歴（高血圧，糖尿病，脂質異常症，心疾患など），生活習慣（喫煙歴，飲酒歴，食習慣），検査データなど．

②意識水準：NIHSS や JCS により，覚醒状態，見当識，指示動作への反応などを評価する．

表 7-3-6　NIH Stroke Scale（NIHSS）

1a）意識水準	0＝覚醒　1＝簡単な刺激で覚醒　2＝反復刺激や強い刺激で覚醒 3＝反射的肢位以外無反応
1b）意識障害―質問 （現在の月名と年齢）	0＝両方正解　1＝片方正解　2＝両方不正解
1c）意識水準―従命 （開閉眼と離握手）	0＝両方正確　1＝片方正確　2＝両方不可能
2）最良の注視	0＝正常　1＝部分的注視麻痺　2＝完全注視麻痺
3）視野	0＝異常なし　1＝部分的半盲　2＝完全半盲　3＝両側性半盲
4）顔面麻痺	0＝正常　1＝軽度の麻痺　2＝部分的麻痺　3＝完全麻痺
5a）左腕	0＝下垂なし（10 秒間保持可能）　1＝10 秒以内に下垂 2＝重力に抗するが 10 秒以内に落下　3＝重力に抗する動きがみられない 4＝全く動きがみられない
5b）右腕	同上
6a）左脚	0＝下垂なし（5 秒間保持可能）　1＝5 秒以内に下垂 2＝重力に抗するが 5 秒以内に落下　3＝重力に抗する動きがみられない 4＝全く動きがみられない
6b）右脚	同上
7）運動失調	0＝なし　1＝1 肢にあり　2＝2 肢にあり
8）感覚	0＝正常　1＝軽度～中等度の障害　2＝高度の障害
9）言語	0＝正常　1＝軽度の失語　2＝高度の失語　3＝無言または全失語
10）構音障害	0＝正常　1＝軽度～中等度の障害　2＝高度の障害
11）消去／無視	0＝正常　1＝軽度～中等度の障害　2＝高度の障害

合計点＝　　／42

322　第7章　老年期に特有な健康障害と看護

表7-3-7　Japan Coma Scale

Ⅲ．刺激をしても覚醒しない状態（3桁）	
3．痛み刺激にまったく反応しない．	300
2．痛み刺激で少し手足を動かしたり，顔をしかめる．	200
1．痛み刺激に対し，払いのけるような動作をする．	100
Ⅱ．刺激をすると覚醒する状態（2桁）	
3．痛み刺激を加えつつ呼びかけをくり返すとかろうじて開眼する．	30
2．大きな声または体をゆさぶることにより開眼をする．	20
1．普通の呼びかけで容易に開眼する．	10
Ⅰ．刺激しないでも覚醒している状態（1桁）	
3．自分の名前，生年月日がいえない．	3
2．見当識障害がある．	2
1．意識清明とはいえない．	1
0．意識清明	

表7-3-8　バーセルインデックス（基本的ADL）

食事	10：自立，自助具などの装着可．標準的時間内に食べ終える 5：部分介助（例えば，おかずを切って細かくしてもらう） 0：全介助
車椅子から ベッドへの 移乗	15：自立，車椅子のブレーキやフットレストの操作も含む（歩行自立も含む） 10：軽度の部分介助または監視を要す 5：座ることは可能であるが，ほぼ全介助 0：全介助または不可能
整容	5：自立（洗面，整髪，歯磨き，髪剃り） 0：部分介助または全介助
トイレ動作	10：自立，衣服の操作，後始末を含む．ポータブル便器などを使用している場合はその洗浄も含む 5：部分介助．体を支える，衣服・後始末に介助を要する 0：全介助または不可能
入浴	5：自立 0：部分介助または全介助
歩行	15：45m以上歩行．補装具（車椅子，歩行器は除く）の使用の有無は問わない 10：45m以上の介助歩行．歩行器使用を含む 5：歩行不能の場合，車椅子にて45m以上の操作可能 0：上記以外
階段昇降	10：自立（てすりや杖を使用してもよい） 5：介助または監視を要する 0：不能
着替え	10：自立．靴，ファスナー，装具の着脱を含む 5：部分介助，標準的な時間内，半分は援助なしでできる 0：上記以外
排便コント ロール	10：失禁なし．浣腸，座薬の取扱いも可能 5：時に失禁あり．浣腸，座薬の取扱いに介助を要する者も含む 0：上記以外
排尿コント ロール	10：失禁なし．尿器の取扱いも可能 5：時に失禁あり．尿器の取扱いに介助を要する者も含む 0：上記以外

（Mahoney, F. I., & Barthel, D. W.（1965）．Functional evaluation: the Barthel Index. Maryland State Medical Journal, 14, pp. 61-65）

Ⅲ 高齢者の主な疾患と看護 **323**

表 7-3-9 日本版 modified Rankin Scale（mRS）判定基準書

	modified Rankin Scale	参考にすべき点
0	まったく症候がない	自覚症状および他覚徴候がともにない状態である
1	症候はあっても明らかな障害はない： 日常の勤めや活動は行える	自覚症状および他覚徴候はあるが，発症以前から行っていた仕事や活動に制限はない状態である
2	軽度の障害： 発症以前の活動がすべて行えるわけではないが，自分の身の回りのことは介助なしに行える	発症以前から行っていた仕事や活動に制限はあるが，日常生活は自立している状態である
3	中等度の障害： 何らかの介助を必要とするが，歩行は介助なしに行える	買い物や公共交通機関を利用した外出などには介助＊を必要とするが，通常歩行†，食事，身だしなみの維持，トイレなどには介助＊を必要としない状態である
4	中等度から重度の障害： 歩行や身体的要求には介助が必要である	通常歩行†，食事，身だしなみの維持，トイレなどには介助＊を必要とするが，持続的な介護は必要としない状態である
5	重度の障害： 寝たきり，失禁状態，常に介護と見守りを必要とする	常に誰かの介助＊を必要とする状態である
6	死亡	

＊介助とは，手助け，言葉による指示および見守りを意味する．
† 歩行は主に平地での歩行について判定する．なお，歩行のための補助具（杖，歩行器）の使用は介助には含めない．
（日本脳卒中学会（2015）．脳卒中治療ガイドライン2015. p.328 より転載）

③麻痺の有無と程度：NIHSS を用いて両上下肢と顔面麻痺を評価する．
④感覚障害の有無と部位・程度：NIHSS，触診や音叉などを用いて評価する．
⑤構音障害：NIHSS，呂律（口や舌の麻痺の程度）など観察・評価する．
⑥高次脳機能障害：
・ **失語症の有無と程度**：大脳の言語中枢（読み書き，話す聞くこと）の障害であり，通常言語中枢は，右利きは左脳にあるが，左利きは右脳にあることもある．失語の種類は，側頭葉のウェルニッケ野（感覚性言語野）の障害による感覚性失語は言葉の内容・理解の障害，前頭葉のブローカ野（運動性言語野）の障害による運動性失語は自発語の出にくさや言語の流暢性の障害，これら両方の言語野は障害の全失語である．
・ **失行（観念失行，観念運動失行，構成失行，着衣失行など）の有無と程度**：麻痺等はないのに，意図する，または，指示された一連の動作の遂行状況を評価する．
・ **失認（半側空間無視，病態失認，左右失認，地誌失認など）の有無と程度**：視覚，聴覚，触覚に障害がないが正しく認識できないことで生じる障害の程度を評価する．
・ **記憶障害の有無と程度**：長期記憶は保たれても，短期記憶に障害が出現する．
⑦視野障害の有無と程度：半盲などを NIHSS で評価する．
⑧嚥下障害の有無と程度：摂食嚥下の 5 期（先行期，準備期，口腔期，咽頭期，食道期），咽頭反射，脱水や低栄養，食事の楽しみの喪失，誤嚥性肺炎なども評価する．
⑨脳の損傷部位により出現する症状の有無と程度：NIHSS などで評価する．
・ **大脳**：損傷の反対側の運動障害（片麻痺），感覚障害，視野障害，構音障害，記憶障害などであるが，大脳半球の左と右により異なる症状がある．

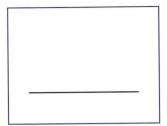
線分二等分検査
20cm 位の直線を目測で二等分させる

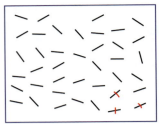
線分抹消検査
40 本ある線を右下の赤い線のように抹消させる

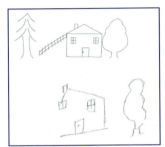
模写検査
左右対象・非対称の絵を模写させる

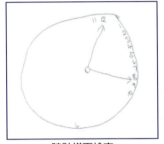
時計描画検査
時計の絵を描かせる

図 7-3-2　脳血管疾患患者の評価指標：失認の評価・検査の例

- **左脳**：失語症，失行（運動失行，着衣失行など）の有無と程度・出方など．
- **右脳**：失認（半側空間無視，身体失認，病態失認など）の有無と程度・出方など．
- **小脳**：失調症状，平衡感覚障害（ふらつき，眩暈など），振戦，構音障害，姿勢の異常などの有無と程度，指鼻検査や片足立ち検査などを行う．
- **脳幹部**：呼吸・循環障害，昏睡状態，四肢麻痺など．

⑩不安，病気・障害の理解や受容の程度・段階，意欲や理解の程度．
⑪合併症・廃用性症候群の有無と程度：急性期の消化管出血，筋萎縮，関節拘縮，起立性低血，誤嚥性肺炎，尿路感染，深部静脈血栓症，褥瘡，うつ状態など．
⑫社会的役割：社会参加（社会活動，職業，経済状況），家庭内役割など．
⑬家族・介護状況：家族構成，同居者の有無や状況，主・副介護者の有無と続柄，介護力，療養環境，介護保険の認定・介護サービス利用状況，社会資源の活用状況．

4 予防と看護

　急性期は救命と再発予防が最優先であり，バイタルサインや症状，治療効果を観察し，酸素や点滴類の確実投与など全身的管理とケアを行う．また，遅くとも入院後3日前後から早期リハビリテーションを行う．回復期は，再発予防，合併症や基礎疾患の重症化の予防，日常生活活動能力の維持・向上，廃用性症候群の予防，社会復帰や療養生活の再構築の支援，脳卒中連携パスよる医療連携，療養先の選択や社会資源の活用支援，家族・介護者への介護指導と介護負担の軽減と支援を行う．

〔1〕急性期の全身管理とケア

早急に専門の医療機関へ受診・入院につなげる．入院後は，救命・再発の予防，基本的な生活動作などは全介助または部分介助とする．

〔2〕再発防止

高血圧，糖尿病，高脂血症の治療と予防のため生活習慣（食事療法，運動療法，抗血圧や抗凝固薬などの服薬遵守，適切な水分摂取，禁煙，過度な飲酒を避けるなど）の指導と支援を行う．目標値血圧は通常 140/90mmHg 未満，75 歳以上の高齢者は 159/90mmHg である（血圧低下によるふらつきや転倒などを防止するため）．

〔3〕精神的・障害受容の支援

病気・障害や身体像の変化の受容を促す．うつ状態や意欲減退は共感的・支持的に対応し気分転換をはかり，必要時は治療につなげる．

〔4〕リハビリテーション

発症後早期から，全身状態を評価し，機能低下や廃用症候群を予防する．その際，リハビリテーション（理学療法，作業療法，音声言語・摂食嚥下訓練），栄養士等の他の職種と連携し，障害の種類や程度，療養環境を考慮し，QOL の維持・向上に向けた包括的リハビリテーションが重要である．

急性期：床上での関節可動域訓練，良肢位の保持と体位変換などから開始し，徐々に，座位・立位訓練，読み書きなどの言語訓練，嚥下訓練を進める．重症な場合，エアマットなどの寝具の工夫や一定時間間隔での体位交換や体位の工夫を行うとともに，関節の拘縮の予防に枕や補助具を用いて良肢位を保持する．

亜急性期から回復期：杖や手すりの使用，付き添いや見守りによる病室内・病棟内歩行訓練へと拡大する．利き手交換の訓練，セルフケアの自立，移動や食事などの基本的な日常生活活動能力の自立を支援する．食事形態・内容・量・回数の工夫，補助具の活用を支援する．また，失行・失認はリハビリテーションの効果や疾患受容の阻害要因となるため，これらの程度や出方に応じた対応や環境調整や支援を行う．

回復期：リハビリテーション病院・病棟への転院・転棟，在宅での訪問リハビリテーションなどにつなげる．療養場所の環境整備（手すりの設置や屋内の段差の改善などの住宅改修，目印をつけるなど），亜脱臼防止に三角巾固定などを行う．遷延性意識障害を発症している場合，長期臥床による合併症に留意した予防とケアが重要である．

〔5〕コミュニケーション手段獲得の支援

失語，構音障害の種類や程度により，筆談や絵カードなどを活用したり，会話はせかさないようなゆったりとした環境でできるように調整する．

〔6〕日常生活での予防と介護者への支援

廃用性症候群の予防とケアを行うとともに，日課の調整や社会参加を勧める．多職種で，家族・介護者との関係性を構築し，精神的・肉体的負担の軽減をはかる．治療やリハビリテーションの

326 第7章 老年期に特有な健康障害と看護

内容など，現状と今後の見通しに関する情報提供と支援を行う．必要時，リハビリテーションの進行状況などの見学・参加を促す．また，以下について，相談，指導と支援を行う．

①生活習慣の改善点・健康管理の助言・相談，指導と支援．
②家族内の役割や社会参加への助言・相談と支援．
③介護保険制度による介護サービス，各地域の社会資源の活用支援．
④家族・介護者への在宅介護指導，家族会の紹介や社会参加などの助言と支援．
⑤再発時や緊急時の対応方法（連絡先，対応方法）の指導と支援．
⑥在宅移行支援に関し，脳卒中連携パスの活用，各地の社会資源活用の支援．

［引用文献］

1）小林祥泰編（2015）．脳卒中データバンク2015．pp. 4-9, 18-19, 26-27, 32-53, 130-133, 中山書店．
2）厚生労働省．平成26年（2014）患者調査の概況．
3）厚生労働省．平成29年 人口動態統計．
4）厚生労働省．平成28年 国民生活基礎調査の概況．

［参考文献］

1．日本脳卒中学会脳卒中ガイドライン委員会編（2015）．脳卒中治療ガイドライン 2015．協和企画．
2．日本脳卒中学会脳卒中ガイドライン委員会編（2009）．付録．脳卒中治療ガイドライン2009． http://www.jsts.gr.jp/jss08.（2017.3.5. アクセス）
3．小林祥泰編（2015）．脳卒中データバンク2015．中山書店．
4．荒木信夫（2015）．脳卒中ビジュアルテキスト第4版．医学書院．
5．大島浩子（2010）．Ⅱ老年医学 第5章 高齢者看護2. 脳卒中高齢者の看護．大内尉義，秋山弘子，折茂肇編．新老年学 第3版．pp. 1511-1515, 東京大学出版会．
6．峰松一夫監修，伊藤文代編（2015）．脳卒中看護ケアマニュアル．中山書店．
7．百田武司，森山美知子編(2013)．エビデンスに基づく脳神経看護ケア関連図．中央法規出版．
8．van Swieten, J. C., Koudstaal, P. J., Visser, M. C., Schouten, H. J., van Gijn, J.（1988）. Interobserver agreement for the assessment of handicap in stroke patients. Stroke, 19（5）, pp. 604-607.
9．篠原幸人，峰松一夫，天野隆弘，大橋靖雄：mRS信頼性研究グループ（2007）．modified Rankin Scale の信頼性に関する研究：日本語版判定基準書および問診表の紹介．脳卒中，29（1），pp. 6-13.
10．Shinohara, Y., Minematsu, K., Amano, T., Ohashi, Y.（2006）. Modified Rankin Scale with expanded guidance scheme and interview questionnaire: Interrater agreement and reproducibility of assessment. Cerebrovascular Diseases, 21（4），pp. 271-278.

Ⅲ 高齢者の主な疾患と看護　**327**

③ パーキンソン病・パーキンソン症候群

1 定義とメカニズム

〔1〕パーキンソン病・パーキンソン症候群の定義

　パーキンソン病（Parkinson's disease：PD）は，1817 年，James Parkinson によって初めて報告された進行性神経変性疾患である．

　パーキンソン病は，黒質のドパミン神経細胞の変性を主体とする進行性変成疾患である．4 大症状として①安静時振戦，②筋強剛（筋固縮），③無動・寡動，④姿勢反射障害を特徴とする．このほか，⑤同時に 2 つの動作をする能力の低下，⑥自由にリズムを作る能力の低下がある．近年では運動症状のみならず，精神症状などの非運動症状も注目されている疾患である[1]．厚生労働省の特定疾患に指定されている（神経・筋疾患，指定難病 6）．わが国における有病率は人口 10 万人あたり 100 ～ 150 人，患者数は 10 万人以上と推定される．発症年齢は 50 ～ 65 歳に多く，高齢化に伴い有病率は増えている．

　パーキンソン症候群とは，パーキンソン病の 4 大症状のうち 2 つ以上の症状を有する病気であり，原因疾患は，パーキンソン病や脳の変性疾患による変性性パーキンソン症候群と，脳血管疾患，薬剤性，中毒性などの二次性パーキンソン症候群に大別される．

〔2〕発症のメカニズム

（1）病態と症状

　パーキンソン病は，中脳にある黒質の神経細胞の減少により，神経伝達物質であるドパミンが減少し，線条体にドパミンが十分に輸送されなくなり，脳からの指令がうまく伝わらなくなることで，筋緊張や姿勢調節などの円滑な随意運動や運動調整に障害が生じる疾患である．

　発症後，10 ～ 15 年の長期の経過をとる．適切な治療により，通常発症後 10 年程度は普通の生活が可能であり，それ以降は日常生活に介助が必要となる．進行は個人差があるが，主症状が振戦の振戦型は遅く，動作緩慢の無動・固縮型は速い[2]とされている．

　高齢者は，転倒骨折や誤嚥性肺炎，脱水，栄養障害，悪性症候群などからの肺炎や尿路感染症などの合併症が生じることが多い．生命予後は寝たきりの生活となってからの合併症により異なるが，一般の平均余命より 2 ～ 3 年短い程度である．誤嚥性肺炎などの感染症が直接の死因になることが多い．

（2）治療とリハビリテーション

　現在，パーキンソン病の根治治療はなく，薬物療法，リハビリテーション，外科的治療が行われる．

　薬物療法は，高齢者や認知症を合併している場合，ドパミンアゴニストによる幻覚・妄想が誘発されやすく，運動合併症の発現は若年者ほど多くないため L-dopa の服用から開始される．L-dopa（レボドパ，L-dopa），ドパミンアゴニスト，カテコール - O- メチル転移酵素（COMT）阻害薬，モノアミン酸化酵素 B（MAO-B）阻害薬，ゾニサミド，アデノシン A2A 受容体拮抗薬，塩酸アマンタジン，ドロキシドパ，抗コリン薬などを組み合わせて治療が行われる．

　レボドパ（ドパミンの前駆体 L 型）の副作用では，悪心・嘔吐，食欲不振，長期服用による

328　第7章　老年期に特有な健康障害と看護

on-off 現象，wearing-off 現象，ジスキネジアや幻覚などが出現する．

　on-off（オン・オフ）現象：薬剤の血中濃度と無関係に有効状態（on）と無効状態（off）とが急速に交代して起こり，これを1日のうちに繰り返す状態である．

　wearing-off（ウエアリング・オフ）現象：薬剤服用2～3時間後に効果が消失し，服薬後に改善する．これを1日のうちに繰り返す状態である．

　ジスキネジア：ドパミン受容体が過剰に刺激され，身体が不随意に動く状態．

　他の薬剤では，ドパミンアゴニストは吐き気や幻覚・妄想，MAO-B 阻害薬はジスキネジアの悪化，幻覚・妄想や夜間不眠，塩酸アマンタジンは幻覚や妄想，抗コリン薬は高齢者では幻覚・妄想など，ドパミンアゴニストなどで下肢の浮腫が出現する．

　リハビリテーションは，早期から社会参加活動を含めて行う．大きな動作で筋肉や関節を柔らかくし，動作を滑らかにするための回転運動や，階段昇降，臥位から座位へ，座位から立位への体勢の運動，構音障害には大声を出し舌や唇の運動を行う．

　長期の薬物療法による wearing-off 現象やジスキネジアの症状が重度の場合，症状緩和を目的に脳深部刺激療法，定位的破壊術などの外科的治療が行われる．

② 高齢者の特徴

　パーキンソン病の高齢患者は，振戦や動作緩慢による日常生活動作への支障，とっさの動きへの対応の困難さ，意欲低下や無動症状や姿勢反射障害による身体機能の低下を有する．これらは進行性で長期間にわたることで，家族に対して，介護や経済的負担，役割を果たせないことへの申しわけなさや，予後への不安などがあり，抑うつ状態になりやすい．また，パーキンソン病治療薬の副作用による幻覚や妄想，仮面様顔貌や構音障害によるコミュニケーションの困難さなどから孤立感をもちやすい．さらに，在宅医療や病院などの医療・介護・福祉の連携体制の不備へのもどかしさをもつこともある．

③ アセスメントのポイント

　看護師は，運動症状，非運動症状などの全身性の症状について，パーキンソン病の長期経過において，その有無と程度を包括的にアセスメントすることがポイントである．

〔1〕アセスメント項目
（1）患者背景

　属性，病歴，日常生活状況，病識・受入れ状況，社会的・家族役割等．

（2）運動症状

・**静止時振戦**：主動筋と拮抗筋が交代制に収縮する不随意的運動であり，安静時に四肢に出現する．初期は四肢に出現し進行すると頭部，口唇，下顎（もぐもぐした動き）にも出現する．振戦は緊張時に強くなる．

・**筋固縮**：ギコギコとした歯車のような抵抗を感じる歯車様固縮である．四肢や頸部に好発し，関節を他動的に動かした際に屈曲・伸展両方に抵抗する状態である．

- 無動（寡動）：動きが緩慢で動作開始に時間を要し，動こうとしても思うように動けない状態となる．進行期には，仮面様顔貌（表情筋の無動と筋固縮），歩行時の腕振りの減少，すくみ現象（すくみ足，すくみ手）が出現する．すくみ足は歩行開始時に足底が地面にへばりついたように動かなくなる状態である．
- 姿勢反射障害：椅子からの立ち上り時にバランスを崩す，姿勢保持困難などである．病状の進行に伴い，徐々に姿勢が前屈みとなり，肩や腕は内転・前屈し，下肢の股関節や膝関節の屈曲が出現する．立位時に，わずかな外力でも立ち直り反射により，押された方向へ突進現象が生じるなどして転倒しやすくなる．
- 歩行障害：歩行時に歩幅が小さくなる小刻み歩行などがある．歩行開始時はすくみ足になるが，いったん歩行を始めると前傾姿勢や前屈姿勢になるため小刻み歩行となり，急に止まることができない状態の突進歩行が出現する．
- 運動合併症：進行により，wearing-off 現象，on-off 現象やジスキネジアが出現する．
- 会話・構語障害：進行に伴い，声量の減少や抑揚が乏しくなることで会話が単調になる．また，早口，吃音などが出現するため，相手が聞き取りにくくなる．
- 書字障害：筆記時の振戦による文字に乱れや筆圧の減少，また，無動と筋固縮による書き始めの普通の文字の大きさが次第に小さくなる（小字症）が出現する．

（3）非運動症状
- 排泄障害：自律神経系症状便秘（消化管平滑筋の運動障害，抗パーキンソン薬の副作用），排尿障害（頻尿：膀胱括約筋など過反射による頻尿，尿意切迫）が出現する．進行期には頻尿傾向になる．
- 起立性低血圧：中枢性の血圧調節障害による起立性低血圧が出現する．
- 四肢循環障害：外気温が下がると四肢末梢などに冷感や痺れ感が出現する．
- 睡眠障害：不眠，むずむず脚症候群，REM 睡眠行動障害が出現する．
- 幻視・幻覚，妄想：アマンタジン，MAO-B 阻害薬，ドパミンアゴニストで出現．
- 多汗症：頭部，顔面，頸部の発汗亢進とアポクリン腺の発汗亢進が生じる．
- 脂性顔貌：皮脂腺の分泌亢進により脂顔になる，また，頭皮にフケが生じる．
- 下肢の浮腫：治療薬の変更，利尿剤投与で改善する．
- 精神症状：抑うつ，不安，無関心，幻覚，妄想が出現する．
- 認知機能障害：合併症として高い確率で発症する．
- 体重減少：抗パーキンソン薬の影響により消化吸収力の低下や，筋拘縮によるエネルギー消費増大，抑うつ状態による食欲減退などで生じる．
- その他：疼痛，倦怠感，疲労感，臭覚低下，嚥下障害などが出現する．

〔2〕重症度・生活機能障害・QOL の評価
　パーキンソン病の進行度や重症度の評価に，ホーエンとヤール（Hoehn and Yahr）の重症度分類と生活機能障害度（表 7-3-10）が使用される．ほかに，Unified Parkinson's Disease Rating Scale（UPDRS）による評価，Parkinson's Disease Questionnaire（PDQ-39）による QOL 評価などが行われる．

表 7-3-10　ホーエンとヤール（Hoehn&Yahr）の重症度分類と生活機能障害度の対応表

ホーエンとヤールの5段階分類		生活機能障害度	
ステージⅠ	一側性症状のみで，機能障害は軽微，またはない	Ⅰ度	日常生活や通院にほとんど介助を要しない．ヤールの分類のステージⅠとステージⅡに相当
ステージⅡ	両側性の障害がある．あるいは身体中心部の症状があるが，身体の姿勢保持やバランス障害はともなわない．日常生活，職業は多少の制限はあるが行える．		
ステージⅢ	姿勢反射障害の初期徴候がみられる．身体機能や活動はやや制限されるが，独立し自力での生活を送ることは可能で，障害の程度は軽度から中等度である	Ⅱ度	日常生活や通院に部分介助を要する．ヤールの分類のステージⅢとステージⅣに相当
ステージⅣ	重篤な機能障害があり，自力のみの生活は困難になる．支えられずに歩くことはどうにか可能		
ステージⅤ	立つことが不可能になり，介助がないかぎり寝たきりになる．ADLは全介助．ベッド・車椅子の生活になる	Ⅲ度	日常生活に全面的な介助を要し独力で歩行起立不能．ヤールの分類のステージⅤに相当

（厚生省特定疾患変性性神経疾患調査研究班編（1982）パーキンソン病の診断・治療・生活指導の手引きより転載）

❹ 予防と看護

　看護師は，パーキンソン病高齢者と家族・介護者のQOLの維持と向上をめざし，高齢者と家族・介護者，医療機関，地域連携を含めた多職種で情報共有し，療養支援，服薬指導，症状緩和，家族支援，社会資源の活用などの包括的看護を行うことが重要である．

〔1〕療養支援

（1）病識・精神面の支援

　病気の理解・受け入れ状況を把握し，病気・病状の説明・情報提供を行い，病気の受け入れを支援する．また，現在の療養生活や今後の人生の過ごし方などの意思決定支援を行い，周囲との関係性や家庭内の役割の調整と支援を行う．

　QOLの維持・向上をめざし，抑うつ，不眠や混乱などの症状を把握し支援を行う．

（2）日常生活の支援

　療養環境の調整・整備をし，日常生活活動能力の維持と二次的障害を予防のため，毎日の生活のなかでできる運動を取り入れた包括的リハビリテーションを支援する．パーキンソン病の症状，治療薬の副作用，リハビリテーション実施状況を把握し支援を行う．

　拘縮，嚥下障害・誤嚥性肺炎については，食事形態・補助具の活用，摂取時の姿勢や時間帯・所要時間の調整，振戦や嚥下状況により，食事の見守りや介助を行う．

　転倒・転落予防のため，履物の調整，頭部保護防止やプロテクターの着用，住宅改修，手すりの設置や家具類配置を調整し（ホーエンとヤールの重症度分類：ステージⅠ～Ⅱ），更衣等は椅子に座って行うように，トイレは洋式とする（ステージⅡ～Ⅲ），危険な場合は見守りや付き添い，座位時の背もたれの準備，引きこもり予防に日課の検討や社会参加を促す（ステージⅣ～Ⅴ）．

〔2〕服薬指導

　服薬遵守状況，副作用出現状，症状出現の部位程度，時間帯，不随意運動の状況日常生活への支障の程度等を把握し，服薬管理指導と支援を行う．

　悪性症候群は，急な服薬中断により発症し，致死的状況になることがある．また，脱水，感染症，

wearing-offで惹起されることもある．発熱，意識障害，筋硬直などの症状に留意する．コンプライアンス状況や症状により，薬物治療の教育入院の検討・支援を行う．

〔3〕症状緩和

運動症状，非運動症状の程度を把握し，パーキンソン病治療薬の変更・中止や，それぞれの症状に対応した治療を行い症状の緩和を行う．便秘予防のための食事の工夫，下肢の浮腫は弾性ストッキングの着用などを行う．進行期の長期臥床による合併症（褥瘡，脱水，廃用性症候群など）を予防する．

〔4〕家族支援

病状の受入れを支援し，療養場所の選択，人生の最期の迎え方などの意思決定支援を行う．妄想などの理解と言動を否定しない冷静に対応する方法などの指導をする．公的制度活用や家族会の紹介などの心理的・社会的支援を行う．

〔5〕社会資源の活用

パーキンソン病高齢者と家族介護者の療養状況にあわせ，公的な諸制度，各地の地域資源に関する情報を提供し活用支援を行う．各地域の市区町村・地域包括支援センター，保健所や都道府県等の担当窓口に相談・申請を行うことで，サービスや助成を受けることができる．行政，医療機関，介護・福祉機関など多職種連携・協働による支援が重要である．

（1）公的制度

①介護保険制度による介護・福祉サービス：パーキンソン病は介護保険制度の特定疾病で，40歳以上の人は原則として介護保険サービスを利用する．介護予防・日常生活支援総合事業（各市町村独自の介護予防・日常生活支援サービス事業，一般介護予防事業）もある．

②難病法（難病の患者に対する医療等に関する法律）の医療費助成制度：ホーエンとヤールの重症度分類ステージⅢ以上，かつ，生活機能障害度Ⅱ度以上は，難病法（難病の患者に対する医療等に関する法律）の医療費助成制度の対象となる．月ごとの医療費総額が一定額を超える月が年間3回以上ある場合は，上記の基準を満たさなくても医療費の助成が受けられる．

③身体障害者福祉法：身体障害者手帳1級，2級の交付により，上記の制度に加え，医療費の助成，経済的支援，税金の減免などの支援がある．

④障害者総合支援法（障害者の日常生活及び社会生活を総合的に支援するための法律）：介護給付，訓練等給付，補装具，自立支援医療，地域による支援を受けることができるが，介護保険制度の利用が優先される．

（2）難病関連の支援関連団体，その他

①難病相談・支援センター（各都道府県に設置）：相談支援を受けることができる．

②公益財団法人難病医学研究財団難病情報センター：関連情報が得られる．

③家族会，セルフヘルプグループやボランティアグループ，社会福祉協議会など．

[引用文献]
1) 厚生労働省ホームページ．政策について：指定難病．http://www.mhlw.go.jp/stf/seisakunitsuite/bunya/0000084783.html（2017.9.28. アクセス）．
2) 難病情報センターホームページ．診断・治療指針：パーキンソン病（指定難病6）．http://www.nanbyou.or.jp/entry/314（2017.9.28. アクセス）．

[参考文献]
1. 水野美邦（2012）．パーキンソン病の診かた，治療の進めかた．中外医学社．
2. 作田学監修（2016）．図解 よくわかるパーキンソン病の最新治療とリハビリのすべて．日東書院本社．
3. 日本神経学会監修，「パーキンソン病治療ガイドライン」作成委員会編（2011）．パーキンソン病治療ガイドライン 2011．医学書院．
4. 日本老年医学会，日本医療研究開発機構研究費・高齢者の薬物治療の安全性に関する研究研究班編（2015）．高齢者の安全な薬物療法ガイドライン 2015．メジカルビュー社．
5. 谷口彰，成田有吾，内藤寛，葛原茂樹（2008）．厚生労働省特定疾患治療研究事業臨床調査：個人票の集計結果からみたパーキンソン病患者の現況．臨床神経学，48（2），pp. 106-113．
6. 厚生労働科学研究費補助金難治性疾患等行政研究事業（難治性疾患政策研究事業）神経変性性疾患領域における基盤的調査研究班（2016）．パーキンソン病の療養手引き．http://plaza.umin.ac.jp/~neuro2/parkinson.pdf（2017.9.28. アクセス）．
7. 佐藤猛，服部信孝，村田美穂（2016）．パーキンソン病・パーキンソン症候群の在宅ケア：合併症・認知症の対応，看護ケア．中央法規出版
8. 長谷川一子監修（2015）．パーキンソン病患者の公的支援制度：パーキンソン病の医療支援について 2015 年 1 月改訂版．日本ベーリンガーインゲルハイム．https://www.boehringer-ingelheim.jp/sites/jp/files/documents/patient_doc/parkinson_0.pdf（2017.9.28. アクセス）．

④ 心不全

1 定義とメカニズム

〔1〕心不全の定義
　心不全とは，何らかの原因で心臓の収縮機能または拡張機能が低下し，全身に必要な血液を拍出できない状態のことをいう．その原因はさまざまで，心筋梗塞や心筋症のように心筋組織が直接的に障害を受け心不全を発症する場合，弁膜症や高血圧等により負荷が長期的に心筋組織に加わり機能障害から心不全を発症する場合，頻拍や徐脈等のリズム異常により血行動態の悪化を招く場合等がある[1]．

〔2〕左心不全と右心不全
　心不全には原因となる心室により左心不全と右心不全に分類される．左心不全は，左心系の機能障害により全身への拍出血液量の減少と肺うっ血をきたす病態で，右心不全は，右心系の機能障害により，右室からの拍出量が少なくなり，右心と静脈系に血液のうっ滞が生じる病態である．

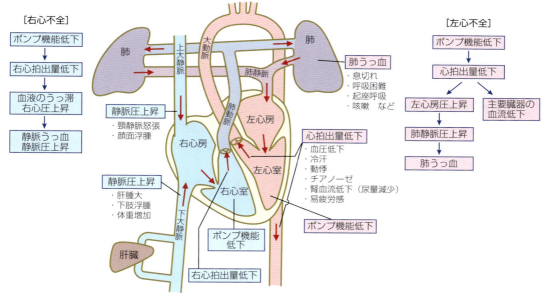

図7-3-3 左心不全と右心不全

これによりさまざまな症状を認める（図7-3-3）．

実際には，左心不全による肺うっ血に伴う肺高血圧が，右心室にとっての負荷となり，右心不全となる場合が多く，左心不全・右心不全の両方を呈すことを「両心不全」という．

〔3〕急性心不全と慢性心不全

急性心不全は，心機能が急激に低下することによって，代償機構＊が働かなくなり血行動態が悪化し，それに基づく症状や徴候が急性に出現した状態である．早急な対応と救急治療が必要となる．慢性心不全は，慢性の心筋障害により徐々に心機能が低下するが，代償機構が働き，心拍出量や血圧の維持をはかろうとしている状態である．しかし，このような代償機構がさらに心臓に負担をかけ，心機能低下を増強させている．慢性心不全の急性増悪とは，何らかの原因によって，代償機構に破綻をきたして急激に症状が悪化することであり，急性心不全同様，早急な治療が必要となる．

2 高齢者の特徴

高齢であるほど心不全発症率が高率で，再入院率も高く予後が悪いことがわかっている[2)3)]．高齢者に心不全発症が多い理由として，加齢に伴い心肥大や心筋の線維化が進行し，拡張障害をきたすことや，心不全の原因となる高血圧を併存している場合が多いことが理由としてあげられている．また高齢者は，腎機能障害や糖尿病など併存疾患をもつことが多く，心不全の典型的症状

＊代償機構：何らかの原因で心臓のポンプ機能が障害されると，交感神経の活性化やレニン‐アンギオテンシン‐アルドステロン（RAA）系の活性化によって，ポンプ機能を維持，循環を維持しようとする働きのことをいう．

334 第7章 老年期に特有な健康障害と看護

に乏しいこと，身体機能や認知機能，環境が症状に反映されやすいこと，治療薬の副作用が出やすいなどの特徴をもつ．特に身体・認知機能低下を伴っている場合，適切な日常生活上の心不全自己管理が難しく，認知症高齢者においては次のような問題点があげられている[4]．
・病識の欠如により治療・ケアに対するアドヒアランスが得られにくい．
・失認，失行，遂行機能障害などの中核症状により疾病の自己管理が困難になる．
・記憶障害や加齢による味覚機能の低下により塩分制限を維持できない可能性がある．
・徘徊による多動，うつや意欲・自発性の低下による寡動から適切な運動量が維持されにくい．
・症状を自ら訴えることが困難であること，加齢により疾病特有の症状が不明瞭になることから悪化徴候をとらえにくい．
地域福祉サービスとも連携を図りながら，個人とその家族介護者に合わせた支援を継続的に行っていくことが必要となる．

❸ アセスメントのポイント

　症状や身体所見，各検査・データ所見，原因疾患を把握し病態理解に努め，さらに併存疾患の有無，身体・認知機能，普段の生活状況を考慮し，多面的にアセスメントをしたうえで，適切な援助方法を考える．

〔1〕自覚症状

　呼吸困難が最も多い症状であり，ほかにも全身倦怠感，下肢浮腫，食欲不振など多様である．しかし高齢者では自覚症状に乏しく，もともと活動量が少ない場合は，労作時呼吸困難が起こる初期段階では症状に気づかず，重症化してから気づく場合も多い．また認知機能障害がある場合は自ら症状を訴えることができないこともあり，家族からのいつもとなんとなく違っている，という客観的情報が鍵となる場合もある．

〔2〕検査データ所見

胸部X線写真，心電図，心エコー，血液検査などにより，肺うっ血や胸水貯留の有無，基礎心疾患の把握，心機能や全身状態の評価が可能となる．

〔3〕心不全重症度分類

　心不全の重症度は，患者の予後推定や長期的な治療計画，治療の効果の判定に用いられる．慢性心不全の自覚症状から重症度を判定するニューヨーク心臓協会（NYHA：New York Heart Association）心機能分類（表7-3-11）がある[5]．
　また，進行していく心不全の経過の中で予防の段階を含めたACC/AHAステージ分類[6]がある．ACC/AHAステージ分類は，心不全リスク状態（A，B）から心不全（C，D）を次の4つのステージに分類している．
・ステージA：心不全のリスクは高いが構造的心疾患や心不全症状はない．
・ステージB：構造的心疾患はあるが，心不全徴候や症状はない．
・ステージC：構造的心疾患があり，心不全症状の既往または現在症状がある．
・ステージD：特別な治療を要する難治性心不全．

表 7-3-11　　NYHA（New York Heart Association）心機能分類

Ⅰ度	心疾患を有するが，身体活動の制限はない患者．日常的な身体活動では過度の疲労感，動悸，呼吸困難あるいは狭心痛は生じない．
Ⅱ度	心疾患を有し，身体活動に軽度制限がある患者．安静時には平静であるが，日常的な身体活動で疲労感，動悸，呼吸困難あるいは狭心痛を生じる．
Ⅲ度	著明な身体活動の制限がある患者．安静時には平静であるが，日常的な身体活動以下で疲労感，動悸，呼吸困難あるいは狭心痛を生じる．
Ⅳ度	心疾患を有し，どんな身体活動においても苦痛を伴う患者．心不全あるいは狭心症症状が安静時にも生じる．どんな身体活動でも苦痛が増強する．

　ステージ A では高リスク要因として，高血圧，動脈硬化性疾患，糖尿病，肥満，メタボリックシンドローム，心毒性薬物の使用があげられている．

〔4〕身体・認知機能

　日常生活動作の自立度や認知症の有無，病気や治療，自己管理に対する理解度について評価をする．機能障害がある場合は，家族や周囲のサポート状況について把握する．

〔5〕生活背景

　慢性心不全の急性増悪の場合は，生活における以下の心不全増悪因子についての評価，また，本人の疾患や生活管理に対する捉え方について把握することが必要となる．
・食生活：食事量，塩分・水分摂取状況．
・日常生活上の活動量，過ごし方．
・治療薬の管理状況．
・精神的状況：ストレス，抑うつや不安の有無．

④　予防と看護

〔1〕心不全の予防

　心不全の原因となる基礎疾患にはさまざまな疾患があるが，まずはその原因疾患に罹患しないようにすることである．ACC/AHA ステージ分類のステージ A で高リスク要因としてあげられているものには生活習慣にかかわるものが多い．生活習慣を見直し，適切な食事管理，運動管理等が必要である．

〔2〕急性期の看護

　急性心不全は，心筋梗塞などの急性冠症候群を原因として発症，または慢性心不全の急性増悪により，呼吸困難等の苦痛症状を訴え緊急入院となるケースが多い．苦痛症状が軽減できるよう，また治療がスムーズに遂行できるように援助していく必要がある．

（1）症状の緩和

　安静を保持し，呼吸しやすい安楽な体位に整える．

336　第7章　老年期に特有な健康障害と看護

(2) 治療の援助

　確実に薬物投与ができるよう，点滴ルートの管理や薬物の効果，副作用の有無を注意して観察する．侵襲的治療が行われる場合は，その治療が適切に行われるように管理し，血行動態をモニタリング，全身状態の観察，侵襲的治療に伴う二次合併症を予防する．

(3) 精神的援助

　入院による環境の変化，安静指示やモニターやライン類の装着による活動制限，さまざまな治療により，睡眠障害や不安，混乱，せん妄を生じやすい状況にある．患者の訴えをよく聞き，視力や聴力，認知機能に合わせた丁寧な説明により，現在の状況について理解してもらう．また呼吸困難などの苦痛症状は不安を増強させるため，症状緩和に努め，不安が軽減するような声かけをする．また，状況に応じて家族に一緒に声かけをするように促し，不安の軽減に努める．

(4) 家族へのケア

　特に初期入院の場合，家族も突然の出来事に混乱し，不安や恐怖を抱いている可能性がある．付き添いの家族も高齢者であることも多く，病状や治療の内容，今後の見通しなど，わかりやすい説明と家族の理解が必要である．混乱や疲労が強い場合は，休養の時間を確保し，別の家族の協力を依頼できる体制をとることも必要である．

〔3〕慢性期の看護

　慢性心不全は，増悪を繰り返しながら心機能が徐々に低下していく経過をたどる．急性増悪による症状悪化や入院治療は，高齢者の体力や筋力低下を招き，QOL低下につながる．そのため，増悪予防の日常生活管理ができるよう，多職種と連携して継続的に関わる必要がある．

(1) 食生活

　軽症心不全では1日7g以下程度の減塩食とすることが推奨されている[7]．高齢者では，過度の制限は食欲減退を招き栄養不良となるため，味つけを工夫する必要がある．これまでの食習慣を確認し，必要時栄養士と連携して家族を含めた栄養指導を行い，その後の理解度や実行状況について継続的に確認して支援する．水分制限がある場合はペットボトル何本分など飲水量がわかるように工夫する．ただし高齢者の場合は脱水になりやすいため，効果的な摂取方法や脱水の徴候についても指導をする．

(2) セルフモニタリング

　呼吸困難，下肢浮腫，疲労感の増強，食欲不振や悪心，体重増加などの症状は心不全の増悪症状である．しかし高齢者の場合，徐々に悪くなっている症状に気づくことができず，また症状が心不全に結びつくものとしてとらえていないことがある．本人だけでなく，家族へも症状管理の指導を行い，増悪の症状や徴候がある場合は速やかに医療機関を受診できるようにする．毎日の体重のモニタリングは，悪化の徴候としてとらえることができる重要な指標であり，また治療効果の判定にも役立つ．数日間に体重が2kg以上増加する場合は，医療従事者の指示を仰ぐように指導する．

Ⅲ　高齢者の主な疾患と看護　　*337*

（3）服薬管理

　薬の飲み忘れや自己中断は，容易に心不全増悪へつながる．医師や薬剤師と連携をとりながら，高齢者の服薬管理や生活状況に合わせ，内服薬の一包化や飲み方，形状ついて検討し，服薬管理ができるようにする．それでも飲み忘れや重複服用などが起こる場合，認知機能についても確認し，自己管理が難しいようであれば，家族やヘルパー等に協力を依頼し，継続して内服できるようにしていく．

（4）運動・生活活動

　疲労が蓄積するほどの労作は心不全増悪の誘因ともなるため避ける必要がある．しかし高齢者の場合，過度に身体活動を制限するとADLが低下し，それにより転倒リスクが増えるなど日常生活上に影響を及ぼす可能性があるため，個人に合った活動量をアセスメントし，体力の維持に努める．

（5）感染予防

　高齢者は免疫能の低下から易感染状態にあるため，呼吸器感染や尿路感染症の頻度が高くなる．これら感染が心不全を悪化させる場合があるため，日頃からうがい，手洗いが習慣化されるよう指導する．また，心不全患者にはインフルエンザのワクチン接種が推奨されている[6]．

（6）精神症状

　心不全症状への不安や死への恐怖感から抑うつ状態に陥りやすいことが知られており，抑うつはQOL低下や予後にも影響する．必要に応じて他職種とも連携を図りながら精神的支援を行う．

（7）意思決定支援

　心不全は増悪と寛解を繰り返しながら最後は比較的急速に終末期を迎えることが多い．最期に至るまで寛解する可能性があるため予後予測は難しく，積極的治療を重視し，患者や家族の明確な意思決定がないまま延命治療に至ってしまうことが多い．終末期に至る前段階から高齢者自身と家族へ終末期における希望など話し合う機会をもつことが大切であり，患者とその家族の意思決定を継続的に支援する必要がある．

［引用文献］

1 ）循環器病の診断と治療に関するガイドライン（2009年度合同研究班報告）：慢性心不全治療ガイドライン（2010年改訂版）．2013/9/13更新版．pp. 3-4，日本循環器学会．http://www.j-circ.or.jp/guideline/pdf/JCS2010_matsuzaki_h.pdf（2017.9.28. アクセス）．

2 ）Gardner, R. S., .McDonagh, T. A., & Walker, N. L.（2007）．池田宇一監修（2009）．心不全エッセンシャルガイド．p.6，メディカルサイエンスインターナショナル．

3 ）Hamaguchi, S., Kinugawa, S., Goto, D. et al.（2011）. Predictors of long-term adverse outcomes in elderly patients over 80 years hospitalized with heart failure: A report from the Japanese Cardiac Registry of Heart Failure in Cardiology (JCARE-CARD). Circulation Journal, 75（10），pp. 2403-2410.

4）大津美香（2012）．眞茅みゆき，池亀俊美，加藤尚子編．心不全ケア教本．p.223，メディカルサイエンスインターナショナル．

5）The Criteria Committee of the New York Heart Association（1994）．Nomenclature and criteria for diagnosis of disease of the heart and great vessels. 9th edition. pp. 253-255, Little, Brown and Company.

6）Hunt, S. A. et al.（2005）．ACC/AHA 2005 Guideline Update for the Diagnosis and Management of Chronic Heart Failure in the Adult: a report of the American College of Cardiology/American Heart Association Task Force on Practice Guidelines. Circulation, 112（12），p.e161．

7）前掲1）．p.18．

[参考文献]
1．野出孝一編（2011）．かかりつけ医・非専門医の心不全日常診療 Q&A．pp.2-56，260-266，南山堂．
2．大石醒悟ほか編（2014）．心不全の緩和ケア：心不全患者の人生に寄り添う医療．南山堂．
3．日本循環器学会ほか編（2013）．急性心不全治療ガイドライン（2011年改訂版）．2013/9/20更新版．日本循環器学会ホームページ（2017.7.23．アクセス）．

⑤ 肺炎（誤嚥性肺炎，老人性肺炎）

1 定義とメカニズム

〔1〕肺炎とは

　肺は，酸素を体内に取り込み二酸化炭素を排出するという，重要な働きを行っている．肺の組織は，ガス交換に関係する肺実質と，肺実質と肺実質の間を埋める肺間質とに分けられる．空気を吸い込むと，空気だけでなく細菌（肺炎球菌，黄色ブドウ球菌等）やウイルス（インフルエンザウイルス，アデノウイルス等），その他の病原体（マイコプラズマ，クラミジア等）も体内に取り込まれる．気管では，咳によってこれらの異物が体外に排出され，気管支では線毛が異物を運び出そうとする．しかし，病原微生物が上気道から下気道，そして肺にも入り感染し，肺実質に炎症が生じると肺炎となる．

　肺炎は，発症場所や原因微生物，形態学的に分類されている（表7-3-12）．これらの分類によって，疫学や病態が大きく異なる．発症場所による分類では，以前は市中肺炎，院内肺炎の2つに大別されていたが，2005年に米国胸部疾患学会と米国感染症学会が医療ケア関連肺炎（HCAP：

表7-3-12　肺炎の分類

発症場所による分類	原因微生物による分類	形態学的分類
・市中肺炎 ・院内肺炎 ・医療ケア関連肺炎	・細菌性肺炎 ・非定型肺炎（マイコプラズマ肺炎，クラミジア肺炎，ウイルス肺炎，真菌性肺炎）	・肺胞性肺炎（大葉性肺炎，気管支肺炎） ・間質性肺炎

healthcare associated pneumonia）を初めて公式に紹介し3つに分類されるようになった．日本では2011年に日本呼吸器学会がわが国の現状に合わせ，看護・介護（nursing）を加えた「医療・介護関連肺炎（NHCAP：nursing and healthcare-associated pneumonia）」という日本独自の名称を提唱し診療ガイドラインを作成した[1]．

〔2〕誤嚥性肺炎の定義

　高齢者の肺炎（老人性肺炎）の多くは誤嚥性肺炎である．誤嚥性肺炎は，口腔内の常在菌が肺に流れ込んで生じる．誤嚥性肺炎は，一度発症するとその後も繰り返し発症しやすい．口腔内常在菌は通常は害がないが，高齢者では免疫力低下に伴って感染源となる．誤嚥には顕性誤嚥と不顕性誤嚥がある．

　不顕性誤嚥とは，食事中や睡眠中に少量の飲食物や唾液を本人が気づかないうちに少しずつ誤嚥していることをいう．このため，むせていないからといって誤嚥していないということにはならない．不顕性誤嚥は，大脳基底核病変を有している場合に多い．大脳基底核病変により，ドパミンが減少し，迷走神経や舌咽神経の知覚線維から放出されるサブスタンスPの量が減少する．サブスタンスPは，咳反射，嚥下反射のトリガー（引き金）であり，この減少は咳反射，嚥下反射を低下させるため，不顕性誤嚥を生じやすく，誤嚥性肺炎を起こすことになる（図7-3-4）．

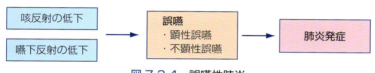

図7-3-4　誤嚥性肺炎

❷ 高齢者の特徴

　2017年の人口動態統計では国内の肺炎による死亡者の98％は高齢者である．そして，65歳以上の高齢者の死亡原因は，第5位が肺炎，第6位が誤嚥性肺炎となっている（2017年の人口動態統計より，誤嚥性肺炎が死因順位に用いる分類項目として追加された）[2]．

　高齢者は，肺の弾力性の低下，喪失に伴い残気量が増加する．ガス交換の効率が悪くなり，体動によって低酸素状態となりやすい．また，高齢者は，嚥下反射や咳反射の低下，気道の浄化機能の低下，免疫機能の低下によって，感染防御機構が低下していることから，病原微生物が肺に入り，感染を引き起こしやすいという特徴がある．さらに，体温の調節機能の低下によって，肺炎を生じていても必ずしも高熱を示さず，そのため重症化しても見逃されやすい．このように，高齢者では特徴的な症状が出現しないまま見過ごされ，発見された時には症状が増悪していることもある．加えて，認知機能の低下があると，苦痛な状態を表現できない場合もあるため，注意が必要である．また，高齢者は基礎疾患として糖尿病や心疾患等を患っていることが多く，肺炎の重症化につながる要因となりやすい．高齢者の肺炎による体力の消耗や安静は，寝たきりやADL低下，廃用症候群，そして認知機能低下の原因ともなる．

❸ アセスメントのポイント

　呼吸音を聴取する．また，呼吸数や，呼吸の深さ，呼吸のリズム，努力呼吸の有無などの呼吸

340　第7章　老年期に特有な健康障害と看護

状態の観察を行う．バイタルサインや酸素飽和度の観察も重要となる．肺炎の典型的な症状では，発熱や咳，痰，胸痛，息切れなどがある．高齢者では，これらの症状が表出されにくい場合や，症状が軽くても肺炎が進行している場合もあるため，1つひとつの症状や少しの変化，検査値にも着目する必要がある．摂食・嚥下障害がある場合は，嚥下障害の程度をアセスメントする．なんとなく元気がない，食事時間が長くなった，食後に疲れているなどの変化も肺炎の徴候であることがある（表7-3-13）.

　加齢や疾患に伴う変化，体調，気分，日内変動などにより，その時々で誤嚥のリスクも異なることが想定されるため，その都度アセスメントを行うことが求められる.

表7-3-13　アセスメントのポイント

肺炎に伴う情報
・呼吸音（副雑音の有無，左右差の有無）
・呼吸パターン
・バイタルサイン
・経皮的動脈血酸素飽和度，動脈血酸素分圧
・胸部X線またはCT所見
・血液検査データ（主に白血球数，C反応性たんぱくなど）
・咳嗽，喘鳴の状態
・呼吸困難感，胸痛，息切れ等の自覚症状
・痰の色や性状
・チアノーゼ，四肢冷感
身体・心理面の情報
・咀嚼や嚥下の状況（むせ，嗄声の有無など）
・摂食動作の状況（体位や姿勢など）
・食欲（食事摂取量や水分摂取状況）
・食事時間
・口腔内の状況
・栄養状態（体重，血液データなど）
・認知機能の変化
・日常生活動作の状況（排泄，清潔など）
・覚醒状況
・活気，活動意欲
・疲労感と休息の状況
・睡眠の状況

❹ 予防と看護

〔1〕予　防

　肺炎の予防にはマスク装着や手洗い，含嗽の励行がある．肺炎の原因菌の一つである肺炎球菌は，市中肺炎の原因菌としては20〜40％を占め，頻度が高い[3]．肺炎球菌肺炎は，高齢者の発症が多く，予防のためのワクチンがある．国内では，2014（平成26）年10月1日から高齢者を対象にした肺炎球菌ワクチンの接種費用の一部を公費（市区町村）で負担する定期接種が開始されている．また，インフルエンザは高齢者の罹患が多く，重篤化して肺炎を合併することも多い．このため，

Ⅲ　高齢者の主な疾患と看護　*341*

インフルエンザワクチンの接種も，肺炎の罹患の予防につながる．加えて，アンジオテンシン変換酵素（ACE）阻害剤やカプサイシン，ドパミン作動薬などの薬物は，咳反射や嚥下反射を改善する作用があり，誤嚥性肺炎の予防につながる．

　食事場面では，食前に口腔内を清潔にすることや会話などを通して唾液分泌をはかり，口腔乾燥の改善をはかること，義歯の確認，嚥下体操の実施がある．また，食前に口腔内に痰が貯留していると誤嚥しやすいため，必要に応じて吸引を行う．高齢者の生活背景をよくアセスメントし，食事に集中できるよう，対象に合わせ環境を整える．食事時は，ベッド上であれば上半身をしっかりと起こし，頸部前屈位で摂取してもらう．頸部前屈位では，咽頭と気道に角度がつくと，誤嚥しにくくなる．嚥下機能障害のある場合は，嚥下しやすい食事内容，食形態の工夫，食事介助方法の工夫を行う．食後は，歯磨き，含嗽をし，口腔内を清潔にする．含嗽時に口腔内に入れた水を十分に喀出する力がなく，むせる場合や誤嚥することもある．このため，含嗽用の水を使用するかどうかは，高齢者の嚥下機能や，喀出力を観察しながら判断しなければならない．食後の体位としては，逆流を防止するためにも2時間程度上体を起こし，誤嚥を防止する．

　高齢者自身が抵抗力をつけること，そして不顕性誤嚥を防ぐためにもADLを拡大することや，適度な運動を行うことはよい．また，睡眠時間を確保し，規則正しい生活を送ることも望ましい．

〔2〕看　護
（1）急性期
　肺炎に伴う症状に対しては，呼吸困難などの症状があれば，少しでも軽減できるように体位の工夫を行う．胸部を軽く挙上できるように頭側のベッドのギャッジアップを行う．高齢者の自覚症状や表情を観察し，より安楽な姿勢を保てるように調整する．また，水分摂取を促し，痰の喀出を促す．痰が貯留している場合は，重力を利用して排痰する体位排痰法（体位ドレナージ）や，痰の貯留している部分の胸郭を呼気時に圧迫するスクイージング法，ハフィングがある．高体温が見られる際には，必要に応じてクーリングを行う．基本的には絶食となり，補液や抗菌剤投与，酸素療法が行なわれる．

（2）回復期
　急性期の治療により，肺炎の状況が回復してくると食事摂取が開始される．しかし，食事摂取を始めると再度誤嚥することも多い．このため，食欲低下による栄養状態の改善をめざすが，安全に食事が摂取できるよう支援を行うことが重要である．高齢者の嚥下機能に応じて食事内容や食形態の工夫をする必要がある．水分制限がなければ，口腔内や気道を加湿するためにも1日1,000～1,500mL程度の水分摂取を促すことが望ましい．高齢者の口腔内の状態に合わせて，口腔ケアを実施し，口腔内，舌，歯を清潔にする．

　リハビリテーションを行いながら，体力の回復をはかっていく．安静の保持によって，廃用が進んでいることが考えられるため，高齢者のもっている力を活かしながらできるだけ日常生活活動作を行えるように支援する．ベッド上の排泄ではなく，トイレに移動して排泄を行うなど活動範囲を徐々に拡大していく．この際には，退院後の生活をイメージしながらADLの維持，向上をめざしていく．

[引用文献]

1) 日本呼吸器学会医療・介護関連肺炎（NHCAP）診療ガイドライン作成委員会（2011）．医療・介護関連肺炎診療ガイドライン．p. 1，日本呼吸器学会．
2) 厚生労働省．平成29年人口動態統計．
3) 国立感染症研究所（2013）．特集 肺炎球菌感染症 2013年3月現在．IASR，34（3）．https://www.niid.go.jp/niid/ja/diseases/ha/pneumococcal/1372-idsc/iasr-topic/3322-tpc397-j.html（2016.10.19.アクセス）．

[参考文献]

1. 佐々木英忠，樋口春美（2012）．山田律子，萩野悦子，井出訓編．生活機能からみた老年看護過程＋病態・生活機能関連図．p. 154，医学書院．
2. 大類孝，海老原孝枝，荒井啓行（2010）．感染症予防と対策．1.高齢者肺炎・誤嚥性肺炎．日本内科学会雑誌，99（11），pp. 88-93.

⑥ 逆流性食道炎

1 定義とメカニズム

[1] 定 義

　逆流性食道炎（reflux esophagitis）とは，**下部食道括約筋**（LES）の機能不全などにより胃液が食道に逆流し，胸やけ，酸っぱいものがこみ上げる呑酸，胃酸の逆流感などの症状があり，下部食道粘膜のびらんもしくは潰瘍を認めるものである．下部食道粘膜障害の認められない場合を非びらん性胃食道逆流症（NERD）といい，両者を胃食道逆流症（GERD）という．

[2] メカニズム

　食道は咽頭と胃の間をつなぐ長さが約25cmの管で，咽頭から嚥下された食塊を胃に送る働きをしている．食道は頸部，胸部，腹部の3つの領域にまたがっており，その周囲にさまざまな臓器があるため，食道に障害があると周囲への影響がある（図7-3-5）．

　胃の粘膜には胃酸から胃を守る防御機能があるが，食道の粘膜には防御機能がないため，胃酸が食道に逆流すると食道粘膜には炎症やびらんなどの障害が起こる．

　健常者の食道では，食道内に胃内容物が逆流することを防止する解剖学的な機構が保たれている（図7-3-6）．胃酸の逆流をまねく要因には次のようなものがある．

　①老性変化や食道裂孔ヘルニアなどにより逆流防止機構が崩れると，LESの制止圧が低下して胃酸の逆流が生じ逆流性食道炎を引き起こす．逆流性食道炎を引き起こしやすい食道裂孔ヘルニアは，高齢者，特に女性に多い．

　②食べるのが早い，過食，脂肪分の多い食事を摂る，食後すぐに横になるなどの食習慣がある場合も胃酸が逆流しやすい．また，ストレスの多い生活は，緊張感から胃酸の分泌が増加し胃の不調を招く．

　③カルシウム（Ca）拮抗薬や硝酸薬は平滑筋弛緩作用によりLES圧を低下させる．これらの薬剤を内服中の高血圧患者や心疾患患者は逆流性食道炎を合併することが多い．

Ⅲ 高齢者の主な疾患と看護　　*343*

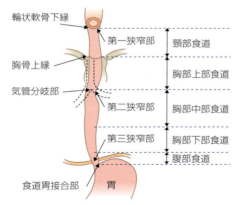

図 7-3-5　食道の構造

（大竹俊哉（2013）．第5章 消化器疾患 1. 基礎的知識：構造と機能．北村聖編．臨床病態学 2 巻．p. 2．ヌーヴェルヒロカワより転載）

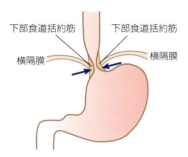
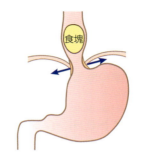

図 7-3-6　逆流防止機構

　④健常者の嚥下運動のメカニズムでは，嚥下により LES が弛緩し一次蠕動波の伝達により食物が胃内に輸送される．胃穹窿部の過伸展による迷走神経刺激の関与などにより，嚥下とは関係なく一過性に LES に弛緩が起き，一次蠕動波が出現しないために逆流性食道炎が起きることがある．
　⑤腹圧上昇により胃内圧が LES の制止圧を超えた時にも生じる．この要因は中高年の肥満者や妊婦，円背の見られる高齢者に多い．
　⑥全身性進行性硬化症などによる食道平滑筋の蠕動運動の消失や胃術後などにも胃酸の逆流を起こすことがある

〔3〕検査・診断

　内視鏡検査，食道内 24 時間 pH モニタリング，PPI テストを行い診断する．
　内視鏡検査では，逆流性食道炎の粘膜障害の有無や重症度をみる．重症度分類として改訂ロサンゼルス分類が有用である．
　食道内 24 時間 pH モニタリングは，臨床症状と内視鏡所見が一致しない症例に有用である．
　PPI テストは，逆流性食道炎の治療薬であるプロトンポンプ阻害薬（PPI）を内服する．胃酸分泌抑制の効果が高いので，内服により症状が改善していれば逆流性食道炎と判断できる．

344 第7章 老年期に特有な健康障害と看護

〔4〕治 療

薬物療法は，胃酸の分泌を強く抑えるPPIやH₂受容体拮抗薬などの酸分泌抑制薬が第一選択とされる．これらの薬物は長期間の服用に伴う副作用はほとんどない．そのほか粘膜保護薬，消化管運動改善薬などを併用する場合がある．

生活習慣の改善では，胃酸の分泌を増加させる食事内容や食事量について指導し，規則正しい食事の摂取をする．食後は座位姿勢をとる．

内科的治療で改善しない重症例では，逆流防止手術（Nissen法など）が行われる．

❷ 高齢者の特徴

老性変化により，食道は横隔膜の筋肉，筋膜が弛緩し，食道裂孔（食道が横隔膜を通り抜けている部分）周囲の脂肪組織が減少する．また結合組織の弾力性が失われるため，食道の蠕動運動の低下や食道裂孔ヘルニアが発生しやすくなり，LESの機能が低下する．

また高齢者は，高血圧や心疾患で薬物治療をする人が多くなり，薬物の副作用としてLES圧を低下させる．さらに，円背などの姿勢変化による腹部圧迫，唾液分泌量の低下による胃酸中和作用の低下などから胃酸が逆流しやすくなる．

逆流による食道粘膜の障害が慢性化すると食道腺がんの原因になることがある．

❸ アセスメントのポイント

①年齢・性別．

②症状の有無と程度の観察．胸やけ，酸っぱいものがこみ上げる呑酸，胃酸の逆流感，咽頭の違和感や咳など胃酸の逆流による症状の有無と程度，どういう時に起こりやすいかを観察する．

③食事摂取量，脂肪分や刺激物などの食事内容や嗜好，食事摂取にかかる時間，摂取後どのような体位をとっているか，食事の時間は規則的か．

④肥満の有無と程度．

⑤円背の有無，姿勢が前かがみになっていないか，便秘など腹圧をかけることが多くないか．

⑥ストレスの有無や睡眠状態．

⑦検査データ．

⑧服用している薬物の内容と量，薬物療法の必要性の理解度，薬物管理はできているか．

❹ 予防と看護

①薬物療法は勝手にやめないように指導する．生活習慣や肥満で腹圧が高いなどの体質が原因の場合，炎症が治まっても服薬を中止すると再発しやすい．服薬の重要性と長期間服薬しても副作用はほとんど見られないことを説明する．

②食習慣の見直しをする．食べるのが早い，過食する，脂肪分の多い食事を摂る，食後すぐに横になるなどの食習慣を見直し，ゆっくりよくかんで腹八分目を守る．刺激物の摂取量を減らすとともに，コーヒーや炭酸飲料，飲酒なども制限し，摂りすぎないようにする．食後30分間は座位で過ごす．

③ストレスの軽減を図る．ストレスが原因になることを理解し，気分転換やストレス発散を心掛け，胃の働きを調節している自律神経のバランスを整える．
　④運動習慣を取り入れる．運動を習慣化することで，肥満の予防やストレスの発散をする．散歩やウオーキングなどが取り入れやすい．
　⑤睡眠を十分にとる．眠りやすい環境を整える．枕や照明，カーテンの色，部屋の温度・湿度の調節をする．寝る前は間食や水分を摂らない．スマートフォンなどの使用を控える．また，夜間逆流症状がある場合は，就寝時は上半身挙上体位をとる．
　⑥腹圧をかけないように前かがみの姿勢を避けるとともに，ベルトやきつい衣服でしめつけない．

[参考文献]
1．伊藤高章（2014）．落合慈之監修．消化器疾患ビジュアルブック 第2版．pp. 32-37, 51-55, 学研メディカル秀潤社．
2．三輪洋人（2014）．「胃もたれ・胸やけ」は治せる：機能性ディスペプシア・胃食道逆流症・慢性胃炎（別冊NHK きょうの健康）．pp. 40-41, 46-67, NHK 出版．
3．武藤学，松村譲兒（2016）．福本陽平ほか監修．病気がみえる Vol. 1：消化器 第5版．pp. 42-47, メディックメディア．
4．山田せつ子（2015）．武井テル監修，中野真理子，漆戸由紀子編．経過別ポケット看護過程：消化器．pp. 75-97, メディカルレビュー社．
5．宮坂京子，船越顕博（1999）．加齢と消化・吸収．化学と生物，37（6），p. 369.

前立腺肥大症

1 定義とメカニズム

〔1〕前立腺肥大症の定義

　前立腺肥大症は，前立腺肥大症診療ガイドラインでは「前立腺の良性過形成による下部尿路機能障害を呈する疾患」と定義し，付帯事項に「通常は，前立腺腫大と下部尿路閉塞を示唆する下部尿路症状を伴う」と記されている[1]．

〔2〕前立腺肥大症のメカニズムと主な症状

　前立腺は尿道を取り巻く組織であり通常は栗の実程度の大きさであるが，肥大すると鶏卵やミカンくらいに大きくなる（図7-3-7）．原因は特定されていないが，加齢とともに前立腺の肥大が生じるのは加齢に伴うホルモン環境の変化（テストステロン）が原因の1つといわれている．
　症状は，前立腺腫大と下部尿路症状（残尿感，頻尿，夜間頻尿，尿線途絶，腹圧排尿，終末尿滴下など）が主なものである．下部尿路症状は下部尿路閉塞[*]および下部尿路閉塞による二次的な膀胱機能の変化（過活動膀胱）により起こる．

---

[*]下部尿路閉塞　原因は腫大した前立腺による尿道の機械的閉塞と前立腺を構成する平滑筋の収縮による尿道狭小（機能的閉塞）のいずれか，あるいはこの両方である．

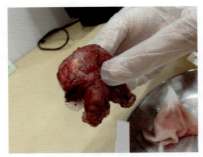
図 7-3-7　肥大した前立腺
(本人の承諾を得て掲載)

❷ 高齢者の特徴

　前立腺肥大症は高齢男性によくみられる疾患の1つである．高齢者の排尿症状（下部尿路症状）の多くは前立腺肥大症によるものと考えられる．しかし安易に前立腺肥大症によるものと判断せず加齢による膀胱収縮障害が原因であることも考えなければならない．

　また，高齢者は他の疾患や障害をもっていることが多い．移動や排泄動作がスムーズに行えないことによる機能性尿失禁，頻回のトイレ移動による転倒のリスク，トイレ移動や排尿に時間がかかること，衣服を汚すことへの不安などから外出を控えることがあり，生活不活発病の原因となる．爽快感のある排尿ができなくなったことで「老い」を実感する．

❸ アセスメントのポイント

　前立腺肥大症の症状と，その症状による日常生活や心理・社会面への影響，他の疾患や障害による排泄動作への影響，治療への希望や生活を工夫することへの患者の思いをアセスメントする．また，他の下部尿路症状を引き起こす病態や薬剤に起因する症状との鑑別，前立腺がんや腎不全などを合併していないか考えておくことを忘れてはならない．

〔1〕前立腺肥大症・合併症のアセスメント項目
　①現病歴．
　②既往歴：下部尿路症状を引き起こす薬剤服用の有無．
　③症状と QOL の評価．
　・国際前立腺症状スコア（IPSS）と QOL スコア．
　・前立肥大症影響スコア（BPH Impact Index：BII）．
　・過活動膀胱スコア．
　④排尿日誌（日本排尿機能学会）：1回量，回数，漏れ，残尿量，失禁，排尿時の随伴症状．
　⑤尿一般検査：色調，混濁の有無，pH，比重，尿たんぱく，潜血．尿流測定．
　⑥腎機能：BUN，Cr，e-GFR．
　⑦血清前立腺特異抗原（PSA）測定．
　⑧前立腺超音波検査．
　⑨合併症：尿閉，肉眼的血尿，膀胱結石，尿路感染症，腎後性腎不全がある．まれに前立腺が

Ⅲ 高齢者の主な疾患と看護　　**347**

んを合併している.

〔2〕日常生活，心理・社会面のアセスメント

　前述の症状・QOL評価表を用いてどのようなときに困るか，そのことへの対処について本人に確認する．排尿時の爽快感がないことなのか，頻尿によるトイレへの移動が面倒なのか，衣類を汚すことか，夜間頻尿による不眠なのか，活動が制限されることなのかなど，困っていることを具体的にアセスメントする.

　排泄に関する症状は，羞恥心や自尊感情への影響が大きい．影響の程度をアセスメントする.

〔3〕排泄動作に関わる身体機能

　バーセルインデックス（Barthel index），機能的自立度評価表（FIM：Functional Independence Measure）を用いてアセスメントする.

④ 予防と看護

〔1〕予　防

　前立腺肥大症を予防できる確かなものはない．しかし，肥満，高血圧，高血糖，脂質異常症などのメタボリック症候群は前立肥大症のリスク要因と考えられている.

〔2〕看　護

（1）羞恥心，自尊心への配慮

　排泄に関する症状は羞恥心や自尊感情への影響が大きい．情報を得るときやアドバイスをするとき，日常の会話においても高齢者の羞恥心や自尊感情を傷つけることがないように注意が必要である.

（2）頻尿，夜間頻尿の軽減

　1日の排尿量が体重1kgあたり20〜25mLになるように飲水量を調整する．また就寝3時間前には飲水を終わるようにする．下肢浮腫の水分が夜間排尿となることがある．日中，足を上げておくことや弾性ストッキングを着用しておく.

（3）活動の維持

　排泄の失敗（下着やズボンを汚す）や頻回の排尿を気にして外出をひかえることがないように適切な吸収デバイスの選択を助ける．外出時は地図などをもとにトイレ場所を確認することを提案する.

（4）尿閉，尿路感染症の予防，早期発見

　1回尿量が少なくなったときは下腹部に張りがないか注意するよう指導しておく．排尿日誌をつけていると，尿閉か身体内への過度な水分貯留かの判断の助けとなる．下腹部の張り，尿混濁，発熱，排尿時に今までと異なる症状を感じたら受診するよう指導する.

348 第7章　老年期に特有な健康障害と看護

(5) 服薬の継続と副作用の観察

　前立腺肥大症に使用される内服薬は，α1遮断薬，5α還元酵素阻害薬，抗アンドロゲン薬がある．副作用が起こっていないか観察するとともに，患者自身が薬の作用と副作用に気づくことができるように援助する（表7-3-14）[2]．

表7-3-14　前立腺肥大症に使用する薬：作用機序と副作用

分類	作用	副作用
α1遮断薬	前立腺と膀胱頸部の平滑筋の緊張を低下させ機能的閉塞を減少させる	起立性低血圧，易疲労性，眠気，射精障害，術中虹彩緊張低下症候群*
5α還元酵素阻害薬	ジヒドロテストステロンの産生を抑制し，前立腺体積を減少させる	PAS値を低下させるため，前立腺がんの検査時には注意が必要である
抗アンドロゲン薬（合成黄体ホルモン薬）	テストステロン分泌抑制と前立腺細胞へのテストステロンの作用を阻害する	性機能障害

＊術中虹彩緊張低下症候群：白内障手術中に「水流による虹彩のうねり」「虹彩の脱出，陥頓」「進行性の縮瞳」を三徴とする虹彩異常が生じるものである[3]．

(6) 手術前後の看護

　経尿道的前立腺切除術（transurethral resection of the prostate：TURP）とホルミウムレーザー前立腺核出術（holmium laser enucleation of the prostate：HoLEP）が代表的である．

　術前は術後感染症予防のための確実な抗菌薬投与や抗血小板薬や抗凝固薬の休薬が必要となる．医師の指示どおり正確に内服，休薬できるよう患者に説明する．また多量の出血が予測される場合は自己血貯血が必要となる．

　術後は出血による貧血や尿道カテーテルの閉塞を予防するための血尿スケールによる観察が必要である．尿道カテーテル抜去後は1回排尿量や尿勢，下腹部膨満の有無を確認し尿閉の早期発見に努める．血尿スケールによる観察や1回排尿量確認，尿勢の確認，下腹部の観察を患者とともに行うことで退院後のセルフチェックに役立つ．

　TURP後は手術中に用いた灌流液による低ナトリウム血症（TUR症候群）に注意する．

[引用文献]

1）日本泌尿器科学会編集（2011）．前立腺肥大症診療ガイドライン．p. 6, pp. 33-34，リッチヒルメディカル．

2）日本泌尿器科学会編集（2011）．前立腺肥大症診療ガイドライン．pp. 18-25, pp. 48-58, p. 69，リッチヒルメディカル．

3）大鹿哲郎（2007）．術中虹彩緊張低下症候群（IFIS）．眼科手術，20（2），p. 195．

[参考文献]

1．後藤百万（2010）．疾患と看護がわかる看護過程　ナーシングプロセス：前立腺肥大症：疾患の理解編．クリニカルスタディ，31（12），pp. 5-12．

2．老人泌尿器科学編（2004）．高齢者排尿障害マニュアル：より適切な対応をめざして．メディカルレビュー，p. 113.
3．野尻佳克（2014）．特集1 前立腺肥大症の術前・術後の管理とケアを学ぼう．泌尿器ケア，19（12），pp. 20-26.

 # 運動器疾患

　運動器は，主に骨，関節，脊椎，神経，筋からなり，身体を支持し動かす役割を果たしている．介護が必要になった主な原因として，脳血管疾患，認知症，高齢による衰弱についで，関節疾患，骨折・転倒が上位を占めている[1]．運動器では骨・関節を中心に加齢変化が生じる．加齢に伴う運動器の障害とそれに伴う疼痛やしびれなどの症状は，日常生活動作の低下にとどまらず，生活範囲や人間関係の狭小化を含む心理・社会的側面に波及し，生活の質の低下を招く．手術や薬物療法継続など療養上の支援に加え，予防や生活指導，障害をもちながらの生活の再構築に向けた看護が重要である．

 ## 骨粗鬆症

〔1〕定義とメカニズム

　世界保健機関（WHO）は，「骨粗鬆症は，低骨量と骨組織の微細構造の異常を特徴とし，骨の脆弱性が増大し，骨折の危険性が増大する疾患」と定義している．

　骨強度は骨密度と骨質（微細構造，骨代謝回転，微小骨折，石灰化）の2つの要因によって規定され，さまざまな内的・外的要因に左右される．加齢による影響として，閉経に伴うエストロゲンの減少や食事からのカルシウム摂取の減少，ビタミンDの反応性低下による腸管からのカルシウム吸収能低下，筋力低下や寝たきりなど活動性低下・不動による骨への負荷の低下などがある．

〔2〕診　断

　骨密度によって診断され，測定部位は原則として腰椎または大腿骨近位部である．①大腿骨近位部骨折または椎体骨折あり，②その他の脆弱性骨折があり骨密度が若年成人平均値（young adult mean：YAM）の80％未満，③脆弱性骨折がない場合はYAMの70％以下または-2.5SD（標準偏差）以下が骨粗鬆症と診断される．

〔3〕治療と看護

　骨粗鬆症の治療の目的は骨粗鬆症による骨折リスクの増大を低下させることにあり，特に高齢者に多い大腿骨近位部骨折，椎体骨折の予防である．薬物療法に加え，栄養や運動，転倒予防を含めた生活指導，生活環境調整が基本となる．

（1）薬物療法

　骨粗鬆症の治療に用いられる薬剤は，作用機序から骨吸収抑制薬と骨形成促進薬に分類される．治療薬の概要を表7-3-15に示す．
　看護：骨粗鬆症の治療薬の投与経路には，内服（錠剤，散剤，液剤など），注射（静注，皮下注）

350　第7章　老年期に特有な健康障害と看護

表7-3-15　骨粗鬆症の治療薬の概要

分類	作用	投与方法	副作用・注意点
ビスホスホネート薬	骨吸収抑制	主に内服 ＊種類により週1回，4週に1回	胃腸障害 ＊コップ1杯の水で服用，飲んでから30分横にならない 顎骨壊死，非定型大腿骨骨折など
カルシウム薬	カルシウムの補給	内服 注射	便秘・胸焼けなど
選択的エストロゲン受容体モジュレーター（SERM）	骨吸収抑制	内服	深部静脈血栓，視力障害など
活性型ビタミンD_3薬	カルシウム吸収促進	内服	高カルシウム血症など
ビタミンK_2薬	骨形成促進	内服	ワーファリン投与例は禁忌
カルシトニン薬	骨吸収抑制	内服	悪心，顔面紅潮など
副甲状腺ホルモン薬	骨形成促進	皮下注 ＊1日1回，週1回	24カ月の使用期限あり
デノスマブ	骨吸収抑制	皮下注 ＊6カ月に1回	低カルシウム血症，顎骨壊死，非定型大腿骨骨折など

がある．週に1回起床時あるいは4週に1回など内服時間や間隔，注射薬の冷所保存など管理方法に注意が必要な場合がある．皮下注射の場合は患者手帳など（例えば製薬会社が提供する注射方法の詳しい説明や患者の実施記録欄などがある冊子）を用い，方法や部位，注意点について本人と家族に指導する．薬物治療の継続のため，外来受診時や在宅において，医師や薬剤師と連携し，生活状況や服薬状況を確認し，薬剤の選択や管理方法を高齢者とその家族とともに検討し，服薬アドヒアランスの向上に努める．

（2）食事療法

基礎的な栄養素としてカルシウムの摂取，カルシウムの吸収を助けるビタミンD，骨代謝にかかわるビタミンKの摂取が重要である．カルシウムは牛乳・乳製品，小魚（干しえび，ワカサギ，シシャモなど），緑黄色野菜（小松菜・青梗菜など），大豆・大豆製品（豆腐・納豆など），ビタミンDは魚類，きのこ類（きくらげなど），ビタミンKは納豆，緑黄色野菜（ほうれん草，小松菜など）に多く含まれる．その他，たんぱく質（肉，魚，卵，豆，牛乳・乳製品など）の摂取など全体の栄養素のバランスを考えて食事指導を行う．リン（加工食品，清涼飲料水など）やカフェイン（コーヒー・紅茶など）はカルシウムの排泄を促進させるため，過剰摂取を避ける．

　看護：栄養士と連携しながら，高齢者の生活状況や家族背景，身体機能，食事摂取量などに応じて，実施可能な栄養素の摂取方法や食事内容を検討し提案する．

（3）運動療法

骨密度の維持・上昇，転倒予防には，背筋強化訓練，荷重訓練，筋力訓練やバランス訓練，有

酸素負荷運動が有用である．ウォーキングや片脚起立訓練，筋力訓練を毎日，または週2～3日以上長期に継続することが必要である．

看護：高齢者の活動量や生活機能に応じて，グループ単位，あるいは自宅できる内容，頻度，強度などを理学療法士や作業療法士と連携して検討し，生活の中で安全に運動でき，楽しく継続できるプログラムをともに考え，継続を支援する．

❷ 関節リウマチ

〔1〕定　義

関節リウマチ（rheumatoid arthritis：RA）は，関節炎を主徴とする慢性炎症性疾患であり，肺など多臓器にも病変が波及しうる全身性疾患である[2]．初期には関節滑膜が侵されるが次第に周囲の軟骨や骨が侵され，進行すれば関節の破壊と変形をきたす．有病率は0.3～1%，日本では70～80万人と推定される．一般に男女比は1：3～4で女性に多い．発症のピークは40歳代にある．

〔2〕症　状

全身症状は，全身倦怠感や疲労感，微熱，慢性炎症に伴う貧血などで，全身の骨粗鬆症がしばしば認められる．また，中枢神経への影響や心理的ストレスによる精神症状を随伴する場合がある．

関節の症状は，手または足の関節痛，手のこわばり感が初発症状であることが多い．関節炎は手足を中心に対称性に生じ，関節の腫脹と疼痛が認められる．関節炎が持続すると，軟骨や骨，腱などの周囲軟部組織が傷害され，関節の変形や機能障害をきたす．

関節外の症状では，皮下に生じるリウマトイド結節，血管炎による皮膚潰瘍，多発性神経炎による神経障害，手指や足趾の壊疽，諸臓器の梗塞がある．眼症状として（上）強膜炎，肺では間質性肺炎，（細）気管支拡張症，胸膜炎などを生じる．

〔3〕診　断

問診や診察，血液，画像などの各所見を総合的に判断し鑑別診断を行なう．

血液検査は，免疫学的検査として，血液検査によるRF（リウマトイド因子）や抗CCP抗体は診断に有用である．炎症反応の検査として，C反応たんぱく（CRP）や赤血球沈降速度（赤沈）は疾患活動性の診断に用いられる．画像検査では，単純X線検査で骨破壊像，骨びらん，関節裂隙狭小化などを評価する．

〔4〕治　療

関節リウマチの治療目標は，関節破壊の抑制によるQOLを含めた長期予後の改善，身体機能障害の防止と生命予後の改善である．主要な治療には，薬物治療，手術療法，患者教育，リハビリテーションがある．

薬物治療は，治療薬として，メトトレキサート（MTX）やサラゾスルファピリジン（SASP）などの従来型抗リウマチ薬，分子標的抗リウマチ薬のトファシチニブ，TNF阻害薬や抗IL-6受容体抗体などの生物学的製剤がある．

薬物治療では抑制できない関節破壊や，食事や整容，排泄動作など生活動作の障害，歩行障害が生じた場合は，手術療法が選択肢となる．手術には，滑膜切除術，人工関節置換術，関節形成術，

352　第7章　老年期に特有な健康障害と看護

関節固定術などがある．頸椎の（亜）脱臼など生命に危険を及ぼす可能性がある場合は手術の絶
対適応になる．

〔5〕看　護

　高齢関節リウマチ患者は，加齢に伴う諸臓器の機能低下，心不全や呼吸器疾患，腎機能低下な
ど慢性疾患の合併が多い．疾患の重症度や症状，機能障害に加え，薬物治療や手術侵襲に耐えう
るか，全身状態の評価の上，治療方針について，リスクとベネフィットを踏まえ，多職種医療チー
ムで検討し，本人の意思を中心に意思決定できるよう支援する．
　術後は早期離床に努めながら，易骨折性に留意し転倒に十分注意する．
　薬物治療，手術に加え，リハビリテーションの重要性は高く，理学療法士や作業療法士ととも
に運動療法や物理療法（温熱療法など）を実施，指導する．症状や機能障害に応じて関節サポー
ターや指スプリント，足挿板などの装具や自助具を選択し，関節を保護する方法，休息の取り方，
精神的ストレスへの対処，女性の場合は家事動作の工夫など生活指導を行なう．

❸ 変形性関節症

〔1〕定　義

　変形性関節症は，主に加齢が原因となり，関節軟骨の摩耗・消失と，骨棘形成を特徴とする進
行性の関節疾患である[3]．股関節や膝関節，脊椎の中でも特に可動性の大きい腰椎と頸椎が好発
部位であり，疼痛や可動域制限などの関節機能の障害をきたす．

〔2〕症状・診断

　痛みや関節の腫脹とそれに伴う可動域制限が主な症状である．膝関節，股関節では歩行障害，
頸椎では頸部痛，肩こりなどの局所症状に加え，筋萎縮やしびれなどの神経根症状，痙性歩行や
腱反射亢進，病的反射，上下肢筋力低下などの錐体路障害，感覚障害，膀胱直腸障害などが生じる．
腰椎では，腰背部痛，臀部から下肢の痛み，しびれ，筋力低下，下肢の脱力・しびれなどの神経
根症状，膀胱直腸障害などが生じる．腰部脊柱管狭窄症では，間欠性跛行が特徴である．
　単純X線検査で関節裂隙の狭小化・消失，骨棘形成，軟骨下骨の硬化，関節面の変形が認めら
れる．MRI検査や，膝では関節用の内視鏡を使った関節鏡検査が有用な場合もある．

〔3〕治　療

（1）変形性膝関節症

　変形性膝関節症の場合，疼痛の改善と関節の変形の進行予防を目的に，薬物治療に加え運動療法，
装具療法を併用する．薬物療法では，非ステロイド抗炎症薬（NSAIDs），アセトアミノフェン，
トラマドールなどの鎮痛剤の内服やヒアルロン酸ナトリウムの関節内注射が用いられる．疼痛な
どにより日常生活動作の障害が著しい場合，手術が検討される．手術方法には，関節鏡下デブリ
ドマン，高位脛骨骨切り術，人工膝関節置換術などがある．

（2）変形性股関節症

　薬物療法として，NSAIDsや鎮痛剤が用いられる．手術には，寛骨臼回転骨切り術，キアリ骨

盤骨切り術，寛骨臼形成術，大腿骨外反骨切術などの関節温存手術と，人工股関節全置換術などがある．

（3）変性性脊椎症

保存療法として，鎮痛剤やビタミン剤，神経根ブロックなどの薬物療法，頸椎カラーやコルセットなどの装具療法，運動療法がある．手術方法には，椎弓形成術，前方（後方）除圧術・固定術などがある．

〔4〕看　護

薬物治療に用いられる NSAIDs には全般に消化性潰瘍のリスクが存在するため，胃粘膜保護剤やプロトンポンプ阻害薬などが併用される．また，特に高齢者は腎機能障害に注意が必要である．

高齢者の場合，加齢の影響や合併症の存在などを考慮し，手術の選択には全身状態の評価が不可欠である．手術のメリット・デメリットを高齢者とその家族の状況に応じてわかりやすく説明する．変形性脊椎症の場合，進行性あるいは変性や神経の圧迫が重度の場合，しびれや筋力低下などの神経根症状や生活機能障害の改善が本人の希望通り得られるのか，病態に応じて十分な説明を行ない患者本人の意思決定を支援する．

変形性膝関節症や股関節症の場合，正座や長時間歩行，階段昇降，和式トイレの使用など，疼痛を生じる動作を控えることと，体重管理などの日常生活指導を行なう．また，大腿や股関節など関節周囲の筋力訓練やストレッチ，水中歩行，有酸素運動などの運動療法の実施，杖や足底板，補高靴，頸椎カラーやコルセットなどの装具の選択とそれらの使用・着用方法の指導を，医師，理学療法士，作業療法士とともに行なう．

④ 骨　折

高齢者に多い骨折は，椎体骨折，大腿骨近位部骨折，橈骨遠位端骨折，上腕骨近位端骨折である．ここでは，椎体骨折と大腿骨近位部骨折について取り上げる．

〔1〕椎体骨折
（1）受傷機転（原因と経緯）

椎体骨折は，骨粗鬆症を有する高齢者が転倒により生じる場合が多いが，受傷機転が不明な場合もみられる．

（2）症状・診断

動作時の疼痛，骨折椎体レベルの圧痛，叩打痛がある．椎体後壁が圧潰し脊柱管を圧迫し麻痺や知覚鈍麻などの神経症状が出現する場合がまれにあるため注意を要する．脊柱の変形により逆流性食道炎や呼吸機能低下などの合併症を伴うことがある．

単純 X 線撮影により，椎体高の低下，椎体面積の減少を目安に診断される．椎体の変形がなくても，骨皮質の連続性が断たれている場合や MRI で診断される場合もある．

(3) 治　療

保存療法が主に行なわれる．疼痛に対し鎮痛剤の投与，局所の安静，コルセット装着による外固定が行われる．神経症状が出現している場合や疼痛が強く離床が進まない場合，手術療法が考慮される．

(4) 看　護

疼痛のコントロールと臥床による廃用症候群の予防が重要である．コルセット装着による皮膚障害の発生にも注意する．椎体骨折を有する場合新たな椎体骨折のリスクは高く，骨粗鬆症の治療の継続支援や転倒予防の指導を実施する．

〔2〕大腿骨近位部骨折

(1) 受傷機転（原因と経緯）

大腿骨近位部骨折発生の原因として最も多いのは転倒である．高齢者が転倒後に股関節痛を訴え歩けないというのが典型例である．骨折の部位により大腿骨頸部骨折と大腿骨転子部骨折に分類される．大腿骨頸部骨折の分類には Garden stage（表7-3-16）が用いられる．

表7-3-16　Garden stage

	骨折の程度	転位	手術
stage Ⅰ	不完全骨折	なし	骨接合術
Stage Ⅱ	完全骨折	なし	骨接合術
Stage Ⅲ	完全骨折	あり	人工骨頭置換術
Stage Ⅳ	完全骨折	（高度）	人工骨頭置換術

(2) 症状・診断

股関節周囲の疼痛が生じる．転位のある場合は患肢の短縮・外旋が認められる．

単純 X 線検査で両股関節の正面・側面の2方向を撮影する．骨折線が認められなくても骨折がないとは断定できない．骨折が強く疑われる場合は CT・MRI を追加する．

(3) 治　療

大腿骨頸部骨折では多くの場合手術が選択される．手術は非転位型で骨接合術，転位型では人工骨頭置換術が行なわれることが多い．できる限り早期に手術をすることが望ましい

大腿骨転子部骨折では，転位のある場合は骨接合術，転位のない場合は保存治療も可能であるが，保存治療は廃用症候群や活動性の低下，変形治癒による脚長差が生じる可能性があり，骨接合術が望ましい．年齢や全身状態など，個別の状況に応じた治療の選択が必要である．

(4) 看　護

突然の受傷・緊急入院に加え，局所の疼痛，歩行困難や体動困難，緊急手術などにより，せん妄が生じやすい．術前術後を通し，疼痛コントロールが重要となる．せん妄発症時や認知症高齢者は，疼痛を適切に訴えることができない場合がある．経過をふまえ表情などを客観的に観察し適切に鎮痛剤を使用する．

術後は下肢が外旋位にならないよう，中間位に保ち腓骨神経麻痺を予防する．また，人工骨頭置換術後は脱臼肢位に注意し股関節脱臼の予防に努め，指導を行なう．術後は酸素濃度低下によるせん妄発症予防の観点から酸素投与が望ましい．術後は早期離床を進め，合併症予防に努める．

術後の歩行能力の回復には年齢や受傷前の歩行能力，骨折型，認知症の程度が影響することをふまえ，退院後の生活を見据え，リハビリテーションの継続や退院を支援する．

対側の大腿骨近位部骨折のリスクが明らかに高いため，骨粗鬆症の治療や有効性が示されているヒッププロテクターの装着など転倒予防策を個別の状況に応じて多職種で検討する．

[引用文献]
1) 厚生労働省（2014）．平成25年国民生活基礎調査の概況，p.31，厚生労働省ホームページ．
2) 日本リウマチ学会編（2014）．関節リウマチ診療ガイドライン2014．メディカルビュー社．
3) 日本リウマチ財団教育研修委員会，日本リウマチ学会生涯教育委員会編（2016）．リウマチ病学テキスト 改訂第2版．p.308，診断と治療社．

[参考文献]
1．骨粗鬆症の予防と治療ガイドライン作成委員会編（2015）．骨粗鬆症の予防と治療ガイドライン2015年版．ライフサイエンス出版．
2．日本整形外科学会，日本骨折治療学会監修，日本整形外科学会診療ガイドライン委員会，大腿骨頚部／転子部骨折診療ガイドライン策定委員会編（2011）．大腿骨頚部／転子部骨折診療ガイドライン 改訂第2版．南江堂．

⑨ うつ病

1 定義とメカニズム

〔1〕うつ病の定義

うつ病は1つに定められた定義はない．「何となくうつうつとしている」「気分が晴れず落ち込んでいる」などと表現されるような抑うつ気分が重く長く続き，不安や意欲・行動力などの低下を伴う気分障害である．気分とは，人格のすべて（判断，態度，自尊心，活動レベル，安定性，思考の傾向など）に影響を与える広い意味での感情の状態のことをいう[1]．

〔2〕うつ病のメカニズム

うつ病の原因は，生物学的，遺伝的，心理社会的の3要因から説明されており，単独で発症するというよりは，これらが複合して発症すると考えられている．

(1) 生物学的要因

モノアミン（アドレナリン，ノルアドレナリン，ドパミン，セロトニンの4種類の神経伝達物質の総称）仮説が提唱されている．特にセロトニンとノルアドレナリンの量の変動により，脳内のモノアミンの量が減少するとうつ病になるといわれている．セロトニンやノルドレナリンは，思考や意欲に影響を与える神経伝達物質のため，低下することで思考や意欲の低下につながると

356　第7章　老年期に特有な健康障害と看護

考えられている.

(2) 遺伝要因

　家族研究において，両親の片方が気分障害の場合，その子の罹患率は 10 〜 25％であり，両親がともに罹患している場合は，罹患率がおよそ 2 倍となり，家族内罹患率が高いほど子どものリスクは上昇するといわれている[2]．また，双生児研究においては，遺伝子は気分障害の病因の 50 〜 70％を説明することができ，残りは環境や非遺伝子要因で説明される[2]．

(3) 心理社会的要因

　うつ病になりやすい病前性格として，「循環気質」「メランコリー親和型」「執着気質」があげられている．循環気質は，ドイツの精神科医クレッチマー（Kretschmer, E.）が提唱した．社交的，善良，親切，温厚といった同調性のある基本性格をもち，気分が高揚すると明朗でユーモアに富み活動的になるが，抑うつ気分では，物静か，陰うつ，気弱，悲観的になる．メランコリー親和型は，ドイツの精神科医テレンバッハ（Tellenbach, H.）が提唱した，几帳面でまじめ，責任感が強く，他人に配慮し，秩序を重視する性格である．執着気質は，日本の精神科医下田光造が提唱した，責任感や正義感が強く，几帳面で仕事熱心，きまじめで，何事にも徹底的，ごまかしや大ざっぱさを嫌う性格である．

　また，喪失体験や過度なストレスがうつ病の要因になるといわれている．ストレスの多い生活上のできごと（life event）は，気分障害の最初のエピソード前に起こることが多いという[2]．高齢者のストレス要因としては，退職，子どもの独立，離婚，将来や老化に対する不安，大きな病気・事故，身近な人の死など，大きな環境の変化があげられる．

〔3〕症　状

　うつ病の症状は，精神（心）と身体の両面に出現する．症状の程度は，1 日の中で変動があり，午前中に悪く，午後から夜間にかけて楽になる．

(1) 精神症状

a．抑うつ気分：気分が病的に沈む，悲しい・寂しい・絶望的だなどと感じる．さらに悪化すると，何の感情もわかなくなる．焦りや不安を体験する．

b．思考の低下：思考の抑制（制止）として，意思決定が遅れる，またはできない．そのため，行動が緩慢になり作業が遅れる．自殺をしたいと真剣に考える．思考力が衰え，物事をよい方向に考えられない．また，将来貧乏になってしまう（貧困妄想），人に迷惑をかけていると自分自身を責める（罪業妄想），重い病気になった（心気妄想）などの妄想に発展することもある．これらは，高齢者のうつ病に特徴的にあらわれる妄想である．

c．意欲・行動力の低下：興味・関心が低下し，何をやる気にもなれず意欲が著しく低下する．そのため，行動力も低下する．

(2) 身体症状

a．身体機能の低下：消化器症状では，食欲の低下（まれに過食），吐き気，胸やけ，腹部膨満感，便秘，下痢などがある．そのほかの症状は，疲れやすい（疲労感），強い倦怠感，頭痛，頭重感，微熱，めまい，耳鳴，肩こり，呼吸困難，性欲の減退，生理不順・無月経などで，すべての身体

機能が低下する.

b．**睡眠障害**：早朝覚醒，中途覚醒，入眠困難，過眠，断眠，浅眠など，悪夢を見る.

② 高齢者の特徴

　高齢者は，老化に伴い身体的・精神的・社会的に大きく変化していく．女性の場合，更年期に入り，ホルモンバランスの乱れ（エストロゲンの減少）や身体の変化（閉経など）による女性性の喪失などがうつ病を引き起こす要因となることがある．男性においても，男性ホルモンの減少や定年などの仕事や社会的地位の喪失体験が，うつ病の要因となる．さらに，日常生活能力の低下（排泄の失敗，歩行困難），生きがいや趣味の喪失，地域の中での役割喪失などがうつ病の引き金になる．

　また，高齢者のうつ病は，症状が明確でないという特徴がある．症状が明確でない要因として，次の3つがあげられる.

　①抑うつ気分などの精神症状は曖昧で，身体症状の訴えが多い．そのため，精神科以外の科を受診することが多いが身体的な異常はないため，対処が遅れ症状が急速に悪化することがある.

　②認知症の初期との鑑別が非常に難しい．高齢者の言動を注意深く観察し，うつ病と認知症の比較を行うこと（表7-3-17）や，CTスキャンや脳波検査，長谷川式認知症スケール（HDS-R，20点以下は認知症の疑い）により認知症との鑑別をする.

　③死別による悲嘆との区別が難しい．高齢者は，配偶者や知人など精神的つながりの強い人の死を体験することが多い．喪失体験に伴う悲嘆反応による一時的なうつ症状と，喪失体験をきっかけとして起こるうつ病との区別はつきにくい．うつ症状が長く続く場合は継続的な観察が必要である．そのほか，高齢者のうつ病の危険因子として大腿骨頸部骨折があげられ，20.5％という高率でうつ状態が発症する[3].

表7-3-17　「うつ病」と「認知症」の比較

	うつ病	認知症
記憶力	昔も最近のことも思い出せない	昔のことは覚えている
発症のきっかけと時点	きっかけがあり，いつ発病したかわかる	きっかけはなく発症時点もわからない
病状の進み方	急に進む	ゆっくり
性格	几帳面，生真面目	とくに傾向はなし
知能低下	著しく訴える	とくに訴えない
作業	できない	指示されると努力する
感情	抑うつ	変化しやすい
社交性	なし	表面的な社交性

（高橋祥友（2006）．老年期うつ．p.39，講談社より転載）

③ アセスメントのポイント

　本人もしくは周囲の人が「なんだか，いつもと何かが違う」と感じたら，うつ病を疑ってみる．うつ病は，心と体の両面に症状があらわれるため，心身両面からアセスメントをする.

358 第7章 老年期に特有な健康障害と看護

うつ病の診断には，アメリカ精神医学会の DSM-5 や WHO の ICD-10 の診断基準が広く使用されている．本項では，ICD-10 によるうつ病エピソードの診断基準に記載された症状をもとに査定する（表7-3-18）．アセスメントするための観察ポイントは，以下の5つに分類される．患者の日常生活行動や面接，他のスタッフの情報などを統合しアセスメントする．

表7-3-18 ICD-10 によるうつ病エピソードの症状

(a) 気分沈滞および意欲減退
(b) 活動性の低下
(c) 生活を楽しみ，何かに興味をもち，何かに集中する能力が障害
(d) 最小限の努力をしただけでも後では著明な疲労感が生じる
(e) 睡眠障害
(f) 食欲減退
(g) 自尊心と自信はほとんどつねに低下
(h) 罪責念慮または自己無価値感がしばしばある

特に気分沈滞は来る日も来る日もほとんど変化せず，環境の変化にも反応せず，いわゆる"身体的症状"を伴い，物事への興味や嬉しいという感じが失われ，朝起きる普通の時間よりも数時間も早く目覚めてしまう．抑うつ気分は朝が最悪であり，著明な精神運動性減退，激越興奮，食欲喪失，体重減少，性欲喪失がある．これらの症状が存在する数および，重症度によって，うつ病エピソードを軽症，中等症または重症と特定することができる．

（厚生労働省ホームページ：疾病，傷害及び死因の統計分類．ICD-10（2013年版）準拠 内容例示表 F32 うつ病エピソード（http://www.mhlw.go.jp/toukei/sippei/dl/naiyou05.pdf）をもとに筆者作成）

（1）感情・気分の変化

憂うつ，悲哀感，絶望感など抑うつ症状の訴えはあるか（例えば，「気が滅入る」「気が晴れない」「憂うつだ」「何をするのもうっとうしい」などの気分沈滞）．また，いつもと違った感情の鈍麻がみられるか．

（2）思考・認知

興味・関心と動機づけの喪失はないか（例えば，「新聞やテレビをみる気になれない」「服装や化粧など身だしなみに関心がなくなる」など）．

自尊感情の低下はないか（罪責感，自己無価値感，自己卑下など）．思考の低下はないか（物事がうまく決められない優柔不断，集中力・気力の低下）．「死にたい」などの自殺念慮，自殺企図はないか．

（3）精神運動性

次のような症状はないか，ある場合はどの程度か．じっとしていられずそわそわする，焦燥感，意欲の減退（やらないといけないとわかっているが，体がついてこない），行動制止，外界からの刺激にまったく反応しなくなる混迷など．

Ⅲ 高齢者の主な疾患と看護　　**359**

(4) 身体的な状況

　次のような症状はないか，ある場合はどの程度か．睡眠障害，食欲減退による体重の低下，まれに過食，全身倦怠感や易疲労性（著明な疲労感）の訴え，不定愁訴（「頭が重い」「イライラする」「体がだるい」など訴えるが検査では異常なく病気はみつからない）．

(5) 社会・環境

　過去の状況はどうだったか（例えば，過去うつ病に罹患していないか），家庭や職場など身辺の変化はないか，元来の性格はどうか，など情報収集する．

❹ 予防と看護

〔1〕予　防

　まずは，うつ状態になりやすい性格なのかどうか自分の性格傾向を理解し，自分の性格をありのままに受け入れることが重要である．看護職者は，高齢者がうつ状態になりやすい性格傾向の場合は，意識してがんばりすぎず適度な息抜きをする，適当になるコツをつかむ，疲れがたまっているときは休息をとるようにすることなどを，一緒に考え，実施できるようにする．予防で重要となるのは自殺予防である．高齢者のささいな訴えも見逃さず見放すことなく，つねに見守っていることが伝わるようにかかわることが自殺予防につながる．

〔2〕看　護

　うつ状態の患者は，行動が緩慢で発語も少なく，自分の状態をうまく訴えることができなくなる．そのため，看護師は，患者の非言語的な微妙な変化も逃さず観察し，患者のペースに合わせて，次のような対応をすることが求められる．

(1) 身体的ケアとゆっくり休める環境を整える

　高齢者の場合，特に動作も緩慢となり日常生活動作すべてが低下し，筋力の低下など安全確保が難しくなるため，入浴時の安全確保や清潔の保持，食事の介助や身体状態（栄養状態など）の観察，排泄時の転倒予防などに留意し，身体的ケアを通じて安心感を得てもらう．また，静かな環境で人に気をつかうことなく休める空間を提供する．例えば，人の声，物音，光など刺激になるものを取り除き，安心して療養できるよう配慮する．回復期には，自殺企図が生じやすいので，言動に注意し安全確保に努める．

(2) 患者の悩みや苦しみに寄り添う

　高齢者は，同じ話を繰り返したり，話の内容が曖昧であったり，不定愁訴を訴えることが多い．看護師は，患者が体験しているその苦しみをありのまま受け止める．患者にしっかり寄り添い，患者のペースに合わせてじっくり話を聴くことで，安心感をもたらす．患者は，話をすることで自分の考えを整理し，自分の考え方や生き方を見直す機会となり，自負心を下げ，物事を気楽に考えられるようになることがある．

(3) 生活リズムを整える

　うつ状態は，睡眠障害や心身機能の低下のため，日中の活動量の減少など，生活のリズムが乱

れやすい．重いうつ状態から脱したら生活のメリハリをつけ，生活のリズムを整えられるよう日中の活動を支援する．しかし，元来がんばりすぎる性格傾向があるため，がんばりすぎない，無理をしない生き方を身につけることが大事である．

(4) レジリエンス（快復力）を信じる

高齢者の場合，心身機能の低下や生きがい喪失などからうつ状態が長期化しやすい．患者も看護師も先の見えない状態に不安や焦燥感がつのることがあるが，看護師は諦めずに，患者のレジリエンスを信じて根気よくかかわることが重要である．

(5) 家族の苦悩や大変さを受容し支える

家族も患者への対応で疲労困憊し，どう対応してよいのか苦悩している．そのような家族の苦悩やつらさを理解し受容し，家族のがんばりをねぎらうことで，家族が肩の荷を下ろし，家族の普段の判断能力が回復するよう支える．家族の患者への接し方での苦悩については，家族のやり方を尊重しつつ，看護師が患者との接し方のロールモデルとなり，家族の気づきを促す．

[引用文献]
1) 萱間真美（2005）．気分障害の患者とセルフケア：躁うつ病（双極性障害）を中心として．南裕子編著．こころを癒す：実践オレム - アンダーウッド理論．アクティブ・ナーシング．p.151，講談社．
2) ベンジャミン J. サドック，バージニア A. サドック，ペドロ ルイース編著．井上令一監修，四宮滋子，田宮聡監訳（2016）．カプラン臨床精神医学テキスト：DSM-5 診断基準の臨床への展開 第 3 版（原著 11 版）．pp. 395-402，メディカル・サイエンス・インターナショナル．
3) 三村將，仲秋秀太郎，古茶大樹編著（2009）．老年期うつ病ハンドブック．p. 9，診断と治療社．

[参考文献]
1. 樋口輝彦，野村総一郎，加藤忠史編著（2011）．うつ病の事典：うつ病と双極性障害がわかる本（こころの科学 増刊）．pp. 2-72，日本評論社．
2. 濱田秀伯監修（2007）．うつとはこんな病気です：症状と治し方．pp. 10-40，西東社．
3. 天賀谷隆，遠藤淑美，末安民生ほか編．日本精神科看護技術協会監修（2007）．実践精神科テキスト第 11 巻うつ病看護．pp. 62-145，精神看護出版．

感染症

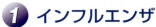

〔1〕インフルエンザと高齢者

インフルエンザとは，インフルエンザウイルスを病原体とする急性の呼吸器感染症で，毎年世界中で急速な感染伝播を示す最大級の疫病である．わが国でも毎年冬季を中心に多数の感染者を

認め，乳幼児におけるインフルエンザ脳症の合併，高齢者における超過死亡＊といった甚大な健康被害をもたらしている．

わが国においては，インフルエンザ感染は1年を通じて発生しているが，通常，12月上旬頃から患者数が増え始め，翌年の1〜3月頃にピークとなり，4〜5月にかけて減少していくパターンを示す．また，インフルエンザの流行の程度とピークの時期はその年によって異なっている．

インフルエンザ感染患者の報告数が多い年には，インフルエンザ死亡者数および肺炎死亡者数が顕著に増加する．さらには循環器疾患をはじめとする各種の慢性基礎疾患を死因とする死亡者数も増加し，結果的に全体の死亡者数が増加するといったインフルエンザによる超過死亡の増加が明らかになっている．ことに多様な既往をもつ高齢者においては，超過死亡が発生しやすい．

インフルエンザウイルスは，抗原性の違いからA，BおよびC型の3つの型に分類されるが，流行的な広がりを見せるのは通常A型とB型である．感染後1〜3日間ほどの潜伏期間の後に，発熱（通常38℃以上の高熱），頭痛，全身倦怠感，筋肉痛・関節痛などが突然あらわれる．咳，鼻汁などの上気道炎症状がこれに続き，約1週間で症状が軽快するのが典型的なインフルエンザ感染後の経過であり，かぜ症候群に比べて全身症状が強いのが特徴である．特に，高齢者や，呼吸器，循環器および腎臓に慢性疾患をもつ患者，糖尿病などの代謝疾患をもつ患者，ならびに免疫機能が低下している患者では，原疾患の増悪とともに，呼吸器に二次的な細菌感染症を起こしやすくなることが知られており，入院や死亡の危険が増加する．

〔2〕感染予防

わが国では，2001年の予防接種法の改正により，「65歳以上の高齢者，60歳以上65歳未満の心臓，腎臓もしくは呼吸器の機能またはヒト免疫不全ウイルスによる免疫の機能障害を有する者」を対象にインフルエンザワクチンの接種が勧奨されている．WHOは，2013年シーズンから，B型2系統を含んだ4種類のワクチン株から成る混合ワクチン（4価ワクチン）を推奨しており，わが国でも，山形系統またはビクトリア系統のどちらか片方のB型のワクチン株が選定されていた従来のワクチンから，4価ワクチン（A型株としてH1N1pdm09およびH3N2，B型株として山形系統・ビクトリア系統）が2015年から用いられるようになった．インフルエンザワクチンは，感染や発症そのものを完全に防御できるものではないが，重症化や合併症の発生を予防する効果は証明されており，高齢者においては，ワクチン接種により死亡の危険が1/5に，入院の危険が約1/3〜1/2にまで減少することが期待できるといわれている．つまり，インフルエンザワクチン接種は，高齢者におけるインフルエンザによる健康被害を最小限にする最も効果的な方法であるといえる．

感染予防の基本として，流行期に人込みを避けること，それが不可能な場合にはマスクを着用すること，外出後の手指衛生を励行することなどがあげられる．また，マスクの着用により，咳による飛沫核の吸込みが予防されるだけでなく，手指が口腔と鼻腔に直接触れなくなるため，手指のウイルス汚染が口腔と鼻腔の粘膜に広がることが予防できると考えられる．インフルエンザウイルスは平滑な表面では48時間，衣類のような粗な表面では12時間程度生き延びるため，飛沫感染に加え，人の手指を介した伝播経路も存在する[1]．したがって，インフルエンザの流行時

＊超過死亡：世界保健機関（WHO）が提唱している概念で，インフルエンザが流行したことによって，インフルエンザ・肺炎死亡がどの程度増加したかを示す推定値．

期には，手洗いなどの手指衛生に努め，感染を予防することが必要である．

　マスクの着用や手指衛生などの衛生行動に加えて，室内の湿度（50～60％）を適切に保つことも感染予防となる．ウイルスは，呼吸によって気道に侵入する．気道に侵入してきた異物であるウイルスは，粘膜の粘液産生細胞から分泌される粘液に捕えられ，粘液ととともに線毛の働きによって咽頭へ押し出され，痰として体外に排出されるか，食道から胃に入り消化されて除去される．しかし，気道が乾燥状態にあると，粘液上皮細胞にある線毛の活動が低下するためウイルスが除去されず，インフルエンザによる急性気管支炎が引き起こされる．特に，口腔の乾燥を感じている高齢者は多いため，高齢者が生活する室内では，加湿器などを用いて湿度を適切に保つことが必要である．それが難しい場合は，マスクを着用して鼻腔と口腔の乾燥を防ぐのも1つの方法である．

〔3〕発症時の対応

　治療としては，抗インフルエンザ薬としてノイラミニダーゼ阻害薬（商品名タミフル，リレンザ，イナビルなど）が広く適用されている．ノイラミニダーゼ阻害薬は，インフルエンザA型にもB型にも有効で，また，副作用も少ないとされており，発病後2日以内に服用すれば症状を軽くし，罹病期間を短縮できる[2]．また，わが国で使用されている抗インフルエンザ3剤（オセルタミビル，ザナミビル，ラニナビル）による解熱までの時間に差はないとの報告もある[3]．現在，抗インフルエンザ薬は主に4種類が用いられ，患者によって経口薬，吸入薬，点滴薬のいずれかが選択されている．高齢者においては，発熱による脱水に留意し，水分摂取を促す必要がある．2018年より，ノイラミニダーゼ阻害薬に加えて，キャップ依存性エンドヌクレアーゼ阻害薬（商品名ゾフルーザ）も適用されるようになった．ノイラミニダーゼ阻害剤は増殖したウイルスが細胞から出てくるのを抑えるが，キャップ依存性エンドヌクレアーゼ阻害薬はウイルスの細胞内での増殖自体を抑制する．また，服用方法としても経口単回投与が可能であることから，服用忘れのリスクが減ると考えられる．

　一般的に，インフルエンザ発症前日から発症後3～7日間は，咽頭からウイルスが排出されるといわれている．特に発症後の3日間はウイルスの排出量が多く，感染力が強い．したがって，この期間は，マスクを着用し，外出を控え，他者との接触を最小限にとどめるべきである．ウイルス量は解熱とともに減少するが，解熱後もウイルスは排出されるため，咳やくしゃみ等の症状が続いている場合には，マスクを着用し，こまめな手指衛生を心がけ，周辺への感染伝播予防に配慮する．

　現在，学校保健安全法では「発症した後5日を経過し，かつ，解熱した後2日を経過するまで」をインフルエンザによる出席停止期間としている．この期間を参考に，発症者の出勤停止，隔離などに取り組み，他者がウイルスに曝露する機会を減らすことが重要である．

　また，インフルエンザ発症者と濃厚に接触した同居家族や同室患者，または医療従事者などに，発症予防を目的として抗インフルエンザ薬を投与することがある．インフルエンザと診断された患者の同室患者において，抗インフルエンザ薬を予防投与した群ではインフルエンザの発症を認めず，予防投与をしなかった群ではインフルエンザの発症を認めたとの報告がある[4]．また，家族接触におけるインフルエンザの曝露後の予防効果がプラセボよりも優れていたとの報告もある[5]．以上から，免疫が低下した患者や高齢者において，インフルエンザ曝露後の予防投与は効果的であると考える．インフルエンザの曝露後の予防投与は保険適用外であるため，対象を検討して投与することが必要である

Ⅲ 高齢者の主な疾患と看護　　**363**

表 7-3-19　抗インフルエンザ薬の治療・曝露後予防投与

商品名	薬剤名	剤型	治療	予防投与
タミフル	オセルタミビルリン酸塩	経口薬	1日2回を5日間	1日1回を7-10日間
リレンザ	ザナミビル水和物	吸入薬	1日2回を5日間	1日1回を10日間
イナビル	ラニナミビルオクタン酸エステル水和物	吸入薬	1回	1回または1日1回（半量）を2日間
ラピアクタ	ペラミビル水和物	点滴薬	1回（15分間以上かけて）	現在予防投与は認められていない

　抗インフルエンザ薬の治療と曝露後の投与について表 7-3-19 に示す.

❷ 疥　癬

〔1〕 疥癬と高齢者

　疥癬は**ヒゼンダニ**（疥癬虫）が皮膚の最外層である角質層に寄生し，人から人へ感染する疾患である．非常に多数のダニの寄生が認められる**角化型疥癬**（**痂皮型疥癬**）と，少数寄生であるが激しいかゆみを伴う普通の疥癬（**通常疥癬**）とがある．通常疥癬は皮膚と皮膚との比較的長時間の接触で伝播するが，角化型疥癬は，多数の疥癬虫が寄生しているため，短時間の接触でも伝播する．また，感染者が用いたベッドや衣類を介して伝播することもある．近年，わが国では，病院，高齢者施設，養護施設などで集団発生の事例を認め，感染防止対策が行われているが，角化型疥癬と通常疥癬は予防，治療法などに認識の違いがあり，医療および介護関係機関の間で問題となっている．

　角化型疥癬と通常疥癬はヒゼンダニが異なるのではなく，高齢や免疫不全などによる宿主の免疫状態の違いによって生じる．そのため，角化型疥癬に罹患している高齢者をケアした医療従事者や介護者にヒゼンダニが伝播した場合，免疫が正常なので通常疥癬となる．

　ヒゼンダニは肉眼ではほとんど確認できず，卵から成虫まで約 10 日〜2週間で成熟する．ヒゼンダニは，角質層にある滲出液や組織液を栄養源にし，人の皮膚表面を歩き回るため，何らかの皮膚の接触によって感染伝播する．また，皮膚内に掘った穴や毛包内に隠れていることもあり，その寄生部位を特定するのは難しい．しかし，ヒゼンダニは乾燥に弱く，皮膚から離れると 2〜3 時間程で死ぬ．また，体温より低い温度では動きが鈍く，16℃以下ではほとんど動かない．高温にも弱く，50℃の環境では 10 分で死滅する．

〔2〕 感染予防

　疥癬を予防できるワクチンや薬剤はないため，疥癬の発症者に接触しないことが重要となる.

　高齢者介護施設や病院では疥癬を持ち込まないことが，最初の感染予防となる．新たに入所または入院する人には，皮膚の観察を行い，異常があれば皮膚科を受診してもらうことが必要である．しかし，臨床症状を認めない潜伏期間中のこともあるため，清拭や入浴介助時に皮膚の観察を継続することが必要である．皮膚症状の観察は，臍部，腹部，腋窩，指間部，上腕屈側，陰部，大腿内側などを中心に行い，丘疹や瘙痒がある場合は医師に報告する．寝たきりの高齢者では，丘疹を足底に認められることもあるので，全身の皮膚を注意深く観察する．高齢者において，瘙痒

により睡眠不足がある場合は，疥癬を疑い受診させることも必要である．

また，高齢者介護施設や病院では，入所または入院時に疥癬の既往や家族における疥癬の症状について把握し，感染伝播のリスクを検討する必要がある．

看護や介護を提供する側は，個人防護具（手袋など）を着用して疥癬の人の皮膚や落屑に直接触れないように心がけ，小まめに手指衛生を行うことが必要である．また，自身に感染していないか皮膚の観察を行うことも必要である．

〔3〕発症時の対応

症状：感染直後は全く症状がないが，感染後約 2 〜 6 週間（潜伏期間）で多数のダニが増殖し，その虫体，脱皮殻や排泄物によって感作されることにより，アレルギー反応としての激しいかゆみが発生する．角化型疥癬の患者から感染を受けた場合には，多数のダニが移るため，潜伏期間も 4 〜 5 日と非常に短くなる．激しいかゆみは特に夜間に増強し，睡眠を妨げられることがある．ただし，高齢者や角化型疥癬の患者ではかゆみの訴えが少ない場合もある．

検査：疥癬トンネル（小隆起性茶色調，曲がりくねった線状疹）は疥癬に特徴的な皮疹で，手首の屈側，手掌尺側，指，指間，肘，アキレス腱部などに認められる．その他，丘疹，小水疱，痂皮，小結節などもみられる．陰嚢部には小結節を認めることがある．また，下腹部や背部，腋窩などにも丘疹を認めることもあるので，全身くまなく観察することが必要である．

診断：疥癬の確定診断はヒゼンダニの検出である．問診・皮膚症状で疥癬が疑われる患者は早期に皮膚科専門医に診察を依頼するが，このような患者からのヒゼンダニ検出率は，皮膚科専門医が行った場合でも 60％ 前後であるといわれている．したがって，専門医による検査結果が陰性であっても，強い瘙痒を伴う疑わしい皮疹がある場合には，瘙痒や皮膚症状が治まるまで数週間をおいて繰り返し検査する必要がある．

治療：主な治療薬として，内服薬（イベルメクチンの空腹時内服）と軟膏（フェノトリンローション，イオウ剤，クロタミトンクリーム，安息香酸ベンジル）がある．イベルメクチンは，1 回の内服から約 1 週間後に顕微鏡検査を実施し，疥癬虫や卵が検出された場合は再度服用する．軟膏は正常な部位も含めて塗り残しがないように全身（通常疥癬の場合は首から下）にくまなく塗布することが重要である．塗布期間は通常 10 〜 14 日間ほどである．また，かゆみに対してはかゆみ止めの内服薬などを用いる．

〔4〕感染拡大の予防

通常疥癬の罹患者をケアする場合は手袋を着用し，角化型疥癬の罹患者をケアする場合は個人防護具（手袋と手首まで覆うガウン）の着用といった接触感染予防を徹底することにより，皮膚との接触を避ける．また，角化型疥癬の場合は，個室に隔離し，使用したリネン類や居室環境などに対して殺虫剤の噴霧や乾燥処理，熱処理をすることによりヒゼンダニを駆逐する．

角化型疥癬の患者から剝がれた落屑にも多数のヒゼンダニが存在するため，直接触れないように気をつけることも必要である．接触予防策は，疥癬の有効な治療後 24 時間が経過するまで継続する．

感染伝播予防のためには感染者の早期発見が重要で，疥癬が疑われる場合は早期に皮膚科に検査を依頼すること，さらに，患者がみつかった場合，患者の家族や同じところで寝泊りした人など，無症状者にも検査を行うことが必要となる．通常疥癬と角化型疥癬の特徴を把握して，特に角化

Ⅲ　高齢者の主な疾患と看護　**365**

表 7-3-20　疥癬の特徴と感染対策

		通常疥癬	角化型疥癬
特徴	疥癬虫（ヒゼンダニ）数	数十匹	100-200万
	感染者の免疫状態	正常	低下
	感染伝播力	弱い	強い
	皮膚症状	疥癬トンネル，丘疹，結節	角質増殖
	瘙痒	強い	不定
	症状部位	顔面・頭部以外	全身
感染対策	隔離	不要	個室隔離（治療開始〜約2週間）
	個人防護具の着用	不要 （症状部位の接触時は手袋着用）	手袋・ガウンを着用
	リネン （シーツ・寝具・衣類の交換）	普段通り	外用剤処置し，洗い流した後 イベルメクチン内服の翌日
	洗濯	普段通り	洗濯後に乾燥機を使用 50℃10分間熱処理後に洗濯
	清掃	普段通り	掃除機で落屑を取除く
	布団	普段通り	治療終了後に熱乾燥 殺虫剤散布後に掃除機をかける
	車椅子	普段通り	専用 隔離解除後に掃除機をかける 隔離解除後に殺虫剤を散布する
	居室	普段通り	2週間閉鎖 殺虫剤を散布（1回）
	入浴	普段通り	入浴は最後にして浴槽・流しは水で流す 脱衣所に掃除機をかける
	予防的治療の対象	一緒に寝ている人	同室者，直接ケアした人

型疥癬における感染拡大の予防に努めることが必要である（表 7-3-20）．

　また，施設などでの集団発生時は，当該施設の感染源を特定すること，感染の機会があった入所者・スタッフの検査を行うことが必要となる．

❸ ノロウイルス

〔1〕ノロウイルスと高齢者

　ノロウイルスによる感染性胃腸炎や食中毒は，通年において発生しているが，特に冬季に流行する．

　ノロウイルスは手指や食品などを介して経口感染し，ヒトの腸管で増殖して嘔吐，下痢，腹痛などを引き起こす．潜伏期間は約 24 〜 48 時間で，主症状は吐気，嘔吐，下痢および腹痛であり，発熱は軽度である．通常，これらの症状が1〜2日続いた後治癒し，後遺症は特にない．また，感染しても発症しない場合や軽い風邪のような症状の場合もある．ノロウイルス胃腸炎に罹患した患者は発症した時点から感染源となり，感染後2〜5日でウイルスの排泄がピークとなり，その後4週間程度はウイルスの排泄を認める．ウイルスの排泄がピーク時の糞便1グラム当たりには，

約 1,000 億個のウイルス量を認める．ノロウイルスの感染力は非常に強く，数十個のウイルスで感染が成立する．ノロウイルスは，感染者の嘔吐物にも含まれているので，嘔吐によってエアロゾル化したウイルスが空気中に浮遊して集団感染を発生させることがある．健常者は軽症で回復するが，高齢者では重症化し，脱水や吐物による誤嚥，窒息などが問題となる．

ノロウイルスには多くの遺伝子の型があること，また，培養した細胞および実験動物でウイルスを増やすことができないことから，ウイルスを分離して特定することが困難である．そのため，食品中に含まれるウイルスを検出することが難しく，ワクチンも現在存在しない．そのため，治療は輸液などの対症療法に限られる．

〔2〕感染予防

ノロウイルスの感染予防は，ノロウイルスの含まれる排泄物に接触しないこと，または近づかないこと，ノロウイルスに汚染された水や食品を摂取しないことである．ノロウイルスによる食中毒を防ぐためには，食品取扱者や調理器具などからの二次汚染を防止することが大切である．特に，抵抗力の弱い子どもや高齢者などには，加熱が必要な食品は中心部までしっかり加熱して供することが重要である．加熱調理でウイルスを失活させるには，中心部を，85〜90℃で少なくとも 90 秒間加熱することが必要とされている．

手指衛生として，石けんと流水による手洗いは，手指に付着しているノロウイルスを減らす最も有効な方法である．

〔3〕発症時の対応

現在，ノロウイルスに効果のある抗ウイルス剤はない．このため，通常，対症療法が行われる．特に，体力の弱い乳幼児や高齢者は，脱水症状や体力消耗を防ぐため，水分と栄養の補給を充分に行う必要がある．脱水症状がひどい場合には，病院で輸液を行うなどの治療が必要になる．止しゃ薬は，ウイルスの排泄を妨げるため，回復を遅らせる可能性もあり使用しないことが望ましい．

家庭内や集団で生活している施設においてノロウイルスが発生した場合，感染伝播防止のために，ノロウイルス感染者の糞便や嘔吐物からの二次感染，人から人への直接感染，エアロゾルによる感染を予防する必要がある．毎年，11 月頃から 2 月の間にノロウイルスによる急性胃腸炎が流行するので，この時期の乳幼児や高齢者の下痢便および嘔吐物にはノロウイルスが大量に含まれていると想定し，おむつ等の取り扱いには手袋，マスク，ガウンなどの個人防護具を着用して対応する必要がある．また，下痢便や嘔吐物を処理する場合は，エアゾル化したウイルスを薄めるために換気を行うことも必要である．また，下痢や嘔吐の症状が発生した場合は，専用トイレを設けるなどして感染伝播のリスクを減らすことが必要である．嘔吐物を処理する側の感染予防として，手袋，マスク，消毒剤，嘔吐物凝固剤などを 1 つにまとめた嘔吐物処理セットとそのセットの使用方法をまとめた処理マニュアルを事前に準備することが必要である．

ノロウイルスは感染力が強く，感染者がいる場合，環境（ドアノブ，カーテン，リネン類，日用品など）からもウイルスが検出される．感染者が発生した場合は，環境の消毒には次亜塩素酸ナトリウムなどを使用する．ただし，次亜塩素酸ナトリウムは金属腐食性があるので，消毒後の薬剤の拭き取りを十分にするよう注意する．

Ⅲ　高齢者の主な疾患と看護　367

④ 結　核

〔1〕 結核と高齢者

　結核は，結核菌によって発生するわが国の主要な感染症の1つであり，世界の三大感染症の1つでもあることから死亡者数も多い．近年では，抗結核薬を用いた不適切な治療による多剤耐性結核菌の出現や，免疫が低下した HIV 患者への重複感染の増加が，新しい問題となっている．わが国では，新登録結核患者の 50% 以上が 70 歳以上であり，高齢者介護施設の集団感染が増加傾向にある．

　結核は，空気感染し，肺の内部で増殖して，咳，痰，呼吸困難等の症状を呈することが多いが，腎臓，骨，脳など，肺以外の臓器にも影響を及ぼすことがある．結核は，感染性のある結核と感染性のない結核に大別される．肺結核または喉頭結核においては，空気中に感染性の飛沫核が飛散するため，それを介して結核が伝播する．一方，リンパ節結核，腸管結核などの肺外結核では，飛沫核が産生されない．

　結核菌に感染した場合，必ずしもすぐに発症するわけではなく，体内に留まったのちに再び活動を開始して発症することがあり，特に高齢者において多くみられる．肺結核の典型的な症状は，咳，咯痰，微熱とされており，胸痛，呼吸困難，血痰，全身倦怠感，食欲不振等を伴うこともあるが，初期には無症状のことも多い．結核がまん延していたときに生存していた 65 歳以上の人たちは，65 歳未満の人たちに比べて 5 倍以上結核を発病しやすく，また，発病のしやすさは，年齢とともに高くなる．高齢者の結核は，呼吸器症状（咳・痰）がない場合が多く，全身症状（微熱・体重減少・ADL 低下など）がある場合が多いのが特徴である．

〔2〕 感染予防

　生後 1 歳までの BCG ワクチン接種により，小児の結核の発症を 52 ～ 74% 程度，重篤な髄膜炎や全身性の結核に関しては 64 ～ 78% 程度，罹患リスクを減らすことができると報告されている．[6]しかし，BCG ワクチンの効果が持続するのは 10 ～ 15 年程度と考えられている．

　高齢者においては，年に 1 度，胸部レントゲン検査を行うなど体調の変化に留意することが必要である．

〔3〕 発症時の対応

　結核に類似した症状がある場合は，咯痰の検査および胸部レントゲン線検査を行い，医師に直ちに診断を受けることが必要である．

　発症者は，陰圧管理または独立換気の病室に隔離のうえ，治療を受ける必要がある．排菌量が少ない場合は，通院しながら治療を受けることが可能である．

　抗結核薬による治療は，耐性菌の出現や蔓延を予防するために，最低 3 剤以上の併用で実施されている．標準的な治療方法として，強力な抗菌力を持つ抗結核薬（リファンピシン，イソニアジド，ピラジナミド）と，その併用で効果が得られる抗結核薬（ストレプトマイシン，エタンブトール）が用いられている．抗結核薬による治療は約 6 カ月間という長期間になるので，継続するため，または中断などによる耐性菌の出現を予防するため，直視監視下短期化学療法（Directly Observed Treatment Short Course：DOTS）とよばれる服薬の直接確認システムを用いて服薬のコンプライアンスが維持できるように支援する．

　結核菌に曝露後，何ら症状を示さない潜在性結核感染症（胸部レントゲンは正常で無症状）と

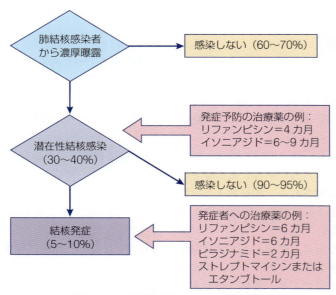

図7-3-8 結核発症までの結果と治療

なる患者もいるが,その一部は後年結核を発症する.結核発症者に対しては上記に述べた対処が施されるが,潜在性結核感染症が疑われる者には結核の発症予防の目的で抗結核薬による治療(予防)が行われる(図7-3-8).

結核発症者をケアする医療者や介護者は,空気感染を予防するために,微粒子に対応するN95マスク(3μ以下の粒子を95%以上除去)を着用して対応しなければならない.結核患者,結核の疑いのある患者は,隔離区域から離れる場合や,面会者や医療従事者が病室に入室している間は,サージカルマスク($4.0\sim5.0\mu$の粒子を95%以上除去)の着用が求められる.

高齢者介護施設や病院で発症した場合は,接触者をリストアップして保健所に報告し,保健所の対応を待つことが必要である.

[引用文献]
1) 矢野邦夫(2013).インフルエンザ.感染対策のレシピ.pp. 36-39,リーダムハウス.
2) 池松秀之,岩城紀男,河合直樹ほか(2013).2011-2012年流行期における吸入型抗インフルエンザ薬ザナミビルの吸入後早期における臨床効果の検討.日本臨床内科医会会誌,28(4),pp. 575-580.
3) 有井みのる,有井直人,斉藤寿章ほか(2013).2011〜2012年インフルエンザにおける抗インフルエンザ薬3剤の使用開始から解熱までの時間の比較調査.小児科臨床,66(11),pp. 2207-2212.
4) 上村桂一,源馬均,中山貴美子ほか(2007).急性期型総合病院におけるインフルエンザ院内感染の検討.環境感染,22(1),pp. 7-12.
5) Kashiwagi, S., Watanabe, A., Ikematsu, H., et al. (2013). Laninamivir octanoate for post-exposure prophylaxis of influenza in household contacts: A randomized double blind

placebo controlled trial. Journal of Infection and Chemotherapy, 19（4），pp. 740-749.

6）厚生労働省．結核と BCG ワクチンに関する Q&A．厚生労働省ホームページ．

［参考文献］

1．厚生労働省（2016）．平成 28 年度インフルエンザ Q&A．厚生労働省ホームページ．

2．岡部信彦（2009）．インフルエンザ総説．感染症情報センターホームページ．http://idsc.nih. go.jp/disease/influenza/intro.html（2017.10.25．アクセス）．

3．厚生労働省（2013）．高齢者介護施設における感染対策マニュアル．厚生労働省ホームページ．

4．日本感染症学会（2012）．日本感染症学会提言 2012「インフルエンザ病院内感染対策の考え方について（高齢者施設を含めて）」，日本感染症学会ホームページ．http://www. kansensho.or.jp/guidelines/1208_teigen.html（2018.10.1．アクセス）．

5．石井則久，沢辺京子，小林睦生（2015）．疥癬とは．国立感染症研究所ホームページ． https://www.niid.go.jp/niid/ja/diseases/a/vhf/lassa/392-encyclopedia/380-itch-intro.html（2017.10.25．アクセス）．

6．矢野邦夫（2013）．感染対策のレシピ．pp. 40-43，44-47，52-55，リーダムハウス．

7．厚生労働省（2018）．ノロウイルスに関する Q & A．厚生労働省ホームページ．

8．国立感染症研究所（2007）．ノロウイルス感染症．感染症情報センターホームページ．

9．山本三郎（2012）．結核とは．感染症情報センターホームページ．https://www.niid.go.jp/ niid/ja/kansennohanashi/398-tuberculosis-intro.html（2017.10.25．アクセス）．

10．結核予防会ホームページ．

11．厚生労働省．結核（BCG ワクチン）．厚生労働省ホームページ．

白内障

1 定義とメカニズム

[1] 定 義

　白内障（cataract）とは，さまざまな原因で**水晶体**が混濁した状態を示す[1]．老性変化の1つであり，水晶体の代謝障害が原因となる．外界から入った光は，水晶体によって屈曲して網膜に像を映すが，水晶体の混濁により光は屈曲できずに網膜に鮮明な像が結べなくなった状態が白内障である（図7-3-9）．

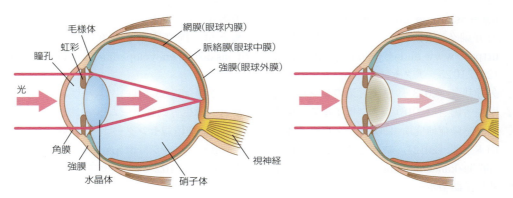

正常な眼球：水晶体は光を通し網膜に像が投影され知覚される．

白内障の眼球：水晶体が濁り，光が通りにくくなり網膜に鮮明な像が投影できなくなる．

図7-3-9　正常な眼球と白内障の眼球

[2] メカニズムと症状

　水晶体の老性変化により起こる混濁を**老人性白内障**という．老人性白内障は40歳頃から出現しているが，その発生機序は明らかにされていない．個人差が大きく，片側だけの場合と両側に発生する場合がある．

　白内障は初期には無症状のこともあるが，次第に，視力が低下し，羞明（まぶしい），霧視（霧がかかったように見える），暗いところで見えにくいといった症状が出現し，無理をして見ようとするので眼精疲労が起こる．また，水晶体の濁りが偏っていて水晶体が変形すると，歪んだレンズから見ることになり，乱視といわれる状態が強くなり，複視（物が二重，三重に見える）が起きたり，瞳孔のあたりが白濁したりする．進行すると，眼球の鈍痛，充血，頭痛を起こす[1]．

[3] 検査・診断

　顕微鏡検査：散瞳薬を使用し散瞳後に顕微鏡で水晶体の混濁を確認する．
　眼圧測定・眼底検査：白内障以外の疾患の可能性を確認するために行う．
　網膜電図（ERG：electroretinogram）：光の刺激を与えた時の網膜の微小な電気反応を確認する．

Ⅲ 高齢者の主な疾患と看護 **371**

〔4〕治 療

　薬物療養では点眼薬（表7-3-21）を投与するが，濁りの進行を遅らせたり，他の病気を予防することが目的で，水晶体もとの状態に戻すことはできない．

　日常生活に支障をきたすようになった場合には手術を行う．混濁した水晶体を除去し，眼内レンズ（人工水晶体）を挿入することで，ある程度の視力が改善できる．近年では局所麻酔下での短時間の手術により日帰り手術や1泊程度の入院での治療が可能になってきている．

表7-3-21　白内障治療薬（点眼薬）

一般名	商品名	包 装	用 法
ピレノキシン点眼液	カリーユニ点眼液 0.005%	5mL	用時よく振り混ぜたのち，1回1 〜2滴を1日3〜5回点眼
ピレノキシン点眼剤	カタリン点眼用 0.005%	錠剤1錠（ピレノキシン 0.75mg），溶解液15mL	錠剤を添付溶解液に用時溶解し，1 回1〜2滴を1日3〜5回点眼
点眼用グルタチオン	タチオン点眼用2%	錠剤1錠（グルタチオン 100mg），溶解液5mL	錠剤を添付溶解液に用時溶解し，1 回1〜2滴を1日3〜5回点眼

❷ 高齢者の特徴

　2014（平成26）年の患者調査[2]によると，総患者数は85万6千人と推計されている．白内障の発症は加齢に伴い増加する[3]．白内障を発症すると足元が見えにくくなり，つまずきや転倒などの危険性が高くなる．転倒するのではないかという恐怖心から，歩行や外出を制限するようになることがある．そして，娯楽活動や日常生活へ支障をきたしていき，活動することへの意欲の低下や自尊心の低下にもつながっていく．

❸ アセスメントのポイント

〔1〕症状や程度の観察

　色彩の見え方，視力低下，羞明，霧視，眼精疲労の有無，程度について観察する．これらの症状が日常生活にどの程度の支障をきたしているのか，苦痛と感じているのかを把握する．

〔2〕日常生活動作と活動制限の有無・程度の確認

　白内障の症状が出現することで，今までの日常生活動作がどのくらい変化したのか情報収集し，把握する．高齢になると不自由な環境に適応して，それがあたりまえの生活になっている場合があるので，もともとの日常生活動作を確認し，日常生活に支障となっていることは何かを把握する．例えば，いままで楽しみに参加していた運動や手芸などの趣味，家族や友人との旅行などの活動が制限されていないか，携帯電話の操作や手紙を書くなどの生活行動が縮小していないか把握する．

〔3〕心理・精神的ストレスの有無

　生活行動の制限や日常生活動作への支障により，心理・精神的なストレスを感じていないか，感じている場合にはそのストレスが自制の範囲内なのか，すぐにでも改善の必要があるのかを観

察する．また，活動に制限があることで意欲低下に至っていないか，自尊感情の低下をきたしていないかを確認する．

④ 予防と看護

〔1〕 セルフケア行動の維持

視力障害は，食事，排泄，清潔行動などの日常生活動作すべてにおいて，不自由さを感じており，またできなくなることが増えることで自信を失い，自尊感情が低下する．特に移動時の不安や恐怖心は，セルフケア行動を制限することにつながるので，夜間や薄暗くなる夕方には必要時には援助する．しかし，すべてができなくなるわけではないので，表札や文字を大きく表示するなど工夫する，手すりをつけることにより転倒予防などの安全性の確保を行い，一部，生活様式を変更することで可能な部分はできるだけ自分で行ってもらう．

〔2〕 生活行動の維持

やりたいと思うことができにくくなり，趣味や余暇活動の参加が制限されるようであれば，1人ではなく手助けする人がいることを伝えておき，参加する場合には高齢者同士のエンパワーメント力が高まるように援助する．また，高齢者の生きてきた時代背景や生活史を把握しておく．

〔3〕 不安や恐怖心の緩和

浴室の段差などの転倒しやすい場所は手すりやスロープを使用することで環境の調整を行い，転倒予防に努める．日差しが強く天気のよい日には，帽子やサングラスを使用することで羞明を緩和する．高齢者のペースを考慮して，ゆっくりとしたスケジュールを計画して急がせない．

〔4〕 定期的な受診

定期的に視力検査や視野検査を行い，日常生活に支障をきたすようであれば手術療法という選択肢もあることを説明する．また，薬の点眼が1人で行えているか，確認する．

[引用文献]

1) 日本白内障学会ホームページ．http://www.jscr.net/ippan/page-004.html（2018.10.1. アクセス）
2) 厚生労働省（2015）．平成26年患者調査．厚生労働省ホームページ．
3) 佐々木洋（2002）．白内障分類別治療指針，疫学からみた白内障分類．小原喜隆監修・厚生科学研究補助金21世紀型医療開拓推進研究事業「科学的根拠（evidence）に基づく白内障診療ガイドラインの策定に関する研究」班．科学的根拠（evidence）に基づく白内障診療ガイドラインの策定に関する研究．

[参考文献]

1. 老眼 & 白内障完全ガイド:眼のいい病院 2017．週刊朝日 MOOK．pp. 54-55, 朝日新聞出版．
2. 山田律子，萩野悦子，内ケ島伸也ほか編（2016）．生活機能からみた老年看護過程 第3版．p. 280, 医学書院．

Ⅳ 事故の予防と急変・救急時の対応

 転倒・転落

　高齢者の転倒（fall）は一般に「自分の意思からでなく，地面または低い場所に膝や手などが接触すること．階段，台，自転車からの転落も転倒に含まれる」[1]とされる．高齢者の転倒は，多様な要因により発生し，受傷に至りやすく，受傷により身体機能の低下，再転倒への不安などの心身への影響を来たす．その結果，廃用を招く悪循環に陥る危険性をもつため，高齢者の転倒・転落の危険性を継続的にアセスメントし，予防の看護実践をすることが重要となる．

1 背景・要因

〔1〕背　景

　消費者庁の分析によると毎年約3万人の高齢者が「不慮の事故」で死亡しており，交通事故や自然災害を除く不慮の事故のうち，特に「誤嚥などの不慮の窒息」「転倒・転落」「不慮の溺死および溺水」については，「交通事故」より死亡者数が多い[2]．東京消防庁によると，高齢者の日常生活事故による救急搬送は，その他や不明を除くと，転倒（ころぶ）が80.9％を占め，次いで転落（落ちる）が10.9％で多く発生し，救急搬送された約4割で入院治療が必要となっている[3]．高齢者の転倒が骨折や頭部打撲などの受傷に至りやすいのは，転倒転落時に反射的に手をついたり，身をかわしたりする本能的防御動作が劣化し，尻もちや頭部からの落下を生じやすいからである．高齢者の転倒発生率は約20％であり，転倒歴がある場合では再転倒率が約5割と多く，転倒しやすい高齢者は，転倒を繰り返しやすい傾向にある[1]．また，高齢者はすり足歩行となるため，スリップやつまずきなどによる同一平面上での転倒が高率となっている[4]．転倒がおよぼす高齢者への影響は，骨折や外傷などの受傷による活動性の低下が身体機能の低下となり，廃用症候群へ移行しやすい．また，転倒による外傷の有無に関係なく，転倒経験に対する転倒恐怖感や歩行に対する自信喪失により，外出や活動の制限をすることで身体機能を低下させ，さらに転倒リスクを高めてしまう悪循環に陥る場合がある．これを，転倒後症候群という．

〔2〕要　因

　転倒は単独，あるいは複数の転倒危険因子が関与して引き起こされる．内的要因と外的要因に分類し説明されることが多く，内的要因とは，加齢による身体機能の変化，認知機能の変化，運動機能に影響する疾患，薬物の副作用などである．外的要因とは，屋内外の生活環境や生活道具などである．また，WHOは2008年グローバルレポート「高齢者の転倒予防」を公表し，高齢者

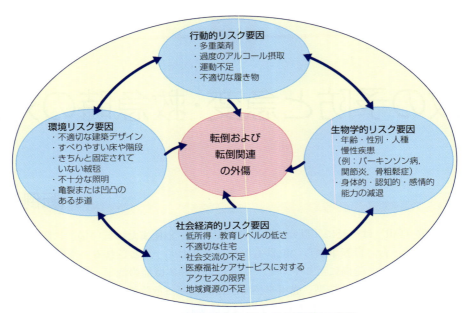

図 7-4-1　高齢者の転倒に関する危機因子モデル

(World Health Organization(2008). 鈴木みずえ, 金森雅夫, 中川経子監訳・翻訳(2010). 高齢者の転倒予防：WHO グローバルレポート. p.5, クオリティケアより転載)

の転倒に関する危険因子モデルを示している．主なリスクは，**生物学的，行動的，環境的，社会経済的**要因の4側面に分類される（図7-4-1）．これらのリスク要因は，単独でもリスクとなり，リスク要因が重なる場合は，転倒の発生頻度が増えるだけでなく，転倒による外傷が重症化する．転倒は女性に多く，加齢とともに発生頻度が高くなるため，性と年齢は重要な危険因子であるが，介入によって変えられない．一方で，多重薬物（多剤併用）などの行動的要因，環境的要因は，改善可能な要因である．また，生物学的要因の1つである加齢による身体機能変化をきたす，視覚・聴覚，神経系，高次神経系（認知），骨格筋系，バランス機能などのうち，筋力やバランス能力などは，改善可能な要因とされている[5]．

❷ 予防のためのアセスメントとケア

〔1〕アセスメント

　療養の場や健康増進の場では，転倒・転落リスクを予測して回避する機能が求められる．高齢者の転倒に関する危機因子である生物学的，行動的，環境的，社会経済的要因をアセスメントの視点とする．特に，転倒に対する強い予知因子になるのは，転倒の既往，歩行能力（筋力・バランス能力）の低下，服用薬剤の有無であるとされており，アセスメントの視点として重要である．
　アセスメントには，転倒リスク評価尺度の活用も有効である．転倒リスク評価は目的により，高転倒リスク者のスクリーニング（スクリーニング評価）と個人の転倒・転落要因の探索（プロファイル評価）に大別される．それぞれが評価できるものから両者とも評価できるものなど，多種多様なアセスメントツールがある．病院や施設では多種あるツールから使用目的に応じたツールを選択して活用されていることが多い．地域で暮らす高齢者には評価が簡易である Fall Risk

IV 事故の予防と急変・救急時の対応　**375**

表7-4-1　Fall Risk Index（FRI）

		点数
過去1年に転んだことがありますか	はい	5
歩く速度が遅くなったと思いますか	はい	2
杖を使っていますか	はい	2
背中が丸くなってきましたか	はい	2
毎日お薬を5種類以上飲んでいますか	はい	2

※6点を超える場合は転倒の危険性が高い.

（大河内二郎（2012）Fall Risk Index（FRI）. 鳥羽研二監修. 高齢者の
転倒予防ガイドライン. p.2, メジカルビュー社より転載）

Index（表7-4-1）などを用い, 医療職者や介護職者により早期に転倒リスクを把握することが望まれる.

〔2〕予防のケア

転倒予防の看護では, 転倒要因をアセスメントして安全な療養・生活環境の提供, 移動動作の安定, 筋力やバランス機能の向上, 転倒に影響する薬物の調整などを行う. 転倒予防目的の介入は, ①運動介入（筋力向上, バランス訓練, 歩行訓練, 柔軟訓練など）, ②非運動介入（食事指導, 服薬指導, 環境調整, 行動変容のための教育など）, ③多角的介入（運動・非運動介入を合わせた介入）が実施されている. 多角的介入がエビデンスの高い介入とされている[5].

〔3〕安全な環境づくり

事故の発生場所は, 住宅等居住場所（56.5%）が最も多く, 次いで道路・交通施設（34.0%）である[4]. 屋内での転倒が多いことから, 高齢者の生活場所に応じて環境調整をすることは転倒予防につながる. 段差の解消, 手すりの設置, 障害物の除去, 適度な照明, 常夜灯の設置, すべりやすい床の解消など, 安全な移動のための支援を行う. 高齢者はすり足になる特徴から, 座布団やこたつ布団, 電気コードなどの軽微な段差も転倒につながるため注意が必要である. また, 転倒時の履き物は靴下が多く[6], 滑り止めつきや, つま先が上がりやすくなる靴下の使用も推奨される.

〔4〕運動療法

運動療法では, 歩行機能の改善とつまずきの防止を目的に指導を行う. 歩行機能の改善では, 筋力（大腿四頭筋, ハムストリング, 腸腰筋, 下腿三頭筋, 中大殿筋）とバランス機能の強化を行う. つまずき防止では, すり足改善のために前頸骨筋を鍛える. 運動は, 柔軟体操, 太極拳, 正しい歩き方の習得, レジスタンス運動などで介入する. レジスタンス運動とは, 筋力に抵抗をかける動作を繰り返し行う, スクワットやダンベル運動などのことである. バランス機能には, 太極拳が用いられることが多い.

〔5〕栄養介入

低栄養・低たんぱく状態がサルコペニアやフレイルを招き, 転倒・骨折を惹起する要因となる. 特にサルコペニアやフレイルのある高齢者は, レジスタンス運動だけでは効果が不十分で, 栄養

介入が必要である．たんぱく質（アミノ酸）は二次的に転倒予防に寄与し，ビタミンDは直接的に転倒予防に寄与する[7]．高齢者の食事内容や栄養状態を確認し，栄養状態に合わせて，食事指導を行えるとよい．たんぱく質摂取には肉，魚，豆腐，大豆など，ビタミンDは魚類の摂取を勧める．

〔6〕薬剤の調整

服用している薬剤の種類や副作用，多剤併用から転倒の可能性が考えられる場合は，医師や薬剤師と検討する．

〔7〕転倒症候群の予防

転倒症候群は，転倒経験をきっかけに歩行や活動への強い不安をもち，日常生活を行う能力がありながらも活動制限をきたすことで廃用症候群へ移行する．活動に対する不安軽減の支援が必要となるため，自己効力感を高めるための介入を行う．具体的には，実際にやってできたという経験をもつ（遂行行動の達成），自分と類似した他者の成功を観察する（代理体験），自己教示や他者からの説得により行動できると思うようにする（言語的説得），できないという思い込みからの解放（情動的喚起）である．

〔8〕転倒による受傷予防

大腿骨頸部骨折の原因となる転倒時の衝撃緩和には，ヒッププロテクタが有効である．骨折，外傷予防のための転倒の衝撃緩和には，衝撃吸収マット，低床ベッド，頭部保護用帽子の着用について，転倒リスクのアセスメントに基づき検討する．

❸ 発生時のケア

高齢者の転倒・転落の受傷は重症化しやすいことから，観察および応急処置が重要となる．転倒・転落の発生時は，バイタルサイン，意識障害を把握する．血圧低下や四肢冷感などの異常がある場合は出血性ショックや重要臓器や脳損傷を疑う．受傷高齢者の場合，大腿骨近位部骨折でも出血性ショックに陥りやすく，また，抗凝固薬使用者の易出血も留意が必要である．バイタルサインや意識障害の異常は緊急性が高いため，確認したら速やかに医師に報告し，専門医療に託す．バイタルサイン異常や意識障害がない場合は，局所所見（出血，腫脹，疼痛，打撲痛，変形，可動域制限）を確認する．腫脹の症状は，受傷直後に軽微であっても，頭部打撲による慢性硬膜下血腫は，転倒後数週間～数カ月経過後に出現するため，経過観察が重要となる．また，高齢者は，初期に無症状で，バイタルサインの変調がない場合もあるため，継続的に観察を行い異常の有無を確認する必要がある．

［引用文献］
1）佐藤進（2012）．出村愼一監修，佐藤進，山次俊介編著．地域高齢者のための転倒予防：転倒の基礎理論から介入実践まで．pp. 1-11，杏林書院．
2）消費者庁（2018）．高齢者の事故の状況について：「人口動態調査」及び「救急搬送データ」

調査票分析. 消費者庁公表資料 2018 年 9 月 12 日. 消費者庁ホームページ.
3) 東京消防庁防災安全課（2015）. 救急搬送データからみる高齢者の事故. http://www.tfd. metro.tokyo.jp/lfe/topics/201509/kkhansoudeta.html（2017.4.26 アクセス）.
4) 厚生労働省（2015）. 平成 27 年度人口動態調査, 確定数, 死亡, 上巻 5-30 不慮の事故の種類別にみた年次別死亡数及び率（人口 10 万対）.
5) 川上治, 加藤雄一郎, 太田壽城（2006）. 高齢者における転倒・骨折の疫学と予防. 日本老年医学会雑誌, 43（1）, pp.7-18.
6) 安田彩（2016）. 国内外の転倒予防に関わる学術研究の動向. 日本転倒予防学会監修, 武藤芳照, 鈴木みずえ, 原田敦編. 転倒予防白書 2016. pp. 77-80, 日本医事新報社.
7) 山田実（2016）. 国内外の転倒予防に関わる学術研究の動向. 日本転倒予防学会監修, 武藤芳照, 鈴木みずえ, 原田敦編. 転倒予防白書 2016. pp.83-87, 日本医事新報社.

［参考文献］
1. 厚生労働統計協会編（2018）. 国民衛生の動向 2018/2019. p. 67, 厚生労働統計協会.

② 誤嚥・窒息

　誤嚥とは食物や液体などが何らかの理由で誤って気道内に入ることで, 窒息とは誤嚥したものが気道を塞ぎ呼吸が阻害されることをいう. 誤嚥は, 窒息や誤嚥性肺炎などの重篤な合併症を起こす可能性があり, 窒息は傷病の程度により死亡や重症に至る例も少なくない. そのため, 誤嚥や窒息の予防と早期対処が重要となる.

1 背景・要因

　誤嚥には, 顕性誤嚥と不顕性誤嚥がある. 顕性誤嚥とは食塊や嘔吐物などの異物が気道に浸入する誤嚥であり, 誤嚥によりむせ込みが生じることが多い. 不顕性誤嚥とは少量の口腔内分泌物や逆流した消化液が気道に浸入するむせ込みのない誤嚥である. 高齢者の肺炎は不顕性誤嚥から発症することも多い. 高齢者は加齢とともに歯牙の欠損, 唾液分泌量の低下, 嚥下反射の遅延などの機能変化が起こり, 脳神経疾患や脳血管障害の合併率が高くなることから摂食・嚥下障害をきたしやすい. さらに, 高齢者の多くは内服薬を服用しており, 薬剤からの影響も生じやすい. 嚥下機能に影響を及ぼすのは, 嚥下・咳嗽反射の低下をもたらす抗精神薬, 嚥下関連筋を低下させる抗不安薬や睡眠薬, 咳嗽反射を低下させる中枢性鎮咳薬, 口腔内乾燥を招く利尿薬, 不随運動を生じる抗精神病薬や抗パーキンソン薬などがある.
　窒息に影響をおよぼす加齢の機能変化では, 咀嚼力や唾液分泌量の低下による食塊の粉砕機能の低下, 喉頭下垂による咽頭腔の拡大で気道内浸入のしやすさ, 咳嗽力の低下による誤嚥物の排出力の低下, 安全な摂食・嚥下に適切な体位保持の困難がある. これらにより, 食物が塊のまま咽頭に入り嚥下できずに気道閉鎖を招きやすくなる. 窒息しやすい食べ物は, もち・米飯・パンといった穀類や, 魚介・肉類塊, あめ・団子・カップ入りゼリーなどの菓子類と多岐にわたる[1]. また, 窒息は食物だけでなく, 慢性閉塞性肺疾患による痰の喀出困難や喀血によるもの, 胃逆流物によるもの, 睡眠時の義歯による窒息もある.

378　第7章　老年期に特有な健康障害と看護

② 予防のためのアセスメントとケア

　高齢者の摂食・嚥下機能の詳細を観察し，個人の機能低下を明確にしておくことが必要である（本書Ⅱ-①摂食・嚥下障害を参照）．摂食・嚥下メカニズムである先行期，準備期，口腔期，咽頭期，食道期の各期をていねいにアセスメントすることで機能低下を整理しやすい．誤嚥性肺炎を発症させないためには，口腔内の清浄が重要であるため，口腔内の観察および口腔ケアも合わせて行う．食物以外の窒息では，痰の貯留や逆流性食道炎の症状観察も重要である．

　食事時の誤嚥・窒息予防では以下のケアと訓練を実施する．

〔1〕口腔ケア

　誤嚥リスクのある患者への口腔ケアは，食前・食後に行い，口腔内の自浄作用を高め誤嚥性肺炎や歯周病を予防するとともに，口腔体操やマッサージによる口腔機能の向上を図る．

〔2〕摂食・嚥下機能向上に向けた間接訓練

　食事摂取時の適切な姿勢は，安全な嚥下を促し誤嚥や窒息の防御となる．嚥下機能に加え，対象の骨格や麻痺も考慮した姿勢調整を行う．口腔体操や嚥下体操は，頸部・肩周囲・背部・口腔周囲筋の緊張をほぐし，摂食・嚥下に関連する器官能力を最大に発揮できる状態をつくる．唾液腺マッサージも口腔内の自浄作用をうながすことに加え，口腔内湿潤により食塊形成を容易にすることができる．

〔3〕摂食・嚥下機能向上に向けた直接訓練

　直接訓練は食事を用いて行うため，口腔内清浄が保たれ，間接訓練により患者の機能が最大限に活かされる準備がされていることが望ましい．誤嚥リスクの高い場合は，リクライニング30〜45度の頸部前屈位の姿勢調整を行い，緊急対応しやすいゼリー摂取を日中からはじめ，嚥下機能の回復に合わせて段階的に食形態をペースト・ミキサー食，ソフト食，粥・軟菜食などのように変更していく．特に窒息では，嚥下機能に合わない食事形態，一口量の多さ，スピードの速さが要因となりやすい．自己摂取する場合は，危険性を理解した見守りを重視して，吸引器の準備をするなど緊急時の対応への準備をする．

③ 発生時のケア

　窒息は，完全閉鎖と不完全閉鎖がある．不完全閉鎖は一部閉塞のため換気が維持できている状態で，一般的に誤嚥による激しいせきこみや，喘鳴，顔面紅潮あるいは蒼白，呼吸速迫，動脈血酸素飽和度の低下の徴候を示す．不完全閉鎖では，自発的に咳と呼吸の努力を続けるよう励まして，異物を排出させる．完全閉鎖は換気不良または換気なしで異物を吐き出せない状態で，気道閉鎖を起こした場合に喉をかきむしりつかんで苦しむしぐさ（チョークサイン）を示す（図7-4-2）．しかし，高齢者の場合このようなチョークサインがなく，顔面蒼白，チアノーゼ，意識障害，呼吸異常で発見されることも多い．気道閉鎖されて数分で意識が消失し，約10分で体内酸素を消費して細胞呼吸ができなくなり心停止に至る．そのため，食事中の突然の意識障害や呼吸異常に気づいたらまず窒息を疑い対処することが必要である．

　不完全閉鎖の咳き込みで異物が排出されない，完全閉鎖で意識のある場合は，ハイムリック法（図

7-4-2）を行い，ハイムリック法ができなければ背部叩打法（図7-4-3）にて異物の排出をさせる．ハイムリック法は，横隔膜を押し上げて気道内圧を上昇させることで肺から空気を排出させ，咳と同じ原理で気道から異物を排出させる方法である．ペースト食での異物除去にハイムリック法は無効であり，体位ドレナージ，スクイージング，吸引，咳嗽促しを併用して気道内流入物の除去を行う．意識がない時，処置途中で意識がなくなった時は，心肺蘇生法を開始する．人工呼吸時に口腔内異物が除去できそうであれば取り除くが，手探りで行うと異物を押し込む危険があるため，その場合は無理に除去せず心肺蘇生を続行する．

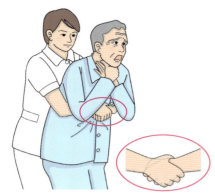

チョークサイン：気道閉塞を起こした場合に喉をかきむしりつかんで苦しむしぐさ
ハイムリック法：片手で握りこぶしをつくり，心窩部の少し下方にあて，もう一方の手で握りこぶしを上から握る．握った手を手前上方にすばやく圧迫するように突き上げる．

図 7-4-2 チョークサインとハイムリック法

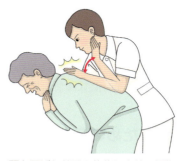

頭を下げた前屈の体位にさせ，異物が重力で下がりやすいようにする．片手で前胸部を支え，もう一方の手の手根部で両肩甲骨間を続けて強くたたく．

図 7-4-3 背部叩打法

[引用文献]

1) 向井美惠（2009）食品による窒息の要因分析：ヒト側の要因と食品のリスク度．平成20年度厚生労働科学特別研究事業 統括・分担研究報告書．pp.1〜31．

③ 熱傷（やけど）

皮膚は表皮，真皮，皮下組織の三層からなる器官である．加齢に伴って皮膚が脆弱化すると損傷を受けやすく，熱傷部位の上皮化が遅延する傾向がある．しかも高齢者は糖尿病等の慢性疾患を患う人が多く，合併症を引き起こして重症化することが少なくない．熱傷部位だけではなく全身状態に目を配り，状態が急変した場合に対応できるように備える．

❶ 背景・要因

高齢者は視野の狭窄，老視，明暗順応等の視覚機能の低下，温度覚，痛覚，触覚等の皮膚感覚および嗅覚の低下のために，熱傷を起こす危険の察知が遅れることがある．特に65歳頃より温度

380　第7章　老年期に特有な健康障害と看護

覚の機能の低下がみられて感度が鈍くなるため，熱源にさらされても十分にとらえることができない場合がある[1]．また，認知機能が低下している高齢者は危険を認識することが難しいこともある．

　危険の察知だけではなく，高齢者は火災等による熱傷の危険に遭遇した時，身体機能の低下や関節の拘縮・変形等によって動きが緩慢になったり，巧緻性が低下したりしていて，とっさの回避行動が遅れることもある．その結果，熱源にさらされ続け，熱傷の範囲が広がったり，深度が進行したりする．

　高齢者の熱傷を招く危険は，日常生活の普段の行動で散見される．例えば，食事準備でガスコンロを使用している時や仏壇のろうそくや線香に火をともす際に，身に着けていた衣服に引火する着衣着火によって熱傷に至ることがある．ポットに熱湯を入れる際に熱湯が皮膚にかかって熱傷になることもある．また，入浴時に湯の温度を確かめずにシャワーをかけたり，浴槽に入ったり，ときには追い炊きをしたまま浴槽内で眠ってしまい，温度が上昇して熱傷になることもある．ほかにも，湯たんぽ，カイロ，電気毛布，電気カーペットなどを長時間皮膚に接触した状態で使用することで低温熱傷を招く．高齢者は，「熱い」「冷たい」を感じにくいといった温度覚が低下する．特に高齢女性は足部の温覚閾値の増加が顕著であり[2]，低温熱傷を起こしやすい．

❷　予防のためのアセスメントとケア

　高齢者の身体機能を把握したうえで，生活環境に潜在する熱傷を起こす危険を具体的にあげ，危険の除去もしくは回避する方法を具体的に検討する．在宅で生活する高齢者の場合，高齢者本人に加えて家族，ケアマネージャー，ヘルパーらとともに生活環境を見直し[3]，高齢者の希望や経済状況をふまえて環境を整えていくことが必要である．

　例えば，仏壇に線香をあげる高齢者には，着衣着火を予防するために高齢者に袖口が開いていない衣服や引火しにくい素材の衣服の着用を勧め，場合によっては火災を起こしにくい電池式のろうそく・線香の使用を提案する．入浴時には，湯温を調整できないシャワーや給湯設備はもちろん，湯温の調整可能な設備下でも高齢者本人および介助者が湯温を確認する．高齢者は下肢（特に足部）で暖かさを感じにくいので，湯温の確認は足部より上肢で行う方がより望ましい．また，低温熱傷を引き起こす暖房用具は，直接，熱源が皮膚に触れないようにし，かつ長時間の使用を避ける．近年スマートフォンで低温熱傷を起こすことがあるので，緊急時のために常時スマートフォンを身に着けている高齢者には，直接皮膚に触れないような工夫を提案する．低温熱傷は水泡が形成されず，重症に見えなくても見た目以上に熱傷の深度が進行していることがあるので，受診して適切な治療・ケアを受けられるようにする．

❸　発生時のケア

　熱傷の重症度は，熱傷の深度，熱傷面積，年齢によって左右される．日本皮膚科学会の創傷・熱傷ガイドライン委員会によって作成された熱傷診療ガイドライン[4]では，**熱傷の深度**は表7-4-2のように分類されている．

　熱傷面積は，9の法則によって推定される（図7-4-4）．全身を頭頸部（9％），上肢（片腕の前面・後面で9％），下肢（片足の上部で9％，下部で9％），体幹（上部前面9％，上部後面9％，下部

前面9％，下部後面9％）と陰部（1％）に分け，すべて合算すると100％になる．熱傷面積は，熱傷指数，予後熱傷指数の算定に用いられる．

重症度を判定する指標として熱傷指数，予後熱傷指数がある．**熱傷指数**（Burn index：BI）は，Ⅱ度熱傷面積（％）×1/2 ＋Ⅲ度熱傷面積（％）で算出される．熱傷指数で10～15以上を示すと重症と扱われる．**予後熱傷指数**（prognostic burn index：PBI）は，年齢（歳）＋熱傷指数（BI）によって算出され，70以下は生存可能性が高いが，100以上は予後不良の重症として判断される．予後熱傷指数の算定式にも示されるように，年齢が高いほど予後不良となりやすく，高齢は熱傷の予後不良に影響する要因とされている．東京都熱傷救急連絡協議会における熱傷データでも予後熱傷指数に伴って死亡率が上昇している（図7-4-5）．熱傷発生時はこれらの指標を用いて重症度を判断しながら以下のケアを実施する．

表 7-4-2　熱傷の深度分類と定義

【Ⅰ度熱傷：epidermal burn】表皮熱傷で受傷部皮膚の発赤のみで瘢痕を残さず治癒する．
【Ⅱ度熱傷】通常これを深さにより2つに分類する．
・浅達性Ⅱ度熱傷（superficial dermal burn：SDB）水疱が形成されるもので，水疱底の真皮が赤色を呈している．通常1～2週間で上皮化し治癒する．一般に肥厚性瘢痕を残さない．
・深達性Ⅱ度熱傷（deep dermal burn：DDB）水疱が形成されるもので，水疱底の真皮が白色で貧血状を呈している．およそ3～4週間を要して上皮化し治癒するが，肥厚性痕ならびに瘢痕ケロイドを残す可能性が大きい．
【Ⅲ度熱傷：deep burn】皮膚全層の壊死で白色皮革様，または褐色皮革様となったり完全に皮膚が炭化した熱傷も含む．受傷部位の辺縁からのみ上皮化するので治癒に1～3カ月以上を要し，植皮術を施行しないと肥厚性瘢痕，瘢痕拘縮をきたす．

（吉野雄一郎，大塚幹夫，川口雅一ほか．（2011）．日本皮膚科学会ガイドライン 創傷・熱傷ガイドライン委員会報告6：熱傷診療ガイドライン．日本皮膚科学会雑誌，121（14），p.3281 より転載）

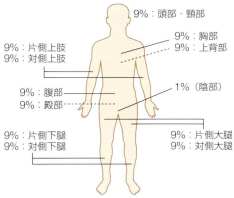

頭部・頸部は9％，体幹は前面と背面の上下それぞれ9％で36％，両側上肢は18％，両側下肢は36％，陰部1％で，合計100％となる．

図 7-4-4　9の法則

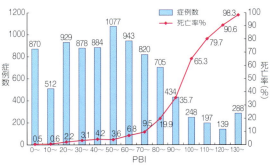

統計資料：東京都熱傷救急連絡協議会における熱傷データ

図 7-4-5　PBIと死亡率（1984～2010年度）

（樋口良平（2013）．田中裕編著．熱傷治療マニュアル．p.5, 中外医学社より転載）

382　第7章　老年期に特有な健康障害と看護

〔1〕 熱傷部位を冷やす

　発症直後はまず熱傷部位を冷水等で冷やす．高齢者は長時間冷やすことで低体温を招く可能性があるので，直腸温等の深部体温の推移を把握しながら冷却する．冷却時は氷ではなく，冷水で行う．

〔2〕 全身管理

　気道熱傷，ショック等の循環動態の異常をきたしていないか等をアセスメントし，気管内挿管，輸液療法等を準備して全身管理を行う．顔面の熱傷，口腔内や鼻腔内にススが確認された場合，気道熱傷を疑う．気道熱傷は，咽頭・気道浮腫から閉塞状態に陥り，窒息につながる危険があるので，気管挿管の時期を逸してはならない．また，熱傷面積が 15 〜 20％以上の場合，適切な輸液用法を行わなければ，血管透過性が亢進して低容量性のショックに至る[4]ので，速やかに輸液療法を開始して水分出納管理および栄養管理を行う．

〔3〕 疼痛の緩和

　疼痛の緩和に留意しつつ，熱傷部位の処置ができる準備を整え，実施する．疼痛は，発症時に冷却することで軽減されるので，初期対応時の十分な冷却が重要である．熱傷そのものの痛みに加えて，熱傷の治療過程では痛みを伴う処置があるので，多様な側面から疼痛の緩和を図る．

〔4〕 リハビリテーション

　できるだけ早期にリハビリテーションを始め，ADL の低下を予防する．熱傷部位は，治療経過（植皮術等）に伴って瘢痕拘縮等を起こすことがある．Ⅰ度の熱傷はほとんどが瘢痕を残さないが，四肢の熱傷で瘢痕拘縮した場合，関節可動域が制限され，ADL が低下する可能性が高い[5]．また，手指や足趾の熱傷で瘢痕拘縮すると巧緻性の高い運動に必要な多くの関節の可動域が制限され，日常生活に支障をきたすことが懸念される．さらに高齢者は，治療による安静保持を機に寝たきりになる可能性もあるので，高齢者の心理状態，疼痛に十分に配慮して早期にリハビリテーションを開始できるように支援する．

〔5〕 化学熱傷，電撃傷

　高齢者の熱傷は火炎や高温の液体を原因とすることが多いが，まれに火炎等を原因としない化学熱傷，電撃傷等の特殊な熱傷を受傷することがある．化学熱傷は，酸やアルカリ等の化学物質による熱傷であり，電撃傷は高電流（感電，落雷等）が体内を通ることで生じる組織損傷をさす．化学熱傷は，原則として熱傷の原因である化学物質を多量の水で洗い流すが，生石灰（酸化カルシウム）のように水と反応する物質があるので注意する．電撃傷は，心停止，呼吸停止，意識障害等の重篤な状態になる可能性があるので，状態を把握して人工呼吸等の応急処置を行う．

[引用文献]

1) 北川公路（2004）．老年期の感覚機能の低下：日常生活への影響．駒澤大学心理学論集，6，pp. 53-59.
2) 内田幸子，田村照子（2007）．高齢者の皮膚における温度感受性の部位差．日本家政学会誌，

58（9），pp. 579-587.
3) 春成伸之，飯田美奈子，平野真美（2011）．高齢者の熱傷：特集高齢者の事故．公衆衛生，75（8），pp. 607-610.
4) 吉野雄一郎，大塚幹夫，川口雅一ほか．（2011）．日本皮膚科学会ガイドライン　創傷・熱傷ガイドライン委員会報告6：熱傷診療ガイドライン．日本皮膚科学会雑誌，121（14），pp. 3281-3288.
5) 小谷聡司，後藤匡啓（2014）．熱傷：特集　どこまで対応する？救急疾患　今月の視点．治療，96（7），pp. 1131-1137.

熱中症

1 背景・要因

　近年の平均気温の上昇に伴い，熱中症患者は増加傾向を示しており，その中でも高齢者の割合が高い．高齢者は熱中症を発症しやすいだけではなく，高血圧，心疾患，糖尿病等の基礎疾患を有することで重症化しやすい点が特徴である．日本救急医学会の「熱中症診療ガイドライン2015」では，熱中症とは，「暑熱環境における身体適応の障害によって起こる状態の総称」と定義され，症状によって「熱失神」「熱けいれん」「熱疲労」「熱射病」などに分類されていたものを総称する[1]．従来の熱射病とよばれるような重症度の高い状態になると中枢神経症状等を呈し，集中治療によって一命を取り留めても後遺症を残すことがある．熱中症は予防することが重要であるが，すでに発症した場合は迅速に適切な対応をすることが求められる．必要な対応は重症度によって異なるため，現在の状態について「日本救急医学会熱中症分類2015」（図7-4-6）などを参考に，慎重に確認しながら対応する．

2 予防のためのアセスメントとケア

　高齢者は，炎天下等での運動や労働等によって発症する労作性熱中症より，日常生活を過ごす中で発症する非労作性熱中症を発症することが多い．非労作性熱中症は，急激な経過をたどる労作性熱中症とは異なり，生活の場で徐々に体内水分量が低下することで発症に至る場合が多い．非労作性熱中症は目立った自覚症状がないまま静かに進行するので，高齢者本人だけではなく，家族，介護者も見落としがちである．異変に気づいた時には熱中症が重症化しているということがあるので，日頃から意識して予防することが肝要である．

〔1〕水分および電解質の摂取

　高齢者は，加齢に伴う渇中枢の低下のために，体内水分量が低下していても口渇感を感じにくいので，発汗の有無，腋窩の乾燥の有無，口腔内・口唇・舌の乾燥の有無，尿量・回数・色等を観察し，脱水症を起こしていないかを確認する．高齢者は体内水分量が成人に比べて少ないうえに口渇感を感じにくい等の理由で水分摂取量が不足しがちである．しかも一度に多量の水を摂取できない高齢者がいるので，個々の高齢者の1回の水分摂取量，1日の合計水分摂取量を把握し，高齢者がこまめに水分を補給できるように日常生活の中に飲水行動を組み込む工夫をする．

384　第7章　老年期に特有な健康障害と看護

	症　状	重症度	治　療	臨床症状からの分類
Ⅰ度 (応急処置と見守り)	めまい, 立ちくらみ, 生あくび 大量の発汗 筋肉痛, 筋肉の硬直 (こむら返り) 意識障害を認めない (JCS=0)		通常は現場で対応可能 →冷所での安静, 体表冷却, 経口的に水分とNaの補給	熱けいれん 熱失神
Ⅱ度 (医療機関へ)	頭痛, 嘔吐 倦怠感, 虚脱感 集中力や判断力の低下 (JCS≦1)		医療機関での診察が必要→体温管理, 安静, 十分な水分とNaの補給 (経口摂取が困難なときには点滴にて)	熱疲労
Ⅲ度 (入院加療)	下記の3つのいずれかを含む (C)中枢神経症状 (意識障害 JCS≧2, 小脳症状, けいれん発作) (H/K)肝・腎機能障害 (入院経過観察, 入院加療が必要な程度の肝または腎障害) (D)血液凝固異常 (急性期DIC診断基準 [日本救急医学会] にてDICと診断)→Ⅲ度の中でも重症型		入院加療 (場合により集中治療)が必要 →体温管理 (体表冷却に加え体内冷却, 血管内冷却などを追加) 呼吸, 循環管理 DIC治療	熱射病

Ⅰ度の症状が徐々に改善している場合のみ, 現場の応急処置と見守りでOK

Ⅱ度の症状が出現したり, Ⅰ度に改善がみられない場合, すぐに病院へ搬送する (周囲の人が判断)

Ⅲ度か否かは救急隊員や, 病院到着後の診察・検査により診断される

付記 (日本救急医学会熱中症分類2015)

▶ 暑熱環境に居る, あるいは居た後の体調不良はすべて熱中症の可能性がある.
▶ 各重症度における症状は, よく見られる症状であって, その重症度では必ずそれが起こる, あるいは起こらなければ別の重症度に分類されるというものではない.
▶ 熱中症の病態 (重症度) は対処のタイミングや内容, 患者側の条件により刻々変化する. 特に意識障害の程度, 体温 (特に体表温), 発汗の程度などは, 短時間で変化の程度が大きいので注意が必要である.
▶ そのため, 予防が最も重要であることは論を待たないが, 早期認識, 早期治療で重症化を防げれば, 死に至ることを回避できる.
▶ Ⅰ度は現場にて対処可能な病態, Ⅱ度は速やかに医療機関への受診が必要な病態, Ⅲ度は採血, 医療者による判断により入院 (場合により集中治療) が必要な病態である.
▶ 欧米で使用される臨床症状からの分類を右端に併記する.
▶ Ⅲ度は記載法としてⅢC, ⅢH, ⅢHK, ⅢCHKDなど障害臓器の頭文字を右下に追記.
▶ 治療にあたっては, 労作性か非労作性 (古典的) かの鑑別をまず行うことで, その後の治療方針の決定, 合併症管理, 予後予想の助けとなる.
▶ DICは他の臓器障害に合併することがほとんどで, 発症時には最重症と考えて集中治療室などで治療にあたる.
▶ これは, 安岡らの分類を基に, 臨床データに照らしつつ一般市民, 病院前救護, 医療機関による診断とケアについてわかりやすく改訂したものであり, 今後さらなる変更の可能性がある.

(日本救急医学会熱中症に関する委員会 (2015). 熱中症ガイドライン2015. p.7, 日本救急医学会より転載)

図7-4-6　日本救急医学会熱中症分類2015

　脱水予防のために市販のスポーツ飲料等を飲む高齢者がいるが, スポーツ飲料には糖分が多く含まれている場合があるので注意を要する. 特に糖尿病等の基礎疾患のある高齢者は, 成分表を確認して個々の高齢者にあった経口補水液を摂取できるようにきめ細かく支援する. また, 夏季は暑さのために食欲が低下しやすいが, 食事に含まれる水分を確実に摂取するため, 高齢者の食欲, 食事摂取量, 嗜好品等を確認し, 食事摂取の支援も同時に行う. 電解質の補給については, 原則として水1Lに1〜2gの食塩を含む水分の補給が推奨される[2]が, 心疾患, 腎疾患等の基礎疾患のある高齢者はかかりつけ医と相談して摂取するもの・量を調整するよう支援する.

〔2〕体温を上昇させない（冷房の使用・体を冷やす）

加齢に伴って起こる視床下部にある体温調節中枢の機能低下や温覚等の皮膚感覚の機能低下によって，高齢者は暑くても汗をかきにくく，体温を調整することが困難になる．高齢者の体温上昇を抑制して一定範囲に保つためには，冷房を使用した環境を整えることが必要である．しかし高齢者は，皮膚感覚が機能低下して温かさや冷たさへの反応が鈍くなっていることや「電気代がもったいない」「冷房は嫌い」等の理由で，冷房の温度を高めに設定することがある．また，冷房の使用時間が短く，十分に室温が下がらない室内で過ごす高齢者もいる．高齢者の体に直に冷風が当たらないような工夫をして，冷房の設定温度を28℃前後に保って使用できるように支援する．熱中症の発生ピークは，梅雨明け直後，または，梅雨明け前の連続した晴天時である[1]．夏季に向けて体が暑さに慣れていない状況下で起こりやすい．温度だけではなく，湿度が高いことで熱中症を起こしやすくなるので，真夏だけではなく，梅雨明けする前から体温を上昇させないことを意識し，適宜，冷房を使用するように高齢者や家族に伝える．

日本生気気象学会の「日常生活における熱中症予防指針」（表7-4-3）によれば熱中症の温度基準は，気温が31℃以上を「危険」，28〜31℃を「厳重警戒」，25〜28℃を「警戒」，25℃未満を「注意」とする4段階に分けられている．31℃以上になると高齢者は，安静状態でも熱中症を発症するリスクが高まるので，冷房の効いた室内で過ごすようにする．冷房がない場合は，空調の効いた公共施設や商業施設に避難して，数時間でも体を休めることが有効である[3]．また，気温が高いときに外出しなければならない場合は，こまめに休憩をとることも必要である．

表 7-4-3　日常生活における熱中症予防指針

温度基準 WBGT	注意すべき 生活活動の目安	注意事項
危険 31℃以上	すべての生活活動でおこる危険性	高齢者においては安静状態でも発生する危険性が大きい．外出はなるべく避け，涼しい室内に移動する．
厳重警戒 28〜31℃		外出時は炎天下を避け，室内では室温の上昇に注意する．
警戒 25〜28℃	中等度以上の生活活動でおこる危険性	運動や激しい作業をする際は定期的に充分に休息を取り入れる．
注意 25℃未満	強い生活活動でおこる危険性	一般に危険性は少ないが激しい運動や重労働時には発生する危険性がある．

（日本生気象学会（2013）．日常生活における熱中症予防指針 Ver.3 確定版．p. 2/11 より転載．http://seikishou.jp/pdf/news/shishin.pdf（2017.11.6. アクセス））

〔3〕衣服の選択・調整

高齢者が通気性のよい生地，デザインの洋服を選択できるように支援する．また，高齢者は気温に合わない分厚い布団等を使用して，熱気のこもった寝具の中で熱中症を起こすことがある．衣類と同様に寝具も確認し，高齢者が暮らす生活の中にある熱中症のリスク要因を除去できるように支援する．

386 第7章 老年期に特有な健康障害と看護

❸ 発生時のケア

〔1〕冷却と水分・電解質の補給

　できるだけ早期に冷却することが救命率を高めることにつながるので，速やかに体の冷却を開始する．冷房設備がある場合は，冷房の効いた室内に移動させ，衣服を緩め，体表面に風を当てるなどをして熱を放散しやすくさせる．屋外の場合，日陰に移動させて少しでも涼しい環境下で過ごせるようにし，氷等があれば頸部，腋窩，鼠径部に当てて可能な限り体温を下げるようにする．熱中症と診断された場合，深部体温が38℃台になるまで積極的に冷却処置を行うことが推奨されている[1]．医療機関に搬送された後も，引き続き深部体温を計測しながら氷囊や冷却マット等を用いて冷却を続けるが，低体温には十分に注意する必要がある．

　気分不快等の症状を呈することなく，安全に経口摂取できるようであれば，飲水を勧める．飲水できなかったり，急を要したりする場合は，医療機関で点滴静脈注射を行い，輸液によって水分と電解質を補給して是正する．

〔2〕退院後の生活環境の整備

　高齢者は熱中症を起こしやすいので，入院前の生活環境にある熱中症の引き金となる要因を明らかにし，要因の排除や改善の観点から生活環境を整える．自宅の冷房設備の有無（使用の有無も），冷房の設定温度や使用時間等を具体的に把握し，高齢者本人と今後の改善方法を練る．高齢者は，節約のために冷房を高めに温度設定にしたり，短時間で使用をやめたりして室温が十分に下がらない可能性があるので，高齢者本人と使用状況について確認し，使用の必要性を理解してもらう必要がある．独居高齢者や認知機能の低下した高齢者は，特に入念に生活環境を整備し，異変があったときに他者に気づいてもらえる仕組みづくりをすることが欠かせない．

[引用文献]

1）日本救急医学会熱中症に関する委員会（2015）．熱中症ガイドライン2015．日本救急医学会．
　　http://www.jaam.jp/html/info/2015/pdf/info-20150413.pdf（2017.11.6.アクセス）．
2）環境省環境保健部環境安全課（2018）．熱中症環境保健マニュアル2018．p. 23．環境省ホームページ（2018.10.1.アクセス）．
3）日本生気象学会（2013）．日常生活における熱中症予防指針Ver.3確定版．
　　http://seikishou.jp/pdf/news/shishin.pdf（2017. 11.6.アクセス）．

⑤　災害に被災した高齢者の看護

　高齢者は，障害者，難病者，乳幼児，妊産婦などとともに，災害対策において特に配慮を要する「要配慮者」として位置づけられており，さらに災害発生時の避難等に特に支援を要する「避難行動要支援者」でもある．高齢者は，災害の直接的な被害を受けやすいだけでなく，中長期的にもさまざまな健康課題・生活課題に直面し，生活再建に向けて多様な支援が必要である．

　ここでは大規模自然災害を想定し，高齢被災者の災害急性期（災害後7日），亜急性期（災害後約1カ月），災害中長期（慢性期・復旧復興期：災害後1カ月〜数年）の各期で生じやすい健康障害とその看護，加えて，特に指定避難所において求められる看護の実際について説明する．

1 災害急性期・亜急性期の被災高齢者の健康課題と看護

〔1〕災害直接死と災害関連死（間接死）

　災害が直接の死因となる災害直接死において高齢者の占める割合は高く，阪神・淡路大震災では43.7％，東日本大震災では被害の大きかった東北3県で55.2～57.7％である[1]．災害発生直後は，すべての人に対して3T（トリアージ，応急処置，搬送）に代表される早期発見・早期対処が求められるが，特に高齢の要介護者・要医療者の救出と支援が必要である．

　一方で，災害関連死（間接死）は，避難生活の疲労や環境の悪化などによって，新たに病気に罹患（災害後関連疾患）したり，持病が悪化したりするなどして死亡することで，「防ぎうる死」ともよばれている．

　復興庁の東日本大震災に関する災害関連死の報告書（2012）では，死亡の原因区分（複数選択）は，「避難所生活の肉体・精神的疲労」が約3割，「避難所への移動中の肉体・精神的疲労」が約2割，「病院機能停止による初期治療の遅れ」が約2割，発生時期については，発災1週間以内で約2割，1カ月以内で約5割，3カ月以内で約8割であることが報告されている[2]．災害急性期・亜急性期の災害関連死は，避難生活上の身体的・精神的な負荷や，適切な初期医療を受けられないことによる影響が大きく，発災後のできるだけ早期から既往症の悪化や災害後関連疾患に対する医療・看護的対応を集中的かつ継続的に行っていくことが重要である．

〔2〕災害後関連疾患と既往症の増悪

　災害後関連疾患とは，災害後のストレスや生活環境の悪化が誘因となって発症する疾患で，高血圧，虚血性心疾患，脳血管疾患，肺炎，出血性胃潰瘍，静脈血栓塞栓症などがあげられる．災害後関連疾患は高齢者に多発する傾向があり，それがもとで災害関連死に至る場合が多い．

　被災した高齢者において，災害後関連疾患の発症や既往症が増悪する要因を整理してみると，被災前から加齢に伴う心身機能の低下や複数の既往症を抱えていることに加えて，被災後に身体的・精神的・社会的なさまざまなストレスがかかり，服薬やその他の治療・リハビリテーションの中断などが重なって既往症の増悪や災害後関連疾患を招き，最悪の場合には災害関連死に至ると考えられる（図7-4-7）．

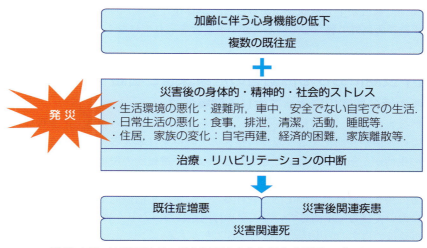

図 7-4-7　被災高齢者の災害後関連疾患と既往症増悪のプロセス

先に示したように，災害後関連死の約半数は被災後1カ月の間に生じていることから，特に災害急性期・亜急性期には，被災高齢者の心身の状況をできるだけ早くに把握し，早期の治療・ケアに結びつけていくことが必要である．

〔3〕災害急性期・亜急性期の被災高齢者の特徴と看護

災害急性期・亜急性期は，高齢者だけではなく被災者全員が非日常的なある種の興奮状態の中で生活を送っている．そのため身体的・精神的な疲労が蓄積していても十分な休息をとることなくがんばり続けたり，不便な生活にもがまんをし続けることがあたり前となってしまう．高齢者の場合，特に周囲に迷惑をかけてはいけないとの思いが強く，体調が不良でも黙っていたり，既往症の薬剤がなくなっていても対処していないこともしばしばある．また一方で，けがをしていたり体調が不良な状態であっても，本人が自ら気づいていないこともある．

被災地で看護支援を行う場合，DMAT（Disaster Medical Assistance Team：災害派遣医療チーム）やJMAT（Japan Medical Association Team：日本医師会災害医療チーム）の一員や，災害支援ナース（日本看護協会・都道府県看護協会）として，救護所や避難所の健康相談ブースで活動することが多い．しかし被災者の中には，治療やケアが必要な状態であっても，自ら救護所や健康相談に来ない人たちもいるということを念頭においておく必要がある．被災者が寝泊まりしている生活の場に出向き，膝をついて話を聞くことから健康状態をチェックする，つまりアウトリーチの心構えをもった看護支援活動をしていくことが重要である．

また内閣府の調査[3]では，東日本大震災時に約6割の要援護者が避難所に避難していないことが報告されている．避難所に行っていない理由（複数回答）としては，「設備や環境面から生活できないと思った」（34％），「他の避難者も大勢いるため，いづらいと感じると思った」（17％）が多く，また避難できなかった理由（複数回答）は「避難が必要と判断する情報が入らなかった」（34％），「周囲の支援がなかった」（32％），「避難場所がわからなかった」（23％）が多く，「身体が不自由で避難できなかった」（8％）という回答もあり，要介護3以上の人のうち24％が避難できなかったと回答している．

被災時にさまざまな支援が必要な人は，福祉避難所へ避難をすることが推奨される．しかし熊本地震でも福祉避難所が十分機能しなかったことが課題となっており，支援を必要としているにもかかわらず避難所以外で暮らしている人がいることを忘れてはならない．

❷ 災害中長期における高齢者の健康課題と看護

〔1〕避難所生活の長期化によって生じる健康課題

大規模自然災害の場合，被災地が広範囲に被害を受けていることから，応急仮設住宅の建設が遅れ避難所での生活が長期化する．阪神淡路大震災時や東日本大震災のような大規模自然災害では避難所での生活が1年以上に及ぶことも珍しくない．避難所の環境は，日常生活を送るうえで不便なことが多く，生活が長期化するにつれてさまざまな健康課題や生活上の問題が生じてくる．

特に高齢者の場合，避難所での生活を続けることによる生活機能全般の低下が認められ，被災前には自宅において自力で生活していた人が歩行困難になったり，寝たきりに近い状態となって，仮設住宅や再建後の自宅での生活が困難となることがある．

このような状況は「防げたはずの生活機能低下」ともよばれており，東日本大震災の7カ月後

IV 事故の予防と急変・救急時の対応 **389**

に実施された調査では，被災前に要支援・要介護の認定を受けていない高齢者の4分の1近くで歩行困難が出現するなどの実態が報告されている[4]．被災前に何らかの支援が必要であった高齢者であればなおさらである．避難所生活において高齢者の活動性の低下を防ぎ，残存した生活機能を維持していくことは，高齢者自身がその後の生活再建をしていくにあたって非常に重要であり，このことについては詳しく後述する．

〔2〕応急仮設住宅・災害復興住宅・遠隔地で過ごす高齢者の健康課題と看護

　大規模自然災害の場合，応急仮設住宅の設置が困難で避難所生活が長引くのと同様に，災害公営住宅の建築も進まず，応急仮設住宅での生活が長引くことがある．阪神淡路大震災では，応急仮設住宅が解消されるまでに約5年がかかり，2011年3月に発生した東日本大震災では2017年6月末の時点でも，東北3県で応急仮設住宅で暮らしている人は約2万3千人[5][6][7]であり，すべての人が恒久住宅に移動できるまでにはそれからさらに2〜3年かかるとされている．

　応急仮設住宅は，被災地近郊の公的な空き地や公立学校のグラウンドに建てられることが多く，早期に移住が必要な要配慮者の入居が優先される．しかし阪神淡路大震災時には，一部の要配慮者が被災地から離れた郊外の仮設住宅に抽選で優先的に入居したため，元々の地域住民とのつながりが分断され孤立化する中で孤独死が生じた．新潟中越地震では，地域単位で仮設住宅群に移住し，そこでの地域活動が行われるなど阪神淡路大震災での教訓をふまえた改善が行われ，それは東日本大震災でも受け継がれている．しかし，応急仮設住宅における高齢者の孤独死は東日本大震災や熊本地震でも発生している．また公営や民間の住居を「みなし仮設住宅」として暮らしている被災者もいるが，応急仮設住宅に比べてさらに公的な支援の目と手が届きにくいことが課題である．

　孤独死の背景には，災害急性期・亜急性期における非日常的な生活から解放されて生活が安定して気が緩む中で体調を崩したり，新たな生活への適応や今後の生活再建への不安など新たなストレスがかかることがある．そのような中で心身機能全般が低下して日常生活の維持自体が困難になり，先の見えない生活に気落ちしたり，新しい環境になじめずに閉じこもりや孤立が生じ，さらにアルコール依存，抑うつや認知症などさまざまな健康課題が生じる．応急仮設住宅への支援は，市町村の保健福祉関係部署，地域包括支援センター，社会福祉協議会が中心となって健康相談や見守り活動を行っているが，NPOやボランティアによる息の長い継続的かつ細やかな支援も重要である．

　災害公営住宅においても，応急仮設住宅からの移住による新たな生活への適応が求められ，生活機能の低下と孤独死の課題は引き続き生じることとなる．阪神淡路大震災から20年以上が経過したが，災害公営住宅では避難住民の高齢化が著しく自治会機能の維持も難しくなり，地域住民との活動も行われなくなっていることが課題となっている．

　被災地から遠隔地に避難した場合には，さらに孤立化のリスクは高まる．東日本大震災後，住居や生活基盤を失ったり，福島原発事故の放射線の影響の懸念から，遠隔地に家族全体もしくは一部で避難している被災者も多い．高齢者の場合，住み慣れた土地や慣れ親しんだ地域文化から切り離されて遠隔地で暮らすことの負担は大きい．このことはリロケーションダメージとして知られており，家族と一緒に避難した場合でも閉じこもりがちとなって，徐々に生活機能の低下を引き起こしてしまう．避難先の自治体の保健福祉部署による遠隔避難者の把握と支援は行われているが，きめ細かい支援はなかなか行き届かないのが現状である．

❸ 指定避難所での被災高齢者への看護

避難所は，指定避難所として大きく通常の避難所（以下，一般避難所）と福祉避難所に分かれる．福祉避難所は，必要に応じて二次避難所として開設されるため，災害直後においては高齢者は他の要配慮者とともに一般避難所に避難することとなる．避難所の生活環境は，国際的基準（スフィア基準）からすると難民キャンプ以下ともいわれていることから，内閣府では，「避難所における良好な生活環境の確保に向けた取組指針」（2013年策定，2016年改訂）や「避難所運営ガイドライン」（2016）を公表し避難所の環境改善を推奨している．ここでは一般避難所での高齢者支援について，食事，排泄，清潔，活動に絞って具体的に説明する．

〔1〕食　事

避難所での食事は，災害当初は自衛隊やボランティア団体の炊き出しが行われるところもあるが，その後は自治体から配給業者をとおして支給され，1日あたりの食費は約1,100円（災害救助法）である．災害時の高齢者の食事に関連する課題は，栄養不足，肥満，食中毒などがある．

避難所に支給される食事は，パンやおにぎり，弁当などであり，唾液分泌が少ない高齢者にとってはパサついて食べにくかったり，食事の嗜好に合ったものではなく食事量が低下する傾向にある．また災害後のストレスや避難生活で動くことが少なくなるため食欲も低下する．

看護者は，避難している高齢者の身体状況や食事摂取状況に気を配り，PEM（低エネルギー・低タンパク状態）が危ぶまれる場合には，魚・鶏肉類の缶詰やレトルト食品，水分補給をかねて栄養成分の入ったゼリードリンクや栄養補助食品などで栄養を補えるように支援することも必要である．

摂食嚥下機能が低下している高齢者の場合には，支給された食事に汁物をつけて食べやすくしたり，とろみがついた栄養補助食品の支給を要請するなどして，安全に食事ができるような工夫をすることが大切である．また糖尿病や腎臓病などの持病により治療食を必要とする場合もあり，支給された食事の中で糖分や塩分の摂取を減らすなどの工夫を被災者とともに考えていく必要がある．日本栄養士会では，大規模自然災害時にJDA-DAT（The Japan Dietetic Association-Disaster Assistance Team：日本栄養士会災害支援チーム）の派遣を行っており専門的な支援につなげていくこともできる．

一方で，避難所の生活では支給される食事以外に菓子パンやスナック類が常時置かれていて手をつけやすかったり，また支給された食料を無駄にしてはいけないと過食になったり，生活全般で運動量が減ることから肥満になる傾向もある．

食中毒に関しては，避難所には冷蔵庫がないところがほとんどなので，特に夏期には注意が必要である．また一部の高齢者は，食事や食品の残りを取り込んだままにしていることも多く，一緒に身の周りを整理して不必要なものを分別し，食中毒が起こらないようにすることも必要である．

〔2〕排　泄

指定避難所のトイレ環境は，高齢者の健康状態に大きな影響を与える．仮設トイレは，避難所の外に設置され，多くは和式タイプで段差が高く，足腰の不調を抱える高齢者にとっては非常に利用しづらい．避難所内のトイレが活用できる場合でも，生活スペースから離れていることが多く，避難所内の通路が整備されていない場合には転倒のリスクが高くなる．また夜間の排尿回数が多

い高齢者にとって，消灯後の避難所はかなり危険な環境である．そのため高齢者はトイレの回数を減らそうとして水分摂取を控える傾向があり，脱水症や熱中症の要因となったり，脳梗塞や虚血性心疾患などの引き金となることもあり，特に注意が必要である．

避難所内では高齢者の一連の排泄行為をアセスメントし，排泄に困難を感じていないかどうか把握する．そのうえで，トイレに行きやすい場所への生活スペースの移動，和式トイレへの洋式置き便器の設置，簡易手すりの設置など，避難所の環境に合わせたできる限りの環境改善を行うことが必要である．また尿もれの心配がある場合には，尿取りパットなどの使用をすすめて安心感をもってもらうようにする．さらに高齢者は，食事内容や環境の変化，水分摂取・運動不足などにより便秘にもなりがちである．

排泄の問題は，食事や水分摂取と密接に関連しており，トイレの衛生状態と環境を整えることはとても重要である．

〔3〕清　潔

避難所によって仮設の入浴施設やシャワー施設が設置されることもあるが，高齢者にとっては使用しづらく個別の介助が必要な場合がある．長期的に入浴等ができない場合には，陰部の清潔に注意して，ウェットティッシュ（アルコール成分なし）や乳児のおしりふきを活用した部分清拭や，尿取りパットを使用するなどして清潔を保つようにする．また高齢者の場合，特に口腔の清潔保持は誤嚥性肺炎予防のために重要であり，口腔内の状況を聞き取りつつ，食後のうがい，歯磨き，義歯の洗浄を促し，水道が使えない場合には市販の口腔洗浄液を活用する．

〔4〕活　動

避難所の環境は，高齢者にとって物理的に不自由な点が多く，また周囲への気遣いから避難場所で動かない傾向がある．避難所での生活では，食事やトイレ以外に動く機会がなく，さらに被災による精神的ショックや気分の落ち込みもあることから活動性の低下が起こりやすい．このような高齢者の状態は，災害後の生活不活発病として広く認識されるようになった．

高齢者の生活機能の低下は避難所の生活では目立たず，被災前には元気に暮らしていた高齢者が気がつくと生活行為全般が低下して，起立性低血圧やうつ状態を呈し，悪循環に陥っていることがある．このような状況を防ぐために，まずは現在の身体機能状況，ADL・IADL，1日の活動の様子，骨関節疾患の有無，活気や精神状態，生活リズム，自助具（杖など）使用の有無などを把握する．また「生活不活発病チェック表」などを用いて，早期に生活機能低下を発見し，避難生活をできる限り活発化するように支援していくことが大切である．そのポイントをまとめると表7-4-4のとおりである．

避難所内での高齢者個別の環境整備や運動・活動に対するアドバイスが必要な場合は，JRAT（Japan Disaster Rehabilitation Assisstance Team：大規模災害リハビリテーション支援関連団体協議会）の支援を受けることができる．

［引用文献］

1）三谷智子，村上由希，今村行雄（2014）．阪神・淡路大震災，東日本大震災の直接死・震災関連死からみる高齢者の脆弱性．日本保健医療行動科学会雑誌，29（1），pp. 23-30.

392 第7章　老年期に特有な健康障害と看護

表 7-4-4　生活不活発病の予防と対策

生活不活発の予防	具体例・対策
◆生活不活発化した原因の明確化をする ・環境変化のため動けない	・避難所内の通路が整備されていない，床から立ち上がりにくい
・することがないので動かない	・家事，庭・畑仕事，地域の行事がない
・動かないようにさせられている	・「危ない」「迷惑になるから」と周囲から動かないでといわれる，ボランティア等が過度の手伝いをする
◆生活の活発化をはかる 1．避難所内で歩行できる環境をつくる	・避難所の通路を確保して歩きやすくする ・談話コーナーなどをつくって日中過ごせる場所をつくる ・寝床とは別に食事場所をつくる ・立ち上がりが容易なように段ボール等で椅子をつくる ・つかまり立ちができるように段ボールなどあるもので支えをつくる ・歩行が不安定な場合，まずは杖・シルバーカーなどの歩行補助具を活用する
2．「できるだけ身体を動かしましょう」ではなく，避難所での1日生活行為の中で安全に行える具体的な活動を考える	・日中になるべく横にならないよう生活の中で動く機会をつくる ・昼間は毛布・布団をたたむ ・身辺の掃除・片付けをする ・食事の時は，食事を自分で取りに行き寝床と別の食事場所で食べるようにする ・避難所内で，できる役割（掃除当番，配膳係など）を担ってもらう ・散歩や体操を日課にする ・動くと疲れやすい場合には，こまめに頻回に動くようにする．例：30分の散歩→10分を3回する ・避難所，避難先でできる趣味の活動や地域活動に参加する機会をつくる
3．できることはできるだけ自分で行ってもらうように支援する	・高齢者だから「無理をしてはいけない」「危ない」，避難生活だから「遠慮」するという意識を支援者側ももたないようにする ・日常の生活行為1つ1つが身体を動かす機会だととらえる ・できることとできないことを見極める ・必要以上の手助け，介護をしない ・ボランティアなどへの生活不活発病の啓発を行う ・車椅子，介護サービスなどをすぐに提供するなどサービスが不適切・過剰でないか吟味する

（大川弥生．生活機能低下予防マニュアル：生活不活発病を防ごう．障害保健福祉研究情報システムホームページを参考に筆者作成）

IV　事故の予防と急変・救急時の対応　　*393*

2）震災関連死に関する検討会（復興庁）（2012）．東日本大震災における災害関連死に関する報告．http://www.reconstruction.go.jp/topics/240821_higashinihondaishinsainiokerushinsaikanrenshinikansuruhoukoku.pdf（2017.11.6. アクセス）．

3）内閣府（2013）．避難に関する総合的対策の推進に関する実態調査結果報告書，http://www.bousai.go.jp/kaigirep/houkokusho/hinan_taisaku/pdf/hinan_taisaku_houkokusyo.pdf（2017.11.6. アクセス）．

4）大川弥生（2012）．生活不活発病：災害時医療の新たな課題である「防げたはずの生活機能低下」．臨床雑誌内科，110（6），pp. 1020-1025．

5）宮城県保健福祉部震災援護室．応急仮設住宅（プレハブ住宅）供与及び入居状況（平成29年6月30日現在）．https://www.pref.miyagi.jp/uploaded/attachment/634968.pdf（2017.7.28. アクセス）．

6）福島県災害対策本部（土木部）．応急仮設住宅・借上げ住宅・公営住宅の進捗状況（東日本大震災）．https://www.pref.fukushima.lg.jp/uploaded/life/293733_704704_misc.pdf（2017.7.28. アクセス）．

7）岩手県復興局生活再建課．応急仮設住宅（建設分）供与及び入居状況（平成29年6月30日現在）．http://www.pref.iwate.jp/dbps_data/_material_/_files/000/000/023/870/29kasetsu06shin.pdf（2017.7.28. アクセス）．

［参考文献］

1．大川弥生．生活機能低下予防マニュアル：生活不活発病を防ごう．障害保健福祉研究情報システムホームページ．http://www.dinf.ne.jp/doc/japanese/resource/bf/manual/saigaijiseikatsukinouteikayobou_manual.pdf（2017.7.28. アクセス）．

第8章

老年看護に活用できる理論と事例

本章では老年看護のさまざまな場面に活用できる代表的な看護理論や概念，アセスメント指標を取り上げ，それらを用いた事例を紹介する．

[学習目標]

事例展開から，看護理論等をもとにしたアセスメントツールを用いたアセスメント，アセスメントの結果から課題の明確化，看護計画，実践，評価を行うといった一連の看護過程を理解する．

高齢者の特徴的な事例を通して問題解決型思考を養い，あらゆる実践場面で応用できる思考能力・スキルを身につける．

I

老年看護に活用できる理論

　看護理論は，看護の主要な要素である人間・環境・健康・看護などについて説明し，科学的根拠に基づき看護過程を展開し評価するうえでの指針・ガイドとなる．また，看護理論は看護が専門職としての基準を満たすうえでも重要である．

　以下，老年看護に活用できる諸理論の概要を示す．

表8-1　老年看護に活用できる諸理論の概要

●環境を重視したナイチンゲール看護論

理論家・開発者とその背景			
フローレンス・ナイチンゲール（Nightingale, F. 1820 – 1910） クリミア戦争の渦中で，予防できるはずの病気に悩まされる多くの兵士をみて，生活と環境衛生を改善することに働きかけ，陸軍病院の死亡率を激減させた．これらの介入方法を看護と名づけ，環境が健康に及ぼす影響の大きさと衛生管理の重要性を訴えた．また，看護の探求とともに看護教育の重要性を唱え，「看護覚え書」（1859）を著した．			

主要な要素・概念			
人　間	環　境	健　康	看　護
「病気の看護ではなく，病人の看護」であると説き，病気により起こる反応を人はどのように体験しているのか，その全体に着目する．	新鮮な空気や陽光，温かさや清潔さ，適切な食事を摂り，心地よい静けさ，人への細やかな配慮など多面的な環境の影響力に着目している．	健康とは，体調がよく，もてる力を最高に発揮できる状態とし，病気は回復させようとする過程であり，病態反応は人間に本来備わっている自然治癒力が働きだしている状態ととらえている．	看護とは，生活環境を整え，人間が備えている自然治癒力を効果的に発揮させるように働きかけることである．

活用できる場面			
病院，地域，施設などあらゆる場面で活用が可能である．			

特　徴			
「看護覚え書」に看護実践においてなすべき13の教えとして，①換気と保温，②住居の衛生，③人への細やかな配慮，④物音，⑤変化，⑥食事，⑦栄養，⑧ベッドと寝具，⑨陽光，⑩部屋と壁の清潔，⑪身体の清潔，⑫励ましと忠告，⑬病人の観察をあげている．ナイチンゲールの看護は，人間を全体的にみて，環境からの影響を考慮し，自然治癒を促すよう環境を調整することを重要視している．			

Ⅰ　老年看護に活用できる理論　**397**

●基本的ニード論

理論家・開発者とその背景

ヴァージニア・ヘンダーソン（Henderson, V. A. 1897 – 1996）
ワシントンD.C.のアメリカ陸軍看護学校を卒業後，公衆衛生看護，訪問看護活動に従事したのち，ヴァージニア州の病院で看護技術指導者となり，その後，教育力を高めるためコロンビア大学のティーチャーズカレッジで学び，看護教育の学士，修士号を取得した．この間に，生理学的平衡の重要性とマズローの人間の基本的ニードについて学び，看護ケアの14の構成要素を導き出す基礎を習得した．コロンビア大学，イェール大学で教鞭をとり，看護過程の構成要素を遂行する能力，看護師の対人関係処理能力の向上と活用について深い知見を示した．

主要な要素・概念

人　間	環　境	健　康	看　護
人間は，生物的，心理的，社会的，スピリチュアルな欲求をもつ存在である．人間は共通に欲求をもつものであるとともに，それらの欲求は，無限に多様な生活様式によって満たされるものであるととらえている．人間は，健康，自立，平和な死に至るために支援を必要とする個人である．	衣類や温度，湿度を調整し，大気汚染などを制御し，他者との関係を調整するなど，環境は基本的ニードの充足に影響を及ぼすものととらえている．しかし，明確に提示されていない．	他者の援助を受けなくてもよい状態ととらえていると解釈できるが，明確に定義していない．	体力，意志，知識が不足しているために，自立した人間として欠ける部分のある人に対して，不足部分を助けることによって満たすこととらえている．

活用できる場面

ヘンダーソンが掲げている基本的看護の構成要素は，認知機能障害のために阻害されている飲食，排泄，衣服や環境の調節，休息と睡眠などをアセスメントし，高齢者を援助する際に活用できる．身体的機能障害をもつ高齢者のリハビリや自立を促す援助場面でも活用できる．さまざまな行動・心理症状（BPSD）をもつ認知症高齢者の地域における生活援助や高齢者施設の援助場面でも活用が可能である．

特　徴

ヘンダーソンの看護ケアの基本となるニードは，マズローの欲求階層理論を基盤としている．マズローはニードの充足は連続的な過程を踏まえるもので，①生理的欲求，②安全の欲求，③愛と所属の欲求，④自己尊重の欲求，⑤自己実現の欲求の5段階の階層にしたがい，順に低次の欲求が満たされたら高次に向かうと説いている．ヘンダーソンは，理論開発を目的とはしておらず，看護独自の機能を明確にするために，その機能を，「病気をもつ人であれ健康人であれ，各人が健康とその回復（あるいは平和な死）の一助となるような行動を行うのを助けることである．その人が必要なだけの体力と意志と知識をもっていれば，それらの行動は他者の援助を得なくても可能であろう．この援助は，その人ができるだけ早く自立できるように促すように行うこと」と定義している．そのうえで，基本的看護の構成要素として，14の基本的ニードをあげ，看護はそれらを満たすように助けることとしている．

●セルフケア理論

理論家・開発者とその背景

ドロセア・オレム（Orem, D. E. 1914 – 2007）
看護教育に関する修士号，理学博士（名誉学位）を取得後，プライベートでの雇用形態の看護師，病院勤務，教育活動を経て，保健教育福祉省でカリキュラムコンサルタントとして現任教育に従事した．その後，大学での研究活動のなかで，看護とセルフケアに関する概念を開発し，コンサルタント事務所を開設した．オレムの理論は，セルフケア不足があるときに看護師がセルフケア不足を補完するという考え方が基本にあり，ニードを充足できるように援助するというヘンダーソンの影響を強く受けている．

398　第8章　老年看護に活用できる理論と事例

主要な要素・概念			
人　間	環　境	健　康	看　護
人間は社会に属しており，特定の場所で生活し，健康と安心を求めている．人は習得した知識や能力を用いて自己決定し生活を営み，健康や安心など生活上の目標を達成しようとする．人間は保持している能力を活かしてさらに成長しようとし，成長発達に悪影響があるものを抑制しようとする．人間は目標達成のために環境を適切に変えようとするセルフケア行動を行うことができる．	環境は，個人のセルフケアに影響を与えるととらえている．明確な定義づけはされていない．	健康の概念には，生理的，精神的，対人・社会的生活が含まれ，健康であるとは，セルフケアができることであり，不健康とは，セルフケアができないことである．	看護の対象は，セルフケア不足があるかまたはそれが予測される人であり，それを見極めるには治療的セルフケアデマンド（治療上必要なケアニーズ）とセルフケアエージェンシー（能力）を規定する要因をアセスメントし，それに応じて必要なだけのケアを提供することである．

特　徴
オレムは，セルフケアを個人が生命・健康・安寧を維持するために，自ら行う諸活動ととらえ，どのようなときに，どのようなセルフケアを必要とするのかについて，次の3つのニードを定義した．①普遍的セルフケア要件（生きていくためのニード），②発達的セルフケア要件（正常な成長・発達に伴うニード），③健康逸脱に対するセルフケア要件（健康障害に伴うニード）．これらのニードの充足状況をアセスメントし，看護介入のプロセスにおいては，セルフケア理論，セルフケア不足理論，看護システム理論からなる看護理論を展開している．看護システム理論では，セルフケアエージェンシーと治療的セルフケアデマンドとのバランスに応じて相互に関係し合い，看護活動は変化するとして，看護介入の度合いを決める3パターンからなるシステム（全代償システム，部分代償システム，支持・教育システム）を提唱した．

●適応看護モデル

理論家・開発者とその背景			
シスター・カリスタ・ロイ（Roy, C. 1939 −） ロイは，サイバネティクスの考えを看護に応用し，精神心理学者ハリー・ヘルソンの「適応論」とフォン・ベルタランフィの「一般システム理論」に着目し，大学院の指導教員であったドロシー・ジョンソンにも影響を受け，人間を全体像としてとらえ，さまざまな環境に対応できる全体的な適応システムであるとし，適応看護モデルを構築した．			

主要な要素・概念			
人　間	環　境	健　康	看　護
人間はさまざまに変化する環境に対応できるシステムであり，看護ケアの受け手である．	環境は，個人や集団に外部から影響を及ぼす条件や状況のすべてをさす．	健康とは，人間が環境からの影響を受け，可能性を最大限に活かしその人にとっての目標を達成した状態．	人間，環境，健康の考え方を踏まえ，看護は，個人が自身の社会的・物理的環境と調和することで，その人にとって意味ある質の高い生活ができ，尊厳ある死を迎えられることに貢献することである．

適応とシステムの2つの重要概念を基盤とし，人間を全体的適応システムととらえ，外部からの刺激をインプットして，適応というアウトプットを出すコントロール機関だと考え，不適応状態に陥った場合は，人間はフィードバックにより刺激に対して適応するよう再度インプットからアウトプットの過程を繰り返すと説明している．ロイはインプットされる刺激について，焦点刺激，関連刺激，残存刺激をあげ，これらの刺激に対する適応様式として，生理的様式，自己概念様式，役割機能様式，相互依存様式の4つを提示し，それらを看護過程のアセスメントの枠組みに適用している．

●機能的健康パターン

理論家・開発者とその背景

マージョリー・ゴードン（Gordon, Marjory）
1955年に看護専門学校卒業後，臨床で看護実践を重ねながらニューヨーク市立大学で看護学士・修士号を取得し，1972年ボストン・カレッジ博士課程を修了した．ゴードンは臨床で蓄積された膨大な看護診断用語を組織化する必要性を感じるとともに，医学データを用いて看護診断を行うことにも困難を感じていた．「看護が扱う健康問題や健康状態に名前をつける」ことが看護実践のうえで，また看護教育・看護研究にとって重要であると提唱し，認知心理学の学位を修得する過程で臨床的推論に着目し，患者情報から看護診断へスムーズに思考を展開できるための，アセスメントと診断の両方に対して一貫性のある枠組みを作成することの必要性を感じ，11の機能的健康パターンを開発した．

概　要

多くの看護理論で示されるメタパラダイム（人間，環境，健康，看護）は，看護の対象者を全人的に把握する視点として明文化されている．しかし，抽出すべき看護問題の概念や，その問題の徴候や関連要因については明確にされていない．機能的健康パターンは，看護アセスメントを導くための，そして看護診断名を類型化するための分類セットを提供するために作成された．
「ゴードンは，『的確な情報収集は，クライエントの概念を明らかにするとともにクライエントの何に看護介入できるかを導き出すことにつながる』．また，『看護介入は，クライエントが現実に直面している問題や生じてくる可能性のある問題を知り，最小限，健康に関連した特定の行動パターンをアセスメントすることにより明らかとなる』としている」[1]．すべてのクライエントに適用できる標準化されたアセスメントのフォーマットとして，以下に示す11の機能的健康パターンが枠組みとして分類された．
①健康知覚－健康管理パターン，②栄養－代謝パターン，③排泄パターン，④活動－運動パターン，⑤睡眠－休息パターン，⑥認知－知覚パターン，⑦自己知覚－自己概念パターン，⑧役割－関係パターン，⑨セクシュアリティ－生殖パターン，⑩コーピング－ストレス耐性パターン，⑪価値－信念パターン
これら11のパターンに基づき系統的に収集した情報を，クライエントと環境との関係，発達段階，生活機能面に焦点をあて，論理的に分析・解釈していくことが重要であり，そのプロセスを経て，クライエントの健康上の問題を解決するための視点となる看護診断が導かれる．

活用できる場面

ゴードンの11の機能的健康パターンは，あらゆる対象の看護過程の情報収集，アセスメントの枠組みとして活用できる．

＜以下，中範囲理論＞

●危機理論

定　義	理論の背景	理論の枠組み
危機理論は，キャプラン（Caplan,G.）とリンデマン（Lindemann, E.）らによって構築された理論である．その他，マーロイ，ブルームらも定義しているが，実践や研究に最も影響を及ぼしてきたキャプランの定義によれば，危機とは不安の強度な状態で，喪失に対する脅威，喪失という困難に直面して，それに対処するには自分のレパートリー（知識や経験の蓄え）が不	精神分析学の自我の考え方，その領域から派生したハルトマン，エリクソンらの自我心理学，マズローの人間性心理学，また生理学領域のキャノンの恒常性理論，セリエのストレス理論，さらにシステム理論，学習理論などを背景とし，リンデマンらの提唱した急性悲嘆反応への治療的介入，地域精神衛生活動から発展したキャプランの予防精神医学としての危機介入，予防的介入のあり方を検討する理論として構築されてきた．キャプランは，情緒的平衡状態は自我機能の一側面によって維持され，精神的健康状態に影響する最大の要因である自我の働きによって問題を解決しようとしているとし，人は身体の恒常性のように精神面においても恒常的なバランスを維持する働き	1. 危機プロセスの種類 はじめは有効に対処していたが，ストレスが長期化するにしたがって危機的状態へと陥る消耗性の危機（アギュレラとメズィック，ゴーランなどのモデル）と，時間的な準備がなく，突然の社会環境の変化や突発的な衝撃的出来事で，それまでの対処機構では対応できない危機的状態に陥るショック性の危機（フィンク，ションツ，コーン，ドゥリン，フレデリックとガリソン，キューブラー＝ロスなどのモデル）の2種類がある． 2. 危機介入モデル 1）アギュレラらの危機介入モデル 主要概念は，「危機」，「危機をまねいた出来事」，「影響要因」である．不均衡状態となり，有効な問題解決を講じることができれば心の均衡を保っていくことができるが，解決可能な要因が不足している場合は危機に陥る．介入の際は，影響要因を適切にアセスメントする必要があ

400 第8章　老年看護に活用できる理論と事例

定　義	理論の背景	理論の枠組み
十分で，そのストレスを対処するのにすぐ使える方法をもっていないときに経験するものである．	が備わっていると述べている．しかし，精神的に深刻な問題が起こるといつも行っている問題解決方法では乗り切れず，結果的に危機が促進され，精神のバランスが崩れる状態になる． 危機は，否定的な状態ととらえられることが多いが，転換期としての重要性をもっており，危機を転換点としてとらえることによって，成長を促進させる可能性が内在しているという側面もある．危機は適応への過程における一時的な心理的防衛反応と解釈でき，さまざまな要因によって不適応反応から一段と悪化した心理的異常（病的反応）へと傾く場合もあり，この転換期としての危機状態に対する危機介入が重要と考えられている．	る．アギュレラ（Aguilera, D.C.）は「危機をまねいた出来事」として，発達的危機と状況的危機の2種類があるとしている． ① 発達段階における危機 幼児期，思春期，老年期および結婚，定年などの発達，成熟に伴う人生の特定の時期で発生する予測しうる特有の危機的状況． ② 状況的な危機 失業，離婚，別離などの社会的危機や，火災，地震，暴動などの偶発的危機を含む，予期しえない出来事によって身体的，心理社会的に安定した状態を脅かすもの． 2）フィンクの危機介入モデル フィンク（Fink, S. L.）は，外傷性脊髄損傷によって機能不全に陥ったケースの臨床研究から障害受容に至るプロセスモデルを開発した．危機の回復過程を衝撃，防御的退行，承認，適応の4段階であらわし，危機への介入を説明している．

活用できる場面

脳梗塞などにより突然の機能障害に直面して危機的状況に陥っている高齢者がリハビリを受け入れるまでの支援，長い人生で初めて手術を受けなければならなくなった高齢者への意思決定支援，地震やその他の自然災害に直面した初期の段階の高齢者への支援場面など．

● コーピング理論

定　義	理論の背景	理論の枠組み
看護学研究や実践では，ラザルス（Lazarus, R. S.）のストレス・コーピング理論がよく用いられる．主要な要素は，ストレッサーの認知的評価とコーピングであり，コーピングは，ストレッサーと評価されたものにうまく対応するために払われる認知的・行動的努力である．	動物モデルと精神分析学的自我心理学から発展し，自我心理学モデルでは，行動より認知面が強調された．コーピングは，フロイトにより提唱され，1970年代に心理学分野の研究でよく用いられるようになった．コーピングは，どのような状況でもおおむね同様な対処行動をとるコーピングスタイルと，状況によって変化する過程において，原因と結果の間に介在する媒介過程ととらえる立場があり，ラザルスはコーピングを後者の立場と位置づけた．	ラザルスのコーピングモデルは，潜在的ストレッサーが認知的評価を経て，コーピング，適応へと進むプロセスを示すもので，認知的評価は，一次的，二次的評価の2種類がある．一次的評価は，ストレッサーの重要性の評価で，二次的評価は，ストレスフルと評価された状況に何ができるか，コントロールできるかの評価である．コーピング機能は，ストレスフルな状況を積極的に問題解決しようと働きかける問題中心コーピングと，ストレスフルな状況を変えることなく，感じ方を変えたり，考えることを避ける感情中心コーピングに分けられる．さらに，ラザルスらが開発した8つの対処様式（①対決的対処，②距離をおく，③自己コントロール，④ソーシャルサポートを求める，⑤責任の受容，⑥逃避－回避，⑦計画的問題解決，⑧ポジティブな再評価）があり，アセスメントに活用できる．

活用できる場面

退職というライフイベントによりうつ傾向に陥っている高齢者への支援，配偶者との死別による悲嘆にくれる高齢者へのグリーフワーク，脳梗塞後遺症で日常生活機能を喪失した高齢者への自立に向けた精神的支援，認知症高齢者の介護者の介護負担感軽減への精神的支援場面など．

●エンパワーメント理論

定　義	理論の背景	理論の枠組み
パワーとは，自らの生活を決定する要因を統制する能力であり，看護の領域におけるエンパワーメントとは，パワーの喪失した状態にあっても，自身の潜在能力に気づき，他者との関係性を通して，自らの健康上，生活上の問題を主体的に解決できる力を獲得するプロセスである.	エンパワーメントの起源は，権利や権限を与えるという法律用語に始まり，アメリカ公民権運動，フェミニズム運動などの社会運動や政治的な文脈のなかで用いられて以来，発展途上国の開発，教育力の向上など多領域で使われるようになった．社会福祉領域でも，偏見をもたれている集団を対象として，心理学領域においても，コントロール感とコントロールへの動機，意思決定や問題解決技術などからなり，ウェルビーイングの実現に向けて行動できるよう力をつけていくプロセスという概念ととらえられるようになってきた.	エンパワーメントは，自己の問題を認識し，他者との相互作用を通して解決策を探り，自律的に問題を解決できる能力を獲得していくプロセスであることから，「自己概念」「自律性」「自己効力感」「統制感」「相互作用」「自己決定」「リーダーシップ」などの概念から構成された複合・多次元概念である．また，エンパワーメントのレベルには，個人レベル（セルフエンパワーメント），集団・対人関係レベル（ピアエンパワーメント），地域レベル（コミュニティエンパワーメント）があり，各レベルにより構成概念は異なる．エンパワーメントモデルにおける老年看護の役割は，ケアの対象者（主体者）である高齢者と支援者である看護職者の相互関係を基盤として，高齢者が設定した目標を達成するために，能力を育成・発展・強化するための資源や情報を提供することである.

活用できる場面

コミュニティにおける住民主体の介護予防活動，介護者等のセルフヘルプ・グループ支援，身体機能の障害または低下した高齢者の自立支援場面など.

●自己効力理論

定　義	理論の背景	理論の枠組み
自分が目標とする行為について，自分には実行できるという自信や可能性の認知.	アルバート・バンデューラ（Bandura, A.）による社会的学習理論に立脚した理論である．人が社会において他者から学ぶ学習様式であるモデリング（観察学習）理論を発展させて，他者の行動を観察することによって効率的に学習し，リスクを回避，軽減しているという考えを基盤に，新たな行動の習得過程に影響を及ぼす行動の変化や修正に必要とされる動機づけと強化にかかわる自身の能力への信念を説明する理論である.	人が望ましい健康行動を実行したり，生活習慣を改善したりするためには，ある行動がどのような結果を生み出すかという結果予期と，ある行動を生み出すために必要な行動をどの程度うまくできるかという効力予期の両者が必要である．ある健康行動を遂行すれば健康リスクは低下する（結果予期）とわかっていても，行動変容につながらない場合が多いが，その際に自己効力感を高める必要がある．例えば，タバコは肺がんのリスクを高めるが，禁煙によりリスクは減る（結果予期）．禁煙できる自信があれば（自己効力），禁煙行動が起こる．自己効力感は，遂行行動の達成，代理的体験，言語的説得，情動的喚起の４つの情報源によって刺激される．これらは望ましい行動変容へと促す援助に活用できる.

活用できる場面

介護予防の教育プログラム，脳梗塞後遺症による運動機能障害のリハビリテーションを受ける高齢者の援助場面など.

402　第8章　老年看護に活用できる理論と事例

●アドヒアランス

定　義	理論の背景	理論の枠組み
患者が主体的，積極的に治療やケアの方針の選択に参加し，決定したことに従って治療やケアを受けたり，行動したりすること.	アドヒアランスは，1980年代に服薬行動の遵守においてコンプライアンスに対比する用語（服薬アドヒアランス）として登場した．1990年代後半にHIV感染者の服薬行動の検討に重要であると注目されるようになり，2001年にWHOがアドヒアランスの考え方を推進する方向を示している.	コンプライアンスとの違いは，アドヒアランスが患者が治療・ケアに能動的に参加することと，治療内容，患者の要因，患者と医療者の人間関係によって規定されるところにある．アドヒアランスを規定する具体的因子として，治療内容では，薬剤の種類や数の多さ，治療自体が高齢者にとって理解しにくい点などが考えられる．高齢者（患者）の要因では，認知レベル，感覚機能の低下，信念・価値観，自尊感情，病識の欠如や治療に対する理解の不足などがある．高齢者（患者）―医療者の人間関係では，気軽に質問できる関係，相互に信頼できる関係か，などが因子として考えられる.

活用できる場面

服薬行動のアセスメントや指導場面など.

●ストレングス

定　義	理論の背景	理論の枠組み
その人が，元来もっている「強さ・力」，潜在的な力．全ての人がもっている目標や才能，自信であり，また，内在している資源，人材，機会などの環境面も含まれる．当事者や取り巻く環境のプラス面であり，それを伸ばしたり，いかしたりすることにより，当事者の自立につながる強みをさす.	チャールズ・ラップ（Rapp, C. A.）により開発され，リチャード・ゴスチャ（Goscha, R.）とともに精神障害者のケアマネジメント領域の実践で，対象者を「患者として」ではなく，「一人の人間として」支援することを目的とした実践に活用できるようにモデル化された[2]．近年では，高齢者のもつ潜在的な力や強さに着目し，それを引き出し，活用するケアマネジメントの方法論などに適用されている.	その人が，元来もっている「強さ・力」を引き出し，活用していくケース・マネジメントの理論・実践の体系である．ストレングスの構成要素は，①個人の性格・特性といった属性に関する強み，②その人がもっている才能や技能，③その人のもっている関心や，強い願望，④その人のもっている資産，人間関係，近隣の地域資源など，環境面も含まれる. 強みを引き出すための実践において，以下の6原則の方向性に沿っているか確認しながら，支援をすすめることが推奨されている[3]. 原則1　対象者のリカバリーを信じること. 原則2　欠陥ではなく「ストレングス」に焦点をあてること. 原則3　その人の暮らす周囲を「資源のオアシス」としてとらえること. 原則4　本人こそが，リカバリーの旅の監督であると意識すること. 原則5　看護師とその人の関係性を大切にすること. 原則6　リカバリーの場は，その人自身が望む場であること.

活用できる場面

重度の障害をもつ高齢者や終末期にある高齢者に対して，支援者が本人や家族とかかわっていくなかで強みを引き出し，身体・精神機能の障害を負った高齢者の自立支援場面など.

●レジリエンス

定　義	理論の背景	理論の枠組み
多様に定義されている. ・困難や脅威的な状況にもかかわらず，うまく適応する過程，能力，結果[4]. ・逆境に直面し，それを克服し，その経験によって強化される普遍的な人の許容力であり，適応力[5]. ・困難で脅威的な状況にさらされ，一時的に心理的不健康な状態に陥っても，それを乗り越え，回復できる個人の心理的弾力性[6].	起源は「弾力性」「反発力」を示す物理学用語で，生態学，微生物学，細胞の再生，物理処理，エンジニアリング，ビジネス・株式市場・企業などの経済学へと発展した．医療の領域への適用では，1970年代に不幸な生活状況にある子どもたちが，逆境にもかかわらず立ち直ったり，うまく対処する能力に焦点があてられた精神医学調査[7]が始まりとされている.	レジリエンスの構成要素として，Hiewら[8]は，①スキルやコンピテンス，②内的・個人的強さ，③促進的環境の3要素を，米国心理学会（2008）は，①現実的な計画を立て，それを成し遂げていく力，②自分を肯定的にとらえて自分の能力を信頼できる力，③コミュニケーション能力と問題解決能力，④強い感情や衝動をマネージメントできる力の4要素をあげている．さらに，レジリエンスに影響を及ぼす要因として，個人要因では，ソーシャルスキル，コンピテンス，自己統制，チャレンジ，好ましい気質，肯定的な未来志向，身体的健康などがあり，環境要因としては，ソーシャサポートなどがあげられている.

活用できる場面

重度の障害をもつ高齢者の自立支援や家族介護者の介護意欲の向上支援の場面など.

●コンフォート

定　義	理論の背景	理論の枠組み
健康や平和，個別性に配慮した状態であり，療養者が心を開いて他者と楽しんだり笑ったり，気軽に歩き回り，休み，居眠りをし，スタッフとうちとけ合い，笑ったりしている状態である.	特に科学的な背景はないが，認知症病棟の主任看護師であったコルカバ（Kolcaba, K.）[9]が，療養者に多くの時間そうあって欲しいと願う望ましい状態をコンフォートと表現し，その環境の中で安心と満足をもたらすコンフォートケアこそ患者が看護師に望んでいる最重要ミッションであるとした．認知症や加齢に伴う疾患・障害をもち，意思表示が困難であったり，生活に不自由を伴う高齢者に対して，その人らしい尊厳のある日々を送ることや，苦痛が癒され，喜びや楽しみ，家族や友人と思い出深い時間が過ごせるようコンフォートニードを満たし，看護援助を提供することをコンフォートケアとするコンフォート理論を開発した.	コンフォートは，緩和（コンフォートニードが満たされた状態），安心（平静または満足した状態），超越（困難や強い苦痛を克服した状態）の3つのタイプから成り，これらに対するニードが，経験の4つのコンテクスト（身体的，サイコスピリット的，社会的，環境的）において満たされることにより，自分が強められているという即自的な体験である. コンフォートはケアの受け手が評価するものであり，コンフォートが生じる4つのコンテクストと3つのタイプのコンフォートからなるマトリクスの全てのセルを経験すれば完全にコンフォートな状態と評価される.

活用できる場面

認知症高齢者のBPSD（認知症に伴う行動・心理症状）による不安や検査や処置に対する恐怖，苦痛緩和への援助の場面，がん患者や終末期などの不安・苦痛緩和への援助の場面など.

404　第8章　老年看護に活用できる理論と事例

[引用文献]

1) 渡邊トシ子編（2011）．ヘンダーソン・ゴードンの考えに基づく実践看護アセスメント 第3版，pp. 81-82，ヌーヴェルヒロカワ．

2) Rapp, C. A., & Goscha, R. J.（2011）．田中英樹監訳（2014）．ストレングスモデル：リカバリー志向の精神保健福祉サービス 第3版．金剛出版．

3) 萱間真美（2016）．リカバリー・退院支援・地域連携のためのストレングスモデル実践活用術．p. 27，医学書院．

4) Masten, A. S., Best, K. M., & Garmezy, N.（1990）．Resilience and development: Contributions from the study of children who overcome adversity. Development and Psychopathology, 2（4），pp. 425-444.

5) Grotberg, E. H.（2003）．Resilience for Today : Gaining strength from adversity. pp. 1-30, Praeger Publishers.

6) 小塩真司，中谷素之，金子一史（2002）．ネガティブな出来事からの立ち直りを導く心理的特性：精神的回復力尺度の作成．カウンセリング研究，35（1），pp. 57-65.

7) Rutter, M.（1985）．Resilience in the face of adversity. Protective factors and resistance to psychiatric disorder. The British Journal of Psychiatry, 147（6），pp. 598-611.

8) Hiew, C. C., Mori, T., & Shimizu, M., et al.（2000）． Measurement of resilience development: Preliminary results with a State-Trait resilience inventory. 学習開発研究，1，pp. 111-117.

9) Kolcaba, K.（2002）．大田喜久子監訳，川崎由理，高橋香代子，丸谷美紀訳（2008）．コンフォート理論：理論の開発過程と実践への適用．p. 17，医学書院．

[参考文献]

1. ドロセア・E・オレム著，小野寺杜紀訳（2005）．オレム看護論：看護実践における基本概念 第4版，医学書院．

2. シスター・カリスタ・ロイ著，松木光子監訳（2010）．ザ・ロイ適応看護モデル 第2版，医学書院．

3. ヴァージニア・ヘンダーソン著，湯槇ます，小玉香津子訳（2006）．看護の基本となるもの 新装版，日本看護協会出版会．

4. フロレンス・ナイチンゲール著，湯槇ます，薄井坦子，小玉香津子，田村眞，小南吉彦訳（2011）．看護覚え書：看護であること看護でないこと 改訳第7版，現代社．

5. リチャード・S・ラザルス，スーザン・フォルクマン著，本明寛ほか監訳（1991）．ストレスの心理学：認知的評価と対処の研究，実務教育出版．

II 事例編

事例 1 　慢性心不全急性増悪により再入院となった高齢者

Eさん（男性，87歳）の事例

入院から受け持つまでのEさんの概要

項　目	概　要
診断名	慢性心不全の急性増悪
既往歴	60歳代〜：高血圧・高脂血症で内服治療 75歳：心筋梗塞でPCI施行 85歳：心不全で2回入院加療
現病歴	（1）入院までの経過 　　85歳の時に心不全増悪で2回入院加療したが，退院後はかかりつけ医に定期受診をし内服治療をしていた．日常生活は自立しており，身の回りのことはほとんど自分で行っていた．10日前頃より，足のむくみ，倦怠感，息が上がりやすいなど自覚があったが，定期受診まで様子を見ようと思っていた．かかりつけ医の定期受診の際，これら自覚症状を訴え精査，心不全増悪と診断され，大学病院へ紹介受診，緊急入院となった． （2）入院時の主な検査結果・現在の治療 　　胸部レントゲン写真：肺うっ血所見あり，CTR64％． 　　心電図：洞調律，胸部誘導の一部QSパターンあり． 　　心エコー：左室駆出率45％，左室前壁で壁運動低下あり，僧帽弁逆流軽度． 　　血液検査：BNP524pg/mL，Hb11.8g/dL，TP5.7g/dL，Alb2.8g/dL，Cr1.2mg/dL，BUN22mg/dL，Na135mEq/dL，K3.5mEq/dL，Cl 104mEq/dL，T-cho140mg/dL，HDL42mg/dL，LDL120mg/dL． 　　内服薬：バイアスピリン®（100mg）×1，ラシックス®（20mg）×1，アルダクトンA®（25mg）×1，レニベース®（5mg）×1，リポバス®（5mg）×1． 　　点滴・注射：ハンプ®200μg/h持続投与，ラシックス®（20mg）×2静脈注射． 　　食事：心臓病食1600kcal（塩分6g/日）． 　　飲水：800mL以下/日． （3）入院から現在までの経過（入院後5日） 　　入院時，呼吸困難感は体動時のみ自覚あり．酸素マスク5L/分から開始し，現在は鼻カニューレ2L/分酸素投与し，SaO₂96％．体重55kgから現在は53.5kg．末梢静脈点滴よりハンプ，ラシックス投与し，利尿をはかっている．現在はバイタルサインも安定し，尿量も確保できている．入院時あった喘鳴も軽減してきているが，まだ体動時に息苦しそうな様子が見られる．しかし本人の呼吸困難感はなし．下肢浮腫は軽減してきている．昨日膀胱留置カテーテルが抜去となり，病室内トイレが許可されたが，

406　第8章　老年看護に活用できる理論と事例

項　目	概　要
	ナースコールは押さず酸素を自分で外してトイレに行っている場面を何度か看護師から注意を受けている．食事は自己摂取で5～6割程度摂取，嚥下の状態は問題ない．内服は入院時の残薬の数が合わなかったため，現在は看護師管理で様子を見ている．
介護度・利用している介護サービス	なし
入院前の生活習慣	もともとスポーツマンであり，体力には自信があった．日常生活は自立しているが，排泄は時々尿漏れあり，紙パンツを着用している．内服は自己管理し，食事は自宅近くのスーパーで惣菜を買ってくることが多い．最近は体力が低下したと実感するものの，同居する息子に迷惑をかけたくないという思いから，多少無理してでも自分のことは自分で行っていた．以前は積極的に散歩へ出かけたが，最近は自宅でテレビ鑑賞や新聞を読むなどして過ごすことが多い．過去2回の心不全による入院歴があり，その際に自己管理についての指導を受けているが，最近は体重測定をしていなかった．惣菜を買う際はなるべく塩分が少なそうなものを選んでいる．
家族構成	一人息子（独身56歳）と同居している．妻は3年前に他界．息子はタクシーの運転手であるため，生活リズムが不規則であり1日顔を合わせないこともある．そのため，食事は基本的に各自で準備し食べているが，息子が休みの日などは一緒に食事をすることもある．
特記事項（本人の強みなど）	誰に対しても気を遣う．それゆえ，人に迷惑をかけたくないという思いから何でも1人で行っている．

❷ アセスメント（マズローのニード論を応用）

〔1〕ニード論を応用する背景

　ニードとは，人間のもつ欲求であり，マズローは，人間の基本的欲求を5つの階層で構成し，低次から順に「生理的欲求」「安全の欲求」「所属と愛の欲求」「承認の欲求」「自己実現の欲求」の階層でとらえている．低次の欲求が比較的よく満たされると他の高次の欲求が生じるという，相対的優勢さによりその階層をなしている．この基本的欲求階層論は，看護の理論家にも大きな影響を与えている．看護の対象となる疾病や障害を抱える人々は，さまざまなニードを満たすことができない状態であることが多く，人間のニードに着目する視点は，看護にとって重要であり，また，看護実践の優先順位を決定するうえでもニード論は活用されている．例えば，生命にかかわる低次の生理的欲求が満たされていなければ，まずはそこを満たすことが優先され，徐々に高次の欲求を満たす介入をしていく必要がある．

　本事例の慢性心不全は，増悪を繰り返しながら徐々に心機能が低下していく経過を辿るため，その病期に合わせた支援が必要となる．特に高齢者の場合，それまでの生活環境や価値観が大きく疾患の増悪予防に影響される．慢性心不全の急性増悪による入院加療においては，生命に直結する生理的欲求の充足を目指した介入が優先されるが，所属と愛・承認・自己実現の欲求も適切にとらえることで，増悪予防のための生活調整に関する介入の方向性を導くことができると考える．このように，マズロー基本的欲求階層論を用いることによって，それぞれの欲求をアセスメントし，退院後の生活を見据えた看護を検討できると考える．

〔2〕ニード論によるアセスメント

　マズローの基本的欲求階層の「生理的欲求」「安全の欲求」「所属と愛の欲求」「承認の欲求」「自己実現の欲求」の各階層の情報収集，アセスメントを行う．本事例は慢性心不全の急性増悪により入院となったため，呼吸・循環動態など心不全の状態を適切にアセスメントする必要がある．それらは生命維持に関する欲求である生理的欲求に該当する．さらに，入院中の安全に関する情報や退院後の心不全増悪予防のための安定した生活に対する欲求などに関する情報収集・アセスメントは安全の欲求，これまでの家族関係や人間関係に関する情報収集・アセスメントは所属と愛の欲求，Eさんの自尊心に関する情報や家族など周囲の人たちのEさんに対する思いなどに関する情報収集・アセスメントは承認の欲求，あるべき自分になりたいという欲求である自己実現の欲求では，疾患を抱えながらもEさんがもつ生きがいや幸福感は何かという視点で情報収集・アセスメントを行う．

〔3〕アセスメントのポイント

　慢性心不全の急性増悪は，早急な治療を行わないと症状がさらに悪化し危機的状況になる．そのため，呼吸・循環動態等を注意深く観察し，治療がスムーズに行われるようケアを行う必要があり，生理的欲求に該当する情報収集・アセスメント・介入・評価は優先的に行う必要がある．ただ本事例では，過去にも心不全の入院歴が2回あり，今回の急性増悪につながった要因も同時にアセスメントしなければならない．マズローは高次の欲求が生じるには，それより低次にある欲求が比較的満たされている状態であるとしているが，入院期間は短縮化されており，入院と同時に高次の欲求にも着目し，情報収集を行っていく必要がある．生理的欲求がある程度満たされた段階，つまり心不全の状態が改善傾向にある段階で，急性増悪につながった要因にも早期からかかわり，高次の欲求に関連すると思われる退院後の生活に視点を置いた支援をしていく．

アセスメントの視点と内容

項　目	情　報	アセスメント	課題の明確化
生理的欲求	入院時症状：下肢浮腫・倦怠感・息切れ・喘鳴. 「これくらい大丈夫かと思って様子見てたよ．息が上がりやすくなったとは思ったけど，まあ年だしね」. 入院時所見：レントゲン上肺うっ血有，CTR64%，EF45%. 入院時採血結果：BNP524pg/mL，Hb11.8g/dL，TP5.7g/dL，Alb2.8g/dL，Cr1.2mg/dL，BUN22mg/dL，Na135mEq/dL，K3.5mEq/dL，Cl 104mEq/dL，T-cho140mg/dL，HDL42mg/dL，LDL120mg/dL. SpO$_2$95%（酸素5L），体重55kg. 入院5日目：体温36.5℃，血圧138/80mmHg，脈拍70回/分，	心筋梗塞後に心不全発症，過去にも心不全急性増悪により入院加療をしている．高齢に伴う心機能の低下やセルフケア能力低下のため，慢性心不全のコントロールができず，心不全が悪化，呼吸や循環動態に変調が起きていると考える．現在は，治療効果により心不全症状の軽減がはかられていると考えるが，まだ酸素化が必要な状態である．引き続き症状悪化がないか，注意して観察し，治療効果が得られるよう支援する必要がある．一方で入院に至る前の心不全増悪予防管理に関する介入も入院時より必要となる．Eさんはこれまで心不全に関する日常生活上	医療者の認識する現在のEさんの心不全の状態とEさん自身の認識に乖離がある．1人でできることはやる，というのは，ADL低下防止のための原動力としてEさんの強みであり，尊重すべきである．しかし一方でEさんにとって無理をしすぎると心不全悪化につながるという認識が低い． 過去にも心不全による入院加療をしてい

408 第8章　老年看護に活用できる理論と事例

項　目	情　報	アセスメント	課題の明確化
	SpO₂96%（酸素 2L），入院時症状軽減，体動時息苦しそうな様子あるが，本人呼吸困難感なし．「動いても何ともないよ」． 体重：53.5kg． 尿量：2000mL/ 日（連日マイナスバランス）． ADL：すべて自立（足取り悪い）． 排泄：時々尿漏れあり，紙パンツ着用． 安静度：病室内トイレ可．「これくらい呼ばなくても 1 人で大丈夫だよ」と，酸素カニューレを 1 人で外しトイレへ行っている． 内服：看護師管理で内服可．入院時残薬の数合わない．「ちゃんと飲んでいたつもりだったけどなぁ」． 食事：自己摂取 5 ～ 6 割．入院前は自分でスーパーの惣菜を購入していた．「妻がいた頃はきちんと管理してくれていたんだけどね．でもなるべく塩気の少なそうな惣菜を選んでるよ．この夏は暑いからね．脱水にならないように無理してでも水を飲んだほうがいいって息子から言われてね．水は飲むようにしていたんだ」． 「息子にも迷惑かかるからね．1 人でやれることはやるよ」．	の指導を受けている．しかし今回の急性増悪の要因には，適切な体重や水分管理・服薬管理等ができていなかった可能性がある．さらに ADL が自立していることや性格からも無理して過活動な状況にあることや，自覚症状があるものの，それを心不全の症状と結びつけて考えることができず，早めの受診行動につなげることができなかったことが伺える．入院後においても本人の認識と医療者から見た E さんの心不全の状態に乖離があると思われるため，もう一度心不全に対する理解度を確認し，退院後の生活を見据えた介入をしていく必要がある．また，同居している息子からも情報を得て，家族の協力が得られる状況かどうかも考慮して支援していく． 入院時データより，低栄養状態・貧血であり，食事量は入院前もそれほど多くなかったと思われる．低栄養や貧血は心不全の予後不良因子でもあり適切に管理していく必要がある．入院後も自己摂取できるが全量は摂取できていないため，必要に応じて栄養士と相談しながら栄養管理をしていく必要がある．	ることから，心不全に対する知識はあるが，それを自分自身の症状と結びつけて考えることが難しい．
安全の欲求	「前に入院したとき，心不全について教えてもらったよ．体重測定はここ最近は面倒になってきて，でもそんなに食べてもいないから大丈夫だと思っていたよ」． 入院前自分のことは自分ですべてやっていた． 歩行の様子：筋力は低下してきており，足取りは良くない．「自分でも体力は落ちたなぁと思うよ．あんまり外に出かけようとも思わなくなってきたしね．でも息子も仕事で忙しいし迷惑かけられないからね」． 酸素を外した状態で病室内トイ	体力低下の自覚あり，ADL は自立しているものの無理をする傾向にあり．足取りもよくないため，心不全症状出現とともに転倒などのリスクもある．心不全の入院歴があることから，心不全の知識はあるが，前回退院してから期間が空いていることから，保健行動に対する認識も低くなっていた可能性もある． 現在も，心不全の症状について「年だから」という発言があり，心不全症状を正しく認識していない様子がある．E さんの「迷惑をかけず何でも 1 人でやる」という気持ちは尊重しつつ，現	心不全症状に対する認識が低く，現時点においても無理をして動いてしまうことにより酸素化がはかれず，治療効果が得られない可能性がある．また筋力の低下や慣れない入院生活の環境により転倒リスクもある． 心不全悪化予防のための保健行動が取れていない状況から，

項　目	情　報	アセスメント	課題の明確化
	レ排泄直後 SpO$_2$92%へ低下あり.「別にそこまで苦しいってこともないよ. もう年だから仕方ないよ」. 息子「心不全については前に入院したときに少し聞いてます. いろいろと手伝うと言っても本人が大丈夫と言うので. 仕事上, 顔も合わせない日もあったりして, 今回も入院するほど悪くなっているとは思いませんでした」. ※その他入院前の日常生活については生理的欲求の欄参照.	時点ではまだ酸素が必要な状況にあり, 今は適切に治療を受けられるよう介入する必要がある. また, 同居する息子の発言から, サポートを受けることは可能な様子はあるため, 慢性心不全増悪予防について息子にも理解を深めてもらう必要がある. ただし仕事の関係上どこまでサポートを受けることが可能か, 必要に応じて社会資源の導入も検討する必要がある.	日常生活におけるサポートが必要である.
所属と愛の欲求	家族構成：息子（独身56歳）と2人暮らし. 妻は3年前にくも膜下出血により他界. 同居する息子はタクシー運転手のため, 昼夜問わず働いており勤務は不規則. 顔を合わせないこともあるが, 休みの日などは一緒に外食へ出かけることもある. 「息子は仕事もちゃんとしているし心配していないよ. ただ私のことで迷惑をかけるのだけは嫌だなと思う」「妻が生きていた頃はよく2人で旅行に行ったりしていたよ. 私のほうが心臓を悪くしたりして病気が多かったから, 妻が突然死んでしまったのは本当にびっくりしたよ. ちょうどその後くらいに心不全で入院したんだったかな. それまでは妻がしっかり食事管理とかしてくれてたから」「当時はショックでね, 立ち直れないと思ったけど, 息子も優しくしてくれるし, まあなんとかやっていってるよ」. 息子「父ももう年なので, いろいろと手伝っていかなければいけないと思ってはいます. ただ, 何からしていけば良いか …… 本人は自分で何でもやるから大丈夫と言うし ……」.	家族関係は良好な様子が伺える. Eさんの性格上, 人に気を遣うため, 息子にも迷惑をかけないように生活している様子がある. 息子ももっとEさんを助けたいという気持ちがあるものの, どうすれば良いかわからない状況にあり, Eさんの心不全の管理に関して息子と一緒に考え, 助言していくことが必要だと考える. また, 妻が亡くなった後, 懸命に生活をしてきたEさんであったが, その後心不全が発症, 増悪した経緯を考えると, 妻が亡くなったことにより生活習慣が乱れ, 心不全発症・増悪につながってしまった可能性がある.	同居する息子との関係性は良好であるが, 気遣うあまり, 息子に頼らず何でもやってしまう傾向がある. 息子はEさんの助けになりたいという気持ちがあることから, それぞれの気持ちを尊重しながら支援する必要がある.

項　目	情　報	アセスメント	課題の明確化
承認の欲求	大手企業に約40年間勤め，妻・息子の家族を守ってきた．退職後は余生を楽しんでいた．妻が亡くなった後についても「他の人に迷惑をかけるようなことはしないように頑張った」． 息子「母が死んでしまった後も私に迷惑をかけないように父なりに頑張ってきた姿をみて感心します」．	これまで人に迷惑をかけないように頑張ってきたことについて，医療者は傾聴し認め，Eさんの自尊心を保つことが大切である．さらに息子もEさんの頑張りについて尊重していることから，家族の思いがEさんに伝わるよう支援していくことで，Eさんの承認の欲求は満たされると考える．	
自己実現の欲求	「これまで通り，迷惑をかけず生きていければいいなと思う．できる限り自分のことは自分でやりたい」． 「最期まで迷惑をかけず，ぽっくりあの世にいけたら最高だね」．	できる限りこれからも迷惑をかけたくないというEさんの思いを尊重し，退院後の心不全増悪予防のための日常生活の調整について話し合う必要がある．また，心不全は増悪を繰り返しながら最期を迎える疾患であり，入退院を繰り返すようになったら，自分の最期についても考えてもらう機会が必要である．さらなる情報を収集し，意思決定支援をする必要がある．	迷惑をかけずに生きていきたいという思いを尊重しつつ，心不全増悪予防のための生活調整をする必要がある．

❸ 全体像

関連図参照.

❹ 看護過程の展開

〔1〕優先度の高い看護課題

　過去にも心不全急性増悪による入院加療をしている．その際に心不全の増悪予防のための生活管理について指導を受けているが，今回も心不全急性増悪のため入院となった．入院後，治療効果が得られ，心不全症状は改善に向かっているが，まだ治療が必要な段階である．医療者の認識と本人の「もう大丈夫」という心不全の状態の認識に差があるため，そこへの介入が最優先され，治療効果が適切に得られ退院に向かっていけるよう支援していく必要がある．同時に，心不全の管理や症状に対し，正しい認識をもつことができなかったということも今回の入院の要因や医療者との認識の差の要因ともなっており，今後の心不全管理においても重要な課題となる．今後，自宅で慢性心不全の増悪予防のための保健行動が取れるよう，入院時から支援し，自分のことはできる限り自分で行うというEさんの思いも尊重しつつ，実現可能な目標を立てていく必要がある．よって，現時点での看護課題として，以下の2つを看護課題とする．

- ＃1：心不全管理に対する理解不足，症状の認識不足により心負荷が増大し症状が悪化する可能性がある
- ＃2：心不全増悪予防のための日常生活上の管理が不足している

Ⅱ　事例編　*411*

〔2〕看護目標

長期目標：心不全症状が改善し，心不全増悪予防のための保健行動を取りながら自宅で生活できる．

短期目標：①心負荷の因子について述べることができる．

　　　　　②心不全の治療について理解でき，治療のための制限を守ることができる．

　　　　　③心不全増悪予防のために必要な日常生活上の管理について述べることができる．

　　　　　④退院後の生活管理について息子と一緒に考え，息子からサポートを受ける内容を決定できる

〔3〕看護の実践

短期目標：①心負荷の因子について述べることができる

　　　　　②心不全の治療について理解でき，治療のための制限を守ることができる

看護計画（入院 5 日目）	実施・結果（入院 5 〜 10 日目）	評価・考察（入院 10 日目）
OP[*]： ①バイタルサイン ②心不全症状の有無・程度（喘鳴・呼吸困難感・浮腫・倦怠感など） ③治療や症状に対する理解度・言動 ④心電図モニター波形 ⑤in-out バランス（食事量・飲水量・排泄量など） ⑥1 日の活動量 TP[*]： ①安静度に応じた日常生活の介助をする（歩行時や移乗時見守りや介助，酸素や点滴ルート類の整理，食事のセッティング，更衣の介助など）． ②心不全症状の程度に合わせながら保清の介助をする（清拭やシャワー浴介助）． ③心不全治療や症状への言動に対する傾聴，誤解があれば訂正する． ④酸素や点滴などが適切に投与されるよう管理する． ⑤症状悪化徴候や in-out バランスの著変があれば医師へ報告する． EP[*]： ①心不全の病態，現在起きている心不全症状・徴候について説明する． ②現在行っている治療の必要性について説明する． ③心不全症状や治療の段階に合わせて日常生活の援助を看護師が行うことを説明する．	入院 4 日目膀胱留置カテーテルが抜去，7 日目点滴ルート除去しすべて内服へ移行，8 日目に酸素カニューレ除去された．4・5 日目，体動時に息苦しそうな様子あるが，本人は自覚なし．酸素カニューレを自己にて外し病室内トイレへ行く場面あり．まだ酸素を外せない状態であること，呼吸が乱れていることに関しての認識をもってもらうため，E さんと話し合う機会を設けた．EP ①〜③を実施し，「自分ではもうだいぶ楽になったから大丈夫だと思ってさ．でも動きすぎても心臓に良くないんだね」と理解を示しそれ以降は移動前にナースコールで呼んでくれていた．6 日目頃までは体動時に喘鳴増強，SpO₂ 低下を認めたが，徐々に変動もなくなり現在はルームエアで SpO₂ 96 〜 97%，安静度は病棟内歩行まで拡大したが喘鳴出現なく，歩行は足取りが悪いながらも安定している．その他バイタルサイン，心電図波形も著変なく，点滴から内服へ移行後も尿量保たれている．食事は栄養士と相談し，摂取量が少ないことからハイカロリー飲料を毎食摂取してもらうこと	治療による制限について理解が得られない場面もあったが，E さんと話し合いの機会を設けたことで，治療や治療に伴う制限について理解を得ることができたと考える．高齢であるが，わかりやすく丁寧に説明すれば理解を得られると考える．現在は治療効果も得られ，心不全症状悪化することなく退院に向かっている．短期目標①②はおおよそ達成できたと考えるが，退院後の自宅生活における心負荷の因子や治療，制限についてすべて正しく認識・理解できたかは継続してかかわる必要がある．今回出現した症状と結びつけながら退院後も管理できるよう，退院後の自宅生活に向けた短期目標③④へつなげ，本計画は終了とする．

412 第8章　老年看護に活用できる理論と事例

看護計画（入院5日目）	実施・結果（入院5〜10日目）	評価・考察（入院10日目）
	になった．飲水制限に対しては，オーバーすることなく，現在は飲水制限なし．	

* OP：observation plan（観察計画），TP：treatment plan（実施計画），EP：educational plan（教育・指導計画）

短期目標：③心不全増悪予防のために必要な日常生活上の管理について述べることができる
　　　　　④退院後の生活管理について息子と一緒に考え，息子からサポートを受ける内容を決定できる

看護計画（入院5日目）	実施・結果（入院5〜10日目）	評価・考察（入院10日目）
OP： ①病態や心不全症状の理解度・言動 ②これまでの症状に対する認識 ③心不全を増悪する要因の認識 ④これまでの生活状況 （活動量・食事・内服管理など） ⑤息子との関係 ⑥今後の自宅生活における言動・要望 ⑦日常生活上の調整に関する言動 ⑧息子の心不全管理に関する認識，サポート状況 ⑨同居家族以外の親族との関係 ⑩社会資源活用に関する考え ⑪自宅の構造 ⑫息子や病院への連絡方法 TP： ① OP①〜⑩に関する内容を話し合うための機会を設ける． ②本人や家族の心不全管理や症状・治療に対する認識に誤りがあれば訂正する，または必要時医師にも説明を依頼する． ③必要なサポートは何かを本人と一緒に見いだし，息子のサポート可能範囲内か判断する．必要時社会資源の活用を検討する． ④必要時，退院調整看護師と連携し退院後の調整を図る． ⑤食事指導や飲水制限，体重目安など多職種と連携し指導できるよう調整をする． EP： 以下の点について息子を含め説明する． ①心不全増悪の要因について説明する． ②これまでのEさんに起きていた症状と心不全の症状を結びつけて考えることができるよう説明する． ③心不全増悪予防のための管理について説明する（医師へ制限項目の有無を確認する．飲水制限・体重管理・活動量・内服管理など）． ④症状や徴候から受診の目安について説明する．	最初の頃は「入院するときは息が上がる感じがあったけど，まあもう年だしね．仕方ないよ，いろいろと身体がしんどくなるのは」「退院後もこれまで通りでどうってことないよ．息子にも迷惑かけたくないからね」と言動あり．息子との関係は良好． TP，EP内容を実施し，自宅での生活調整に関することなど，息子を含め話し合った．今回の心不全増悪の要因に，過活動・飲水過多・内服管理不足・体重管理不足・症状の認識不足・受診の遅れなどがあったことについて日常生活を振り返った．「前に入院したときからさらに年も取ったし，仕方ないと思ってたよ．でもやっぱり少しでもおかしい時は何か心臓で起きてるんだね」． 息子も含め今後について話し合った結果，以下のことが決定した． ・毎日の血圧・体重測定（息子からも声かけ）． ・少しでも体調の変化があれば息子へ知らせる．息子からも声をかける．心不全症状がある場合は定期受診以外でも受診する． ・息子：心不全徴候（体重増加，身体のむくみ，息切れ）を見逃さないよう気にかける．本人が自覚なくても迷ったら病院へ連絡を入れる．	Eさんはこれまで通りの生活を希望していたが，これまでの日常生活を振り返りながら今回の入院のきっかけについて考えてもらったことで，調整の必要性について理解を得ることができた．また，息子に迷惑をかけたくない思いから無理をしがちであったが，息子と一緒に考えることで息子のサポートを受け入れ，どのような調整が必要かを考えることができたと考える．Eさんは丁寧にわかりやすく説明すると納得し理解も得られる．さらに足取りは悪いもののADLも自立しており現在のところ息子のサポートのみで自宅生活は送ることができると考える．しかし，高齢であり，個人差はあるもののこの先加齢による記銘力低下や筋力低下など起こる可能性もある．また風邪など体調を崩したことがきっかけで容易に心不全が増悪する可能性もあり，自宅での生活調整には定期的にフォローが必要な状況にある．よって外来受診時など，退院後も日常生活についてもフォローできる体制を整えておく必要がある． 目標③④はおおよそ達成できたと考えるが，まだ退院後の生活調整については方向性のみ示しただけであり，具体的な行動計画は示せていないことから，本計画は続行する．

看護計画（入院5日目）	実施・結果（入院5〜10日目）	評価・考察（入院10日目）
⑤緊急時の対応，連絡方法について説明する．	・確実な内服管理：内服確認カレンダーを活用．息子もチェックする． ・惣菜などの買い出しは無理をしない程度にする． ・掃除などの家事は息子に任せる． ・入院中に栄養士から食事指導を受け，惣菜選びや外食時に塩分過多にならないようにする． 以上のような内容が決定した．息子も「これくらいならできます」と協力的であった．他に頼る親族などはいないが，まだEさんが自立して生活できている間は社会資源は活用しない方針となった．	本人や息子の言動を注視，自宅での生活が無理のないよう，また安心して送れるよう支援していく． （次回評価○／○）

⑤ 看護過程展開のまとめ

　高齢者は加齢に伴い心肥大や心筋の線維化が進行し，拡張障害を起こすことや高血圧を併存することから心不全の発症率が高い．また腎機能障害や糖尿病など併存疾患をもつことも多く，さらに認知機能低下や聴力・視力低下など，加齢に伴う現象により心不全の管理がさらに困難となる場合が多い．本事例は，高齢であるが身体機能や認知機能の著明な低下は認めず，日常生活管理への支援をすることで自宅生活が送れる事例であった．しかし，少しずつ加齢に伴う筋力や体力低下は認めており，さらに今回の入院では心不全増悪症状を加齢によるものだととらえ受診が遅れた．心不全症状を加齢によるものや併存疾患によるものだと認識することは，高齢の心不全患者の特徴といえる．本事例では，今回の入院の要因や自宅での生活について一緒に振り返ることで，病態への理解や症状への認識の理解が得られるような言動が聞かれた．これからの自宅生活を支援するうえで，妻に先立たれながらも一生懸命人に迷惑をかけないように生活してきたEさんに対する尊重の気持ちをもって接することや，これまでEさんが大切にしてきた自分のことは自分で行う，という一見無理をすると心不全増悪の要因にもなり得る行動も，必要以上に制限するのではなく，見守る姿勢をもつことも大切である．生理的欲求や安全の欲求は優先されるが，自己実現の欲求についても入院時から着目し，その人らしい生活とは何か，ということを考えながら看護を実践することが大切だと考える．さらに，自宅での療養生活を支援するうえで，入院期間中のみの支援では限界がある．外来看護とも連携を図り，退院後においてもフォローできる体制を整えることが望ましい．また，心不全は増悪と寛解を繰り返しながら比較的急速に終末期を迎えることが多い．その際，積極的治療を重視し，患者や家族の明確な意思決定がないまま延命治療に至ってしまうことが問題となっている．本事例では課題として取り上げていないが，早めの段階から高齢者自身と家族へ終末期における希望など話し合う機会をもつことも大切であり，今後は事例に合わせ，多職種と連携しながらその人らしい最期を迎えることができるよう早めに介入することも必要となってくるだろう．

414　第8章　老年看護に活用できる理論と事例

［参考文献］

1．A. H. マズロー著，小口忠彦訳（1987）．人間性の心理学：モチベーションとパーソナリティ 改訂新版．産業能率大学出版部．

2．小田正枝編著（2008）．事例でわかる看護理論を看護過程に生かす本．照林社．

3．松本光子，小笠原知枝，久米弥寿子編（2007）．看護理論：理論と実践のリンゲージ．ヌーヴェルヒロカワ．

4．森山美知子他編（2017）．エビデンスに基づく循環器看護ケア関連図．中央法規出版．

II 事例編　415

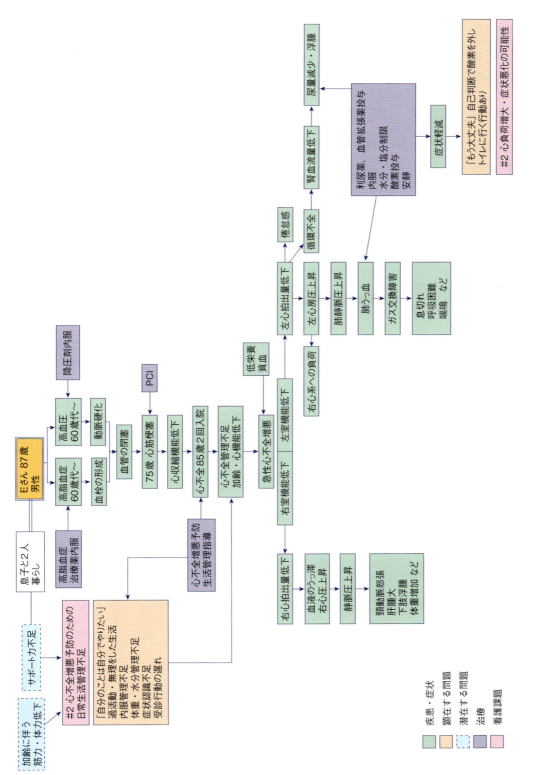

Eさんの関連図

416　第8章　老年看護に活用できる理論と事例

事例 2　在宅酸素療法（HOT）を導入後，2カ月後に再入院となった高齢者

1 Mさん（男性，75歳）の事例

入院から受け持つまでのMさんの概要

項　目	概　要
診断名	肺気腫（chronic pulmonary emphysema：CPE），肺炎
既往歴	55歳〜：高血圧（内服中．ニューロタン®錠 50mg 朝食後） 60歳：胃がん（EMR：内視鏡的切除）
現病歴	（1）入院までの経過 　　73歳でかかりつけ医にてCPEと診断され，気管支拡張剤（テオドール®錠 400mg 夕食後）と去痰剤（ムコダイン®錠 1500mg 分3）の内服開始． 　　2カ月前，肺炎に罹患し近医に入院．在宅酸素療法（home oxygen therapy：HOT）を導入し退院となった．退院後はHOTを導入したにもかかわらず，呼吸困難感が軽度であり，「休息したら何とかなる」と自己判断し実施していなかった． 　　2日前より37℃台の発熱があり，呼吸困難が増強，その後食欲低下，朝起きると体温が38.7℃，呼吸困難・咳嗽も増悪，当院救急外来受診し入院となった． （2）実施された主な検査結果・現在の治療 　　酸素投与が経鼻カニューレで2L／分が開始された．胸部レントゲン写真により肺炎所見が認められ，抗生物質（ユナシン®-S 3g×2／日）の投与，超音波ネブライザー（ビソルボン®吸入液 0.2％ 3回／日）が開始された． 　　【血液データ】（入院時） 　　WBC：13000／uL，CRP：8.3mg／dL，RBC：430万／uL，Hb：10.6g／dL，TP：6.1g／dL，Alb：3.4g／dL，Na：140mEq／L，K：3.3mEq／L，Cl：104mEq／L，BUN：13mg／dL，Ccr：0.9mg／dL． 　　【血液ガス分析値】（入院時） 　　pH：7.46，$PaCO_2$：38.7Torr，PaO_2：52.9Torr，HCO_3^- 26.1mmol／L，BE：3.3mmol／L，SaO_2：89％，BNP／CLIA：432.7pg／mL． （3）入院から現在までの経過（入院後5日） 　　酸素療法と抗生物質の点滴，ネブライザーが開始され，肺炎症状が改善し，酸素量も2Lから1.5Lへと減量された． 　　【呼吸機能検査】 　　VC：2.64L，％VC：65.1％，$FEV_{1.0}$：1.32L，％予測値：42.6％，$FEV_{1.0}$％：54.90％． 　　食欲なども改善し，HOTの再指導後退院となる予定である．
現在のADLの状態	自立，BI[*1]：63／100点，LawtonのIADL[*2]：2／5点

[*1] BI（Barthel Index）：バーセル指数．自立度を評価するツールの一つで，日常生活動作（ADL）における障害者や高齢者の機能的評価を数値化したものである．自立／部分介助に分けられる．食事，車椅子からベッドへの移動，整容，トイレ動作，入浴，歩行，階段昇降，更衣，排便，排尿の10項目を2〜4段階で評価し，自宅自立の目安は60点以上である．認知機能は評価項目に含まれない．

[*2] IADL（instrumental activities of daily living）：手段的日常生活動作．日常生活を送るうえで必要な動作のうち，ADLより複雑で高次な動作をさす．例えば，買い物や洗濯，掃除等の家事全般や，金銭管理や服薬管理，外出して乗り物に乗ることなどで，最近は，趣味のための活動も含むと考えられるようになってきている．LawtonのIADLでは女性は8項目，男性は5項目について「できる＝1点，できない＝0点」で採点し，男性0〜5点，女性0〜8点で点数が高いほど自立していることを示す．

項　目	概　要
介護度・利用している介護サービス	要介護度 1. デイサービス週 1 回，昼食，入浴，レクリエーションに参加.
入院前の生活習慣	朝 6 時に起床，21 時に就寝. 週 1 回のデイサービス以外の日は，午前中は趣味の庭の手入れ，午後は近所の友達と自宅で囲碁を楽しむ. 昼食は嫁の準備したものを摂取する. 年に 2 回くらい近所の友だち数人と国内旅行に出かけている.
家族構成	息子夫婦（息子・嫁・孫 1 人）と同居. 息子：54 歳　地方公務員 嫁：51 歳　会社員 孫：17 歳　高校生 娘：48 歳（結婚し夫と子ども 1 人と近隣市に在住） ・日中は，M さん一人であるが嫁が昼食を準備している.
特記事項 （本人の強み，他）	頑固であるが，自立心が強く何でも一人でしようとする. 人付き合いがうまく，日々の生活を楽しんでいる.

❷ アセスメント（ゴードンの機能的健康パターンを活用）

〔1〕ゴードンの理論を活用する背景

　ゴードン（Gordon, M.）が 1970 年代に米国ですでに使用されていた基礎的な看護データをまとめ直しつくった枠組みとして，11 の機能的健康パターンの類型がある. 11 領域の機能的健康パターンから，看護アセスメントを導き，診断へと進めるためのツール（枠組み）である. 機能的健康パターンは，患者の年齢や疾患にかかわらず，また対象が家族や地域社会であっても健康関連の知識を体系化する方法として活用できる.「パターン」といったとらえ方は，一時的なとらえ方でなく連続的に起こる行動全体としてとらえ，その人の行動にみられる一定のあり方（型・様式）を示していることによる.

〔2〕ゴードンの枠組みによるアセスメント

　11 の機能的健康パターンは，「健康知覚―健康管理」「栄養―代謝」「排泄」「活動―運動」「睡眠―休息」「認知―知覚」「自己知覚―自己概念」「役割―関係」「セクシュアリティ―生殖」「コーピング―ストレス耐性」「価値―信念」である. これらの枠組みで情報収集しアセスメントを行っていく.

　本事例の場合，肺気腫（CPE）の症状として呼吸不全の程度とそれによる ADL への影響などは「活動―運動パターン」「睡眠―休息パターン」で，低酸素や感染予防など CPE の悪化要因，呼吸不全により影響を受ける心身の機能については「栄養―代謝パターン」「自己知覚―自己概念パターン」でアセスメントしていく. また，心理社会的機能に関しては「コーピング―ストレス耐性パターン」「役割―関係パターン」で，CPE の HOT に関する知識と管理状況は「健康知覚―健康管理パターン」でアセスメントしていく. 健康管理には障害の受け入れ，価値観や信条，家族・周囲との関係性が影響するため「自己知覚―自己概念パターン」「価値―信念パターン」「役割―関係パターン」などでアセスメントしていく.

418　第8章　老年看護に活用できる理論と事例

〔3〕アセスメントのポイント

　本事例において，入院5日目のMさんの状況から優先順位が高く，看護ケアを導くうえで重要となる項目について述べることとする．Mさんは入院時，CPEの増悪，肺炎と診断され呼吸状態が不安定だったが，入院後酸素療法・薬物療法などが奏効し症状が改善した．以後退院となるが，在宅におけるHOTを含めた生活指導などを行っていかなければならない状況である．

アセスメントの視点と内容

パターン	情　報	アセスメント	課題の明確化
健康知覚─ 　健康管理	・73歳時，CPEと診断（2年前） ・2カ月前よりHOT導入 ・呼吸困難，咳嗽，喀痰増強し，入院 ・入院時X-Pで肺炎と診断 ・自己判断にてHOTを実施していなかった ・喫煙歴15本／日（20歳〜40本／日，73歳〜現本数） ・「タバコはやめられないよ」 ・「酸素なくても大丈夫なときがあるから」 ・「何も持たずに散歩したい日もある」 ・既往歴：高血圧 ・飲酒歴：なし ・アレルギー：花粉 ・内服薬：気管支拡張剤（テオドール®錠400mg夕食後），去痰剤（ムコダイン®1500mg分3）．服薬は自己管理できている．	CPEと診断され内服治療をしていたが，2カ月前よりHOTが導入された．導入直後から，在宅においてHOTが的確に実施できておらず，そのうえ肺炎を併発し，入院となった．入院後，酸素療法，薬物療法で症状は改善している．退院後のHOTの実施について，現在の認識では正しく実施されない可能性がある．また，喫煙について，禁煙は最優先される治療である．CPEと診断されたときに禁煙を試みたようだが，自分には無理と言って，現在も減本したが喫煙を続けている．喫煙は，CPEの増悪因子であることの理解や，CPEのなりゆきについてどこまで理解できているかを情報収集し退院後健康管理ができるように介入していく必要がある．同居の息子夫婦にも健康管理について教育支援をしていく．本人の内服管理については問題ない．	今回の肺炎の治療は奏効したので，退院後の生活を確認して退院する方向である．退院後の生活として，HOTの継続，禁煙指導を計画しなければならない．自己管理をしていかなければならないのでアセスメントの優先順位は高い．
栄養─代謝	・身長：175cm，体重：55kg，BMI：17.9（体重は2カ月前より2kg減） ・血液データ 　RBC：430万／μL，Hb：10.6g／dL，TP：6.1g／dL，Alb：3.4g／dL，Na：140mEq／L，K：3.3mEq／L，Cl 104mEq／L，BUN 13mg／dL，Ccr：0.9mg／dL ・食事の種類：常食，主食は軟飯（入院直後は，粥食，副菜刻み） ・家での食事は嫁が調理．昼食も準備してくれる ・食事時間：朝食7時（家族全員で），	BMIではやせ，前回退院後からも体重減少がみられている．血液データからも栄養状態は良好ではない．食事摂取量が少なかったことや，換気効率の低下による必要エネルギーの増加などにより必要エネルギーが確保されていない．肺炎が改善し，酸素療法が継続されることで，食事摂取量の増加，栄養状態の改善がみられると思われるが，栄養状態を継続して観察していく必要	呼吸困難による食事摂取量の減少や，必要エネルギー量の増大により，栄養摂取消費バランスは必要量以下である．栄養障害は，呼吸筋の減少や呼吸中枢抑制，肺組織障害，免疫機能の低下を引き起こしCPEを増悪させる要因

パターン	情　報	アセスメント	課題の明確化
	昼食11時頃（一人で），夕食7時（家族全員で） ・食欲：入院前，食欲はあったり，なかったりで，ときどき呼吸困難があり摂取できないときもあった． ・入院直前は食欲がなくほとんど摂取できていなかった．入院後，肺炎が改善し食事が摂取できるようになった．病院食を8割摂取． ・義歯：部分義歯 ・口腔内：異常なし	がある． 電解質バランスは問題ない．	となるため，アセスメントの優先順位は高い．
排　泄	・排便1回／2日　やや便秘気味 ・排尿6〜8回（夜間1回） ・内服：ときどき（市販の下剤） ・「排便がないといやなので，1日出なかったら市販の下剤を飲むようにしている」	食事摂取量の減少，活動量の減少などから，便秘気味である． 市販の便秘薬で自己コントロールはできている．	
活動─運動	血圧：130／88mmHg，脈拍：88回／分，SpO$_2$：96％（経鼻カニューレより1.5L），呼吸：呼吸回数24回／分，咳嗽：あり，喀痰：やや黄色粘稠，中等量，呼吸困難：労作時あり，胸部x-p：肺炎所見あり ・血液ガスデータ： ［ルームエア］ 　pH：7.46，PaCO$_2$：38.7Torr，PaO$_2$：52.9Torr，HCO$_3^-$：26.1mmol／L，BE：3.3mmol／L，SaO$_2$：89％ ［経鼻カニューレ1.5／L］ 　pH：7.50，PaCO$_2$：37.4Torr，PaO$_2$：78.9Torr，HCO$_3^-$：27.1mmol／L，BE：2.3mmol／L，SaO$_2$：93％ ・呼吸機能検査 　VC：2.64L，％VC：65.1％，FEV$_{1.0}$：1.32L，％予測値：42.6％，FEV$_{1.0}$％：54.90％ ・入院3日前くらいから，食事以外は臥床して過ごしていた ・HOT導入後の2カ月は旅行などには行かず，庭いじり，自宅で近所の友だちと囲碁を楽しんでいた． ・ADL：入院前はほぼ自立（食事の準備は嫁） 現在は，行動制限（病棟内フリー），酸素投与されているが，酸素ボンベを携帯しトイレ歩行などできている．配下膳は介助中．	呼吸機能検査や血液ガスデータの結果より，慢性閉塞性肺疾患（COPD）・病期はⅡ期（重症）である．肺炎による痰の増加に対して効果的な痰の喀出が行えず，ガス交換障害が起こっていたが，現在治療にて改善傾向にある． 自宅ではHOTが導入されたが本来の生活スタイルを実施できずにいた．呼吸困難感があるため活動が限定されていたようだ． 現在，酸素療法がなされADLについては問題ないが，退院後のHOTの必要性や感染による症状増悪のリスクなど，どこまで理解されているか確認が必要である．	活動と休息のバランスを取りながら，ADLの充足を行う必要がある．退院後，HOTを正しく継続し，生活意欲をもって過ごしていけるように介入していく必要がある．また，感染についても感染予防行動がとれるように指導していく．アセスメントの優先順位は高い．

420　第8章　老年看護に活用できる理論と事例

パターン	情報	アセスメント	課題の明確化
睡眠―休息	・睡眠時間：21時消灯～5時起床 ・内服：睡眠薬（レンドルミン®D錠0.25mg） ・夜間覚醒：トイレに1回 ・「入院前は咳で目が覚めることもあったけど，入院してからはそんなことはない．睡眠薬は飲まないと眠れなくてね」	睡眠薬を服用し睡眠をとっている． 呼吸困難や咳嗽による睡眠障害は現在のところ起こしていない．	
認知―知覚	・意識障害：なし ・嚥下障害：なし ・視覚障害：老眼（眼鏡にて調節） ・聴覚障害：なし ・味覚障害：なし ・しびれ，疼痛：なし ・認知機能：問題なし	老眼鏡を使用するが問題なし	
自己知覚―自己概念	・性格：やや頑固だが，おおらかな面もある ・趣味：庭いじり，囲碁 ・現状について：「酸素は正直面倒で，これくらいならがまんできるかなと思うときはしてなかった」「はじめ微熱が出て，だんだん咳や痰がひどくなり苦しくなった．かぜかな？と思っていたけどこんなにひどくなるとは…」 ・今後について：「酸素，やらなあかんわなぁ」「確かに食事とか酸素したらおいしく食べれる」「たびたび入院してたら息子や嫁さんにも迷惑かける」けど「ずーっと酸素につながっているのは窮屈やけど仕方ないのかな」	HOTが導入されたが，必要性が理解不足だったのか，ただ面倒だったからか，自己判断で中止をしたりしていた．また，感染がCPEを増悪させることの認識不足がうかがわれた． 今回の入院で，HOTが必要であることを認識したようであるが，その事実を受け入れていない状況である．現状を受け止め，受け入れられるように介入が必要である．	CPEであり，HOTが必要であることを受け入れることが重要と思われる．また，HOTの正しい使い方など再度指導していく必要がある．アセスメントの優先度は高い．
役割―関係	・妻は他界，息子夫婦と孫と同居（4人暮らし） ・職業：無職（元銀行員） ・生計：年金 ・入院中の援助者：息子夫婦 ・息子夫婦は共働き ・孫は高校生 ・娘は近隣市在住（夫と子ども1人） ・病状説明のときは，息子夫婦が同席 ・家ではほぼ毎日近所の囲碁仲間が自宅に集まっている ・家の事は庭いじり以外は息子夫婦が行っている	同居している息子夫婦は協力的で，家族との関係性はよいと思われる． 交友関係も充実しており，充実した生活を送っているように思われる．	
セクシュアリティー生殖	・前立腺の問題：なし	問題なし	

パターン	情　報	アセスメント	課題の明確化
コーピング・ストレス耐性	・ストレスにどのように対処しているか：一人で解決 ・支えになる人，話を聴いてくれる人：息子夫婦には世話になっているが，いろいろ話をする相手は，囲碁仲間 ・意思決定：一人で決定するが，息子夫婦にも一応は相談する ・HOT を導入後，自己判断で中断したりしていた ・禁煙ができていない	HOT，禁煙行動，感染予防行動などが受け入れられていない．現状を受け入れて，HOTを正しく継続し生活が送れるように介入していく必要がある．	病気・治療について受け入れができていないように思われる．アセスメントの優先度は高い．
価値―信念	・宗教：仏教 ・人に迷惑はかけたくない	自己管理を行っていかなければ，症状の増悪は免れない．人に迷惑はかけたくないという思いを強みとして，自己管理ができるようにすすめていく必要がある．	

❸ 全体像

関連図参照

❹ 看護過程の展開

〔1〕優先度の高い看護課題

　CPE と 2 年前に診断されたが，禁煙が実行できずに現在に至る．2 カ月前から HOT が導入されたが，自己判断で中止し，上気道感染を起こし肺炎となり今回の入院となった．入院後，酸素療法や抗生物質の服薬により呼吸器症状は改善した．呼吸器症状による問題点として，ガス交換の障害は現時点では脱しており，また入院生活においては活動耐性の低下も明らかな問題とはならないため，看護課題にはあげなかった．

　2 カ月前に HOT が導入されたときに管理方法など指導を受けていると思われるが，自己判断で中止したりしていることから HOT に関する理解度などを確認し，自己管理の指導を行っていく必要がある．また，禁煙についても M さんの認識を把握し禁煙指導を計画していく必要がある．CPE が進行・増悪しないように，感染予防・呼吸リハビリテーション・栄養管理についても指導を行っていく必要がある．退院後も継続して M さんが実施できているかについて，フォローが必要である．よって，優先度の高い看護課題は以下の 2 点とした．

　#1　非効果的治療計画管理
　#2　感染のリスク

〔2〕看護目標

　長期目標：自宅にて CPE・HOT の自己管理ができるようになる．
　短期目標：① HOT の必要性・管理方法が理解できる．

422 第8章 老年看護に活用できる理論と事例

②禁煙が実施できる.
③呼吸状態を改善するための方法を理解し実施できる.
④日常生活の注意点を理解し実施できる（栄養・感染予防について）.

〔3〕 看護の実践

短期目標：① HOT の必要性・管理方法が理解できる，②禁煙が実施できる

看護計画	実施・結果	評価・考察
OP： ・CPE に関する知識，思い（患者・家族） ・HOT に対する理解度，思い（患者・家族） ・日常生活状況 ・退院後の生活への思い（患者・家族） ・酸素療法使用状況 ・理解力 ・言動，表情，行動 ・家族の協力度，言動 ・喫煙状況 TP： ・CPE，HOT に関する知識，受け入れを患者と家族に確認する ・家族の協力体制を確認する ・介護支援を受けている施設と連携をとる ・指導は，患者，家族，施設の担当者に実施する ・HOT の必要性，管理について伝える ・酸素供給器の使い方，業者にコンサルト ・HOT，加湿器，ネブライザーなど退院後に使用する器具の使用方法を説明する ・指導内容は VTR・パンフレットなどを使用し計画をたてる ・禁煙外来受診を促す EP： ・CPE の病態について伝える（非可逆性の疾患で進行の阻止と対症療法および合併症の予防が主となり，最優先される治療が禁煙であることなど）. ・HOT の必要性を伝える（低酸素血症の予防や，慢性的な低酸素状態によって引き起こされる合併症進行の防止など）. ・HOT について（流量・加湿器の取り扱い・酸素供給器付近での火気厳禁，禁煙・故障，異常時の連絡先） ・酸素流量の厳守について（CO_2 ナルコーシスについて） ・酸素供給器の使用方法（火気厳禁・設置場所について ・療養日誌の記入について（体温・食欲・睡眠・排泄・症状など） ・禁煙指導 ・定期受診の必要性について説明する.	HOT について，「2カ月前に自宅で酸素を吸うようになったけど，酸素なくても息が苦しくないときがあったり，苦しいときに吸ってみたり，調節していた．正直，庭いじりのときは長さが足らんの，携帯用に変えたらええんやけど，ついつい面倒でね」. 2年前に診断されていたが，CPE に関することを聞くと，「タバコはやめないといけないと聞いたが，なかなかやめられなくて．本数少しは減ったんやけどね…かかりつけ病院で，内服薬はきちんともらって飲んでいたよ」.	[立案後早急に初回評価] 疾患についての認識が乏しいように感じられた．再度 CPE の病態と治療について説明し，再認識できるようにかかわる． HOT についても，再度必要性の説明と，管理方法を指導していく必要がある．療養日誌の記入などもすすめて，自宅での自己管理の具体的な方法について指導していく．自宅で使用する器具について具体的に情報収集し，患者の生活に合致したものであるか業者も含めて検討してく必要がある． 理解力は悪くないので，時間をかけた丁寧な説明で十分理解できると思われる．また，今回の入院になった経緯についても説明し（感染から病状が悪化したこと），自己管理の意識を高めるように介入していく．　→ 短期目標④へ 家族，介護支援を受けている施設も含めて，HOT が安全に確実に実施できるように介入していく． 内服管理については問題ないが，喫煙については，禁煙外来を紹介し受診を促すこととする．禁煙による利益は患者教育が重要であり，喫煙の害について詳細に説明する.

II 事例編 **423**

短期目標：③呼吸状態を改善するための方法を理解し実施できる

看護計画	実施・結果	評価・考察
OP： ・バイタルサイン ・呼吸状態（数，リズム，深さなど） ・呼吸困難の有無 ・肺音 ・チアノーゼの有無 ・検査データ（血液ガス分析値，呼吸機能検査，SpO₂，胸部 X-P） ・咳嗽の有無程度 ・喀痰状況 ・疾患の受け止め ・内服状況 ・理解度 ・酸素療法状況 TP： ・酸素療法 ・呼吸法の指導（口すぼめ呼吸，腹式呼吸） ・体動後の深呼吸を促す． ・粘稠な痰の喀出方法の指導（制限内での水分摂取，ネブライザー，室温湿度の調整など）． ・感染予防行動について説明． EP： ・呼吸方法，喀痰方法を説明． ・（入院中）トイレ歩行，体動時，呼吸困難が急激に悪化した場合ナースコールすることを説明する． ・（退院後）異常時，受診行動が取れるように説明． ・感染予防行動について（手洗い・うがい・予防接種など）	呼吸方法について確認すると，「呼吸の方法は口をすぼめるのを聞いたことがある．ときどきしていたかな」．口すぼめ呼吸，腹式呼吸について指導すると，「そうそう，やっぱり教えてもらったことある．これからはするようにするわ」と言う． 体動後の深呼吸についても声かけを実施． 咳嗽・喀痰は入院時よりかなり軽減したが，引き続きみられている． 入院後ネブライザーを実施しているので，退院後も小型ネブライザーを準備することについて主治医と相談した結果，購入する方向となる．	現在の入院生活では活動範囲も限られているため，呼吸困難を感じることは少ないが，腹式呼吸・口すぼめ呼吸が必要時にできるように介入していく．方法については以前に指導を受けた経験があり，今回の指導でできるようになったと思われるが，必要時（実際に呼吸困難感が出現したとき）に実施できるかは未確認である． 効果的な喀痰喀出方法について，退院後も在宅でネブライザーを実施していくこととなったため，在宅で使用するネブライザーの機器の使用方法を指導していく．また，体位ドレナージや叩打方，振動法を指導していく．適切な水分摂取についても伝えていく．

短期目標：④日常生活の注意点を理解し実施できる（栄養・感染予防について）

看護計画	実施・結果	評価・考察
OP： ・身長，体重，BMI ・血液データ（TP，ALB，RBC，Hb，WBC，CRP） ・食事摂取量 ・食欲 ・活動状況 ・感染予防行動について（手洗い・うがい） ・インフルエンザ等　予防接種状況 ・感染兆候：発熱，頭痛，咳嗽，喀痰，痰の性状と量，など ・清潔行動について ・部屋の換気，温度，湿度など ・加湿器の使用状況	「息が苦しかったり，咳がひどかったもんで食事がとれてなかったらアッという間にやせたみたい」 食べられるときに食べるように伝え，高カロリー・高ビタミンの食事を心がけるように患者と家族（特に調理者である嫁に）伝えた．また，栄養相談には嫁も出席してもらい栄養士より指導を受けた． 感染予防について，患者・	栄養指導，感染予防についての指導は，患者と家族，通所施設の担当者にパンフレットを用いて，指導を行った． 退院後の調理者は嫁であるため，嫁にも栄養相談に同席してもらった． 患者の理解力も良好で，家族の協力も得られたため，スムーズに日常生活の栄養と感染予防の注意点については理解できた．退院後の

看護計画	実施・結果	評価・考察
TP： ・栄養士に食事指導を依頼 ・外出時のマスク着用について伝える ・家族および通所施設の担当者に気管支拡張剤（テオドール®錠 400mg 夕食後）と去痰剤（ムコダイン®錠 1500mg 分 3）を内服していること，感染しやすく，感染により重篤になりやすい疾患であることを伝える。 EP： ・栄養管理の重要性を伝える。 ・疾病により，呼吸筋仕事量の増加や代謝亢進などで必要エネルギー量が増大している。そのため，必要摂取エネルギーの確保が重要であることを伝える。 ・感染予防行動励行の重要性を伝える。 ・感染が疾病を重篤にすることを伝える。 ・排痰方法を指導する。 ・食事摂取について，高カロリー・高ビタミンが摂取できるように指導する。	家族・通所施設の担当者にパンフレットを用いて，感染予防行動の必要性・実際の行動について指導した。	実行については，退院後フォローしていく必要がある。

⑤ 看護過程展開のまとめ

在宅酸素療法を高齢者が開始し，新たな状況に適応していくことは簡単なことではない。本事例ではゴードンの機能的健康パターンをもとに分析を行った。そこから高齢者によくみられる問題ならびに「強み」に注目した。本事例の場合，高齢者によくみられる「認知—知覚パターン」には問題がなく，疾患の影響である「健康知覚—健康管理パターン」「活動—運動パターン」などに問題が存在していた。また，「強み」として「価値—信念パターン」が分析され，M さんの場合『人に迷惑をかけたくない』という思いが HOT の自己管理への意欲の一助となっていくとよいと考えられた。

しかし，M さんに理解力，自己管理能力があったとしても，家族や通所している施設の担当者も M さんの疾病・管理状況を把握しておく必要はあるため，M さんだけに指導するのではなく，家族や通所施設の担当者に HOT や疾病管理の方法を指導しておく必要がある。

高齢者に対する看護を行う際，その人の生きてきた歴史・背景を十分に理解し，そのうえで現状を詳細に分析することで，「問題」「強み」を明確にし，その人を尊重した QOL の向上をめざした看護を実施していくことが重要である。

[参考文献]
1. マジョリー・ゴードン，佐藤重美著（1998）。ゴードン博士のよくわかる機能的健康パターン。照林社。
2. 江川隆子編（2016）。ゴードンの機能的健康パターンに基づく看護過程と看護診断 第 5 版。ヌーヴェルヒロカワ。

II 事例編　425

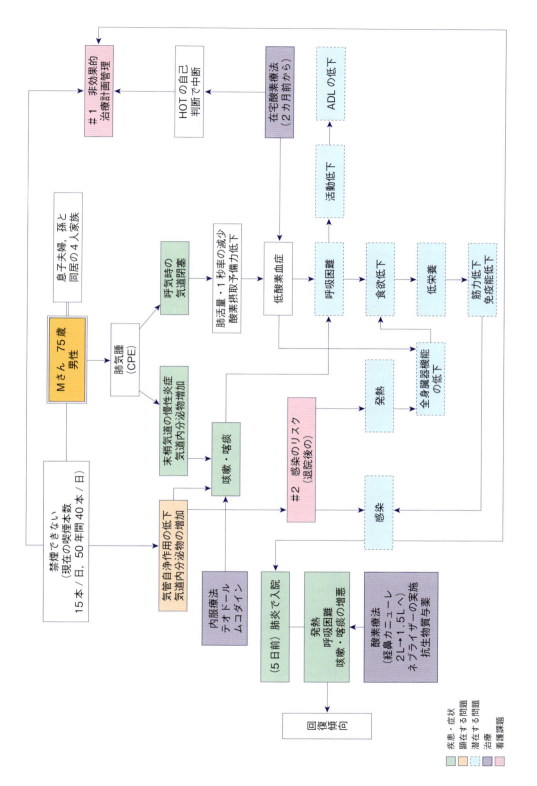

Mさんの関連図

426　第8章　老年看護に活用できる理論と事例

> **事例 3**　大腿骨頸部骨折で緊急入院した超高齢者
> —クリティカルパスの活用によりスムーズに回復期リハビリ病院へ転院—

Sさん（女性，95歳）の事例

急性期病院入院から受け持つまでのSさんの概要（基本的条件づけ要因）

項目		概要
医学的診断・治療	診断名	左大腿骨頸部骨折
	既往歴	80歳：脳梗塞（右下肢軽度麻痺） 92歳：右大腿骨頸部骨折 95歳：意識消失発作
	現病歴	(1) 入院までの経過 　自宅でトイレから戻ろうとした際に転倒．受傷機転はおぼえておらず．救急受診され，左大腿骨頸部骨折 Garden Ⅲ[*1] と診断，手術・リハビリ目的で緊急入院となった． (2) 実施された主な検査結果・現在の治療 　入院当日，左人工骨頭置換術を受ける．在宅復帰希望であり，大腿骨近位部骨折地域連携クリティカルパス[*2] で入院となる． (3) 入院から受け持つまでの経過（3日間） 　入院当日，左人工骨頭置換術を施行された．術中，出血量少なく，術後の循環動態，呼吸状態も安定していた．術翌日より離床開始となる．患側下肢は全荷重可で，看護師の介助で車椅子の移乗ができていた．術後貧血（Hb：10.8 mg/dL，RBC：3.60）に対して，MAP2単位実施．定期処方のロキソニン®3錠／日で疼痛コントロールをはかる．「自分で何もできない，赤ちゃんみたいやね」と涙ぐむことがあった．家族，医療者のかかわりにより，「歩けるようになりたい」とリハビリに対し積極的に取り組む姿勢がみられた．
健康状態（現在のADLの状態）		FIM（機能的自立度評価法）：運動項目合計＝38点，認知機能項目合計＝29点，合計＝67点．HDS-R（長谷川式認知症スケール）：16／30点
資源利用の可能性と適切性		要支援2．デイサービス週2回．三男夫婦は健康，協力的である．
生活パターン		デイサービスと通院のほかはほとんど外出することなし．屋内4点杖，屋外シルバーカー使用．室内ADLはほぼ自立していた．
家族システム		三男夫婦と同居． 入院1カ月前に意識消失発作あり，精査予定であった．そのため意識消失の原因がわからない状態でリハビリをすることに不安あり．入院中の精査を希望．リハビリ転院については理解良好であった． 三男夫婦が毎日面会で来院していた．

---

*1 Garden Ⅲ：内側骨折のうち，完全骨折で転位が軽度なもの．関節包内の骨折で，骨膜がなく骨膜性の癒合がない，血行障害を起こしやすい，骨折部に剪断力が働きやすいことから，治療が難しいとされている．
*2 地域連携クリティカルパス：利用者が安心して医療を受けることができるよう診療にあたる複数の医療機関が役割分担をふまえ，施設ごとの治療経過や診療ガイドライン等に基づく診療内容，達成目標などを明示した共通の診療計画書のこと．現在，対象疾患は大腿骨頸部骨折と脳卒中である．

項　目	概　要
環境要因	一戸建て．一階居室．トイレ洋式，手すりあり．居室からすぐの距離．風呂手すりあり．
発達状態	夫はすでに他界．自分のことは自分でやり，家族に迷惑をかけたくないという思いがあるが，高齢であり他人に世話になることも受け入れられている．

❷ アセスメント（オレムの看護理論を活用）

〔1〕オレム理論を活用する背景

　オレム（Orem, D. E.）はセルフケアについて「個人が生命，健康，および安寧を維持するために自分自身で開始し，遂行する諸活動の実践である」[1]としている．つまり，セルフケアとは健康的に生きていくために自分自身が自分の力で自分自身のために行うケアである．そしてセルフケアが必要とされる要件として，①普遍的セルフケア要件，②発達的セルフケア要件，③健康逸脱に対するセルフケア要件を定義している（表8-2）．人はそれらのニードを満たすためにセルフケア行動を起こすとしている．何らかの病気や障害によって療養生活を送る人の場合，これらの要件に加えて治療上必要なケアを検討する必要がある．これを「治療的セルフケアデマンド」とよんでいる．

　高齢者では，病気や加齢による心身の機能低下は避けられず，健康に生きていくためのニードがより高い状態にある．高齢者であっても自らニードを満たすことができる部分があり，すべてを援助することが看護ではない．その人の条件に応じて健康的に生きていくために必要なセルフケア能力を補い，代行し，支援することが看護である．その人の条件とは，前述した3つのセルフケア要件と治療的セルフケアデマンドの両者に影響を及ぼすものであり，「基本的条件づけ要因」（表8-3）としている．以上，表8-2，8-3に掲げた項目についてみていくことで，看護の対象を理解することができる．

〔2〕オレム看護理論の枠組みによるアセスメント

　セルフケア能力（セルフケアエージェンシー）と治療的セルフケアデマンドを査定し，両者のバランスをみて，不足があれば，看護師（ケアエージェント）によって，看護を提供する（図8-2）．セルフケア不足に対する援助には，5つの方法（表8-4）がある．両者のバランスは時間とともに変化する．それに伴い，必要な看護を査定し，上述の援助方法を適切に活用していくことが必要である．セルフケア能力には，どのような内容（要件）が含まれているかを表8-5に示す．

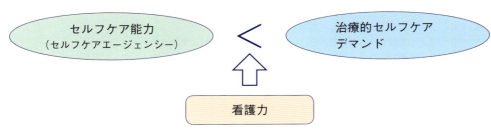

図 8-1　セルフケア不足

428　第8章　老年看護に活用できる理論と事例

患者のセルフケア能力のどの部分に制限があり，どこが不足しているのかを理解することで，どのように働きかければ，セルフケア能力が高められるかがみえてくる．

表 8-2　セルフケア要件

普遍的セルフケア要件	1. 十分な空気摂取の維持 2. 十分な水分摂取の維持 3. 十分な食物摂取の維持 4. 排泄過程と排泄物に関するケアの獲得と維持 5. 活動と休息のバランスの維持 6. 孤独と社会的相互作用のバランスの維持 7. 人間の生命，機能，安寧に対する危険の予防 8. 人間の機能と発達の促進
発達的セルフケア要件	1. 生命過程を支え，発達過程を促進する状態 2. 人間の発達を阻害する可能性のある状態に対するケアの提供
健康逸脱に対するセルフケア要件	1. 適切な医療援助を求める能力，およびその医療援助を確保する能力 2. 病気の病理学的諸状態の影響を自覚する能力，病理学的諸状態の結果に対して注意を払う能力 3. 医学的に指示された諸方策の理解と，諸方策の効果的実行 4. 医療ケアから生ずる不快な点や副作用に対する留意と，悪化防止のための自主規制 5. 特殊な健康状態にあることの受け入れ，特別なヘルスケアの必要性の受け入れ 6. 健康障害から生ずる諸症状とうまく付き合いながらの生活修正能力

表 8-3　基本的条件づけ要因

①年齢，②性，③発達状態，④健康状態，⑤文化的社会的指向，⑥ヘルスケアシステム（医学的診断や治療法など），⑦家族システム，⑧生活のパターン，⑨環境要因，⑩資源の利用可能性と適切性

表 8-4　援助方法

1. 他者に代わって活動または行動する
2. 他者を指導し方向づけする
3. 他者を支持する
4. 発達を促進する環境を提供する
5. 他者を教育する

表 8-5　セルフケアの内容

1. 自分自身の健康に注意を払い，生活環境に注意を向ける
2. セルフケアを実行し，継続できる力
3. セルフケアを適切に実施できる運動能力，身体各部のバランス
4. セルフケアがなぜ必要なのかの判断
5. 動機づけ（目標を定め，自分の生活や健康に有益だと理解できる）
6. セルフケアを行うと自ら決断し，実践する意欲
7. セルフケアの実践方法について，正しい知識をもち，記憶し，実践する力
8. セルフケアを適切に行える状況判断力，知力，技術力，コミュニケーション力，関係形成力，実行力
9. 現在のセルフケア状況を，過去・将来と結びつけ，健康を達成しようとする力
10. 一貫してセルフケアを実践し，個人として，また，家族・コミュニティの一員として生活する力

〔3〕アセスメントのポイント

　超高齢者であるＳさんが，緊急手術を受け，入院生活を余儀なくされることにより，心身にどのような影響を受けるだろうか．そして，術後の合併症や回復過程に支障をきたすような老年症候群を予防し，もとの生活に戻るためにどのような援助が必要であるか．表8-2のセルフケア要件にそって検討し，以下に記載する．

アセスメントの視点と内容

セルフケア要件	情　報	アセスメント	課題の明確化（セルフケア不足）
健康逸脱に対するセルフケア要件	左大腿骨頸部骨折 Garden Ⅲ．人工骨頭置換術施行．深部静脈血栓症（以下，DVT）高リスク，DVT 予防ケアを術直後より開始する．創感染予防のため，術中から術翌日まで抗生物質の点滴を実施した．術後3日目，創部ドレーン抜去．創部の感染徴候認めず． 入院1カ月前に，意識消失発作あり．精査予定であった．入院中に循環器科と脳神経・脳卒中科受診予定である． 入院時，せん妄スクリーニングにてハイリスクと判断し，せん妄予防に努めた． ［処方薬］ ロキソニン®3錠／日，セルベックス®3カプセル／日． ［かかりつけ医処方］ フランドル®2錠／朝，カルブロック®1錠／朝，ベシケア®1錠／朝． 入院前までは，家族が服薬管理を行っていた． ［バイタルサイン］ 血圧：110〜130／60mmHg 台 脈拍：70〜80台 体温：36.0℃台で経過 呼吸：SpO₂：95〜97％，労作時の息切れなし．	①骨接合術では，術後の免荷制限があり，制限を守りながら離床することは難しい．また，超高齢者の場合，長期臥床が老年症候群を引き起こすため，人工骨頭置換術施行となった．予定どおり，術後2日目からリハビリが開始できている． ②現在までは創感染の徴候なく，引き続き感染徴候に留意していく必要あり． ③超高齢者，脳梗塞の既往等からDVT ハイリスク状態であり，予防ケアと異常の早期発見・対処に努める必要がある． ④術後の脱臼予防の必要性は理解しているが，予防的生活行動をとれていない． ⑤3年前に当院で右大腿骨頸部骨折により同手術を受け，杖歩行レベルまで回復している．今後，前向きにリハビリに取り組めば，回復するだろうという動機づけにはなると考える． ⑥高血圧に対しては降圧薬でコントロール良好．リハビリに支障をきたすような心疾患，呼吸器疾患等はみられないことから，リハビリ制限はないと考える． ⑦創部痛（大腿部痛）があるが，離床やリハビリには積極的に取り組んでいる．引き続き疼痛コントロールをはかっていく必要あり． ⑧意識消失発作が今回の転倒に関連していたかは不明である．意識消失発作が循環器系や脳神経系の異常によるものか，転倒リスクとなりえるか的確に評価し	①心身の回復に早期離床，リハビリが必要なことは理解できている．術後の経過にそってADL 拡大に向けた介助および指導が必要である． ②早期創感染，晩期創感染の知識は不足している．感染徴候がないか観察を行い，早期発見・対処に努める． ③DVT 徴候，予防行動の知識と技術は不足している． ④股関節脱臼予防行動の必要性は理解しているが，自ら行える行動は制限されている．術後早期は脱臼しやすく，看護師の介助により脱臼予防に努める．徐々に主体的に脱臼予防行動がとれるよう指導する． ⑤日常生活やリハビリの進行に影響がないように疼痛コントロールをはかっていく． ⑥せん妄や認知機能の低下をきたさないよう予防的ケアが必要である．

430　第8章　老年看護に活用できる理論と事例

セルフケア要件		情　報	アセスメント	課題の明確化 （セルフケア不足）
			ておく必要がある. ⑨95歳，認知機能の低下，脳梗塞の既往といった脳の脆弱性に加え，緊急手術や環境の変化および疼痛などによりせん妄ハイリスク状態にある．せん妄や認知症悪化を予防するための知識や技術は不足している.	
普遍的セルフケア要件	空気	SpO$_2$：96％前後 労作時の息切れ，動悸等なし．循環器科受診で年齢相応の心機能であると診断されている． 本整形外科病棟は呼吸器内科との混合病棟であり，医療者が呼吸器感染症の媒介者となる可能性がある.	術後早期離床がはかれ，肺合併症を起こすことなく経過している．リハビリに支障をきたすような呼吸器疾患はない．他者からの呼吸器感染症の予防に努める必要あり.	肺合併症や呼吸器感染症の知識，予防的ケアの技術は不足している.
	水分	朝食時に牛乳，お茶など1000mL／日． DVT予防の必要性を理解し，自ら水分摂取に努めている．お茶等を準備することはできない.	DVT予防に水分摂取が必要である．ベシケア内服により頻尿はないが，頻尿を気にして水分摂取を控えるようなことがないか，水分摂取状況を確認していく.	必要な水分摂取ができるよう飲み物を準備し，水分摂取状況を確認する.
	食物	やわらか食1600kcal．8～10割摂取．総義歯に支障なし．偏食なし．30分以上かけて，ゆっくりと摂取する．嚥下状態良好． TP：5.7，Hb：10.8. 身長：140㎝，体重：40kg	嚥下機能に問題なく，必要なカロリーは摂取できている．術後，軽度の貧血と低栄養を認める．引き続き全身状態と貧血，栄養状態について確認していく必要あり.	創治癒促進と運動能力回復に必要な栄養に関する知識は不足している．術後回復過程に応じた適切な栄養管理が必要である.
	排泄	術後2日目で膀胱カテーテル抜去．尿意あり．看護師介助により術翌日からトイレ排尿可能．夜間のみポータブルトイレ使用． 便意あり．「術前より4日排便がなかった」と自ら看護師に伝える．テレミンソフト®座薬を使用し，排便がみられる.	尿意・便意あり，ナースコールで的確に伝えることができる．術後疼痛あり，起き上がり，車椅子移乗，排泄動作に時間がかかるため，余裕をもって知らせてもらい，安全に一連の行動が行えるよう援助する必要がある．排泄行動の自立に対する意欲が強く，他者の援助を必要とすることが自尊感情の低下につながる可能性がある．排泄行動の自立に向けて，回復過程にそいながら安全に行えるよう介助および指導していく必要がある.	股関節脱臼予防に配慮し，安全に排泄行動を行うための知識と技術が不足している．回復過程にそって安全に排泄行動が自立していくように介助および指導していく必要がある．介助するときは羞恥心や自尊感情を考慮した対応を心がける.
	活動と休息	術後3日目からリハビリ開始となるが，血圧の変動みられ	体動時の疼痛はあるが，術翌日より離床できている．もとのように	股関節脱臼予防に対する知識・技術が不

セルフケア要件	情　報	アセスメント	課題の明確化（セルフケア不足）
	ず．体動時，左大腿部痛あり．定期ロキソニン®S内服のみで疼痛緩和がはかられている．股関節脱臼予防への配慮は十分にできていない．睡眠は，21時最終排尿後，朝まで入眠できる．睡眠薬の使用なし．短時間の午睡あり．	歩けるようになりたいという思いが強く，リハビリに対しても意欲的である．回復への焦りや他者への遠慮が，危険行動につながらないように配慮していく必要がある．脱臼予防行動は，外転枕の使用など適宜介助および指導が必要である．	足している．脱臼予防に努めながら，安心して活動できるよう援助が必要である．
孤独と社会的相互作用	三男夫婦の毎日面会あり．身の回りの世話をする．同室者とは年代が違うため，挨拶を交わす程度である．医療者には，自分の要望や思いを伝えることができている．	超高齢者であり，入院前より生活範囲は縮小しているが，同居家族との生活に十分満足している．入院後も，家族や医療者，ほかの患者との交流により，安心して療養できる人的環境を整えていく必要がある．	家族，医療者，他の患者などと良好な交流が保たれるよう援助していく必要がある．
危険の予防	看護師介助下での車椅子移乗であり，必要時ナースコールを押せている．排泄終了後もナースコールで知らせることができる．転倒＝骨折という認識があり，転倒予防行動ができている．入院前の意識消失発作が転倒の原因でないかという不安がある．両眼白内障の手術を受けている．年齢相応の難聴があり，視力・聴覚ともに日常生活に支障はない．年齢相応の記銘力の低下はあるが，判断力，理解力，意欲など十分に保たれている．	転倒予防への認識は高く，必要な援助は求めることができる．年齢的にも骨粗鬆症は避けられず，転倒が骨折につながる可能性が高い．また意識消失発作について，転倒との因果関係を明らかにし，必要な治療や対応策を検討していく必要がある．転倒恐怖心が強まることが生活範囲の狭小化をまねき，QOLを低下させるため，主体的に転倒予防に取り組みながら活動ができるよう支援していく必要がある．	転倒・骨折のハイリスク状態であることは理解しているが，転倒予防に関する知識・技術は不足している．主体的に転倒予防行動をとりながら，活動ができるように支援していく必要がある．
正常性の促進	Sさん：「3年前にもこけて，手術したのに．またこけてしまった」「何もできなくて，赤ちゃんみたいやね」「こんなことしてもらって，情けないわ」「もとのように歩けるようになるかな」と涙ぐむ．三男：「こんな部屋にいたら母親の頭がおかしくなる．部屋を換えて下さい」．同室者の認知症高齢者の様子をみて，不安を訴えた．病室の移動により，不安は解消された．	超高齢者であり，心身の衰えは仕方がないが，できるだけ家族の負担にならず，人生の最期を家族とともに過ごすことを希望している．そのため，歩いてトイレに行けるようになるかどうかが，自己概念の混乱につながる可能性がある．三男は，母親が入院を契機に寝たきりや認知症になることを心配している．入院中も家族との交流が保たれるよう配慮していく必要あり．Sさんと家族の思いを傾聴し，もとの生活に戻れるよう心身ともに支援していく必要がある．	適切に現状認識をする能力があることにより，今後の生活の見通しがつかないことへの不安や自己概念の混乱を生じやすい．人生で培われてきた英知と家族や医療者の情緒的支援により，自己概念の混乱が生じず，発達が促進されることが必要である．

432　第8章　老年看護に活用できる理論と事例

セルフケア要件	情　報	アセスメント	課題の明確化 （セルフケア不足）
発達的セルフケア要件	上記，正常性の促進の欄を参照．年齢的に心身の衰えは避けられないと自覚し，他者の助けを適切に求めることができている．子どもなど家族との情緒的つながりを大切にしている．	加齢や病気による心身の衰えにうまく適応しており，また配偶者の死など喪失体験を乗り越え，先祖や家族とのつながりを大切にして，人生の最終章を有意義に過ごすことができている．現在のところ発達課題の達成に支障をきたしていないと考える．	（正常性の促進と同様である）

❸ 全体像

関連図参照

❹ 看護過程の展開

〔1〕優先度の高い看護課題

#1：術後合併症や老年症候群の予防，およびリハビリテーションに対する知識・技術が不足している．

#2：術後の脱臼予防や転倒予防についての知識・技術が不足している．

#3：ADLの低下が，自尊感情の低下や自己概念の混乱を引き起こし，セルフケアの意思決定や実行の制限となる可能性がある．

〔2〕看護目標

長期目標：術後合併症や老年症候群を生じず，在宅療養に向けて回復期リハビリ病院へ転院できる．

短期目標：①回復過程に支障をきたすような術後の合併症（創感染，肺合併症，DVT等）や老年症候群を起こさない．

　　　　　②術後の脱臼予防や転倒予防についての知識・技術を習得し，安全に日常生活を送ることができる．

　　　　　③排泄行動が自立することにより，自尊感情を保つことができる．

〔3〕看護の実践

上記の短期目標①，②について以下に記載する．

Ⅱ　事例編　433

短期目標：①回復過程に支障をきたすような術後の合併症（創感染，肺合併症，DVT 等）や老年症候群を起こさない

看護計画		実施・結果	評価・考察
患者の行動	看護師の行動		
①創部を清潔に保つ．創部に異常を感じたら，速やかに医療者に知らせる． ②指示された食事を摂取する． ③食事，排泄などでは車椅子へ移動して，できるだけ離床する． ④深呼吸，排痰を促すための咳嗽，口腔ケアを実施し，肺合併症を予防する． ⑤DVT 徴候の出現時は速やかに医療者に伝える． ⑥弾性ストッキングの着用，下肢の自動運動を行う． ⑦休息を取り入れながら，筋力低下，骨粗鬆症の予防のために生活行動およびリハビリに取り組む．日常生活やリハビリに支障をきたすような痛みがあれば，速やかに医療者に伝える． ⑧日常生活上の事柄について自己決定し，医療者や家族に伝える（どの服を着るか，何時に入浴するか，どこで食事をとるかなど）．治療やケア，日常生活などに対して疑問なことや，不安なことなどがあれば，遠慮せずに医療者に伝える．	①創部の観察，包交介助を実施する．創部の清潔保持について指導する． ②食事摂取状況の観察，補食の内容を確認する．栄養状態の評価を週１回実施する． ③食事時，排泄時は車椅子への移乗介助する． ④肺合併症予防の具体的方法の指導，実施状況の確認．バイタルサイン，呼吸状態の観察を行う． ⑤DVT 徴候（局所の急性疼痛・発赤・腫脹・圧痛など，ホーマンズ徴候），PTE 徴候（呼吸異常，胸痛・頻脈など），水分摂取状況の確認． ⑥DVT 徴候と予防ケアの必要性を説明する．下肢自動運動の方法，水分摂取の目安を指導する．毎日１回，下肢清拭と弾性ストッキング着用を介助する． ⑦筋力低下，骨粗鬆症の進行を防ぐために活動の必要性を指導する．ADL，リハビリの実施状況，疼痛の有無や程度を確認する．週末は看護師によるリハビリを行う．日光浴ができる環境を整える． ⑧認知機能の低下を防ぐために，家族，医療者，他患者との交流の機会をつくる．日常生活範囲内の事柄について自己決定ができるよう意思表出を促すようにかかわっていく．常に，訪室するときは医療者の用件だけを伝え済ますのではなく，何か話したそうにしている	①②について 包交時は「創は大丈夫？痛くないよ」と創治癒に関心を示した．感染徴候なく術後５日目にガーゼ除去，術後 14 日目全抜鈎となった．「栄養をつけてリハビリ頑張らないとね」と時間をかけて毎食ほぼ全量摂取できていた．回復過程に影響を及ぼすような低栄養・貧血は認めなかった． ③④について 術翌日より「トイレに行きたい，車椅子に乗せてくれる？」と積極的に離床できていた．食事も必ず車椅子に座り摂取できていた．術後の肺合併症を起こさなかった．年齢相応の嚥下機能の低下があり，ときおり食事時のむせがみられたが，一口量を少なく，時間をかけて摂取すること，咳嗽を促すことにより誤嚥性肺炎を予防することができた． ⑤⑥について 術後早期から DVT 予防ケアの指導を行い，下肢自動運動や早期離床に積極的に取り組むことができた． また，「今日は足拭きまだです．靴下もはかせてくれる？」と看護師にケアを要求することもできていた．転院まで DVT 発症なく経過した． ⑦について 「じっとしているとよけいに動けなくなってしまう」と疼痛コントロールをはかりながら，離床，リハビリに積極的に取り組むことができていた．また「ちょっとこけただけで骨折するなんて，骨が弱いからですね」と話し，カルシウム強化の牛乳やウェハースなど補食を摂取していた．デイルームへ散歩して日光にあたるなど，骨粗鬆症予防ケアを日常生活に取り入れることの大	Sさんは超高齢者であり，年齢相応の心身の機能の低下があったが，手術による心身の機能の低下を最小限にくいとめることができたと考える． Sさんは認知機能の低下はあったが，回復への意欲は高く，早期離床やリハビリに積極的に取り組み，最大限に心身の機能の回復を引き出すことができたと考える． 入院当初は自分でできないことに悲観的となり，涙する場面もあった．しかし，予測される回復の見込みを説明しながら，日常生活やリハビリを進めていくことや，「歩いてトイレに行けるようになりたい」という目標を医療者とSさん・家族が共有し，協働して計画を実施することにより，最後までリハビリ意欲の低下をきたすことなく，順調な回復過程をたどることが

434　第8章　老年看護に活用できる理論と事例

看護計画		実施・結果	評価・考察
患者の行動	看護師の行動		
	ような様子はないか，Sさんの言動に関心をもってかかわる．同じことを繰り返し聞かれても，そのつど丁寧に応対するよう心がける． ⑨日めくりカレンダーや時計で日時の確認をSさんとともに行う．パスシートにそってその日の予定や回復の目安を話す．日課にそって一日を過ごしてもらう．	切さを理解し，取り組んでいた． ⑧⑨について 日常生活上で支障をきたすような認知機能の低下は認めなかった．朝の喫茶時間やパジャマの選択，身だしなみなど自分らしい生活スタイルを維持することができた．また「隣の患者さん，退院するの？いいなぁ．私も早く家に帰りたい．いつ頃歩けるようになるかな」など，医療者へ自分の思いを表出することができていた．「Sさんの年齢でここまで回復されるのは，すばらしいことですよ」と話すと満足そうな様子であった．	できたと考える．

短期目標：②術後の脱臼予防や転倒予防についての知識・技術を習得し，安全に日常生活を送ることができる

看護計画		実施・結果	評価・考察
患者の行動	看護師の行動		
①術後脱臼予防の必要性について理解する． ②患側下肢の異常があれば，医療者に伝える． ③脱臼予防に注意した日常生活上の動作を行う．必要時，介助を受ける． ・術後3日目までは，看護師の介助により体位変換，起き上がり動作を行う．体位変換クッションの使い方を学ぶ． ・患側のズボン・下着の足通しは介助を受ける． ・患側は介助にて靴下をはく． ・上体を倒して靴をはかない，両足を使ってはく． ・床に落ちた物は，リーチャーでひろう． ・車椅子のフットレストは自分の手で操作せず，	①脱臼の徴候がないか観察する． ・患肢の急激な疼痛の増強がないか． ・患肢の極端な短縮がないか． ・患肢の屈曲，内転，内旋がないか． ②パンフレットを用いて脱臼肢位について説明する． ・術側の股関節を深く曲げる（90°以上）動作． ・術側の脚をひねる動作（内旋45°以上，外旋40°以上）． ・正座 ・術側の脚を下にして横向きになる動作． ③日常生活上での脱臼予防について指導する． ・体位変換の方法（仰臥位の状態で体位変換用	①②について 「3年前にも手術したから，脱臼の話は聞いたことがあるよ」と理解を示した． 入院中，脱臼徴候は認めなかった． ③について 術後3日目までは体位変換は介助にて行い，その後は自分でクッションを用いるように練習をした．靴下，ズボンについては，もともと家族の援助を受けていたこと，自助具の使用方法を習得するのが困難と考えられ，術側は介助を受けることとした．「着替えたいから，手伝ってね」と自ら援助を求めることができていた． また，「靴をベッドそばに置いてね」とはきやすい位置を看護師に伝え，自分で靴の着脱を行っていた． 車椅子のフットレスト操作は，	脱臼予防の必要性は理解していたので，具体的方法を記憶力の低下を補うようパンフレットを用いて繰り返し説明したことは効果的であったと考える． Sさんのセルフケア能力を見極め，介助の範囲を明確に示したことで，Sさんがスムーズに介助を受けることができ，脱臼予防に努めることができたと考える．

看護計画		実施・結果	評価・考察
患者の行動	看護師の行動		
健側の足で操作する. ・シャワー浴は介助. シャンプーなど必要物品は手の届く範囲に置く. 術側の下腿, 足は介助で洗ってもらう. ④転倒予防についての知識・技術を学ぶ.	クッションを股間に深く入れる. クッションの先端をつかみ側臥位になる). ・下着・ズボンのはき方 ・靴下のはき方 (ソックスエイドの使用). ・靴のはき方, 靴をはきやすい位置にそろえておくことを説明する. ・床に落ちた物のひろい方. ・車椅子のフットレストの操作方法. ・シャワー浴は部分介助で実施する. ④転倒要因をアセスメントし, 予防策について検討する. ⑤転倒予防について指導する.	健側下肢を使い操作できていた. シャワー浴は, 手の届く範囲は自分で行え, 下腿から足先は介助を受けることができていた. 床に落ちた物や棚の下に置いてある物をとるなど, 脱臼しやすい動作はとらずに, 看護師に依頼することができていた. Sさんは自立心が高く, 介助を受けることにより自尊感情が低下しないように, 声かけには十分配慮し, 援助した. ④頭部MRI, ホルター心電図を受け, 意識消失発作に関連する所見はみられなかった. 転倒・転落予防策にそって, 転倒予防に努め, 入院中転倒はなかった.	

❺ 看護過程展開のまとめ

　超高齢者は加齢による心身の衰えが顕著になり, 日々の生活を無事に送ることも難しくなってくる. さらに新たな病気や骨折などの外傷により健康が損なわれた場合は, それによる心身機能の低下を最小限に抑え, もとの生活に戻るまでに回復することは容易ではない. Sさんの場合も, 大腿骨頸部骨折を契機にADLの低下や認知症など老年症候群を引き起こし, 骨折が治癒してもQOLが低下することが予想された. そこで, Sさんのセルフケア能力を最大限に活かし, 離床・リハビリ・生活の再構築をはかるためにオレム理論を活用し, 必要な看護援助を検討した. 超高齢者であってもセルフケア能力をもっている対象者として理解することで, 過剰でもなく過小でもない看護援助を提供することが, セルフケア能力を高めるかかわりとなったと考える.

　Sさんのように, 排泄など他者の援助を必要とすることが, 自尊感情の低下や自己概念の混乱をまねき, セルフケアの動機づけや意思決定, 実行に悪影響を及ぼす可能性がある. Sさんも入院当初, すべてに介助を要する状態であり, 「何もできない. 赤ちゃんみたい」と涙ぐみ悲観的な言動がみられた. 回復の見込みを伝え, 回復過程に応じて必要なセルフケア行動がとれるように導き・支援することにより, 「一人でトイレに行きたい. 家に帰りたい」とセルフケアの動機づけを維持し, 実行できるようにかかわることができた. そしてSさんの努力により順調に回復過程をたどっていることをSさんにフィードバックすることにより, 自己効力感を高め, 自尊感情を維持することができたと考える.

　その人らしいエンド・オブ・ライフが送れるよう, より望ましい状態をめざし, 高齢者と家族,

436　第8章　老年看護に活用できる理論と事例

医療者らが協働してそれぞれの役割を果たすことが可能であることを，オレム理論を活用して再確認できた．

[引用文献]

1) ドロセア・E・オレム著，小野寺杜紀訳（2005）．オレム看護論：看護実践における基本概念 第4版．p. 42，医学書院．

[参考文献]

1. 金子道子編著（1999）．ヘンダーソン，ロイ，オレム，ペプロウの看護論と看護過程の展開．照林社．
2. スティーブン・J・カバナ著，数間恵子，雄西智恵美訳（1993）．看護モデルを使う① オレムのセルフケア・モデル．医学書院．
3. コニー・M・デニス著，小野寺杜紀訳（1999）．オレム看護論入門：セルフケア不足看護理論へのアプローチ．医学書院．
4. 竹尾恵子監修（2007）．超入門 事例でまなぶ看護理論 新訂版．学習研究社．

II 事例編　437

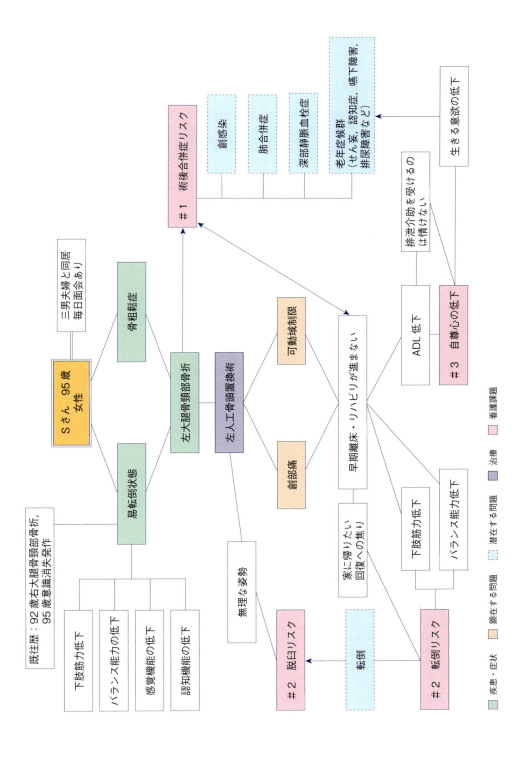

Sさんの関連図

事例 4　環境の変化によりBPSD*症候がみられるアルツハイマー型認知症の高齢者

Aさん（女性, 86歳）の事例

介護老人保健施設入所から実習生Tが受け持つまでのAさんの概要

項　目	概　要
診断名	アルツハイマー型認知症，糖尿病
既往歴	70歳代前半：腰椎圧迫骨折（入院），骨粗鬆症 70歳代後半：誤嚥性肺炎（入院） 80歳代前半：両眼白内障（手術）
現病歴	(1) 入所までの経過 　　70歳代後半よりアルツハイマー型認知症と診断され，徐々に症状が進行．日常生活は夫の介助のもとで何とか自立していたが，ここ1年，食べ方がわからなくなったり，入浴を拒否することが増えてきた．夫はAさんの対応に困り，どなってしまうこともあった．近所に住む娘がその状況をケアマネジャーに相談し，夫の介護負担軽減のため介護老人保健施設へ入所することとなった． (2) 実施された主な検査結果・現在の治療 　　糖尿病は食事療法（1500kcal），内服薬で血糖コントロール中．内服薬：アマリール®（0.5mg錠）朝1錠，アリセプト®錠（5mg）朝1錠． (3) 入院（入所）から受け持つまでの経過（2週間） 　　Aさんは日中自室で一人で過ごすことが多い．レクリエーションには参加を促すと参加している．他利用者とコミュニケーションはほとんどとらないが，スタッフが話しかけると返答し，笑顔もみられる．食事はスプーンを使い摂取できるが，主食ばかりを集中して食べ，おかずに手をつけないことがときどきある．また，おしぼりを口に入れたり，隣の人の食事に手を伸ばしたりするところがみられる．排泄は声かけをすればトイレでできる．入所前はみられなかったとのことだが，入所後ときどき尿失禁がみられ，尿とりパッドを使用している．入浴日は週2回（月・金）だが，入浴を拒否することがある．入所後3日目ごろから夕方になると，「家に帰らないといけない，息子が待っているので食事の準備をしないといけない」とそわそわし，出口を探し歩くことが毎日続いている．
現在のADLの状態	自立，BI：80/100点，IADL：5/8点
介護度・利用している介護サービス	要介護度3，認知症高齢者自立度Ⅱa，障害高齢者日常生活自立度A1． 入所までデイサービス週2回，昼食，入浴，レクリエーションに参加．
入院（入所）前の生活習慣	朝6時に起床，22時に就寝．デイサービスがない日は夫と買い物に行くこともあるが，外出せず部屋でテレビを観て過ごすことが多い． 夫が家事を行うが，簡単なこと（皿を並べる，洗濯物をたたむなど）は手伝えていた．趣味は手芸だが最近はしていない．夫婦で温泉旅行に年に1回行っていた．

---

* BPSD（behavioral and psychological symptoms of dementia）：認知症の行動と心理症状．中核症状に体調の変化や環境変化，身体・心理的要因等が加わって，さまざまな行動障害や精神症状をきたすもの．

項　目	概　要
家族構成	夫婦2人暮らし．子ども（別居）：息子2人，娘1人． 夫の健康状態は良好で，退職後は小学生に昔遊びを教える地域活動などに参加している． 長男夫婦と次男夫婦は遠方だが，長女は近所に住んでおり，ときどき様子を見にきていた．
特記事項など （本人の強み，他）	食べ物の好き嫌いなし

❷ アセスメント（ヘンダーソンの看護論を活用）

〔1〕ヘンダーソンの看護論を活用する背景

　ヘンダーソン（Henderson, V. A.）は人間の基本的欲求から看護ケアを引き出すという原理から，その著「看護の基本となるもの」において，基本的看護ケアにおける構成要素として14項目の指針をあげている（表8-6）．そして，「看護師の第一義的な責任は，患者が日常生活のパターンを保つのを助けること…（略）加えて，患者の活力を欠く無為な状態から脱出させるような活動を与えるという援助もする」こととしている[1]．つまり，対象の日常生活への援助を行うことを中心に考えられている．本事例においては，認知機能の低下に伴い，日常生活におけるさまざまな基本的欲求が満たされず，QOLの低下が考えられる対象者について，ヘンダーソンが述べた基本的看護ケアの構成要素の14項目から，対象の基本的欲求の未充足の原因・誘因を検討し，日常生活を整えQOLの向上をめざすという視点を中心に看護ケアを導き出すこととする．

　表8-6，8-7，8-8にあげた機能に関して対象者を助け，かつ対象者がそれらを行えるような状況を用意する．

〔2〕アセスメントの方向性

　基本的看護の構成要素は，ふつうは他者に助けてもらわなくてもできる呼吸，食事，排泄，休息などであり，健康な人であれば普段何気なく行っている活動である．したがって，アセスメントをするうえでは，その欲求を満たすことができているかどうかを考え分析をしていく．その分析の視点には，基本的欲求に影響を及ぼす常在条件（表8-7に示した内容に加え，対象者の生活背景，価値観などの個別性）を考慮していくことが重要である．さらに，基本的欲求を変容させる病理的状態で，表8-8に示したことに加え，対象の疾患や身体各臓器の機能までも含めてその影響を考えることが必要である．例えば，表8-6の「2．適切に飲食する」においては，身体的に食事を自分で摂取し，咀嚼，嚥下，消化，吸収ができるのかどうかというように，一連の動作，身体機能をイメージして考えるとよい．また，料理はできるのか，メニューに偏りはないのかといった知識面や，食欲があるかどうかといった精神面についても視野に入れて考えることが必要である．そうすることにより，満たされていない欲求の部分が明らかになり，看護師が支援する部分がみえてくる．

440　第8章　老年看護に活用できる理論と事例

表8-6　ヘンダーソンの基本的看護の構成要素14項目

1. 正常に呼吸する
2. 適切に飲食する
3. あらゆる排泄経路から排泄する
4. 身体の位置を動かし，またよい姿勢を保持する（歩く，座る，寝る，これらのうちのあるものを他のものへ変える）
5. 睡眠と休息をとる
6. 適切な衣類を選び着脱する
7. 衣類の調節と環境の調整により，体温を生理的範囲内に維持する
8. 身体を清潔に保ち，身だしなみを整え，皮膚を保護する
9. 環境のさまざまな危険因子を避け，また他人を傷害しないようにする
10. 自分の感情，欲求，恐怖あるいは気分を表現し，他者とコミュニケーションをもつ
11. 自分の信仰にしたがって礼拝する
12. 達成感をもたらすような仕事をする
13. 遊び，あるいはさまざまな種類のレクリエーションに参加する
14. 正常な発達および健康を導くような学習をし，発見をし，あるいは好奇心を満足させる

表8-7　基本的欲求に影響を及ぼす常在条件

①年齢，②気質，情動状態，一過性の気分，③社会文化的状態，④身体的ならびに知的能力

表8-8　基本的欲求を変容させる病理的状態

①飢餓状態，②急性酸素欠乏，③ショック，④意識障害，⑤異常な高体温をもたらすような温熱環境，⑥急性発熱状態，⑦局所的外傷，創傷および感染，⑧伝染性疾患状態，⑨手術前状態，⑩手術後状態，⑪疾病あるいは治療上指示された動けない状態，⑫持続性ないし難治性の疼痛

〔3〕アセスメントのポイント

　本事例では，Aさんの日常生活のパターンを保持するうえで優先順位が高く看護ケアを導くうえで重要となる項目について述べる．Aさんは現在みられるBPSDによって，その人らしく日常生活を過ごすという欲求がどのように阻害されているだろうか．この状態について表8-2-5の14項目に照らして観察すると，特に2，3，8，9，10，13のニーズについて重点的に取り上げ検討する必要性があると考えられる．以下にこれら6項目について記載する．

アセスメントの視点と内容

項　目	情　報	アセスメント	課題の明確化
2. 適切に飲食する	①食事はスプーンを使い摂取できるが，主食ばかりを集中して食べ，おかずに手をつけないことがときどきある．おしぼりを口に入れたり，隣の人の食事に手を	①③より 食事摂取方法についてはスプーンで自力摂取しており食事動作に関しては問題ないと考える．食事の食べ方については1つのものばかりを食べてしまっており，主食・副食をバランスよく食事を勧められるように見守る必要がある．また，アルツハイマー型認知症の中核症状の1つである失認がみられる．	認知症によるBPSDの1つとして異食がみられる．糖尿病があり，食事療法が実施されている中で，栄養状態の確認に加え，カロリーや血糖コントロールができるような支援が求められる．生命維持，

Ⅱ 事例編 **441**

項　目	情　報	アセスメント	課題の明確化
	伸ばしたりする. ②糖尿病は食事療法，内服薬で血糖コントロール中. ③アルツハイマー型認知症 ④70歳代後半に誤嚥性肺炎で入院 ⑤認知症高齢者自立度Ⅱa	①②より 他者の食事を食べてしまうことでカロリーの過剰摂取につながる可能性がある.また，食べ物ではないものも口に入れてしまう異食があるため誤って食事以外の異物を誤飲しないように配慮する必要がある. ④より 既往に誤嚥性肺炎を起こしたことがあるため，食事摂取時の咀嚼，嚥下状態の観察が必要. ②⑤より Ａさんは糖尿病があり現在食事療法，内服治療が行われている.入所前は夫が日常生活の世話をしており，食事についても夫が管理していたと思われる. 【不足情報】BMIや皮膚の状態，検査データ，入所前の食生活.	糖尿病合併症予防のためにアセスメントの優先順位は高い.
3.あらゆる排泄経路から排泄する	①排泄は声かけをすればトイレでできる. ②入所前はみられなかったが，入所後ときどき尿失禁がみられ尿とりパッドを使用. ③アルツハイマー型認知症	①〜③より 尿意を感じて排泄行動がとれるかどうかは情報が不足している.しかし，入所前はみられなかった尿失禁が入所後よりみられる.これは，アルツハイマー型認知症による短期記憶障害により，トイレの場所がわからず，失禁している可能性が考えられる.また，高齢になると新しい環境に適応することが困難になる.Ａさんも入所後間もなく，職員や利用者にもなじみの関係が十分にできておらず，尿意を訴えたり，トイレの場所を確認するなどの行動がとれていない可能性がある.さらに，Ａさんは高齢で下肢筋力の低下も考えられ，尿意を感じても間に合わず尿失禁となっている可能性がある.これらのことからＡさんの場合，機能性尿失禁が考えられる.機能性尿失禁は援助によって改善する可能性があり排泄のセルフケアを高める援助が必要である.	排泄はプライバシーや自尊心にかかわる生活行動である.現在みられるＡさんの自立性を尊重しながら援助を行い排泄のセルフケアが高まるかかわりが重要であり，アセスメントの優先順位は高い.
8.身体を清潔に保ち，身だしなみを整え，皮膚を保護する	①入浴日は週2回（月・金）だが，入浴を拒否することがある. ②温泉旅行にも年に1回行っていた. ③1年前からデイサービス2回／週	①〜③より Ａさんはもともと温泉好きであり，デイサービスでも入浴サービスを拒否していたとの情報はなく，入浴が嫌いではないと思われる.しかし，入所後から入浴拒否がみられている.なぜ入浴しないのか，本人の思いやもともとの入浴習慣を家族から情報収集する必要がある.入浴しないことにより清潔保持ができず，尿路感染などを起こすリスクや，皮膚の保護機	身体の清潔を保持することは，感染予防のみならず，人間関係を円滑に進めるうえで大切である.認知症により，身だしなみへの意識も低下しているが，女性として美しくありたいという欲求を尊重したかかわりが重要であ

項　目	情　報	アセスメント	課題の明確化
		能の低下を起こす可能性がある．清潔や身だしなみを整えられないことが他者との交流を妨げる可能性も考えられるため，できる限り身体の清潔保持，身だしなみを整える支援をすることが必要である． 【不足情報】 入所前の入浴習慣，入浴に対する本人の思い	り，アセスメントの優先順位は高い．
9. 環境のさまざまな危険因子を避け，また他人を傷害しないようにする	①アルツハイマー型認知症 ②入浴日は週2回（月・金）だが，入浴を拒否することがある． ③おしぼりを口に入れたり，隣の人の食事に手を伸ばしたりする． ④入所後ときどき尿失禁がみられ尿とりパッドを使用． ⑤入所後3日目ごろから夕方になると，「家に帰らないといけない，息子が待っているので食事の準備をしないといけない」とそわそわし，出口を探し歩くことが毎日続いている． ⑥デイサービスがない日は夫と買い物に行くこともあるが，外出せず部屋でテレビを観て過ごすことが多い．	①③⑥より Aさんはアルツハイマー型認知症による中核症状や高齢に伴う環境適応力の低下から，環境変化へのとまどい，居場所のなさから不安となり，徘徊がみられるのではないかと考えられる．また，高齢や運動量の低下に関連した下肢筋力の低下に加え，徘徊によって長時間歩き疲労することで，転倒のリスクがある．Aさんは自身で環境調整を行うことが困難であり，安心できる環境を提供し，人間関係を調整することにより精神状態の安定をはかる援助が必要である． ①より 隣の利用者の食事にも手を伸ばしていることから，利用者とのトラブルにつながる可能性も考えられる．自分で食事環境や周囲の環境を整えることができないため，援助する必要がある． ①⑤より 認知機能の低下から，入浴拒否があり，身体を清潔にすることができておらず，感染のリスクが高まる．尿失禁もあり，入浴をせず清潔が保持できないことで尿路感染のリスクも高まる．入浴以外に清潔を保持できる方法を考え，援助していく必要がある． 【不足情報】 他人を傷害するような行動の有無	Aさんは認知症により，自身の安全のために環境を適切に調整することが困難になっており，援助を必要としている．感染のリスクや転倒のリスクは健康状態に影響を及ぼす可能性があり，アセスメントの優先順位は高い．
10. 自分の感情，欲求，恐怖あるいは気分を表現し，他者とコミュニケーションをもつ	①アルツハイマー型認知症 ②デイサービスがない日は夫とともに一緒に買い物に行くこともある．夫も対応に困ることがあり，ときどきAさんにどなってしまうこともあっ	①～③より Aさんはアルツハイマー型認知症があり認知症高齢者自立度Ⅱaである．これは日常生活に支障をきたすような症状・行動や意思疎通の困難さが多少みられても，だれかが注意していれば自立できる状態であった．夫と2人暮らしをする中で夫とのコミュニケーションはとれていたと思われるが，ここ1年は夫が対応に困ることがあり，どなることもあったと	認知症により自分の欲求や気持ちを表現することが困難になってきている様子がうかがえた．他者へ思いが伝えられないことによる不安やストレスが，精神的な不安定さをもたらす可能性がある．精神的に安定し，おだやか

項　目	情　報	アセスメント	課題の明確化
	た． ③認知症高齢者自立度Ⅱa ④他利用者とコミュニケーションはほとんどとらないが，スタッフが話しかけると返答し，笑顔もみられる． ⑤入浴を拒否することがある． ⑥入所後3日目ごろから夕方になると，「家に帰らないといけない，息子が待っているので食事の準備をしないといけない」とそわそわし，出口を探し歩くことが毎日続いている．	いうため，Aさんが自身の思いを夫に伝えることが困難になってきていたのではないかと考える． ④より 入所後Aさんは他利用者との交流がないが，自身の思いを伝えることができないことも要因としてあるのではないかと考える． ⑤より 入浴拒否にも何らかの理由がある可能性があるが，本人はそれを説明することができないのではないかと考える．自分の思いを伝えられず，なじみのない施設で生活することはAさんにとってストレスとなり，精神的に不安定になる可能性がある． ⑥より 徘徊は周囲からすると無目的にみえるが，何らかの原因がある．Aさんの場合，見当識障害と不安から反応性に出現している徘徊の可能性や，何らかの身体，精神状態の異常や不快感の訴えによる徘徊の可能性がある．Aさんが自分の思いを表現できる援助や，その思いを代弁するなど，Aさんが安心して過ごせる環境づくりを行う必要がある．	に過ごすためのかかわりを考えるうえでアセスメントの優先順位が高い．
13. 遊び，あるいはさまざまな種類のレクリエーションに参加する	①Aさんは日中自室にて1人で過ごすことが多い．レクリエーションには参加を促すと参加する． ②他利用者とコミュニケーションはほとんどとらないが，スタッフが話しかけると返答し，笑顔もみられる．	①②より Aさんは入所によって，いままでと異なる環境で生活している．なじみの関係や場がないため，居場所がなく孤立している状態であると考える．レクリエーションに誘うと参加できるのはAさんの強みであり，Aさんが参加しやすい活動や，かかわりやすい仲間づくりを支援し，活動性を広げられるように支援する必要がある．	レクリエーション活動を通して，なじみの場，仲間づくりができる可能性があり，Aさんの精神状態を安定に導くかかわりを考えるうえでアセスメントの優先順位が高い．

 全体像

関連図参照

444　第8章　老年看護に活用できる理論と事例

④ 看護過程の展開

〔1〕優先度の高い看護課題

　Aさんは，アルツハイマー型認知症による中核症状（失行，失認，記憶障害）に加え，自分の思いを他者に伝えることが難しくなっていることや，入所2週間という間もない環境において，その変化に適応できず，精神的に不安定な状態となっていることが考えられる．その結果，徘徊や異食，入浴拒否などのBPSDが出現している可能性がある．また，食事，更衣，排泄，清潔などに関して，見守りや一部介助が必要になっており，セルフケア不足の状態であると考えられる．さらに，加齢に伴う変化としてバランス能力の低下やつま先の高さの減少，下肢筋力の低下が生じやすい．このことに加えて長時間の徘徊では疲労も加わり転倒リスクが考えられる．これらのことから以下のことを看護課題とする．

> ＃1：認知症の中核症状，環境の変化，思いを伝えることが困難な状況によるストレスに関連した精神的不安定状態．
> ＃2：認知機能の低下，BPSDに関連したセルフケア不足（食事，清潔，更衣，排泄）．
> ＃3：下肢の筋力低下，徘徊による転倒リスク．

　徘徊は精神状態が不安定なことからくる，BPSDの1つとして考えられる．これは，環境の調整や，対応方法によって改善する可能性がある．よって優先度の高い看護課題は「＃1：認知症の中核症状，環境の変化，思いを伝えることが困難な状況によるストレスに関連した精神的不安定状態」とし，その看護計画を立案する．

〔2〕看護目標

長期目標：精神的に安定して生活リズムが整い，施設でおだやかな生活を送ることができる．
短期目標：①なじみの関係を築くことができる．
　　　　　②徘徊が減少し，おだやかにデイルームで過ごす時間が増える．

〔3〕看護の実践

短期目標：①なじみの関係を築くことができる

看護計画	実施・結果	評価・考察
OP： ①精神状態（抑うつ,せん妄の有無） ②表情 ③日中の過ごし方 ④同室者との関係 ⑤話し相手の有無 ⑥レクリエーションへの参加状況 ⑦趣味 ⑧視力，聴力，手先の動き TP： ①集団レクリエーションではコミュニケーションがとれるように座席	○/○ ①集団レクリエーションの座席は同室者と同じにすることで，同室者の方からAさんに話しかけている姿がみられた．Aさんも笑顔がみられた．しかし，Aさんから話しかける姿はみられなかった． ②午後から編み物をしてみませんかと勧めると，「いいわ．もういまはできないわ」と断られた．昔はされていたのでしたよねと	○/○ ①集団レクリエーションの座席を同室者とともにすることで，見慣れた顔の人が一緒にいるという安心感があるのではないかと考える．同室者の方から話しかけられるとうまく対応しているようであり，このまま継続とする． ②Aさんの趣味を活かしたレクリエーションを提案したが，できなかった．自信がない反応であったため，編み物が難しい印象を与えて

看護計画	実施・結果	評価・考察
を配慮する．まずは同室者の人とかかわれるようにする． ②実習生Tとともに手芸をする時間をつくる． 【配慮点】 ・入浴などのイベントがない日で疲れない時間に設定する． ・本人の好みを確認する． ・やさしくリラックスした雰囲気で話しかけ，安心感をもってもらう． EP： ①不安や不満などはいつでも言ってほしいことを伝える． ○/○追加 手芸の本から，Aさんができそうな作品を3つほどピックアップし，本人の好みを確認する．簡単なものから少し難しいものまで難易度を変えて選ぶ．必要物品（毛糸，裁縫道具など）はあらかじめ準備しておく．	たずねると，「そうね，手芸学校にも行かせてもらったわ．でももう忘れちゃった」と話す． ○/△ 手芸の本を見ながら，作品を簡単なものから示し，本人に確認した．3番目に示したフェルトで作るコースターに興味を示し「これ素敵ね」と笑顔がみられた．針と糸をわたすと「見えないわ，通せない」とのことで針に糸を通してわたした．その後は集中して縫い，1時間ほど作業した． 作品の半分ほどで「そろそろ休憩して，また次回続きをしましょうか」と言うと，「そうね，また明日続きをしましょう」と笑顔であった．	しまった可能性がある．勧め方として実際に作る見本を見てもらい，やってみようと思えるような工夫が必要である．計画に追加する． ○/△ 一緒に本を見てもらいながら作品の提案をすることで，気に入ったものを見つけることができた．簡単なものから提案したが，3番目に提案した作品に興味を示した．若いころから得意としていた作業であり，針に糸を通すこと以外は介助なくAさんの力で作品づくりを進めることができた．初回であり集中することは疲労につながることも考えられ，途中で終了した．継続できそうな反応であり，翌日も実施することとする．ストレスとなる可能性もあるため，夜間の状態，言動など，変化がないか観察をする必要がある．

短期目標：②徘徊が減少し，おだやかにデイルームで過ごす時間が増える

看護計画	実施・結果	評価・考察
OP： ①徘徊時の言動，表情 ②徘徊の時間 ③精神状態（不安，焦燥感，不快感）の有無 ④見当識障害の有無 ⑤せん妄の有無 ⑥失禁の有無 ⑦居室内の環境（照明，ベッドの寝心地，高さ，家具とその配置） ⑧歩行状況 ⑨身体症状（痛み，不快など）の有無 TP： ①徘徊がみられたときはスタッフが付き添い一緒に歩く． 【配慮点】 ・無理やり抑制しない． ・疲れてきたら休息を促す． ○/○追加 ・見やすい掲示づくり ・排泄のセルフケアを高めるかかわりを行う．	○/○ ① 16時，Aさんは自室でテレビを観て過ごしていたが，廊下に出てきて歩きだした．Tがどこへ行くのかたずねると，けわしい顔で，「子どもの晩御飯をつくらないといけない」と言い，そのまま廊下を歩き回る．Tは後ろから静かについて回った．Aさんの歩行にふらつきがみられ手すりを持って歩くようになったため，Tが「大丈夫ですか？少しお休みしてお茶でも飲みませんか？」とソファーに誘導すると「そうね…，疲れたわね」と言い，座る．少し休憩をとった後，トイレに行っておきましょうかと誘導するとAさんは応じ，パッドには尿失禁がみられた．パッドを交換し，デイルームへ一緒に行きソファーへ座ると，テレビを観て過ごしていた．	○/○ ①否定せず，疲れるまで歩いてもらったことは，Aさんに納得してもらううえで重要であると考える．しかし，ふらつきもみられ転倒のリスクもあるため，お茶を飲んでもらい気分転換をはかることで，意識を別の方向に向けることができた．この日はおやつの後しばらくしてから徘徊が始まり30分ほどで自室に戻り休むことができ，転倒も起こすことはなかった．Aさんの徘徊は見当識障害や環境の変化による不安も要因と考えられ，居室になじみのもの（写真など）を置いたり，安心して過ごせる環境づくりが必要であると考える．また，居室の名前を大きく明示したり，トイレの掲示を大きくするなど，Aさんが迷わず過ごせる環境づくりも必要である．また，失禁もみられ，不快感の訴えであった可能性も考えられるため，排

看護計画	実施・結果	評価・考察
②食後はソファーや椅子などに誘導し，心地よく過ごせる場を提供する． 【配慮点】 テレビの観やすい場所へ案内する． EP： ①体調がよくなるまでこの場所で過ごしてよいことを伝える．	○/□ ① 13時半，昼食後自室に戻ろうとするＡさんに声をかけ，ソファーに誘導すると「ここ，座り心地がいいわね」と1時間ほどテレビを観て過ごした．「疲れたから休む」ということでＴとともに自室に戻った．	泄のセルフケアを高めるかかわりも重要である． ○/□ ①ソファーなど自室のベッド以外にも心地のよい場所を提供することで部屋から出てデイルームで過ごす時間が長くなったと考える．また，引きこもりの状態を改善し他者と交流をもつきっかけになるのではないかと考える．食後は継続して声をかける．また，Ａさんの趣味を考慮したレクリエーションを考えていきたい．

❺ 看護過程展開のまとめ

　認知症高齢者が，新たな環境に適応していくということは簡単なことではない．本事例は，その対象者が，新たな環境に適応し，その人らしく生活していくためのかかわりとしてどのような看護が必要かを考えるためにヘンダーソンの看護の構成要素14項目をもとに分析を行った．ヘンダーソンが言うように，看護は各人の基本的欲求が充足するように自立をめざして生活行動を援助する活動である．加えて，高齢者の看護においては，対象のもてる力（強み）を見いだすということが非常に重要である．そのことは，高齢者の残存機能を維持し，対象者が自尊心を保ちながらその人らしい生活を送ることにつながる．認知症高齢者であっても，過去の記憶や過去に修得した技能などは残されていることも多い．Ａさんの趣味である手芸を看護に活かすことにより，Ａさんの笑顔が増え，また続けて行いたいというように生活に楽しみを見いだすことができたと考えられる．それはまさに，Ａさんのもつ手先の器用さ，いままでの経験が活かされたものであり，その人の強みを見いだし，自立できるような支援を行うことができていたといえる．

　さらに，認知症高齢者にとって，レクリエーションは役割を得たり，他者と交流する機会になり，なじみの関係づくりや精神活動を活発化することにつながり，非常に重要である．一方，認知症高齢者の場合，理解力や判断力，自尊心も低下している場合がある．手芸を提案した際のＡさんがはじめ拒否していたのは，まさにその状況であったと考えられる．Ａさんの理解力に配慮し，ペースを尊重してかかわるよう工夫することにより，Ａさんの意欲を引き出すことができたように，認知症高齢者とかかわる際は，高齢者の理解力，判断力に合わせ，対象のペースを尊重していくことが重要である．認知症高齢者への看護では，その人の強み，その高齢者個々の生活歴なども参考に，自立性やその人らしさを尊重し，QOLの向上をめざした看護を工夫していくことが必要となる．

[引用文献]

1）V・ヘンダーソン著，湯槇ます，小玉香津子訳（2006）．看護の基本となるもの　新装版．p. 14，日本看護協会出版会．

[参考文献]

1. 木島輝美(2012). 第2章 2 生活機能別のアセスメントポイント⑤認知機能. 奥宮暁子ほか編. 生活機能のアセスメントにもとづく老年看護過程. p. 33, 医歯薬出版.

2. 安川揚子 (2012). 第2章 2 生活機能別のアセスメントポイント④活動・休息. 奥宮暁子ほか編. 生活機能のアセスメントにもとづく老年看護過程. p. 27, 医歯薬出版.

3. 水谷信子, 水野敏子ほか編 (2011). 最新老年看護学 改訂版. pp. 103-104, 日本看護協会出版会.

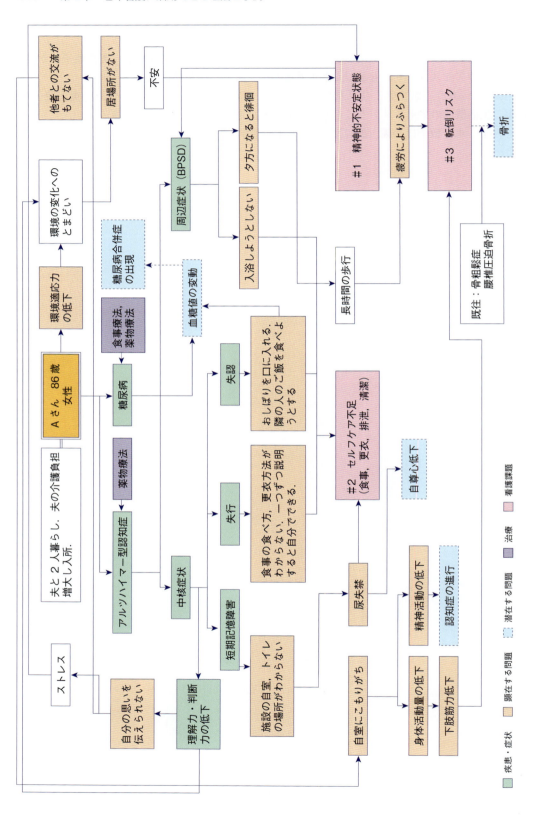

Aさんの関連図

日 本 語 索 引

あ

アギュレラ　400
アクティビティケア　229, 308
足・爪の手入れ　223
アセスメントツール　136
アテローム血栓性脳梗塞　318
アドバンスケアプランニング　121,
　169
アドヒアランス　175, 402
アドボカシー　19, 114
アミロイド　37
アルツハイマー型認知症　304, 438
アロマセラピー　280
安全への配慮　75
ICN 看護師の倫理綱領　114

い

生きがい　59
医師　193
意思決定支援　121, 314, 337
意思決定能力　167
意思決定モデル　122
意思表明支援　167
衣生活への援助　224
1 次活動時間　62
一次的老化　28
1 日の総水分摂取量　266
一過性脳虚血発作　318
溢流性尿失禁　245
溢流性便失禁　252
イメージ療法　280
医療関連機器圧迫創傷　292
医療ケア関連肺炎　338
医療施設を受療する高齢者　178
医療的ケアの継続　199
咽頭期　240
院内肺炎　338
インフォームドコンセント　22
インフルエンザ　46, 360
インフルエンザとは　360
インフルエンザワクチンの接種
　361

う

ウェクスラー成人用知能検査　56
ウェルニッケ失語　204
ウェルネス　33

ウェルビーイング　18
ウォーキング　228
ウォーレン　136
右心不全　332
うつ病　355
うつ病エピソードの症状　358
うつ病の定義　355
運動　228
運動器　349
運動器症候群　39
運動指導　228
運動プログラム　150

え

エアロビクス　228
エイジズム　120
栄養アセスメント　257
栄養ケア・マネジメント　256
栄養サポートチーム　256
栄養士　193
栄養スクリーニング　256
栄養素　213
栄養素の基準値　214
栄養プログラム　150
エコマップ　100
エストロゲン　41
エストロゲンの欠乏　45
エネルギー必要量　214
エラー破綻説　35
エリクソン　51, 57
嚥下機能の低下　41
嚥下造影検査　243
嚥下内視鏡検査　243
遠視　48
エンドオブライフケア　164
エンパワーメント　18
エンパワーメント理論　401
エンパワーメントの原則　151
延命治療　64
N95 マスク　367
Na 欠乏性脱水　263
SF-36® 日本語版　23

お

オーウェンス　56
応急仮設住宅　389
オタワ憲章　24, 144
オレム　397, 427

オレムの看護理論　427
オレンジプラン　89, 91
温罨法　280

か

介護家族の抱える問題　98
介護が必要となった主な原因　301
介護サービスの利用手続き　83
介護支援専門員　193
介護者　98
介護放棄　108
介護保険制度　79, 81, 97
介護保険法　79
介護保険法で定める特定疾病　82
介護予防　206
介護老人保健施設　185
介護を受けたい場所　11
概日リズム睡眠障害　281
疥癬　363
外皮系　46
回復期　158
回復期リハビリテーション病院
　181
買物弱者　212
外来における看護　179
会話の仕方　17
カウンセリング　17
顔のケア　224
過活動膀胱　245, 345
過活動膀胱症状質問票　247
角化型疥癬　363
学際的アプローチ　15, 25
獲得免疫　45
下垂体　42
ガス交換機能の低下　36
家族　94
家族ケア　167
家族支援のための諸理論　99
家族システム論　100
家族周期　102
家族との協働　20
家族内虐待　108
家族内ニーズの競合　105
家族の生活リズムの安定化　104
家族療法モデル　101
学会分類 2013（食事）早見表　260
渇中枢の機能低下　264
活動　227

450 日本語索引

活動と休息のリズム 232
活動理論 53
稼働所得 66
痂皮型疥癬 363
下部尿路症状 247, 345
かゆみ 272
カルガリー家族アセスメントモデル 100
加齢 28
加齢による検査結果への影響 171
簡易栄養状態評価表 258
感音性難聴 48
感覚器系 48
眼球 369
換気量の減少 36
看護過程 142
看護実践における倫理的分析と意思決定のためのモデル 126
看護者の倫理綱領 114
看護小規模多機能型居宅介護 197
関節軟骨の摩耗・消失 352
関節の加齢変化 41
関節リウマチ 351
感染症 360
感染性胃腸炎 365
完全閉鎖（窒息） 378
肝臓 42
管理栄養士 193

き

記憶障害 303, 323
危機理論 399
器質性便秘 251
基礎代謝量 260
気道熱傷 382
機能性尿失禁 245
機能性便失禁 252
機能性便秘 251
機能的健康パターン 399, 417
機能的自立度評価表 207, 347
基本チェックリスト 207
基本的ニード論 397
記銘力障害 303
虐待 108
逆流性食道炎とは 342
逆流防止機構 343
キャテルらの流動性，結晶性能力テスト 56
キャプラン 399
嗅覚機能の加齢変化 49
吸収機能の低下 41
90 度座位 244

急性期 153
「急性期病院において認知症高齢者を擁護する」日本老年看護学会の立場表明 153, 313
急性心不全 333
休息 231
9 の法則 380
教育支援活動 19
居宅サービス 83
「緊急やむを得ない場合」に該当する 3 要件 120
筋・骨格系 39
筋弛緩法 280
筋肉の加齢変化 40
筋肉量の減少による体内水分量の低下 264
筋力増強訓練 229

く

空気感染 367
くも膜下出血 319
クリアランス機能の低下 37
グリーン 145
グループホーム 197

け

ケアの専門性 16
ケアプラン 83, 194
ケアリスクマネジメント 19
ケアリング 115
経済的虐待 108
継続看護 198
継続雇用制度 67
傾聴 141
頸部聴診法 243
結核 367
結婚 70
結晶性能力 57
血糖値 44
健康関連 QOL 尺度 23
健康憲章 32
健康指標 31
健康寿命 30
健康状態 66
健康日本 21 145, 211, 226
健康モデル 32
言語聴覚士 193
言語的コミュニケーション 202
言語リハビリテーション 206
検査看護 171
顕性誤嚥 242, 377
権利擁護 19

こ

抗うつ薬 174
構音障害 204
高血圧性脳出血 318
口腔期 240
高次脳機能障害 323
高周波音域 49
恒常性 135
甲状腺刺激ホルモン 44
甲状腺ホルモン 44
厚生労働大臣が定める疾病等 195
高張性脱水 263
行動・心理症状 304
行動療法 17
高年齢者雇用安定法 67
抗パーキンソン病薬 174
幸福感 63
幸福論モデル 32
交友関係 67
高齢期の適応課題 51
高齢社会 2
高齢社会対策基本法 86
高齢社会対策大綱 86
高齢者がいる世帯 5
高齢者虐待防止法 108
高齢者総合的機能評価 136, 152
高齢者体操 228
高齢者に対する虐待の防止，高齢者の養護者に対する支援等に関する法律 108
高齢者の安全な薬物療法ガイドライン 2015 174
高齢者の結婚 72
高齢者の疾患の特徴 134, 154
高齢者の就労促進 7
高齢者の性 70
高齢者のための国連原則 14, 206
高齢者の単独世帯 5
誤嚥性肺炎 338
誤嚥性肺炎の定義 339
誤嚥とは 377
コーディネーター 17
ゴードン 399, 417
ゴードンの機能的健康パターン 417
コーピング理論 400
ゴールドプラン 80
語音弁別能 49
呼吸器感染症 360
呼吸器系 36
呼吸法 280

日本語索引　　*451*

国際看護師協会（ICN）114
国際禁制学会　247
国際高齢者年　12
国際疾病分類（ICD）138
国際生活機能分類（ICF）138, 298
国民皆保険制度　78
孤食　212
個人の権利　16
5W1H　203
骨棘形成　352
骨質　349
骨粗鬆症　349
骨盤底筋訓練　250
骨密度　349
骨量減少　41, 45
孤独死　389
コミュニケーション　202
コラーゲン　37
コレステロール　42
混合性脱水　263
混合性尿失禁　245
コンフォート　403

さ

サーカディアンリズム　282
サージカルマスク　367
在院日数　178
災害　386
災害後関連疾患　387
災害支援ナース　388
災害直接死　387
災害派遣医療チーム　388
災害復興住宅　389
最期を迎えたい場所　11
在宅介護　97
在宅ケアにかかわる専門職　193
在宅ケアの定義　190
在宅サービスの有効活用　107
在宅酸素療法　416
最適健康　33
座位での排泄　219
細胞性免疫　45
細胞老化　28
作業療法士　193
匙状爪　269
左心不全　332
サルコペニア　40, 149
3次活動時間　62

し

死因別死亡率の推移　9
ジェノグラム　100

ジェンダー　70
歯科医師　193
歯科衛生士　193
視覚機能の加齢変化　48
自我統合　51
歯牙の欠損　41
弛緩性便秘　252
刺激伝導系　37
刺激伝導速度の低下　39
耳垢の除去　224
自己効力理論　401
自己実現理論　65
視床下部　42
自助具　209, 215
施設サービス計画　83
事前指示　121
自然免疫　45
市中肺炎　338
失外套症候群　304
失行　304, 323
実行機能障害　303
失語症　204, 323
失認　304, 323
指定介護老人福祉施設　186, 188
指定避難所　390
死に対する意識　63
死亡場所　10
死亡率の低下　4
シャイエらの縦断横断組み合わせ
　法　56
社会参加　65, 151
社会資源　20
社会的活動　200
社会福祉士　193
視野狭窄　48
若年人口の減少　4
住環境　74
就業意欲　67
終末期　163
就労関係　67
手術療法　155
手段的日常生活動作　416
受療率　7
準備期　240
生涯学習　68
障害老人の日常生活自立度（寝た
　きり度）判定基準　297
消化器系　41
消化機能の低下　41
小規模多機能型居宅介護　197
情報共有－合意モデル　120
将来推計（人口）2

症例検討シート　123
食後のケア　244
食事　210
食事中のケア　244
食事の基本姿勢　243
食事のための自助具　215
食事バランスガイド　212
食習慣　211
褥瘡の定義　291
食中毒　365
食道期　240
食道の構造　343
ショック　35, 134
ジョンセン　122
自律　116
自律訓練法　234
自立支援　206
自立・自律　18, 198
心因性疼痛　276
新オレンジプラン　89, 91
侵害受容性疼痛　275
心筋　37
神経系　38
神経細胞数の減少　38
神経細胞の加齢変化　39
神経障害性疼痛　276
心・血管系　37
心原性脳塞栓症　318
人口高齢化　2
新ゴールドプラン　80
滲出性下痢　252
人生の最終段階　164
心臓　37
身体活動プログラム　150
身体拘束　118, 180
身体拘束ゼロへの手引き　118
身体的虐待　108
身体の清潔　221
浸透圧性下痢　252
心拍出量の減少　37
心不全とは　332
信頼関係　16
心理的虐待　108
心理的死　13

す

水晶体　370
膵臓　42
錐体外路障害　304
衰退・成熟現象　12
水分補給　266
睡眠　232

452 日本語索引

睡眠時随伴症 281
睡眠時無呼吸症候群 281
睡眠障害 280
睡眠とは 280
睡眠パターン 233
睡眠薬 174
スキンケア 296
スキンテア 223
ストラウス 159
ストレングス 402
ストレングス・モデル 209
スピリチュアル 52
スピリチュアルケア 19
スフィア基準 390
スマイルケア食 216
スミス 32
スワンソン 115

せ

生活 61
生活環境 74
生活機能低下 139
生活機能モデル 138
生活のルーチン化 104
生活不活発病 391
生活補助具 209
生活満足感 63
生活用具 75
正義 117
清潔 221
誠実 117
成熟現象 13
精神文化的要素 14
静水圧作用 222
性的虐待 108
性と結婚 70
成年後見制度 19
性の概念 70
性ホルモン 44
生命倫理の4分割法 123
生理的機能の低下 134
生理的死 13
生理的老化 47
世界の高齢化率 4
責務と責任 114
セクシュアリティ 70
世帯 94
世帯構成の変化 5, 94
摂食・嚥下障害 240, 260
摂食・嚥下とは 240
切迫性尿失禁 245
切迫性便失禁 252

セルフケア 427
セルフケア不足に対する援助 427
セルフケア理論 397
セルフマネジメント力 61
セルフモニタリング 336
遷延性排尿 42
苒延性排尿 42
善行 116
先行期 240
善行と無害の原則 116, 122
全身性疾患 351
全人的，多面的な見方 141
前頭側頭葉変性症 306
線分二等分検査 321
浅眠 233
せん妄とは 285
専門看護師 25
前立腺肥大症の定義 345

そ

早期覚醒 233
喪失 59
早朝覚醒 281
僧帽弁 37
瘙痒感とは 272
ソーシャルサポート 16
咀嚼機能の低下 41
速筋線維 40
尊厳の擁護者 16

た

体圧分散 295
退院支援 180
退院前カンファレンス 184, 198
退院前訪問 184, 198
大規模災害リハビリテーション支
　援関連団体協議会 391
大規模自然災害 386
代償機構 333
大腿骨近位部骨折 354
大腿骨頸部骨折 376, 426
大動脈弁 37
唾液腺の変性・萎縮 41
多剤併用 173
多職種協働 141
脱水 45
脱水症とは 263
ダン 33
胆道 42
単独世帯 95
たんぱく質・エネルギー低栄養状
　態 255

WHO三段階除痛ラダー 279
WHO鎮痛薬使用の5原則 279

ち

地域コミュニティ 66
地域福祉権利擁護事業 19
地域包括ケアシステム 87
地域密着型居宅サービス 197
地域密着型サービス 85, 91
チームアプローチ 165, 314
遅筋線維 40
窒息とは 377
知能テスト 56
知能の生涯発達曲線 39
知能の変化 56
中核症状 303
中枢性過眠症 281
忠誠 117
中途覚醒 233, 281
聴覚機能の加齢変化 48
超過死亡 361
腸管運動異常性下痢 252
超高齢社会 2
チョークサイン 378
直視監視下短期化学療法 367
直腸肛門角 219
直腸性便秘 252
鎮痛薬 278
鎮痛薬使用の5原則 279

つ

椎体骨折 353
通常疥癬 363
爪 46
爪の手入れ 223

て

低栄養とは 255
低Na血症 45
デイケア 230
デイサービス 230
低張性脱水 263
適応看護モデル 398
適応モデル 33
テストステロン 345
鉄欠乏性貧血 268
鉄分の吸収 270
伝音系 48
転倒 373
転倒後症候群 373
転落 373
T細胞 45

日本語索引　**453**

と

等張性脱水　263
疼痛・症状マネジメント　167
疼痛の定義　275
動脈血管の肥厚・硬化　38
特定健康診査　79
特定行為の研修　25
特定保健指導　79
特別養護老人ホーム　186, 188
独居高齢者　20
ドパミン　43
ドライスキン　222, 267, 272

な

ナイチンゲール看護論　396
内分泌系　42
ナルコレプシー　281

に

2次活動時間　62
二次性貧血　268
二次的老化　28
日本医師会災害医療チーム　388
日本看護協会　114
日本救急医学会熱中症分類　384
日本人にとっての望ましい死　164
日本老年学会　25
日本老年看護学会　25
日本老年看護学会の立場表明　153,
　313
入院患者推計数　178
入院時の看護　179
ニューガルテン　52
入眠困難　281
ニューヨーク心臓協会（NYHA）
　心機能分類　334
入浴　221
ニューロン　38
尿失禁　42, 245
尿濃縮力の低下　264
尿路感染症の予防　250
人間性の発達の諸段階　58
人間尊重　168
認知機能プログラム　151
認知症　303
認知症カフェ　91
認知症ケアマッピング　311
認知症ケアメソッド　310
認知症高齢者　20
認知症高齢者施策　89
認知症高齢者の日常生活自立度判

定基準　309
認知症対応型グループホーム　197
認知症対応型共同生活介護　197
認知症対策　89
認知症とは　303
認知症予防　314
認定看護師　25

ね

寝たきりとは　297
熱傷　379
熱傷指数　381
熱傷の深度　380
熱中症　383
年金の受給生活　66

の

脳血管疾患　317
脳血管障害の定義　317
脳血管性認知症　307
脳梗塞　318
脳重量の減少　38
脳出血　318
脳卒中　317
脳動静脈奇形　319
脳内神経伝達物質　43
ノーマライゼーション　18
望ましい死　164
ノロウイルス　365
ノンレム睡眠　280

は

パーキンソン症候群　327
パーキンソン病　327
バーセルインデックス　321, 347,
　416
パーソン・センタード・ケア　310
肺炎とは　338
肺炎予防　340
排泄　216
排泄援助　217
排泄時の姿勢　219
排尿障害の定義　245
排尿誘導　250
背部叩打法　379
排便障害　251
ハイムリック法　378
廃用症候群　136, 154, 297, 373
廃用症候群の定義　297
ハイリスク・アプローチ　314
ハヴィガースト　57
白内障とは　370

長谷川式認知症スケール　308, 357
パターナリズム　120
発達課題　57
発達段階　102
瘢痕拘縮　382
バンデューラ　401
反復唾液嚥下機能検査　243

ひ

光老化　47
非言語的コミュニケーション　202
被災者　386
ヒゼンダニ　363
非定型的　135
一人暮らし高齢者　5
避難行動要支援者　386
避難所生活　388
泌尿・生殖器系　42
皮膚の構造　46
皮膚の老化　292
非労作性熱中症　383
貧血とは　268
B 細胞　45
BCG ワクチン接種　367
PGC モラール・スケール　52

ふ

ファーラー位　244
ファミリーライフサイクル　66, 102
フードテスト　243
4 ステップモデル　126
不完全閉鎖（窒息）　378
腹圧性尿失禁　245
腹圧性便失禁　252
福祉用具　209, 222
副腎皮質刺激ホルモン　44
服薬アドヒアランス　175
不顕性誤嚥　242, 339, 377
浮腫　270
不眠症　281
フライ　114, 126
フリーラジカル説　35
ブリストル便性状スケール　252
不慮の事故　373
フレイル　40, 146, 148
ブレーデンスケール　294
ブローカ失語　204
分泌性下痢　252
PRECEDE-PROCEED モデル　145

へ

平均寿命　2

454　日本語索引

平均余命 30
ペック 58
ヘモグロビン濃度 268
ヘリコバクタ・ピロリ菌感染 41
ヘルスアセスメント 134, 154
ヘルスプロモーション 24, 144
弁機能の低下 37
変形性関節症 352
ヘンダーソン 397, 439
ヘンダーソンの看護論 439
便秘 251

ほ

訪問看護 194
訪問看護サービスの流れ 195
訪問看護指示書 194
ホーエンとヤールの重症度分類 329
保健医療2035 87
保健師 193
歩行 228
保湿 223
骨の加齢変化 41
ポピュレーション・アプローチ 314
ホメオスタシス 135

ま

マズロー 33, 65
マズローのニード論 406
マズローの欲求階層理論 397
マッサージ 280
慢性炎症性疾患 351
慢性期 159
慢性硬膜下血腫 319
慢性疾患の特徴 159
慢性心不全 333, 405

み

味覚機能の加齢変化 50
水飲みテスト 243
看取り 164, 200
耳のケア 224
味蕾 50

む

無害 116
むせ込む 241

め

メイヤロフ 115
免疫機能 45

免疫系 45
面接技法 140

も

模写検査 321
もてる力 142
物語られるいのち 164

や

薬剤起因性老年症候群 174, 239
薬剤師 193
薬物管理 176
薬物動態 173
薬物有害事象 174
薬物療法 173
薬力学の変化 173
役割遂行モデル 32
やけど 379

ゆ

有酸素運動 228
有訴者率 31
ユーモア・笑いの活用 280
ユマニチュード 310

よ

要介護度別認定者数 192
要介護認定 83
要配慮者 386
予後熱傷指数 381
吉田松陰 58
予備能力の低下 134
4価ワクチン 361
4ステップモデル 126

ら

ライチャード 52
ライフサイクル 102
ラクナ梗塞 318
ラザルス 400

り

リアリティオリエンテーション 308
理学療法士 193
リスクマネジメント 176, 210
リバーミード行動記憶検査 309
リハビリテーション 159, 181, 301, 325
リビングウィル 121
リポフスチン 37
留魂録 58

流動性能力 38
リラクセーション 234, 280
リロケーションダメージ 389
理論モデル 15
臨床モデル 32
リンデマン 399
倫理学 114
倫理原則 122
倫理的意思決定 114
倫理的意思決定モデル 122
倫理的課題 118

る・れ

ルーの法則 227
冷罨法 280
レイニンガー 115
暦年齢 66
レジリエンス 403
レビー小体型認知症 305
レム睡眠 280

ろ

ロイ 398
老化 28
老化の学説 35
老化のメカニズム 35
老化予防を目指した食生活指針 211
老後の生活のイメージ 61
老婚 73
老視 48
漏出性便失禁 252
老人医療費 80
老人看護専門看護師 25
老人性肺炎 338
老人性白内障 370
老人性皮膚瘙痒症 272
老人福祉法 78
老人保健法 78
老性自覚 51
労働力人口の推移 8
老年看護活動の場 20
老年症候群 136, 146, 238
老年症候群とは 238
老年的超越 52
老老介護 191
ロートン 52
ロコモティブシンドローム 39

わ

ワトソン 115

外 国 語 索 引

A

activity theory 53
advance care planning 121, 169
advance directives 121
aging 28
Aguilera, D. C. 400
Alzheimer dementia 304
anemia 268
atherothrombotic cerebral
infarction 318

B

Bandura, A. 401
Barthel Index (BI) 321, 347, 416
beneficence 116
BMI：body mass index 213
BPSD：behavioral and
psychological symptoms of
dementia 304, 438
Burn index 381

C

Calgary Family Assessment
Model (CFAM) 100
Caplan, G. 399
cardiogenic infarction 318
cataract 369
Cattell, R. B. 56
Cerebral arteriovenous
malformation (AVM) 319
cerebral infarction 318
cerebrovascular disease, stroke
317
Chronic subdural hematoma
(CSDH) 319
Clinical Dementia Rating (CDR)
310
comprehensive geriatric
assessment (CGA) 136
Comprehensive geriatric
assessment 152

D

dementia care mapping (DCM)
311
dementia with Lewy bodies
(DLB) 305

Directly Observed Treatment
Short Course (DOTS) 367
DMAT：Disaster Medical
Assistance Team 388
Dunn, H. L. 33

E

ego integrity 51
Erikson, E. H. 51

F

Faces Pain Scale (FPS) 277
Fall Risk Index (FRI) 375
fidelity 117
FIM：Functional Independence
Measure 207, 347
frailty 148
frontotemporal lobar
degeneration (FTLD) 306
Fry, S. T. 114
Functional Assessment Staging
(FAST) 310

G

Garden stage 354
geriatric syndrome 238
gerontological nursing 25
gerotranscendence 52
Gordon, M. 399, 417
Green, L. W. 145

H

Health-related QOL (HRQOL) 23
Henderson, V. A. 397, 439
hypertensive cerebral
hemorrhage (HCH) 318

I

IADL：instrumental activities of
daily living 416
International Classification of
Functioning, Disability and
Health (ICF) 138, 298
intracerebral hemorrhage (ICH)
318
itching 272

J

Japan Coma Scale (JCS) 321
Japan Gerontological Society 25
JMAT：Japan Medical
Association Team 388
Jonsen, A. R. 122
JRAT：Japan Disaster
Rehabilitation Assisstance
Team 391
justice 117

L

Lawton, M. P. 52
Lazarus, R. S. 400
L-dopa 327
Leininger, M. 115
Lindemann, E. 399
living will 121

M

Magna Carta of the WHO 32
Maslow, A. H. 33, 65
Mayeroff, M. 115
MDRPU：medical device related
pressure ulcer 292
Mini-Mental State Examination
(MMSE) 308
modified Rankin scale (mRS)
321

N

narcolepsy 281
National Institute of Health
Stroke Scale (NIHSS) 321
Neugarten, B. L. 52
Nightingale, F. 396
nonmaleficence 116
Non-REM：non-rapid eye
movement 280
Numerical Rating Scale (NRS)
277
nursing process 142
nutrition support team (NST)
256
NYHA：New York Heart
Association 334

O

Orem, D. E. 397, 427
Overacitve Bladder Symptom
　Score（OABSS） 247
Owens, W. A. Jr. 56

P

Parkinson's disease（PD） 327
Peck, R. 58
Philadelphia Geriatric Center
　Morale Scale 52
polypharmacy 173
PRECEDE-PROCEED 145
Professional Environmental
　Assessment Protocol 75
prognostic burn index（PBI） 381
protein-energy malnutrition
　（PEM） 255
pruritus 272

Q

QOL：quality of life 14, 22, 168

R

reality orientation 308
reflux esophagitis 342
Reichard, S. 52

REM：rapid eye movement 280
rheumatoid arthritis（RA） 351
Rivermead Behavioral Memory
　Test 309
Roy, C. 398
RSST：repetitive saliva
　swallowing test 243

S

SAS：sleep apnea syndrome 281
senescence 28
Schaie, W. K. 56
Shock, N. W. 35, 134
skin tear 223
Smith, J. A. 32
spiritual 52
subarachnoid hemorrhage（SAH）
　319
Subjective Global Assessment
　（SGA） 257
Swanson, K. M. 115

T

The Japan Gerontological Society
　25
The Rivermead Behavioral
　Memory Test 309
transient ischemic attack（TIA）
　318

U

utrition care and management
　（NCM） 256

V

vascular dementia（VD） 307
veracity 117
Verbal Rating Scale（VRS） 277
VE：Video Endoscopic of
　swallowing 243
VF：Video Fluoroscopic
　examination of swallowing 243
Visual Analogue Scale（VAS）
　277

W

Wallen, M. 136
Watson, J. 115
Wechsler 56
well-being 18
wellness 33

Y

young adult mean：YAM 349

老 年 看 護 学

● 概論と看護の実践 ●

［第6版］

監 修	奥 野 茂 代（おくの しげよ） 大 西 和 子（おおにし かずこ）	1999年 1月25日 2001年12月10日 2006年 1月30日	初 版 発 行 第2版発行 第3版発行
編 集	百 瀬 由美子（ももせ ゆみこ）	2009年 1月 1日 2014年 1月 1日	第4版発行 第5版発行
発行者	廣 川 恒 男	2019年 1月10日	第6版© 1刷発行
組 版 印 刷 製 本	株式会社西崎印刷 図書印刷株式会社	2020年 1月10日	2刷発行

発行所　**ヌーヴェルヒロカワ**

〒102-0083 東京都千代田区麹町3-6-5
電話 03（3237）0221　FAX 03（3237）0223
http://www.nouvelle-h.co.jp
NOUVELLE HIROKAWA
3-6-5, Kojimachi, Chiyoda-ku, Tokyo

ISBN978-4-86174-071-8

老年看護技術
アセスメントのポイントとその根拠

第2版

奥野　茂代
大西　和子　編集

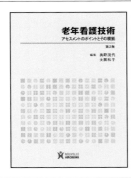

- B5判
- フルカラー
- 310頁
- 定価（本体2,100円＋税）

ISBN 978-4-86174-019-0

第2版ではアセスメントの手法と具体的な技術の手順をさらに内容充実させました．フルカラーのイラスト・写真を多数盛り込み，高齢者の自立とセルフケア支援，安全・安楽を目指す看護の実践がわかりやすく理解できる内容となっています．

- 高齢者または老年期を理解するための基礎知識として，身体的，心理社会的，スピリチュアル的側面からアプローチしています．
- アセスメントの概念，展開の仕方，インタビュー法・ツールなど，良質な看護に欠かせないアセスメントについての知識を深めることができます．
- 老年期の特徴的な症状・疾患の各項では，アセスメントのポイントとその根拠，そこから導き出される看護目標，実践方法，観察，評価の視点，そして健康教育までを図表・イラストを中心に具体的に解説しています．

主要目次

第1章　高齢者への看護技術の特徴

第2章　高齢者のアセスメントのための看護技術
1. 基礎知識
2. 高齢者に日常みられる問題
3. 看護技術
    1. アセスメントの展開
    2. インタビュー法（面接技法）

第3章　生活を援助する看護技術
経口摂取を促す／排泄の自立への／良眠を促す／清潔・身だしなみを促す／活動を促す／コミュニケーション／リラックスのための／エンパワーメントを高める看護技術
介護者・家族への対応技術

第4章　特徴的な症状をもつ高齢者に対する看護技術
感覚機能の変調／循環器機能の変調／感染／転倒・転落／尿失禁／うつ症状／認知症／寝たきりに対する看護技術

第5章　特徴的な疾患をもつ高齢者への看護技術
1. 大腿骨頸部骨折の手術療法
2. 心不全の薬物療法
3. 慢性閉塞性肺疾患の在宅療養
4. 糖尿病のインスリン導入
5. 脳梗塞のリハビリテーション
6. 胃がんのターミナル期

第6章　これからの看護技術の展望

ホームページ　http://www.nouvelle-h.co.jp/

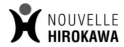
ヌーヴェル ヒロカワ

東京都千代田区麹町3-6-5　〒102-0083
TEL03-3237-0221（代）　FAX03-3237-0223